トランスレーショナルリサーチを支援する

遺伝子医学MOOK(ムック)・29号
オミックスで加速する
がんバイオマーカー研究の最新動向

リスク評価,早期診断,治療効果・予後予測を可能にする新しいバイオマーカー

監修：今井浩三（東京大学医科学研究所・前病院長）
編集：山田哲司（国立がん研究センター研究所創薬臨床研究分野主任分野長）
　　　金井弥栄（慶應義塾大学医学部病理学教室教授／国立がん研究センター研究所分子病理分野長）

定価：5,778円（本体 5,350円＋税）、B5判、284頁

●第1章　オミックス解析技術
1. 最近のオミックス解析技術の進歩
　1）ゲノム
　　①次世代シークエンサーを利用したがんゲノム解析
　　②コピー数解析
　2）エピゲノム
　3）トランスクリプトーム
　　①次世代シークエンサー解析
　　②マイクロアレイによるがん診断薬開発の現状
　4）プロテオーム
　　①二次元電気泳動法を用いたがんバイオマーカー開発
　　②質量分析法に基づくバイオマーカー研究へのアプローチ
　　③リン酸化タンパク質
　5）メタボローム
　6）糖鎖解析技術の進歩で実現される糖鎖情報の解読と病態理解
　7）疾患診断のための化合物アレイの活用
2. オミックスデータの情報処理
　1）オミックスデータのシステム数理情報解析
　2）多層オミックス解析と統合データベース構築

●第2章　血液バイオマーカーの新展開
1. 新規がん診療バイオマーカーとしての血液中miRNAの可能性
2. 血中循環腫瘍細胞
3. 血中腫瘍DNA
4. 血漿中アミノ酸プロファイルは、なぜ「がんリスク」を知っているのか

●第3章　がん化リスクの評価
1. 肺発がんリスクに関わるゲノム要因
2. DNAメチル化指標を用いた肝発がんリスク評価

3. 生活習慣情報を用いた発がんリスク予測

●第4章　バイオマーカーによるがんの早期診断
1. がん自己抗体による早期診断の可能性
2. 早期膵がん・膵がんリスク疾患を検出する血液バイオマーカーの開発 -Apolipoprotein AIIisoformを用いた早期膵がんの検出法-
3. 大腸がんのメチル化DNAマーカー

●第5章　がんの予後予測
1. 肺がんの予後予測バイオマーカー
2. DNAメチル化を指標とした腎細胞がんの予後診断

●第6章　治療薬のコンパニオンバイオマーカー
1. 肺がん
2. 大腸がんにおけるKRAS変異と抗EGFR抗体薬治療
3. 胆道がんにおける治療薬のコンパニオンバイオマーカー
4. BRAF阻害剤やMEK阻害剤を用いた悪性黒色腫の治療における*BRAF*変異診断
5. 前立腺がんに対する治療薬のコンパニオンバイオマーカー
6. 成人および小児のグリオーマ -ゲノム解析から得られた知見-
7. 胃がんにおける分子標的治療とコンパニオンバイオマーカーの開発
8. 乳がん
9. 抗PD-1あるいは抗PD-L1抗体を用いた免疫療法
10. DNA損傷応答
11. がんの個別化医療におけるチロシンキナーゼ阻害薬とコンパニオンバイオマーカー

●第7章　体外診断薬としての実用化
1. 産学連携推進によるバイオマーカーの実用化
2. 体外診断用医薬品の市場について

お求めは医学書販売店、大学生協もしくは弊社購読係まで

発行／直接のご注文は

 株式会社 メディカルドゥ

〒550-0004
大阪市西区靱本町 1-6-6　大阪華東ビル 5F
TEL.06-6441-2231　FAX.06-6441-3227
E-mail　home@medicaldo.co.jp
URL　http://www.medicaldo.co.jp

遺伝子医学 MOOK 30
今, 着実に実り始めた遺伝子治療
－最新研究と今後の展開

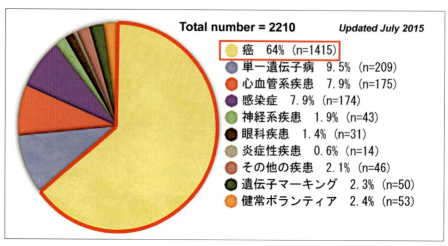

● 遺伝子治療臨床研究の対象疾患別プロトコール数（全世界） （本文 35 頁参照）

The Journal of Gene Medicine, ©2015 John Wiley and Sons Ltd
www.wiley.co.uk/genmed/clinical

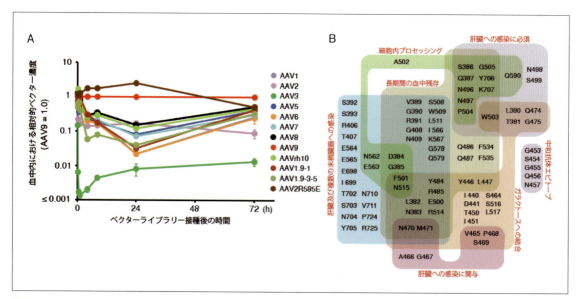

● AAV Barcode-Seq を用いたマウスモデルにおける血中クリアランス解析（文献 57 より改変） （本文 90 頁参照）

A. 複数の異なる血清型 AAV ベクターライブラリーを 2 匹のマウスに尾静脈より投与後, 継時的に血液を回収し血中ベクター量を AAV Barcode-Seq により解析した。12 種の AAV ベクターのウイルス量を，それぞれの時間における AAV9 に対する相対量として示してある。

B. AAV9 型のキャプシドタンパク C 末端半分の領域のアラニン置換した変異体, 計 119 個を含むライブラリーを用いた AAV Barcode-Seq 解析より同定された各機能に必要となるアミノ酸。

巻頭 Color Gravure

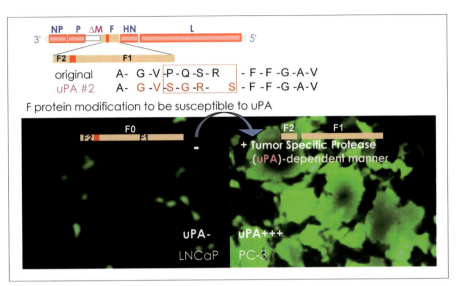

● **uPA 活性化型バイオナイフの構造と特性** （本文 96 頁参照）

F タンパクの開裂活性化部位のトリプシン認識型から uPA 認識型への改変。バイオナイフの uPA 発現がん細胞特異的な細胞融合。

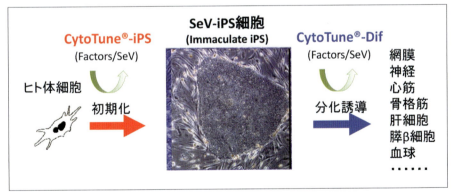

● **CytoTune®-iPS と CytoTune®-Dif** （本文 97 頁参照）

CytoTune® は分化用の転写因子も効率的に発現できる。

巻頭 Color Gravure

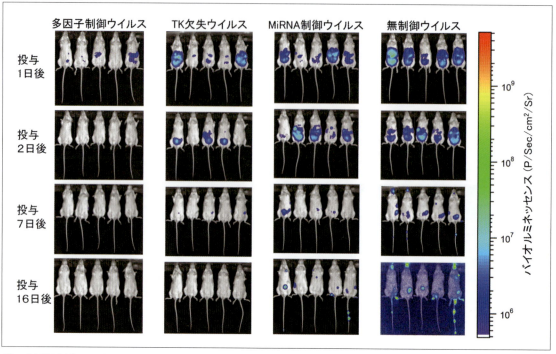

● 多因子制御ワクシニアウイルスのマウス体内における伝播増殖性の解析　　（本文102頁参照）

各ウイルス（プラーク法で定量したウイルス力価より算出して 10^7 pfu）を6週齢のメスSCIDマウス（日本チャールス・リバー社）の腹腔内に投与し，生体内のウイルス分布をルシフェリン投与によって経時的かつ非侵襲的に可視化した。増殖ウイルス数は赤色ほど多く，赤色＞黄色＞黄緑色＞水色＞青色となっている。

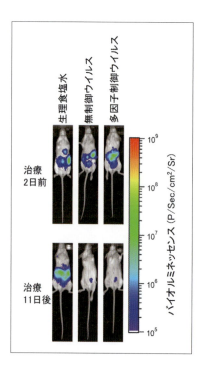

● 担がんマウスモデルにおける多因子制御ワクシニアウイルスの腫瘍溶解性　（本文103頁参照）

図❹の担がんマウス体内において，各ウイルス投与2日前，および投与11日後における腫瘍分布をセレンテラジン投与によって非侵襲的にモニターした。増殖腫瘍細胞数は赤色ほど多く，赤色＞黄色＞黄緑色＞水色＞青色となっている。

巻頭 Color Gravure

● 担がんマウスモデルにおける多因子制御ワクシニアウイルスの腫瘍特異的増殖性　（本文103頁参照）

図❹の担がんマウス体内において，各ウイルス投与3日，および10日後におけるウイルス分布をルシフェリン投与によって非侵襲的にモニターした。増殖ウイルス数は赤色ほど多く，赤色＞黄色＞黄緑色＞水色＞青色となっている。

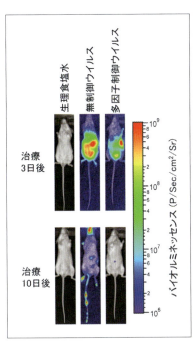

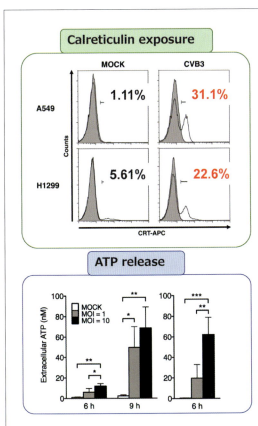

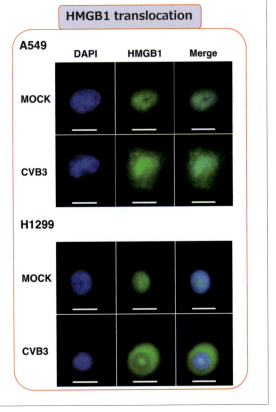

● CVB3感染はNSCLC細胞に免疫原性細胞死を誘導した　（本文109頁参照）

巻頭 Color Gravure

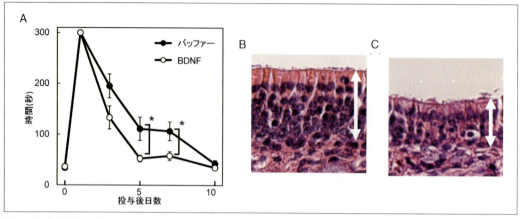

● 嗅神経障害モデルマウスの治療（文献12より改変）　　　　　　　　　　　　　（本文123頁参照）

嗅神経障害モデルマウスに対して，ナノミセルを用いてBDNF発現mRNAを導入した。
　A．床敷の下に隠したチーズを探すまでの時間。平均±標準誤差を示す。（N = 7, * $p < 0.05$）
B, C．mRNA（B），バッファー（C）投与28日後の嗅上皮組織。嗅上皮を白矢印にて示す。

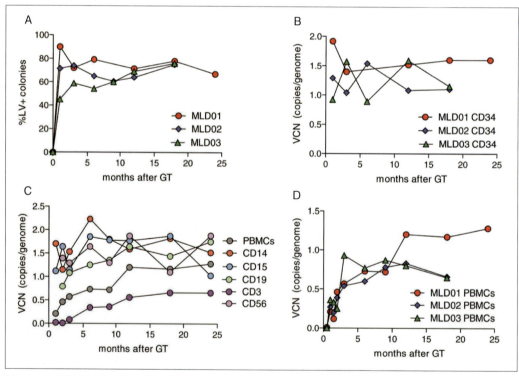

● MLDの遺伝子治療後の遺伝子導入効率（文献9より）　　　　　　　　　　　　（本文135頁参照）

　A．ARSA遺伝子が存在した造血コロニーの比率
　B．骨髄中のCD34$^+$細胞でのベクターコピー数
　C．患者1の末梢血の各血球系でのベクターコピー数
　D．末梢血単核球でのベクターコピー数

巻頭 Color Gravure

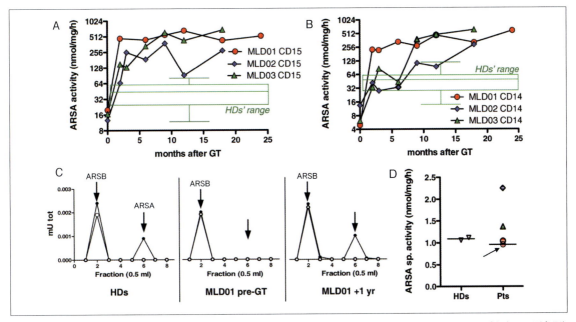

● MLD の遺伝子治療後の ARSA 酵素活性（文献 9 より）　　　　　　　　　　　　　　　　　　　　　（本文 136 頁参照）

A. CD15⁺ 細胞での ARSA 酵素活性
B. CD14⁺ 細胞での ARSA 酵素活性
C. 患者 1 での治療前，1 年後の髄液中での ARSA 酵素活性（DEAE セファロースクロマトグラフィーにて ARSA を分画）
D. 各患者での治療 12 ヵ月後の髄液中 ARSA 酵素活性（患者 1 のみ 24 ヵ月後も→）。HD は正常範囲

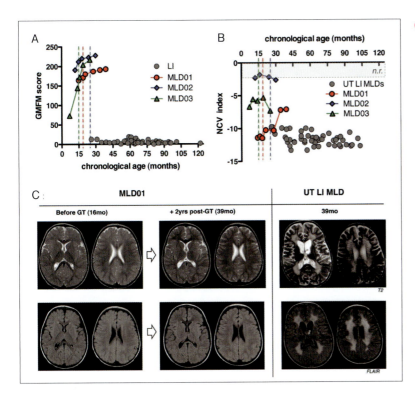

● MLD の遺伝子治療後の GMFM スコア，末梢神経伝達速度，MRI 所見（文献 9 より）
（本文 137 頁参照）

A. MLD 遺伝子治療後の GMFM スコア。LI は未治療晩期乳児型 MLD
B. MLD 遺伝子治療後の NCV（末梢神経伝達速度）。UT LI MLDs は未治療晩期乳児型 MLD
C. MLD 遺伝子治療後の MRI 所見。UT LI MLDs は未治療晩期乳児型 MLD。
上段が T2 強調画像，下段は FLAIR 画像

巻頭 Color Gravure

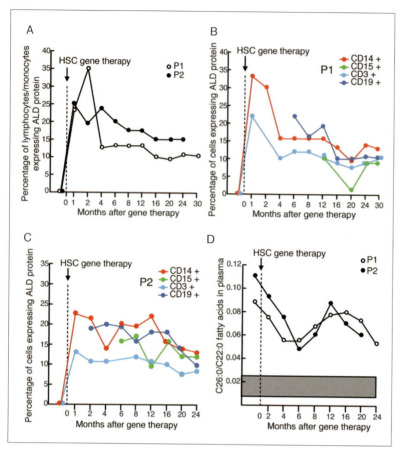

● ALDの遺伝子治療後の遺伝子導入効率（文献21より）
（本文138頁参照）

A. 末梢単核球でのALD proteinの発現
B. 患者1の末梢血の各血球系でのALD protein発現率
C. 患者2の末梢血の各血球系でのALD protein発現率
D. 血漿中の極長鎖脂肪酸

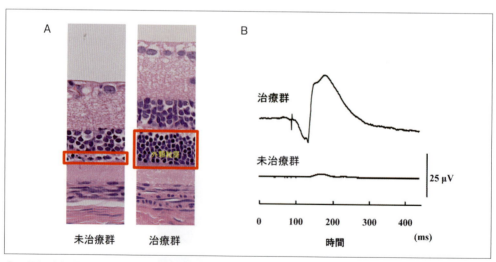

● 視細胞保護遺伝子治療の効能試験結果　　　　　　　　　　　　　（本文156頁参照）

生後3週齢の網膜変性モデル動物（RCSラット）の網膜下に治療用ベクターを投与し、7週齢で評価した。
A. 網膜の断面。治療群では外顆粒層（視細胞）が保たれている。
B. 網膜電図（網膜機能の評価）。未治療群では光に対する反応が消失しているが、治療群では反応が認められている。

巻頭 Color Gravure

● 臨床研究薬の投与方法
　　　　　　　　　（本文156頁参照）

A. ドルク社製 41G 網膜下注射針と臨床研究薬。
B. 第3症例の術中写真。右眼に対して臨床研究薬を投与した。

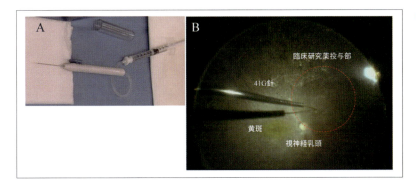

● 表皮水疱症各病型の組織像
　　　　　　　　　（本文159頁参照）

上図：光学顕微鏡像
下図：電子顕微鏡像
＊水疱部位
光顕像：いずれの病型も表皮・真皮間に水疱を見る。
電顕像：単純型は表皮内，接合部型は基底膜と表皮間，栄養障害型は基底膜と真皮間に水疱形成を認める。

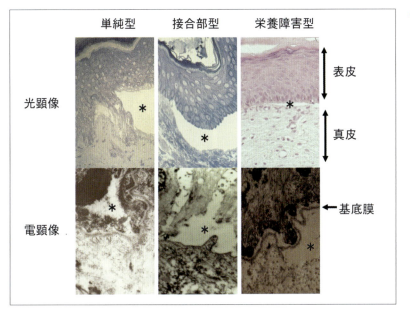

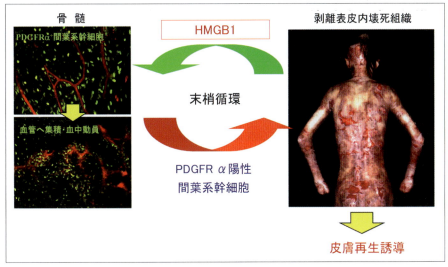

● 表皮水疱症皮膚再生機序における骨髄間葉系幹細胞動員機構　　　（本文161頁参照）

巻頭 Color Gravure

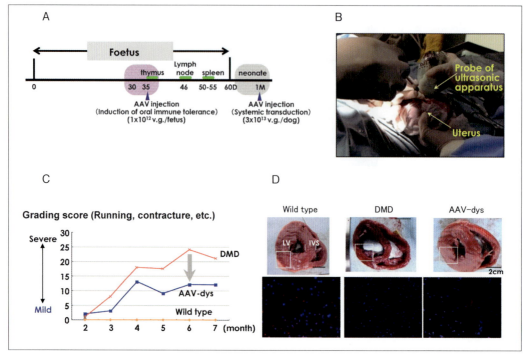

● 免疫寛容誘導による中型動物での治療遺伝子機能確認（文献9より改変）　（本文170頁参照）

A. 胎仔遺伝子導入と全身投与のプロトコル。イヌにおいて胸腺が成熟する胎生30日頃にAAVを胎仔に投与し，生後6週齢でリンパ球を採取して免疫寛容を確認後，全身投与を行う。

B. 胎仔への遺伝子導入。エコーガイド下に羊水腔内にベクターを注入した。羊水中のウイルスを胎仔が呑み込み，血中に取り込まれ胸腺に認識されるか腸管粘膜を抗原刺激することにより免疫寛容が誘導される。

C. Grading score（重症度の指標）における改善効果。遺伝子治療を行った筋ジストロフィー犬（AAV-dys）は，同腹の対照個体（DMD）と比較し重症度スコアが低い。

D. 心筋病理所見の比較。遺伝子治療を行った筋ジストロフィー犬（AAV-dys）の短軸断面の肉眼像では壁厚に明らかな改善が認められる（上段）。免疫染色による発現検索でも，左心室壁（LV）においてジストロフィン発現の回復が確認される（下段，赤）。

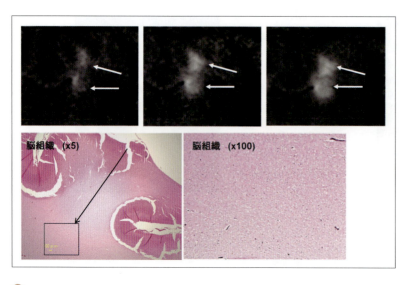

● 動物実験によるCEDを用いたsiRNA投与（文献15より）　（本文195頁参照）

ブタ脳にCEDを用いてガドリニウムを含有したMGMT-siRNA/LipoTrust複合体を投与し，経時的に撮影したMRIにて薬剤が適切に拡散していることが示されている（上段）。脳内投与部位の脳組織切片では明らかな実質損傷を認めず，安全に投与できることが示された（下段）。

巻頭 Color Gravure

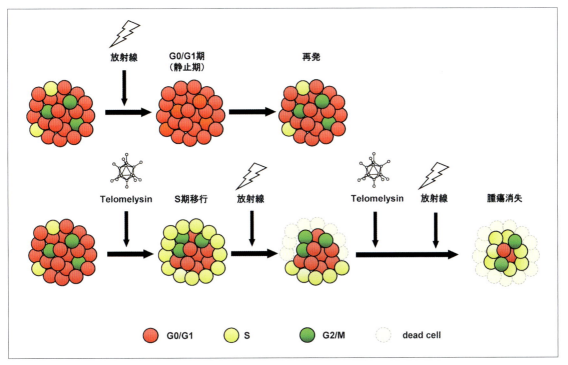

● がん幹細胞における Telomelysin による放射線増感作用　　　　　　（本文207頁参照）

Telomelysin は G0/G1 期（静止期）にあるがん幹細胞の細胞周期を回転させることで，増殖期にある細胞に有効な放射線への感受性を増強させる。

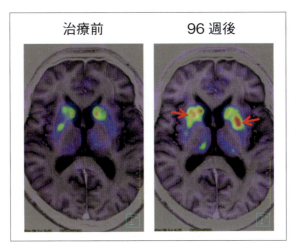

● AADC 遺伝子治療前後の FMT-PET 画像（文献8より）
（本文249頁参照）

AADC のトレーサーである [^{18}F]fluoro-m-tyrosine（FMT）を使用した PET。AAV ベクターによる $AADC$ 遺伝子導入後に両側の被殻で FMT の集積が増加し96週後にも持続している（矢印）。

巻頭 Color Gravure

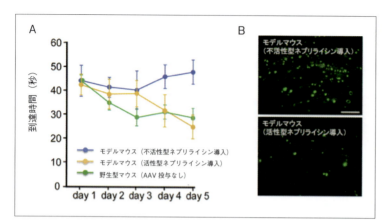

● ネプリライシン導入による症状の改善（文献14より）
（本文255頁参照）

活性型ネプリライシンを遺伝子導入するとモデルマウスの学習成績が改善し（A），Aβの蓄積は減少する（B）。

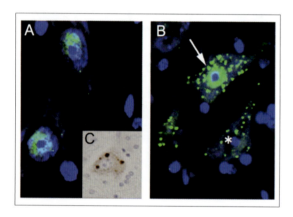

● 脊髄運動ニューロンのTDP-43陽性封入体
（文献17より改変）　　　　　（本文258頁参照）

A. 野生型マウスではTDP-43（緑）は核に局在。
B. AR2マウスでは細胞質にTDP-43陽性封入体（矢印）をもち，核からTDP-43が喪失した（星印）細胞が観察される。
C. ALS患者運動ニューロンのTDP-43病理。AR2マウス運動ニューロンのTDP-43局在異常に類似する。

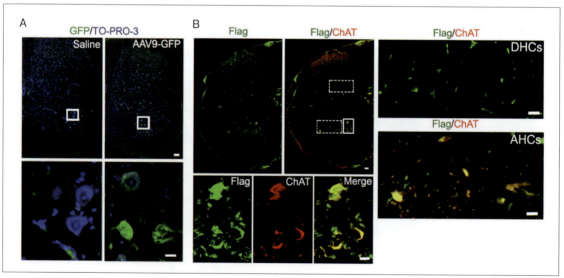

● マウスへAAV9投与後の脊髄での遺伝子発現（文献10より改変）　　　（本文259頁参照）

A. AAV9-GFP投与で，約20％の脊髄運動ニューロンでGFPが発現する。
B. AAV9-Flag-ADAR2投与で，Flag-ADAR2（緑）が発現し，脊髄前角領域でcholine acetyltransferase（ChAT）（運動ニューロンマーカー：赤）と共局在する。

巻頭 Color Gravure

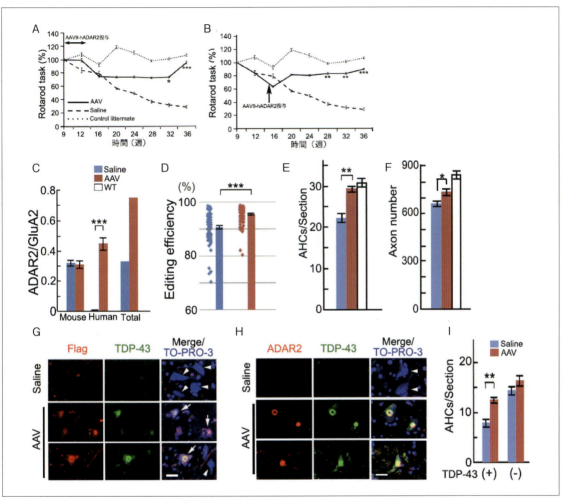

● AR2 マウスへの AAV9-Flag-ADAR2 投与による治療効果（文献 10 より改変）　　　　（本文 260 頁参照）

A. 投与2ヵ月後以降，ローターロッドスコアの低下が抑止されている．
B. 運動機能低下後（発症後）に投与しても，それ以上の運動機能低下は観察されない．
C. saline 投与群と比べて約 1.5 倍の ADAR2 mRNA を発現する．
D. GluA2 Q/R 部位の RNA 編集率が増加する．
E. 脊髄前角の運動ニューロンが増加する．
F. 脊髄前根の軸索数が増加する．
G. Flag（赤）が発現した運動ニューロンでは TDP-43（緑）が発現する（矢印）．saline 投与群の運動ニューロンでは両者とも発現しない（鏃）．青：TO-PRO-3
H. 抗 ADAR2 抗体を用いても同様の結果である．
I. 脊髄前角で TDP-43 陽性運動ニューロン数が増加する．

巻頭 Color Gravure

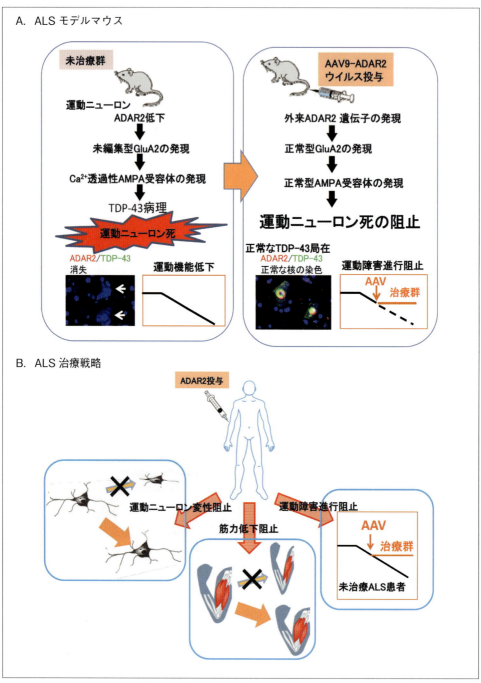

● AAV9-ADAR2 ベクターを用いた ALS 治療戦略　　　　　　　　　　　（本文 261 頁参照）
　A. 孤発性 ALS の病態モデルマウス AR2 への治療のスキーム
　B. ALS の治療戦略。AAV9-ADAR2 ベクターを投与することにより，運動ニューロンの変性・脱落の原因となっている低下した ADAR2 活性を正常化することで原因を取り除き，死につながる症状の進行の阻止をめざす。

巻頭 Color Gravure

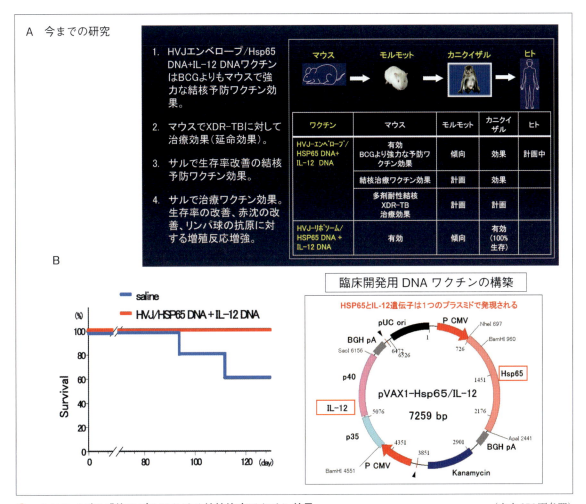

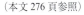

● カニクイザル感染モデルにおける結核治療ワクチン効果

（本文 276 頁参照）

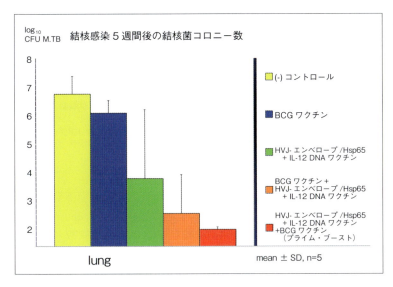

● マウスの結核感染モデルを用いた HVJ-エンベロープ / Hsp65 + IL-12DNA ワクチン
（BCG より 1 万倍強力）

（本文 279 頁参照）

巻頭 COLOR GRAVURE

トランスレーショナルリサーチを支援する

遺伝子医学MOOK・28号（ムック）

ますます臨床利用が進む 遺伝子検査
－その現状と今後の展開そして課題－

編集：野村文夫（千葉大学医学部附属病院マススペクトロメトリー
　　　　　　　検査診断学寄付研究部門客員教授）

定価：5,778円（本体5,350円+税）、B5判、268頁

好評発売中

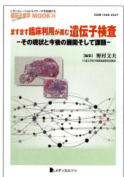

●第1章　実用化に向かう次世代シークエンサーとその周辺
1. 遺伝子検査に向けたDNAシークエンス技術の現状と今後の展望
2. がんを対象とした次世代シークエンサーによるゲノム解析と臨床応用
3. 遺伝性疾患の原因究明における次世代シークエンスの有用性
4. 次世代シークエンサーを利用した遺伝性疾患のパネル診断
5. 次世代シークエンサーにおけるIncidental findingsとその取り扱い
6. 遺伝子関連検査におけるネットの活用とその人材育成
7. 全自動遺伝子解析装置の最新情報
8. 遺伝子関連検査が保険収載されるまでの流れと質保証をめぐる諸問題

●第2章　分子標的治療のための体細胞遺伝子検査の現況
1. 肺がん
2. 乳がん
3. 大腸がんにおける分子標的治療と体細胞遺伝子検査
4. 造血器腫瘍の分子標的薬治療のための体細胞遺伝子検査
5. コンパニオン診断薬：現状と今後の課題

●第3章　生殖細胞系列遺伝学的検査の臨床応用
1. ファーマコゲノミクス検査の最前線
　1) 薬物代謝酵素・薬物トランスポーター多型診断の臨床的意義
　2) 生殖細胞系列遺伝子検査（遺伝学的検査）による薬剤の有害事象の予測
　3) ホストと感染因子の遺伝子関連検査を組み合わせた感染症の治療
　　①CV感染症とIL28B遺伝子多型
　　②ヘリコバクターピロリにおける遺伝学的検査の臨床応用測
2. 各種疾患における診療目的の遺伝学的検査
　1) 筋疾患の遺伝学的検査
　2) ミトコンドリア病とその包括的遺伝子解析
　3) 先天代謝異常症におけるタンデムマスと遺伝学的検査の併用
　4) 遺伝性乳がん・卵巣がん
　5) 大腸がん
　6) 多発性内分泌腫瘍症
　7) 遺伝性不整脈疾患
　8) 糖尿病
3. 出生前診断の現状と課題
　1) わが国における出生前診断の概要
　2) わが国における母体血胎児染色体検査の現状と課題
4. 生活習慣病の遺伝学的検査・DTC
　1) 生活習慣改善のための遺伝子検査サービスの可能性
　2) 多因子疾患の遺伝子多型告知による生活習慣改善動機づけの成果
　3) パーソナルゲノムサービスの科学的吟味義

●第4章　遺伝カウンセリングとその周辺
1. 遺伝学的検査を扱う際に知っておくべきガイドラインの概要
2. 遺伝学的検査と遺伝カウンセリング
　1) 遺伝学的検査における遺伝カウンセリング概論
　2) 神経内科領域の発症前診断と遺伝カウンセリング
　3) 遺伝性腫瘍症候群における遺伝カウンセリング
　4) 新型出生前検査における遺伝カウンセリング

お求めは医学書販売店、大学生協もしくは弊社購読係まで

発行／直接のご注文は

株式会社 メディカルドゥ

〒550-0004
大阪市西区靭本町1-6-6　大阪華東ビル5F
TEL.06-6441-2231　FAX.06-6441-3227
E-mail　home@medicaldo.co.jp
URL　http://www.medicaldo.co.jp

トランスレーショナルリサーチを支援する

遺伝子医学 MOOK 30

今,着実に実り始めた遺伝子治療
－最新研究と今後の展開

【編集】金田安史
(大阪大学大学院医学系研究科教授)
(日本遺伝子細胞治療学会理事長)

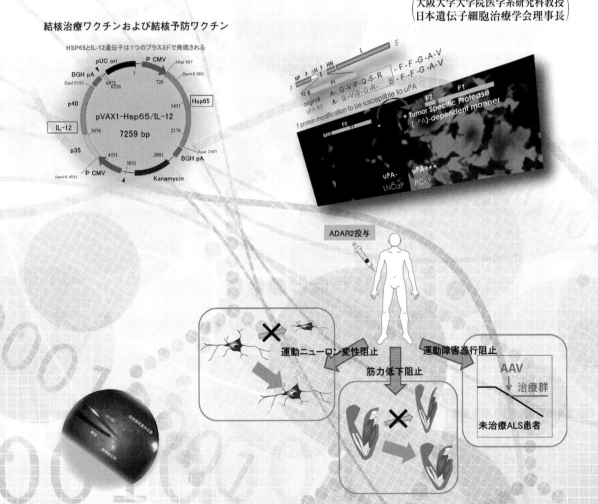

トランスレーショナルリサーチを支援する

遺伝子医学 MOOK
Gene & Medicine

27号
iPS細胞を用いた難病研究
- 臨床病態解明と創薬に向けた研究の最新知見 -

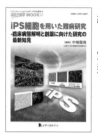

編集：中畑龍俊
（京都大学iPS細胞研究所副所長，
臨床応用研究部門特定拠点教授）

定価：本体 5,200円＋税
型・頁：B5判、228頁

26号
脳内環境 -
維持機構と破綻がもたらす疾患研究

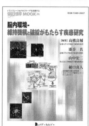

編集：高橋良輔
（京都大学大学院医学研究科教授）
漆谷　真
（京都大学大学院医学研究科准教授）
山中宏二
（名古屋大学環境医学研究所教授）
樋口真人
（放射線医学総合研究所分子イメージング
　研究センターチームリーダー）

定価：本体 5,200円＋税
型・頁：B5判、228頁

25号
エピジェネティクスと病気

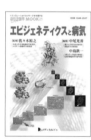

監修：佐々木裕之
（九州大学生体防御医学研究所教授）
編集：中尾光善
（熊本大学発生医学研究所教授）
中島欽一
（九州大学大学院医学研究院教授）

定価：本体 5,333円＋税
型・頁：B5判、288頁

24号
最新生理活性脂質研究
- 実験手法，基礎的知識とその応用 -

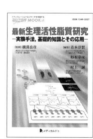

監修：横溝岳彦
（順天堂大学大学院医学研究科教授）
編集：青木淳賢
（京都大学大学院薬学研究科教授）
杉本幸彦
（熊本大学大学院生命科学研究部教授）
村上　誠
（東京都医学総合研究所プロジェクトリーダー）

定価：本体 5,333円＋税
型・頁：B5判、312頁

23号
臨床・創薬利用が見えてきた
microRNA

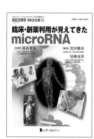

監修：落谷孝広
（国立がん研究センター研究所分野長）
編集：黒田雅彦
（東京医科大学主任教授）
尾崎充彦
（鳥取大学医学部生命科学科准教授）

定価：本体 5,238円＋税
型・頁：B5判、236頁

22号
最新疾患モデルと病態解明，創薬応用研究，
細胞医薬創製研究の最前線

最新疾患モデル動物，ヒト化マウス，モデル細胞，ES・iPS細胞を利用した病態解明から創薬まで

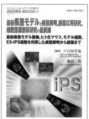

編集：戸口田淳也
（京都大学iPS細胞研究所教授
　京都大学再生医科学研究所教授）
池谷　真
（京都大学iPS細胞研究所准教授）

定価：本体 5,333円＋税
型・頁：B5判、276頁

お求めは医学書販売店、大学生協もしくは弊社購読係まで

発行／直接のご注文は

株式会社 メディカルドゥ

〒550-0004
大阪市西区靱本町 1-6-6　大阪華東ビル 5F
TEL.06-6441-2231　FAX.06-6441-3227
E-mail　home@medicaldo.co.jp
URL　http://www.medicaldo.co.jp

序文

【遺伝子治療の復活】

 2015年のJapan Prizeは遺伝子治療に貢献した2人，Theodore FriedmannとAlain Fischer両博士に贈られた。Friedmann博士は，1970年代に遺伝子治療の概念を提唱した功績により，Fischer博士は1990年末にX染色体連鎖性重症複合免疫不全症（X-SCID）の遺伝子治療を成功させFriedmann博士の概念を具現化した功績が称えられた。これは遺伝子治療分野にとって非常に明るいニュースであり，遺伝子治療に携わる研究者は大いに勇気づけられた。何故なら，2000年代は遺伝子治療にとって冬の時代だったといっても過言ではないからである。Fischer博士の遺伝子治療は確かに成功したが，一部の患者に治療後約3年で白血病が発症し1人が死亡した。レトロウイルスゲノムの宿主ゲノムへの挿入によるがん遺伝子の活性化が原因であった。その他の遺伝性疾患やがんにおいても確実な成功例はみられなかった。一方で，iPS細胞の開発や細胞療法の普及によって再生医療に世間の注目が集まって，遺伝子治療は次第に影が薄くなった。しかし，2010年前後からの遺伝子治療の進歩は著しく，レーバー黒内障，アデノシン脱アミノ酵素（ADA）欠損症，血友病B，副腎白質ジストロフィーなどの遺伝性疾患の遺伝子治療において，レンチウイルスベクターやアデノ随伴ウイルス（adeno-associated virus：AAV）ベクターの開発・改良，造血幹細胞の利用などによって相次いで多くの成功例が報告された。2012年には西欧で初めての遺伝子医薬品（リポタンパク質リパーゼ遺伝子をもつAAVベクター）が承認された。また遺伝子治療臨床研究の60％以上を占めるがんについても，腫瘍溶解ウイルスの発見や開発，治療遺伝子を挿入した腫瘍溶解ウイルスの構築，キメラ抗原受容体（chimeric antigen receptor：CAR)-T細胞の開発によって成功例が増加しており，がんに対する遺伝子医薬品としての承認も間近い状況である。わが国においても，遺伝子治療の企業治験や医師主導治験がようやく増えて，有望な遺伝子治療法もがんや循環器疾患で育ってきている。今まさに遺伝子治療が復活し，今後，医療への貢献はますます大きくなり，企業の参画も期待できる状況になってきた。今回，遺伝子医学MOOKで特集号を組ませていただいた理由である。

【遺伝子治療の歴史】

 遺伝子治療の臨床研究がガイドラインに則って初めて開始されたのは1989年で，このときはマウスの白血病ウイルスを組み換えたレトロウイルスベクターを用いて，がん患者より取り出した末梢のT細胞に薬剤耐性遺伝子を標識として導入し，これを患者の血液中に戻し，がん組織への集積を調べるという内容であっ

た。これは治療をめざさない遺伝子標識法であるが，結果として，この方法の安全性が担保された。そこで1990年，アメリカ国立衛生研究所の研究者を中心としたグループが，免疫不全症の1つであるADA欠損症の女児に，全く上述と同じ方法で，遺伝子を治療用のADA遺伝子に変えたレトロウイルスベクターを用いて末梢のT細胞に遺伝子導入し，これを患者の血液中に戻した。体外で遺伝子導入した細胞を体内に戻す治療法はex vivo遺伝子治療である。この患者は見事に免疫不全症から回復し，免疫不全のために隔離されることなく日常の生活を送れるようになった。この1例の成功により世界に遺伝子治療フィーバーが巻き起こった。ADA欠損症のみならずその他の遺伝性疾患や，特に多くを占めるがんなどに対してex vivo遺伝子治療だけでなく，直接遺伝子を体内に導入するin vivo遺伝子治療が，ウイルスベクターや非ウイルスベクターなど様々な遺伝子導入法を用いて行われたが，期待した結果は得られなかった。1995年のOrkin-Motulsky reportでは「遺伝子治療が成功した例は認められず，さらなる基礎研究が必要」と厳しい評価と警鐘を受けた。一方で，アデノウイルスベクターの大量投与による死亡事故（Gelsinger事件）や利益相反の問題，プロトコール違反など多くの問題点が浮かび上がってきた。その中で，1999年にはFischer博士らによるX-SCID遺伝子治療の成功やHigh博士らによるAAVベクターを用いた血友病B遺伝子治療の好成績が相次いで報告されたが，前者は白血病の誘発，後者はベクターの抗原性の問題で中止を余儀なくされた。そして上述した冬の時代が来る。しかしその間は，復活のためのインキュベーションの時間であったかもしれない。研究面では，単に遺伝子導入法の開発だけが遺伝子治療と思われていた1990年代から脱皮し，基礎生物学に根差したサイエンスが発展した。例えば，レンチウイルスとレトロウイルスのゲノム挿入サイトの解析，AAVの血清型とその特性（抗原性や組織親和性），次世代シーケンサーを用いた迅速なゲノム解析技術の開発は，多くの遺伝性疾患の遺伝子治療を成功に導いている。がん細胞でのシグナル伝達や遺伝子発現機構の解析，ウイルス複製機構の解明は腫瘍溶解ウイルスの発展を可能にした。T細胞のシグナル機構の解明や免疫チェックポイントの研究は，CAR-T細胞や新たな免疫遺伝子治療を産み出している。規制科学の分野においては，審査制度の迅速化が各国で進むとともに，わが国でも質の高い治験を行う体制が築かれつつある。特に，わが国では再生医療等製品の早期承認制度が承認され，遺伝子治療製品もその対象となり，早期の実用化が図れる道が開かれた。

【将来に向けて】

　現行の遺伝子治療は，正常な遺伝子をあたかも薬のように使って細胞機能の補充や増強を行う方法であった。一方で，ゲノム改変やゲノム編集法が続々と開発され，変異遺伝子を置換して正常化することが現実的になってきている。その1つは，エイズ患者のT細胞において，ヒト免疫不全ウイルスの受容体である*CCR5*遺伝子を人工制限酵素（zinc finger nuclease）で欠失させ，そのT細胞を患者に移植するエイズ治療の臨床試験が進んでいる。さらに本年4月には，中国の科学者が，ヒトの異常な受精卵でCRISPR/Cas9法による遺伝子修復のモデル実験を行ったとする報告がなされた。ヒトの生殖細胞の遺伝子改変による遺伝子治療臨床研究は日本を含む多くの国で禁止されているが，基礎研究としてどのように規制するかが現在，国際的に大きな課題となっている。もちろん遺伝子修復のためには，現行の方法はまだまだ未熟な技術であるが，今後の発展によっては大変大きな福音を人類に与える可能性がある。しかし一方で，遺伝子改変による影響は世代を超えて伝わり，また個人のレベルにとどまらないため，科学的・倫理的に極めて重大な問題をわれわれに投げかけている。このように多くの科学技術と同様，遺伝子治療技術の発展は両刃の剣であり，人類がその恩恵に浴するように導くためには，社会への客観性ある正しい情報提供と啓発活動を繰り返しながら，社会のコンセンサスを作り上げるという活動も遺伝子治療の最も大きな責任であることを忘れてはならない。

2016年4月

大阪大学大学院医学系研究科教授，日本遺伝子細胞治療学会理事長　**金田安史**

トランスレーショナルリサーチを支援する
遺伝子医学 MOOK 30

今,着実に実り始めた遺伝子治療
－最新研究と今後の展開

目　次

編　集：金田安史（大阪大学大学院医学系研究科遺伝子治療学教授,日本遺伝子細胞治療学会理事長）

- 巻頭 Color Gravure ··· 4
- ●序文 ·· 21
  金田安史

第1章　遺伝子治療の現状

1. 遺伝子治療の復活：世界の現状 ··· 32
   小澤敬也
2. 日本の遺伝子治療 ··· 38
   谷　憲三朗

第2章　遺伝子治療革新技術

1. ゲノム編集法を利用した遺伝子修復治療 ····························· 52
   三谷幸之介
2. 次世代がん治療用HSV-1の開発 ··· 57
   岩井美和子・藤堂具紀
3. 標的化アデノウイルスベクターの開発 ································· 63
   町谷充洋・水口裕之
4. アデノウイルスベクターによる遺伝子発現制御技術 ········· 68
   鈴木まりこ・近藤小貴・鐘ヶ江裕美
5. レンチウイルスベクター ··· 74
   島田　隆
6. AAVベクターの現状と問題点の克服に向けて
   －AAV Barcode-Seq解析法を用いた新たな取り組み－ ········ 83
   足立　圭・中井浩之
7. センダイウイルスベクター ··· 93
   井上　誠

- 8. ワクシニアウイルス ·· 99
  中村貴史
- 9. 悪性腫瘍に対するコクサッキーウイルス療法開発の現況 ·············· 106
  宮本将平・小原洋志・谷　憲三朗
- 10. HVJ エンベロープベクター ·· 112
  金田安史
- 11. 高分子ナノミセルを用いた生体への *in vivo* mRNA デリバリー
  ·· 119
  内田智士・位高啓史・片岡一則
- 12. 化学的アプローチを駆使した核酸医薬の最前線 ····················· 125
  小比賀　聡・中川　治

第3章　単一遺伝子の異常による遺伝性疾患と遺伝子治療

- 1. ライソゾーム蓄積症とペルオキシゾーム病 ························· 134
  大橋十也
- 2. 慢性肉芽腫症 ·· 141
  小野寺雅史
- 3. 先天性免疫不全症（ADA 欠損症，X-SCID，WAS）··················· 146
  大津　真
- 4. 遺伝性網膜疾患 ·· 153
  池田康博
- 5. 表皮水疱症に対する遺伝子治療の現状と展望 ······················· 158
  玉井克人
- 6. デュシェンヌ型筋ジストロフィー ································· 164
  岡田尚巳・武田伸一
- 7. 血友病に対する遺伝子治療の現状と展望 ··························· 173
  水上浩明
- 8. HGF 遺伝子を用いたリンパ浮腫に対するリンパ管新生療法 ··········· 179
  齊藤幸裕

第4章　がんと遺伝子治療

- 1. 臨床の現場に近づいた前立腺がん遺伝子治療の現状と今後の展開 ········ 186
  那須保友

CONTENTS

2. ナノパーティクルを用いた脳腫瘍治療 ………………………………… 191
   大岡史治・夏目敦至・若林俊彦
3. 悪性グリオーマに対するウイルス療法 ………………………………… 197
   伊藤博崇・藤堂具紀
4. 食道がんに対する放射線併用アデノウイルス療法の臨床開発 ………… 203
   藤原俊義・田澤　大・香川俊輔・白川靖博
5. TCR改変T細胞による食道がん治療 …………………………………… 210
   池田裕明・珠玖　洋
6. Oncolytic Adenovirus による消化器がん治療 ………………………… 217
   佐藤みずほ・山本正人
7. 悪性中皮腫に対する遺伝子治療の現状 ………………………………… 223
   田川雅敏
8. 白血病/リンパ腫に対するCAR-T遺伝子治療 ………………………… 229
   小澤敬也
9. Lung cancer gene therapy
   using armed-type oncolytic adenovirus ……………………………… 235
   A-Rum Yoon・Jinwoo Hong・Chae-Ok Yun

第5章　神経疾患と遺伝子治療

1. Parkinson 病 ………………………………………………………………… 248
   村松慎一
2. Aβ分解酵素ネプリライシンによるアルツハイマー病の遺伝子治療 …… 252
   永田健一・西道隆臣
3. 筋萎縮性側索硬化症
   －孤発性ALSモデルマウスを用いたALSの遺伝子治療法開発－ ……… 257
   山下雄也・郭　伸

第6章　循環器疾患/感染症と遺伝子治療

1. 心不全の遺伝子治療 ……………………………………………………… 266
   谷山義明・眞田文博・村津　淳・楽木宏実・森下竜一
2. 末梢血管病変に対する遺伝子治療 ……………………………………… 270
   松田大介・松本拓也・米満吉和・前原喜彦

3．結核 ··· 275
　　　　　　　　　　　　　　　　　　岡田全司

第7章　遺伝子治療におけるレギュラトリーサイエンス

　1．遺伝子治療関連規制 ····································· 282
　　　　　　　　　　　　　　　　　　久米晃啓
　2．遺伝子治療の審査体制と海外動向 ························· 288
　　　　　　　　　　　　　　　　　　山口照英・内田恵理子

　索引 ··· 298
　特集関連資料広告 ··· 301

執筆者一覧（五十音順）

Arum Yoon
Department of Bioengineering, College of Engineering, Hanyang University, Research Professor

Chae-Ok Yun
Department of Bioengineering, College of Engineering, Hanyang University, Professor

Jinwoo Hong
Department of Bioengineering, College of Engineering, Hanyang University

足立　圭
Department of Molecular and Medical Genetics, Oregon Health & Science University, Senior Research Associate

池田裕明
長崎大学大学院医歯薬学総合研究科 腫瘍医学分野 教授

池田康博
九州大学病院 眼科 講師

位高啓史
東京大学大学院医学系研究科 附属疾患生命工学センター 臨床医工学部門 特任准教授

伊藤博崇
東京大学医科学研究所 先端医療研究センター 先端がん治療分野

井上　誠
株式会社 ID ファーマ 取締役, DNAVEC センター長

岩井美和子
東京大学医科学研究所 先端医療研究センター 先端がん治療分野

内田恵理子
国立医薬品食品衛生研究所 遺伝子医薬部 第1室 室長

内田智士
東京大学大学院医学系研究科 附属疾患生命工学センター 臨床医工学部門 特任助教

大岡史治
名古屋大学大学院医学系研究科 脳神経外科 病院助教

大津　真
東京大学医科学研究所 幹細胞治療研究センター 幹細胞治療分野／幹細胞プロセシング分野 准教授

大橋十也
東京慈恵会医科大学 総合医科学研究センター 遺伝子治療研究部 教授
東京慈恵会医科大学 小児科 教授

岡田尚巳
日本医科大学 生化学・分子生物学（分子遺伝学）教授

岡田全司
近畿中央胸部疾患センター・臨床研究センター 客員研究員

小澤敬也
東京大学医科学研究所 附属病院長
東京大学医科学研究所 遺伝子・細胞治療センター長
東京大学医科学研究所 先端医療研究センター 遺伝子治療開発分野 教授

小野寺雅史
国立成育医療研究センター研究所 成育遺伝研究部 部長

小比賀　聡
大阪大学大学院薬学研究科 生物有機化学分野 教授

香川俊輔
岡山大学病院低侵襲治療センター 准教授

郭　伸
東京大学大学院医学系研究科 客員研究員
国際医療福祉大学 臨床医学研究センター 特任教授

片岡一則
東京大学大学院工学系研究科 マテリアル工学専攻 教授
東京大学大学院医学系研究科 附属疾患生命工学センター 臨床医工学部門 教授

鐘ヶ江裕美
東京慈恵会医科大学 総合医科学研究センター 基盤研究施設（分子遺伝学）准教授

金田安史
大阪大学大学院医学系研究科 遺伝子治療学 教授

久米晃啓
自治医科大学 臨床研究支援センター 教授

小原洋志
東京大学医科学研究所 ALA 先端医療学社会連携研究部門 特任講師

近藤小貴
東京大学医科学研究所 遺伝子解析施設

西道隆臣
理化学研究所 脳科学総合研究センター 神経蛋白制御研究チーム シニアチームリーダー

齊藤幸裕
旭川医科大学 外科学講座 血管外科 講師

佐藤みずほ
Division of Basic and Translational Research, Department of Surgery, University of Minnesota, Postdoctor

眞田文博
大阪大学大学院医学系研究科 臨床遺伝子治療学講座

珠玖　洋
三重大学大学院医学系研究科 遺伝子・免疫細胞治療学 教授

島田　隆
日本医科大学 分子遺伝学 名誉教授

執筆者一覧

白川靖博
岡山大学大学院医歯薬学総合研究科 消化器外科学 准教授

鈴木まりこ
東京大学医科学研究所 遺伝子解析施設

田川雅敏
千葉県がんセンター がん治療開発グループ 部長

武田伸一
国立精神・神経医療研究センター 神経研究所 所長

田澤 大
岡山大学病院低侵襲治療センター 助教

谷 憲三朗
東京大学医科学研究所 ALA 先端医療学社会連携研究部門 特任教授

谷山義明
大阪大学大学院医学系研究科 臨床遺伝子治療学講座 准教授
大阪大学大学院医学系研究科 老年・腎臓内科学 准教授

玉井克人
大阪大学大学院医学系研究科 再生誘導医学寄附講座 教授

藤堂具紀
東京大学医科学研究所 先端医療研究センター 先端がん治療分野 教授

中井浩之
Department of Molecular and Medical Genetics, Oregon Health & Science University, Associate Professor

中川 治
大阪大学大学院薬学研究科 生物有機化学分野 特任講師

永田健一
理化学研究所 脳科学総合研究センター 神経蛋白制御研究チーム 基礎科学特別研究員

中村貴史
鳥取大学大学院医学系研究科 機能再生医科学専攻 生体機能医工学講座 生体高次機能学部門 准教授

那須保友
岡山大学大学院医歯薬学総合研究科 泌尿器病態学 教授

夏目敦至
名古屋大学大学院医学系研究科 脳神経外科 准教授

藤原俊義
岡山大学大学院医歯薬学総合研究科 消化器外科学 教授

前原喜彦
九州大学大学院医学研究院 消化器・総合外科学 教授

町谷充洋
大阪大学大学院薬学研究科 分子生物学分野 特任研究員

松田大介
九州大学大学院医学研究院 消化器・総合外科学

松本拓也
九州大学大学院医学研究院 消化器・総合外科学 講師

水上浩明
自治医科大学 分子病態治療研究センター 遺伝子治療研究部 教授

水口裕之
大阪大学大学院薬学研究科 分子生物学分野 教授
大阪大学大学院薬学研究科附属創薬研究センター 創薬基盤開発 iPS 肝毒性・代謝ユニット教授
大阪大学国際医工情報センター 教授
大阪大学大学院医学系研究科 教授
医薬基盤・健康・栄養研究所 創薬基盤研究部 肝細胞分化誘導プロジェクト 招聘プロジェクトリーダー

三谷幸之介
埼玉医科大学ゲノム医学研究センター 遺伝子治療部門 部門長, 教授

宮本将平
東京大学医科学研究所 ALA 先端医療学社会連携研究部門 特任助教

村津 淳
大阪大学大学院医学系研究科 臨床遺伝子治療学講座
大阪大学大学院医学系研究科 老年・腎臓内科学

村松慎一
東京大学医科学研究所 遺伝子・細胞治療センター 特任教授
自治医科大学 内科学講座 神経内科学部門 特命教授

森下竜一
大阪大学大学院医学系研究科 臨床遺伝子治療学講座 教授

山口照英
日本薬科大学 客員教授

山下雄也
東京大学大学院医学系研究科 疾患生命工学センター 臨床医工学部門 特任研究員

山本正人
Division of Basic and Translational Research, Department of Surgery, University of Minnesota, Co-Director, Professor

米満吉和
九州大学大学院薬学研究院 革新的バイオ医薬創成学講座 教授

楽木宏実
大阪大学大学院医学系研究科 老年・腎臓内科学 教授

若林俊彦
名古屋大学大学院医学系研究科 脳神経外科 教授

執筆者一覧

編集顧問・編集委員一覧（五十音順）

編集顧問

河合　忠　　国際臨床病理センター所長
　　　　　　自治医科大学名誉教授
笹月健彦　　九州大学高等研究院特別主幹教授
　　　　　　九州大学名誉教授
　　　　　　国立国際医療センター名誉総長
高久史麿　　日本医学会会長
　　　　　　自治医科大学名誉教授
　　　　　　東京大学名誉教授
本庶　佑　　京都大学大学院医学研究科免疫ゲノム医学講座客員教授
　　　　　　静岡県公立大学法人理事長
　　　　　　京都大学名誉教授
村松正實　　埼玉医科大学ゲノム医学研究センター名誉教授
　　　　　　東京大学名誉教授
森　徹　　　京都大学名誉教授
矢﨑義雄　　国際医療福祉大学総長
　　　　　　東京大学名誉教授

編集委員

浅野茂隆　　東京大学名誉教授
　　　　　　早稲田大学名誉教授
上田國寬　　学校法人玉田学園神戸常磐大学学長
　　　　　　京都大学名誉教授
　　　　　　スタンフォード日本センターリサーチフェロー
垣塚　彰　　京都大学大学院生命科学研究科高次生体統御学分野教授
金田安史　　大阪大学大学院医学系研究科遺伝子治療学教授
北　徹　　　京都大学名誉教授
小杉眞司　　京都大学大学院医学研究科医療倫理学／遺伝医療学分野教授
清水　章　　京都大学医学部附属病院臨床研究総合センター教授
武田俊一　　京都大学大学院医学研究科放射線遺伝学教室教授
田畑泰彦　　京都大学再生医科学研究所生体材料学分野教授
中尾一和　　京都大学大学院医学研究科メディカルイノベーションセンター教授
中村義一　　株式会社リボミック代表取締役社長
　　　　　　東京大学名誉教授
成澤邦明　　東北大学名誉教授
名和田新　　九州大学大名誉教授
福嶋義光　　信州大学医学部遺伝医学・予防医学講座教授
淀井淳司　　京都大学ウイルス研究所名誉教授

第 1 章

遺伝子治療の現状

第1章 遺伝子治療の現状

1. 遺伝子治療の復活：世界の現状

小澤敬也

　長らく停滞していた遺伝子治療が，ここ数年，欧米で復活してきている。白血病の発生が問題となった造血幹細胞遺伝子治療では，長期観察では造血幹細胞移植を凌ぐ治療成績が得られている。また，もう1つの方向性として，アデノ随伴ウイルス（AAV）ベクターを用いた遺伝子治療が活発に行われるようになっており，様々な疾患で臨床的有効性が示されている。がん遺伝子治療では，キメラ抗原受容体（CAR）発現Tリンパ球を用いた白血病に対する養子免疫遺伝子治療で明瞭な治療効果が確認され，脚光を浴びている。その他，ゲノム編集技術の応用が最近のトピックとなっている。

はじめに

　遺伝子治療の元々の発想は，遺伝子工学技術の進歩を背景に，遺伝性疾患に対する根本的治療法として1970年頃に生まれてきた。病的細胞がもつ「遺伝子の傷」そのものを治すことは技術的に難しく，細胞に何らかの遺伝子操作を施して治療を行うもの全般を指して広く遺伝子治療と呼ぶようになった。このような「遺伝子で治す」という発想により，対象疾患は遺伝性疾患に限定されず，がんや難治性の慢性疾患など，様々な疾患に対して全く新しい角度からの治療法の開発が可能になった。1980年代にレトロウイルスベクターの開発が進み，1990年代は遺伝子治療臨床研究が活発に行われた。ところが，2000年代初めに，遺伝子操作に基づく深刻な副作用（白血病）が出現したために，遺伝子治療臨床研究に大きなブレーキがかかった。しかし，基盤研究は着実に進展し，ここ数年，欧米では遺伝子治療が本格的に復活してきている[1]。その中には，実用化が見えてきた対象疾患もある。

　本稿では，本格的に進みはじめた遺伝子治療の臨床開発に関する世界的状況を簡単に紹介する。

I. 遺伝子治療の歴史

　ガイドラインに添った正式の遺伝子治療臨床研究としては，1989年に実施された遺伝子マーキングの臨床研究をベースに，最初の本格的遺伝子治療がADA（アデノシンデアミナーゼ）欠損症に対して1990年に実施された。1990年代前半は，効果は必ずしも明瞭でなかったものの差し当たって大きな副作用がみられなかったことから，米国を中心に遺伝子治療臨床研究が予想を超える勢いで実施された（過熱期）。しかし，冷静に評価しようという雰囲気が次第に出てきて，アドホック委員会が1995年に設置された（Orkin-Motulskyパネル）。その報告では，遺伝子治療臨床研究で臨床的有効性が確認されたものはほと

---

key words

造血幹細胞遺伝子治療，X-SCID，レンチウイルスベクター，AAVベクター，パーキンソン病，網膜疾患，血友病，がん遺伝子治療，キメラ抗原受容体（CAR），腫瘍溶解性ウイルス療法，ゲノム編集技術

んどなく，むしろ過大に報道されすぎたとされている。そして，真に遺伝子治療の実用化を図るには，闇雲に臨床研究を拡大していくのではなく，基礎研究を充実させることが重要であると指摘した。その結果，1990年代後半はやや停滞感を伴ったものとなった。状況をさらに悪化させたのが遺伝子治療自体による最初の死亡事故で，オルニチントランスカルバミラーゼ（OTC：ornithine transcarbamylase）欠損症患者の治療において1999年にペンシルベニア大学で発生した。肝動脈内に注入されたアデノウイルスベクターが惹起した全身性の炎症反応が誘因になったものと考えられている。この出来事が契機となり臨床研究の実態調査が行われたところ，副作用報告の不備など多くの問題点が指摘された。

そのような厳しい状況の中で，1999年にフランスで開始されたX連鎖重症複合免疫不全症（X-SCID：X-linked severe combined immuno-deficiency）に対する造血幹細胞遺伝子治療において，世界で初めて遺伝子治療単独で明瞭な効果が認められ，その画期的成果が2000年に発表された。遺伝子治療が現実的な治療法として漸く位置づけられるようになったという当時の熱狂は一時的なもので，その期待は直ぐに萎んでいくこととなった。すなわち2002年以降，造血幹細胞遺伝子治療を受けた患児が2～3年後に次々と白血病を発症し，病気を治すのが目的であったはずの遺伝子治療が，逆にがんを引き起こしたことが明らかになった。この重篤な副作用は，遺伝子治療全般に深刻な影響を及ぼすこととなった。レトロウイルスベクターを用いた遺伝子治療では，挿入変異による発がんリスクを無視できないと認識されるようになり，遺伝子治療の根幹に関わる副作用であっただけに，遺伝子治療臨床研究はその後しばらく停滞することとなった。

しかし2008年頃から，アデノ随伴ウイルス（AAV：adeno-associated virus）に由来するベクターを用いた遺伝子治療で，パーキンソン病，レーバー先天性黒内障，血友病Bなどに対して臨床的有効性が次々と示されるようになり，再び遺伝子治療に対する期待が膨らむようになった。また，白血病の発生が問題になった造血幹細胞遺伝子治療の場合でも，長期観察では決して悪い治療成績ではなく，再評価が始まっている。さらに，がんに対する遺伝子治療でも，キメラ抗原受容体（CAR：chimeric antigen receptor）遺伝子を用いた白血病に対する養子免疫遺伝子治療で大きな治療効果が報告され，最近この治療戦略はにわかに脚光を浴びるようになっている（表❶）。

このような状況を背景に，この領域は再び脚光を浴びるようになっている（「遺伝子治療の復活」）。最近では，製薬企業が遺伝子治療の臨床開発に積極的に乗り出してきており，遺伝子治療医薬品として承認されるケースも出てきている。

Ⅱ．造血幹細胞遺伝子治療

フランスや英国で造血幹細胞遺伝子治療を受けた初期のX-SCID患者21例の長期観察では，17例で有効であり，白血病が5例に発生したものの死亡例は1例だけであった[2]。このことは，X-SCIDでは，造血幹細胞遺伝子治療は造血幹細胞移植をむしろ凌ぐ臨床成績であることを示しており，適切なドナーがいない場合には有力な治療選択肢になると考えられるようになっている。その後，安全性を高めるように改良されたレトロウイルスベクター（SINベクター）を用いた最近の造血幹細胞遺伝子治療では，白血病の発生もみられていない[3]。

また，ADA欠損症患者42例に対する造血幹細胞遺伝子治療では，31例で酵素補充療法を中止でき，白血病の発生はなく，全例生存という大変優れた治療成績となっている[4]。

さらに最近では，レンチウイルスベクターが造血幹細胞遺伝子治療に用いられるようになり，安全性の点でより優れた治療成績が得られることが期待されている[5]。レンチウイルスベクターでは静止期の細胞にも遺伝子導入が可能であるという特徴があるが，真の造血幹細胞の多くは静止期にあると考えられ，このような観点からも，造血幹細胞遺伝子治療にはレンチウイルスベクターが適しているものと考えられる。

ただし，造血幹細胞への遺伝子導入効率は依然

表❶　遺伝子治療の最近の動向：成功例

【造血幹細胞遺伝子治療】
　X-SCID（21例-17例有効，白血病発生5例，死亡1例；その後は順調）
　ADA欠損症（42例：酵素補充療法中止が31例，全例生存，無病生存率80％）
　Wiscott-Aldrich症候群（10例-全例有効，白血病発生7例；その後は順調）
　β-サラセミア
　Adrenoleukodystrophy（ALD：副腎白質ジストロフィー）
　Metachromatic leukodystrophy（MLD：異染性白質ジストロフィー）
【AAVベクターを用いた遺伝子治療】
　レーバー先天性黒内障（数10例）
　コロイデレミア（網脈絡膜変性疾患）
　パーキンソン病（日本では6例実施，その後2015年再開）
　AADC欠損症（台湾16例実施，日本2015年3例実施）
　血友病B（10例程度）
　リポタンパク質リパーゼ欠損症
　　〔グリベラ（Glybera）というAAVベクター製剤が欧米で初めて承認〕
【キメラ抗原受容体（CAR）を用いたがん遺伝子治療】
　B細胞性腫瘍（急性リンパ性白血病，慢性リンパ性白血病，悪性リンパ腫）

として低く，遺伝子導入細胞が体内で増殖優位性ないし生存優位性を有し，次第にドミナントになっていくようなタイプの疾患でないと，現在の技術レベルでは治療効果が得られにくい．例えば，慢性肉芽腫症などに対する遺伝子治療では，長期間持続する治療効果が得られていないのが実情であり，さらなる工夫が必要である．

一方，副腎白質ジストロフィー（ALD：adrenoleukodystrophy）[6]や異染性白質ジストロフィー（MLD：metachromatic leukodystrophy）[7]といった中枢神経症状の出る疾患でも，レンチウイルスベクターを使った造血幹細胞遺伝子治療で，病状の進行が抑えられる効果が得られている点は興味深い．このような疾患では，もともと骨髄移植で治療効果が得られることが知られていることから，遺伝子治療が試みられたものである．

Ⅲ．AAVベクターを用いた遺伝子治療

遺伝子治療がここ数年，欧米で復活してきた理由としては，前項の造血幹細胞遺伝子治療の方向性とは別に，AAVベクターを使った別のタイプの遺伝子治療が大きく進みはじめたことが挙げられる．

AAVベクターは非病原性ウイルスのAAVに由来するため安全性が高く，神経細胞，網膜色素上皮細胞，筋細胞，肝細胞などの終末分化した非分裂細胞に効率よく遺伝子導入が可能であり，体内法（in vivo法，特にin situ法）に適したベクターである．また，そのような非分裂細胞では遺伝子発現が長期間（年の単位）持続する．一方，弱点としては，小型ウイルスに由来するベクターであるため，挿入できる遺伝子のサイズに限界がある．

神経疾患ではパーキンソン病が遺伝子治療に適しており，AADC（芳香族アミノ酸脱炭酸酵素）というL-ドーパをドパミンに変換する酵素の遺伝子をAAVベクターで線条体の神経細胞に導入する遺伝子治療（L-ドーパ内服と組み合わせる治療法）の臨床研究が既に実施され，有効性が確認されている[8)9)]．このAADC発現AAVベクターを線条体に注入する遺伝子治療は，遺伝性のAADC欠損症でも極めて有効であることが，台湾[10]，そして2015年には日本でも示されている．さらに，網膜疾患でもAAVベクターによる遺伝子治療が有効であり，レーバー先天性黒内障で視力の改善が観察されている[11)12)]．最近では，コロイデレミアという網脈絡膜変性疾患でも有効性を示唆する報告が出されている[13]．また血友病Bに対しても，静脈内投与で肝臓に遺伝子導入した結果，漸く有効性が得られるようになっている[14)15)]．ただし血友病の場合は，全身の血中凝固因子レベルを高める必要があり大量のAAVベクターを必要とすること，静脈内投与であるた

めAAVに対する中和抗体が陽性の患者では効果が得られないといった課題が残されている。その他，リポタンパク質リパーゼ欠損症に対して，グリベラ（Glybera®）というAAVベクター製剤（筋肉注射）が2012年11月に欧米で初めて承認され，製薬企業が遺伝子治療の分野に乗り出す1つの大きな切っ掛けとなった[16]。

Ⅳ．がん遺伝子治療

遺伝子治療の臨床試験で過半数を占めるのは，がんに対する遺伝子治療であるが（図❶），その多くの場合，有効性を確認するには至っていない。

固形がんが対象の場合，当初，遺伝子導入によりがん細胞を直接的に破壊する遺伝子治療法が主に検討されてきた。ただし，局所療法では進行がん患者の生存期間を有意に延長させることは困難であり，数多くの臨床研究が実施されてきているものの，目立った成果は上がっていないのが実情である。一方，全身性の効果を期待できるアプローチとして最近注目されているのが養子免疫遺伝子療法である。Tリンパ球の腫瘍ターゲティング効率を高めるため，CARあるいは腫瘍特異的T細胞受容体（TCR：T cell receptor）を発現させた患者Tリンパ球を体外増幅して輸注するという方法である。前者はCAR遺伝子治療，後者はTCR遺伝子治療と呼ばれている。

CARを発現させたTリンパ球を用いる方法は，標的となるがん細胞の表面抗原に対する抗体のFab部分を単鎖抗体の形で利用し，それとCD3ゼータ鎖とのキメラ抗原受容体をTリンパ球に発現させる方法である。また，増殖/活性化シグナルが効率よく伝わるように，CD28や4-1BBなどの副刺激シグナル発生ユニットをさらに組み合わせる工夫が行われている。

特に，再発/難治性のB細胞性腫瘍を対象として，Bリンパ球の分化抗原であるCD19抗原を認識するCARを発現させたTリンパ球を用いる養子免疫遺伝子治療が行われている。本法は急性リンパ性白血病で大変有望な結果が得られ，脚光を浴びている[17)18)]。メガファーマを含む製薬企業やベンチャー企業がこのCAR遺伝子治療の臨床開発に次々と参入し，大変な競争となっている。一方，固形がんに対するCAR-T遺伝子治療は依然として難しく，今後の課題となっている。

がん遺伝子治療に関連したアプローチとしては，腫瘍溶解性ウイルス療法の開発も進んでおり，T-Vecという遺伝子組換えヘルペスウイルス製剤がメラノーマを対象に2015年に欧米で承認された。

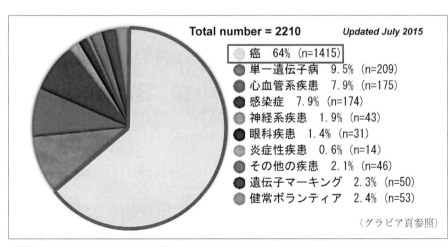

図❶　遺伝子治療臨床研究の対象疾患別プロトコール数（全世界）

The Journal of Gene Medicine, ©2015 John Wiley and Sons Ltd
www.wiley.co.uk/genmed/clinical

V. 遺伝子治療の最近のトピックス

　最近，ゲノム編集技術の開発が急速に進んでおり，遺伝子治療への応用がいよいよ現実的なものとなり，最近の大きなトピックスとなっている。実際に，Tリンパ球の特定の遺伝子をゲノム編集技術により破壊する方法は，HIV感染症[19]や急性リンパ性白血病に対する同種CAR遺伝子治療[20]で既に臨床的にもある程度成功していることが報告されている。

　さらに，ゲノム編集技術を使って異常遺伝子そのものを修復することが次の研究課題となっており，造血幹細胞などの体性幹細胞レベルでの遺伝子治療に関する前臨床研究が活発に行われるようになっている[21]。

　また，CRISPR/Cas9という新しいゲノム編集技術の登場は，生殖細胞系列の遺伝子操作も比較的容易に実施することを可能にし，中国では様々な遺伝子改変動物が作出される時代になってきた。さらに，この技術を用いてヒトの受精卵のゲノム編集を試みる研究も中国で既に実施されたことが報告され，大問題となっている[22]。生殖細胞系列遺伝子治療をヒトで実施することはもちろん禁止されているが，基礎研究としてヒトの受精卵を使ったゲノム編集実験を行うことの可否については，意見が分かれている[23]。ヨーロッパでは基礎研究であれば実施を認めるという考え方が出されており，世界的にその方向に傾きつつあるのが現状である。

おわりに

　ここ数年，遺伝子治療が復活し，その実用化が見えてきたことから，世界的には再評価が始まっている。実際に，いくつかの製薬企業が本格的に遺伝子治療の開発企業に乗り出してきている。ヨーロッパでは，稀な遺伝性疾患に対する造血幹細胞遺伝子治療ではコンソーシアムを立ち上げて取り組む体制が整ってきており，米国では，がん遺伝子治療などビジネスにつながりやすい遺伝子治療の開発が目立っている。

　2015年の日本国際賞が，遺伝子治療領域の研究者に授与されたことも大きな話題である。遺伝子治療の概念の提案で米国のFriedmann博士，世界初の遺伝子治療成功という功績でフランスのFischer博士が受賞された。

　ここ数年の動きが，1つのブームに終わることなく，着実に遺伝子治療の実用化が進んでいくことを期待したい。

参考文献

1) Naldini L : Nature 526, 351-360, 2015.
2) Hacein-Bey-Abina S, Hauer J, et al : N Engl J Med 363, 355-364, 2010.
3) Hacein-Bey-Abina S, Pai SY, et al : N Engl J Med 371, 1407-1417, 2014.
4) Aiuti A, Cattaneo F, et al : N Engl J Med 360, 447-458, 2009.
5) Aiuti A, Biasco L, et al : Science 341, 1233151, 2013.
6) Cartier N, Hacein-Bey-Abina S, et al : Science 326, 818-823, 2009.
7) Biffi A, Montini E, et al : Science 341, 1233158, 2013.
8) Christine CW, Starr PA, et al : Neurology 73, 1662-1669, 2009.
9) Muramatsu S, Fujimoto K, et al : Mol Ther 18, 1731-1735, 2010.
10) Hwu WL, Muramatsu S, et al : Sci Transl Med 4, 134ra61, 2012.
11) Maguire AM, High KA, et al : Lancet 374, 1597-1605, 2009.
12) Bainbridge JW, Mehat MS, et al : N Engl J Med 372, 1887-1897, 2015.
13) MacLaren RE, Groppe M, et al : Lancet 383, 1129-1137, 2014.
14) Nathwani AC, Tuddenham EG, et al : N Engl J Med 365, 2357-2365, 2011.
15) Nathwani AC, Reiss UM, et al : N Engl J Med 371, 1994-2004, 2014.
16) Ylä-Herttuala S : Mol Ther 20, 1831-1832, 2012.
17) Davila ML, Riviere I, et al : Sci Transl Med 6, 224ra25, 2014.
18) Maude SL, Frey N, et al : N Engl J Med 371, 1507-1517, 2014.
19) Tebas P, Stein D, et al : N Engl J Med 370, 901-910, 2014.
20) Couzin-Frankel J : Science 350, 731, 2015.
21) Genovese P, Schiroli G, et al : Nature 510, 235-240, 2014.
22) Liang P, Xu Y, et al : Protein Cell 6, 363-372, 2015.
23) Bosley KS, Botchan M, et al : Nat Biotechnol 33, 478-486, 2015.

小澤敬也

1977年	東京大学医学部医学科卒業
1979年	同医学部第3内科入局
1985年	米国NIH（Clinical Hematology Branch, NHLBI）留学（Fogarty Fellow）
1987年	東京大学医科学研究所講師
1990年	同助教授
1994年	自治医科大学血液医学研究部門分子生物学講座教授
1998年	同血液学講座主任教授 同分子病態治療研究センター遺伝子治療研究部教授（兼任）
2000年	同内科学講座血液学部門主任教授（血液学講座より改称）
2008年	同分子病態治療研究センター センター長（併任）
2011年	同免疫遺伝子細胞治療学（タカラバイオ）講座教授（兼任）
2014年	東京大学医科学研究所附属病院長 同遺伝子・細胞治療センター（CGCT：Center for Gene & Cell Therapy）センター長 同先端医療研究センター・遺伝子治療開発分野教授 自治医科大学客員教授，免疫遺伝子細胞治療学（タカラバイオ）講座（責任者）

第1章　遺伝子治療の現状

2．日本の遺伝子治療

谷　憲三朗

　日本の遺伝子治療は1994年に厚生省（現厚生労働省）および文部省（現文部科学省）において「大学等における遺伝子治療臨床研究に関するガイドライン」が公表されたことを受け，1996年に日本で初めての「ADA欠損症患者に対する遺伝子治療」が，1998年にはがんに対する遺伝子治療も実施され，それぞれにおいて安全性と一定の臨床効果を示すことができた。その後現在に至るまで，計58件の遺伝子治療プロトコールが承認もしくは審査中の状態にあり，着実に臨床への展開がなされてきている。また1995年には日本遺伝子治療学会（現日本遺伝子・細胞治療学会）も設立され，トランスレーショナルリサーチの内包する「夢」と「課題」に対して産官学間での情報交換と対応がなされてきている。本稿では日本の遺伝子治療を支えてきた日本発遺伝子治療ベクターの開発歴史と臨床研究成果について概説させていただく。

はじめに

　本邦の遺伝子治療の歴史においては分子生物学，生化学およびウイルス学を中心とした学問の進歩に伴い，欧米に大きく遅れることなく遺伝子治療関連基礎研究が活発になされてきたといえよう。特に1980年，UCLAのMartin Cline博士が大学IRBの承認なくβサラセミア患者に対して遺伝子操作骨髄細胞の移植を実施した事件をきっかけに，日本においても遺伝子治療に対する注目度が高まり，多くの医学・生物学研究者が遺伝子治療に大きな興味を抱き，それまで単発に実施されていた基礎研究が拡大していった感がある。ヒトでの臨床試験においては，米国ではNIHのRAC（組み換えDNAアドバイザリー委員会）の中にヒト遺伝子治療に関する小委員会（GTS）が設置され，そこで作成された"points to consider"をもとに公聴会や委員会でのさらなる意見が盛り込まれ，1985年に世界で最初の遺伝子治療に関するガイドラインが制定され，1989年に悪性黒色腫患者への遺伝子標識自家腫瘍浸潤T細胞の投与研究が開始された[1)2)]。一方日本においては，臨床研究の実施に対しては当時の報道関係者の中には1970年の和田心臓移植問題と比肩する人も多く，当初は慎重論が先行した。しかし1990年の米国におけるADA遺伝子治療実施成功例をきっかけに[3)]，日本における遺伝子治療実施の機運が高まっていった。このような背景の下，日本においても米国の遺伝子治療ガイドラインを参考にした遺伝子治療臨床研究に関する指針（1994年厚生省告示第23号）および大学などにおける遺伝子治療臨床研究に関するガイドライン（1994年文部省告示第79号。以下「旧指針等」という）が策定された。この中で遺伝子治療の対象疾患を，

---

key words

ウイルスベクター，非ウイルスベクター，センダイウイルスベクター，SIVベクター，HVJ法，ADA欠損症，慢性肉芽腫症，GM-CSF遺伝子治療，p53遺伝子治療，MDR1遺伝子治療，IFNβ遺伝子治療，HSV-tK遺伝子治療

他に治療法のないがんなど生命を脅かす疾患，または生活の質を著しく損なう難治疾患で，他の代替法と比較して遺伝子治療臨床研究を実施することによるメリットがデメリットを上回ることが予測されるものに限定するとともに，治療および治療法開発目的以外での遺伝子導入の禁止，生殖細胞の遺伝的改変の禁止，遺伝子治療の有効性および安全性の確保，インフォームドコンセントの確保，などについて言及された。1995年には日本遺伝子治療学会（現日本遺伝子・細胞治療学会）も設立され，1996年に日本で初めてのADA欠損症患者に対する遺伝子治療が安全に実施され，引き続いて1998年にはがんに対する遺伝子治療も安全に実施され，一部有効例も認めた（表❶）。その後，ガイドラインに関しては旧指針等が廃止され，遺伝子治療臨床研究に関する指針（平成14年文部科学省・厚生労働省告示第1号。以下「指針」という）が定められ，平成14年3月27日に告示され，その後平成16年全部改正，平成20年一部改正，平成26年一部改正と3回にわたる改訂がなされての「遺伝子治療等臨床研究に関する指針」（平成27年10月1日施行）に至っており，最新版においては遺伝子治療を疾患の予防法としても用いられるように対象が拡大されている[4]。本稿では日本における遺伝子治療の歴史について，ベクター開発および臨床研究の両面から概説させていただく。

Ⅰ．日本における遺伝子治療ベクターの発展

遺伝子治療ベクターの開発は新たな遺伝子治療の展開につながると言っても過言ではない。世界の遺伝子治療臨床試験において主に用いられてきた遺伝子導入法としては，非ウイルスベクター法としてDNAもしくはプラスミドDNAそのものや，リポソーム製剤，特に陽イオンリポソーム

表❶ 日本において承認された遺伝子治療臨床研究

	承認施設	疾患	遺伝子	ベクター (ex/in)	現状（症例数）	治験
1) 1995	Hokkaido Univ.	ADA def	ADA	retro (ex)	finished (1)	
2) 1997	GreenCross	HIV	HIV env/rev	retro (in)	not started	+
3) 1998	IMSUT	RCC	GM-CSF	retro (ex)	finished (4)	
4) 1998	Okayama Univ. +RPR	NSCLC	p53	adeno (in)	finished (9)	
5) 2000	Tokyo Med Col.	NSCLC	p53	adeno (in)	finished (3)	
6) 2000	Tohoku Univ.	NSCLC	p53	adeno (in)	finished (2)	
7) 2000	Jikei Med Col.	NSCLC	p53	adeno (in)	finished (1)	
8) 2000	Nagoya Univ.	glioma	INF-b	liposome (in)	finished (5)	
9) 2002	Cancer Inst.	breast Ca	MDR1	retro (ex)	finished (3)	
10) 2000	Chiba Univ. +RPR	esoph Ca	p53	adeno (in)	finished (10)	+
11) 2000	Okayama Univ.	prostate Ca	HSV-TK	adeno (in)	finished (9)	
12) 2001	Osaka Univ.	ASO/Burger	HGF	plasmid (in)	finished (22)	
13) 2002	Tsukuba Univ.	leukemia (relapse)	HSV-TKΔLNGFR	retro (ex)	under way (10)	
14) 2002	IMSUT	neuroblastoma	IL-2/LT	adeno (ex)	not started	
15) 2002	Hokkaido Univ.	ADA def	ADA	retro (ex)	under way (2/4)	
16) 2002	Tohoku Univ.	X-SCID	common γ-chain	retro (ex)	not started	
17) 2003	Kobe Univ.	prostate Ca	HSV-TK	adeno (in)	finished (6/6)	
18) 2003	Shinshu Univ.	melanoma	IFN-b	liposome (in)	finished (5/5)	
19) 2003	Anges MG	ASO/Burger	HGF	plasmid (in)	finished	+
20) 2006	Kyushu Univ.	ASO/Burger	FGF-2	Sendai (in)	finished (12)	
21) 2006	Jichi Univ.	Parkinson's dz	hAADC	AAV (in)	finished (6/6)	
22) 2007	Kitazato Univ.	prostate Ca	HSV-TK	adeno (in)	finished (5)	
23) 2007	Takara Bio	leukemia (relapse)	HSV-TKΔLNGFR	retro (ex)	under way (9)	+
24) 2007	Sanofi	ASO	FGF-1	plasmid (in)	under way	+
25) 2008	Okayama Univ.	prostate Ca	IL-12	adeno (in)	under way	
26) 2009	Univ. Tokyo	glioblastoma	LacZ	HSV-G47Δ	finished (6)	

No.	Year	Institution	Disease	Gene	Vector	Status
27)	2009	NCC	leukemia (relapse)	HSV-TKΔLNGFR	retro (ex)	under way
28)	2009	Mie Univ.	esophageal Ca	MAGE-A4TCR α&β	retro (ex)	under way
29)	2009	Kyoto Pref. Univ.	RCC	IFN-b	liposome (in)	under way (5)
30)	2011	Okayama Univ.	prostate Ca	REIC/Dkk-3	adeno (in)	under way
31)	2013	Chiba Univ.	LCAT def.	LCAT	retro (ex)	under way
32)	2012	Kyushu Univ.	ret. pigmentosa	hPEDF	simian lenti (in)	under way
33)	2012	Kitano hosp & Osaka Univ.	esophageal Ca	MAGE-A4TCR α&β	retro (ex)	rejected
34)	2012	Univ. Tokyo	prostate Ca	LacZ	HSV-G47Δ	under way
35)	2012	NCCHD	X-CGD	hCYBB	retro (ex)	under way
36)	2012	Chiba Univ.	mesothelioma	NK4	adeno (in)	submitted
37)	2012	Okayama Univ.	head&neck,chest Ca	Telomelysin-onc	adeno (in)	under way
38)	2013	Multiple Univ.*	leukemia&MDS	WT-1 TCR α&β	retro (ex)	under way (9)
39)	2012	Asteras	CMV (prophylaxis)	CMVAgs	plasmid (in)	submitted +
40)	2012	Anges MG	lymphedema	HGF	plasmid (in)	submitted +
41)	2013	Mie Univ.	esophageal Ca	MAGE-A4TCR α&β	retro (ex)	under way (9)
42)	2013	IMSUT	glioblastoma	LacZ	HSV-G47Δ	under way
43)	2013	IMSUT	prostate Ca	LacZ	HSV-G47Δ	under way
44)	2014	Jichi Univ.	B cell lymp	CD19 CAR	retro (ex)	under way
45)	2014	Okayama Univ.	mesothelioma	REIC/Dkk-3	adeno (in)	under way
46)	2014	IMSUT	glioblastoma	LacZ	HSV-G47Δ (in)	under way +
47)	2014	Jichi Univ.	AADC def	AADC	AAV-2 (in)	submitted
48)	2014	Jichi Univ.	Parkinson's dz	AADC	AAV (in)	submitted
49)	2014	Kyushu Univ.	int. claudication	FGF-2	sendai (in)	under way
50)	2014	Osaka Univ	CHF	HGF	plasmid (in)	under way
51)	2014	Mie Univ (multi)	solid tumors	MAGE-A4TCR/siTCR	retro (ex)	under way
52)	2015	Jichi Univ	AADC def	AADC	AAV-2 (in)	under way
53)	2015	Jichi Univ	Parkinson's dz	AADC	AAV-2 (in)	under way
54)	2015	Kobe,Saga Univ	ASO/Burger	HGF	plasmid (in)	under way
55)	2015	Niigata,Tokushima, Ehime Univv	ASO/Burger	HGF	plasmid (in)	under way
56)	2015	Mie Univ (multi)	solid tumors	NY-ESO-1TCR/siTCR	retro (ex)	under way
57)	2015	Kyorin Pharm	mesothelioma	REIC/Dkk-3	adeno (in)	under way
58)	2015	Kagoshima Univ	MBST	Surv.m-CRA-1-onc	adenio (in)	under way

ex : *ex vivo* gene therapy,　in : *in vivo* gene therapy,　ADA : adenosine deaminase deficiency,　HIV : human immunodeficiency virus,　IMSUT : The Institute of Medical Science, The University of Tokyo,　RCC : renal cell carcinoma,　GM-CSF : granulocyte macrophagecolony-stimulating factor,　NSCLC : non small cell lung cancer,　IFN-b : interferon β,　MDR1 : multi-drug resistant gene,　Ca : cancer,　HSV-TK : herpes simplex virus-thymidine kinase,　ASO : arterio-sclerosis obliterans,　HGF : hepatocyte growth factor,　ΔLNGFR : intracellular domain defective human low-affinity nerve growth factor receptor,　IL-2/LT : interleukin-2/lymphotactin,　X-SCID : X-linked severe combined immune deficiency,　FGF-2 : fibroblast growth factor-2,　hAADC : human aromatic L-amino acid decarboxylase,　MAGE-A4 : melanoma antigen family A4,　TCR : T cell receptor,　REIC/Dkk-3 : reduced expression in immortalized cells/Dickkopf-related protein 3,　LCAT : lecithin-cholesterol acyltransferase,　hPEDF : human pigment epithelium-derived factor,　X-CGD : X-linked chronic granulomatous disease,　hCYBB : human cytochrome b245 beta polypeptide,　NK4 : HGF-antagonist/angiogenesis inhibitor,　WT-1 : Wilms tumor protein,　CMV : cytomegalovirus,　int : intermittent,　NCC : National Cancer Center,　NCCHD : National Center for Child Health and Development,　CHF : chronic hear failure,　AADC : aromatic L-amino acid decarboxylase

との併用，ウイルスベクターとしてはオンコレトロウイルス，アデノウイルス，アデノ随伴ウイルス，レンチウイルス，ワクシニアウイルス，ポックスウイルス，単純ヘルペスウイルスが用いられてきている[2]。日本での遺伝子治療臨床試験においては，これらのベクターのうち特に陽イオンリポソーム，オンコレトロウイルス，アデノウイルス，アデノ随伴ウイルス，単純ヘルペスウイルス，

センダイウイルス，SIV ベクターが用いられてきている。遺伝子治療開発の歴史の中で日本においても多くの優れたベクター開発がなされてきている[5]。その中で本稿では日本において世界に先駆けて開発されてきた，いわゆる "made in Japan vector" に関し，非ウイルスベクターとウイルスベクターについて本項で簡単に紹介させていただく。

1. 非ウイルスベクター法の開発：HVJ 法

安全性および免疫原性の観点から，遺伝子治療における非ウイルスベクター法の開発歴史は古く，特に陽イオン脂質を用いた方法などがこれまでの in vitro および in vivo 研究レベルでは頻用されてきているが，プライマリー細胞に用いる場合には遺伝子導入効率が低いのが難点であった。金田らは遺伝子導入の際に，従来法による貪食や飲食作用によることでの導入遺伝子の破壊を防ぐことで遺伝子導入効率を増強できることを目的に，細胞融合による方法に着目し，リポソームと hemagglutinating virus of Japan〔HVJ；センダイウイルス（SeV）〕の融合可能外被を組み合わせた HVJ-liposome 法の開発に成功した。その後，外来 DNA が軽度の界面活性剤処理と遠心により HVJ に取り込まれ，遺伝子導入法としての利用が可能であることも明らかにされ，HVJ-E ベクターとして臨床応用をめざした in vitro および in vivo 研究が進められてきている[6]。

2. ウイルスベクター法の開発

(1) センダイウイルス（SeV）ベクター[7]

SeV〔mouse parainfluenza virus type 1, hemagglutinating virus of Japan（HVJ）〕は Paramyxovirus 科に属する非分節型マイナス鎖 RNA ウイルスであり，大型球系をとり平均直径が 260nm である。SeV ウイルスはヌクレオカプシド（NP，N および L タンパクとゲノム RNA との複合体），外被（F と HN タンパクを有する脂質二重層）ならびにヌクレオカプシドと外被を連結する基質（M タンパク）から構成されている。1995 年に全長ゲノム cDNA からの組み換え SeV の再構築が可能となり，野生型 SeV 株を基本にして外来遺伝子を搭載した種々の SeV ベクターが報告されてきた。医療応用ならびに利便性を念頭に，その後，F 遺伝子欠損複製不能 SeV ベクターが作製された。これらのベクターは一過性ではあるが非常に強い遺伝子発現が可能であり，遺伝子治療およびワクチン用ツールとしてこれまで開発が進められてきている。初期の研究成果から，SeV は肺・気道上皮，心血管系，網膜上皮，肝細胞，大腸上皮，神経の各細胞，樹状細胞，およびヒト造血幹細胞での遺伝子発現が可能であることが報告されている。このような広範な細胞への遺伝子導入が可能な理由として，SeV の元来の受容体は動物細胞に広範に発現しているシアル酸であり，さらに SeV 介在膜融合に不可欠な第二の受容体も遍在していることによる。さらに SeV ベクターはその遺伝子発現を，ウイルスがコードする RNA ポリメラーゼと広汎に保存されている細胞骨格タンパクであるチュブリンにのみ依存していることも重要な原因と考えられる。組み換え SeV ベクターは粘膜免疫誘導による抗パラインフルエンザワクチン製剤として，ならびに抗 HIV，抗インフルエンザワクチンとしての臨床応用も検討されている。遺伝子治療分野では fibroblast growth factor-2（FGF2）発現 SeV ベクターが虚血肢疾患治療法として開発されてきており，九州大学病院において第Ⅰ/Ⅱa 臨床試験が実施され，安全性に問題がないことが示されている。

なお，同じ Paramyxovirus 科に属する麻疹ウイルスベクターも日本において開発されてきており，iPS 細胞樹立を含め臨床応用が進められてきている（谷，竹田私信）。

(2) SIV ベクター

センダイウイルス（SeV）エンベロープ糖タンパクでシュードタイプ化したアフリカミドリザル（SIVagm）由来のサル免疫不全ウイルスに基づいた新規レンチウイルスベクターの開発が本邦において行われてきた。小林らは F タンパクの細胞内テールの切断と HN タンパクの N 末端への SIVagm 膜貫通エンベロープタンパクの細胞内テールの付加により，SIVagm ベクターへの SeV fusion（F）およびヘモアグルチニン-ニューラミナーゼ（HN）タンパクの組み込みに成功し

た。水疱性口内ウイルスG糖タンパク-シュードタイプベクターと同様に，変異SeV FおよびHNシュードタイプSIVagmベクターは種々の動物およびヒト細胞株への遺伝子導入ができた。さらに同ベクターによりenhanced green fluorescent proteinレポーター遺伝子をラット気管支の先端および底部上皮細胞へ遺伝子導入できた。以上よりSeV FおよびHNシュードタイプSIVagmベクターは呼吸器疾患を含む様々な疾患に対する遺伝子治療法として利用可能であることが示された[8]。石橋らは現在，同ベクターを用いてヒトpigment epithelium-derived factor（PEDF）発現SIVベクター（SIV-hPEDF）を用いた網膜色素変性症に対する遺伝子治療を第Ⅰ相研究として実施中である[9]。

Ⅱ．日本における遺伝子治療臨床研究の発展

日本においては表に示すようにこれまでに58件の遺伝子治療プロトコルが承認もしくは審査中の状態である。すべてのプロトコルが国内外における先駆的・科学的な基礎研究成果に基づいて申請され，適正な審査を受けてから実施されてきていることは言うまでもない。本項では主に現在まで結果が論文として公表されている遺伝子治療臨床研究について簡単に紹介させていただく。

1. 先天性疾患に対する遺伝子治療
（1）アデノシンデアミナーゼ（ADA）欠損症

ADA欠損症に対する遺伝子治療は1990年に米国NIH（National Institute of Health）において初めて実施され，その後，欧米を中心に実施されてきた。日本における遺伝子治療は上述のように1996年に北海道大学病院においてADA欠損患者に対する遺伝子治療として開始された。第1例目は5歳男児で，ADA遺伝子異常（632番目GがAに点突然変異を起こし，211番目アルギニンがヒスチジンに置換されていた）による高度の液性および細胞性免疫の減少を認め，抗生物質不応の重症肺炎などの繰り返し感染のため生後15ヵ月よりPEG-ADA治療が開始された。しかし，その後も液性免疫の回復は十分でなく，1995年8月より1990年のNIHのプロトコールに沿って，成分採血した単核球をIL-2および抗CD-3抗体で72時間刺激後，ADAレトロウイルスベクターLASNで48時間遺伝子導入を行い，6日間さらに培養し，20から50倍に増幅後，患者に投与された。半定量PCR法によると遺伝子導入細胞は全体の3～7%であった。患者にはその後18ヵ月にわたり10回の遺伝子導入単核球の投与が行われた。投与後PEG-ADAの投与も継続され，サイトカイン増幅されたリンパ球の輸注効果も重なってはいたが，リンパ球数は正常範囲内に増加し維持された。ゲノムに挿入されたプロウイルスは4回の投与後，患者末梢血において15%まで増加し維持され，その後10年間，末梢血T細胞では5～10%に導入遺伝子が維持されていた。ADA活性も検出感度以下からヘテロ接合体である母のレベルまで増加し，遅延性皮膚反応，T細胞機能などの改善を認めた[10]。

同チームは，その後2005年に2名のADA欠損症患者〔4.7歳（PEG-ADA投与歴4.5年），13歳（PEG-ADA投与歴11.5年，4歳時に上記リンパ球遺伝子治療の受療歴）〕を対象に前処置を伴わない造血幹細胞に対するADA遺伝子治療を実施した。PEG-ADAを漸減しながら各患者骨髄細胞よりCD34細胞をSCF，TPO，FLT-3L，IL-6，sIL-6Rの存在下で培養し，CH296プレコート培養バッグ中で24時間ごとにGCsapM-ADAレトロウイルスベクターを用いて3回遺伝子導入を行った後，骨髄破壊的前処置なしに患者に静脈投与された。治療に伴う副作用は認められず，遺伝子導入骨髄細胞の生着を認めた。各患者で一過性の酵素補充療法の中断（各6年および10年）が可能であった。免疫系の改善は部分的ではあったが認められ，各遺伝子治療2年および5年後のリンパ球数は408/mm^3，1248/mm^{3}であった。ベクター挿入箇所の解析結果から造血は限られたクローンに依存していることが明らかになった。本結果から造血幹細胞遺伝子治療の効果発揮のためには骨髄破壊的前処置の必要性が示唆された[11]。

（2）慢性肉芽腫症（CGD）

CGDは食細胞の活性化酸素障害を病因とする

貪食作用不全に由来する免疫不全症であり，乳幼児期より重症細菌・真菌感染症を反復し，諸臓器に過剰炎症由来の肉芽腫を形成する。対症的治療法としては抗生物質，抗真菌剤，インターフェロンγ，抗炎症剤が使用されている。造血細胞移植療法は根治が可能な治療法であるが，HLA 一致ドナーがいない場合には実施できない。自家造血幹細胞を用いた遺伝子治療はこのような患者に対する治療選択肢であり，欧米を中心に遺伝子治療臨床試験が実施されてきている。国立小児医療センターにおいては 2015 年から米国 NIH との共同研究として，遺伝子導入法および遺伝子導入細胞投与の安全性ならびに遺伝子治療の有効性の検証を目的とした臨床試験が実施されている。患者自身の動員末梢血 CD34 陽性細胞に gp91phox 遺伝子を MFGS ベクターを用いて遺伝子導入した後，ブスルファンでの前処置後に患者へ投与した。現在 1 例目について生着が確認され，安全に実施されたとの発表がなされている。

2. 悪性腫瘍に対する遺伝子治療

表❶に示したように，現在日本において 35 種の悪性腫瘍に対する遺伝子治療臨床試験プロトコールが承認もしくは審査中にある。この中で結果が報告されている研究について以下に紹介させていただく。

(1) 顆粒球マクロファージコロニー刺激因子（GM-CSF）遺伝子導入自家腎がん細胞を用いた進行性腎がんに対する免疫遺伝子治療[12]

東京大学医科学研究所において，樹状細胞の活性化因子の 1 つである GM-CSF の cDNA を MFGS-GM-CSF レトロウイルスベクターで導入した自家腎がん細胞を腫瘍ワクチンとして接種する新規免疫細胞遺伝子治療の安全性および免疫学的有用性について検討する第Ⅰ相臨床試験が実施された。エントリーされた 6 名の自家 GM-CSF 遺伝子導入腎がん細胞が同病院細胞処理施設内で GMP レベルで安全に大量培養された。そのうち細胞の出荷基準を満たした 4 名の stage Ⅳ 腎がん患者に対して同細胞の皮内接種が安全に完了し，細胞性および液性免疫誘導が観察された。4 人中 3 名には遺伝子治療終了後に低量インターロイキン 2（IL-2）の投与継続がなされた。最終的に 2 人において混合反応を認め，3 人において生存期間の顕著な延長を認め，各 3 年 9 ヵ月，6 年，8 年 7 ヵ月生存された。GM-CSF 遺伝子導入腎がん細胞接種により誘導された抗腫瘍免疫が IL-2 により維持された可能性が示唆された。

(2) 進行性非小細胞肺がん患者に対する p53 アデノウイルスの頻回腫瘍内投与第Ⅰ相臨床試験[13]

岡山大学においては進行性非小細胞肺がん（NSCLC）の患者を対象に Ad5CMV-p53 の腫瘍内多数回投与の可能性，安全性，液性免疫反応ならびに生物学的活性と，Ad5CMV-p53 の患者体内における薬物動態を明らかにするための第Ⅰ相臨床試験が行われた。9 人が Ad5CMV-p53 の単剤漸増投与を受け，6 人が Ad5CMV-p53 とシスプラチン静脈投与を受けた。15 人の p53 遺伝子変異のある NSCLC を有する患者がエントリーされ，計 63 回の腫瘍内 Ad5CMV-p53 投与が安全に実施された。最も一般的な副反応は一過性の発熱であった。血中の中和抗体の存在にもかかわらず生検主要組織には PCR レベルで導入 p53 遺伝子発現が検出された。ベクターは咳嗽液，血漿中に認められ，尿中には稀に検出された。15 人中 13 人で効果の評価が可能で，1 人の患者が部分反応，10 人が安定状態で，そのうち 3 人でそれを少なくとも 9 ヵ月間持続した。2 人が進行状態であった。進行 NSCLC 患者において Ad5CMV-p53 の腫瘍内複数回投与のみもしくは静脈内シスプラチンとの併用投与は実施可能であり，よく容認でき，臨床的有用性もあると考えられた。

(3) 乳がんに対する MDR1 遺伝子導入自家末梢血幹細胞移植療法

癌研究会病院においてはアントラサイクリンならびにタキサンにより良好な部分反応もしくは完全反応を認めた乳がん患者に対する MDR1 遺伝子治療を実施した。MDR1 cDNA 発現 HaMDR レトロウイルスベクターを用いてシクロホスファミドと G-CSF で動員した末梢血 CD34 陽性細胞に MDR1 遺伝子を導入し，SCF，トロンボポエ

チン，IL-6，Flt-3 リガンド，可溶性 IL-6 リセプターにより刺激後，乳がん患者を高用量シクロホスファミド，サイオテーパならびにカルボプラチンで治療後，患者に移植された。骨髄再構築後に患者にドセタキセルが投与された。移植後，末梢血中の 3～5%が MDR1 遺伝子導入白血球であったが，次第に減少し 3 年後には検出されなかった。ドセタキセルの投与中 MDR1 遺伝子導入白血球の 10%までの増加を認め，骨髄の保護がなされていると考えられた。経過中重篤な副反応は認められず 3 人の患者は長期間(6 年，3 年 9 ヵ月，7 ヵ月) 完全寛解で経過した[14]。その後のクローン解析結果から，MDR1 遺伝子導入クローンの増生を認めたものの，ドセタキセル投与中止後にはこれらのクローンは消失した[15]。

(4) 悪性膠芽腫および悪性黒色腫に対する陽性リポソームを用いたインターフェロン β (IFN β) 遺伝子治療

名古屋大学ではインターフェロン β（IFN β）陽性リポソーム剤（pDRSV-IFN-b）を用いた遺伝子治療の安全性と有効性を 5 人の悪性膠芽腫患者を対象に検討するパイロット研究を実施した。5 人の患者に対して安全に実施され，4 人の患者において腫瘍における IFN β 発現と抗腫瘍効果を認めた。2 人の患者で部分反応（50%以上の腫瘍縮小），他の 2 人においては治療開始から 10 週間の病状安定を認めた。各患者の腫瘍病巣に接種後 2 週間目には CD8 陽性細胞およびマクロファージを中心とする免疫担当細胞の浸潤を認め，少なくとも 1 ヵ月は持続した。本結果より IFN β 遺伝子治療の実施可能性と安全性が示唆された[16)17)]。その後，信州大学においても同様の遺伝子治療が実施され，5 人の患者において安全に実施され，1 人に混合反応，1 人に病状安定，3 人が進行を認めた。反応を認めた患者の非接種縮小病変において免疫担当細胞（CD4 陽性リンパ球）の浸潤を認めた。本試験結果から臨床的効果は不十分であったが免疫学的反応を認めたことから，本治療法のさらなる検討の必要性が示唆された[18]。

(5) 化学放射線療法抵抗性進行食道扁平上皮がんに対する p53 アデノウイルスベクター第 I／II 相遺伝子治療臨床研究[19]

千葉大学においては化学放射線療法抵抗性進行食道扁平上皮がん患者を対象に Ad5CMV-p53 の腫瘍内投与を 4 投与レベル（$10×10^{11}$～$25×10^{11}$ 粒子）で第 1，3 日に行い，5 サイクルまで増やす臨床研究を行った。10 人の患者が計 26 サイクルを受け，用量規定毒性は認められなかった。複数コースでの投与は実施可能で認容できた。腫瘍局所反応は 9 人の患者で安定しており，1 人で進行を認めた。全奏効は 6 人で安定，4 人で進行であった。全患者の腫瘍生検組織中に PCR 法で p53 特異的導入遺伝子発現を認め，p53，p21，MDM2 mRNA の増加を 1 人を除く全員で認めた。3 人の患者で繰り返し生検でがんの消失を，1 人の狭窄性病変を有する患者で嚥下改善を認めた。Ad5CMV-p53 の腫瘍内接種は食道がん患者に複数回接種した場合に，安全に実施可能であり，生物学的活性を有することが示された。本結果から本治療は化学放射線療法抵抗性食道扁平上皮がんに局所効果を有することが示された。

(6) 単純ヘルペスウイルスチミジンキナーゼ（HSV-TK）発現アデノウイルスベクター（Adv.HSV-tk）とガンシクロビル（GCV）を用いた前立腺がんに対する遺伝子治療臨床研究

岡山大学では単純ヘルペスウイルスチミジンキナーゼ（HSV-TK）発現アデノウイルスベクター（Adv.HSV-tk）とガンシクロビル（GCV）を用いる前立腺がんに対する遺伝子治療を実施した。ホルモン治療後再発例で転移のない患者が対象となった。HSV-TK を前立腺内に 10^9 から 10^{10} 感染単位で漸増投与し，GCV を 14 日間静脈投与された。8 人の患者が 9 コースの遺伝子治療を受け，ベクター DNA の血液/尿中での検出は一過性で重篤な副反応は認められなかった。臨床反応において平均血清 PSA ダブリングタイムの顕著な延長（2.9 ヵ月から 6.2 ヵ月へ）が認められた。5 人（6 回接種）において PSA 値の明らかな減少を認めた。1 人において繰り返しの接種に対する臨床

効果を認めた。治療後に末梢血中にCD8⁺/HLA-DR⁺リンパ球の増加を認めた。本研究結果からホルモン抵抗性前立腺がんに対するHSV-tk遺伝子治療は安全に実施でき，代替マーカーレベルでの臨床反応を得ることが可能なことが確認された[20]。

その後，北里大学においても同様なベクターを用いて，高再発型限局性前立腺がん患者5人の前立腺内にHSV-tk遺伝子の投与後2週間にGCVを繰り返し投与する第Ⅰ/Ⅱ相臨床試験を実施し免疫学的精査を行った。その結果，CD8陽性セントラルメモリーT細胞は第2回目の投与の際に顕著に増加していた。3人においてHSV-tk＋GCV治療後に腫瘍抗原特異的T細胞の増加を認めた。これらの結果から本療法が新たなアジュバント療法として利用できる可能性が示唆された[21]。

(7) 同種造血幹細胞移植後の再発性白血病に対する遺伝子細胞治療臨床研究

筑波大学では，同種幹細胞移植においてGvL（移植片対白血病細胞）効果を維持しながら重篤なGvHD（移植片対宿主病）を制御する目的でヘルペスウイルスチミジンキナーゼ遺伝子導入ドナーリンパ球（TK-DLI）投与の第Ⅰ/Ⅱ相臨床試験を実施した。遺伝子導入にはヘルペスウイルスチミジンキナーゼ（TK）自殺遺伝子とマーカーとなるΔLNGFRを含む複製可能ウイルス除去SFCMM-3レトロウイルスベクターを用いた。エントリーされた8人中5人の患者〔AML（急性骨髄性白血病）2人，ALL（急性リンパ性白血病）2人，MDS（骨髄異形成症候群）1人〕に約$7×10^7$個/kgの遺伝子導入細胞が投与され，4人において白血病細胞の増殖抑制やリンパ節腫脹の軽減などの臨床反応を認めた。特に1人のMDS患者はCR（完全寛解）に至り，CRは2年間持続した。GvHDは2人（慢性と急性各1人）に認め，急性GvHD（グレードⅢ）は免疫抑制剤の投与なくしてガンシクロビルの投与のみにて良好に制御された。患者においてHSV-TKは強力な抗原として遺伝子導入細胞へのCTLs（細胞障害性Tリンパ球）を誘導するものの，TK-DLIは患者の免疫機能が強く障害されている同種造血幹細胞移植後にはより効果的な造血器腫瘍に対する養子免疫細胞療法となることが期待できるものと考えられ，今後さらにベクター構築，培養条件，投与時期の改善が必要と考えられた[22]。

国立がんセンターにおいても同様の方法で3人の患者（2人悪性リンパ腫，1人急性骨髄性白血病）に対して$1×10^7$もしくは$5×10^7$TK遺伝子細胞/kgの単回投与がなされた。いずれの患者においても遺伝子導入操作に関連した全身および局所毒性は認められなかった。2人の患者が安定状態であった。ステロイド剤およびガンシクロビルの全身投与を必要とする重篤なGvHDは認められなかった。TK遺伝子導入細胞はPCR法で全患者に検出されたが，28日以上は持続しなかった。細胞障害性T細胞解析結果から，患者自身のT細胞によるTK細胞への免疫反応は認められなかった。フローサイトメトリー解析結果からTK細胞の低増殖活性と細胞障害活性を認めた。以上よりTK細胞のDLIは3人の患者すべてに安全に実施され，TK細胞の急速消失はこれらの患者体内におけるTK細胞の不十分な増幅によるものと考えられた[23]。

国立がんセンターではさらにハプロ型一致造血幹細胞移植後のTk遺伝子導入リンパ球投与の臨床研究を実施している。実施された急性リンパ性白血病患者1例における免疫学的解析が実施され，急性GvHDの開始時と完解時の比較により，ガンシクロビル投与の結果TK細胞が選択的に除去されるとともに，増殖性CD8陽性非TK細胞も除去されたことが明らかになった。TK細胞と非TK細胞のTCRVβ鎖レパートリーはガンシクロビル投与により顕著に変化し，一方で非TK細胞のTCRレパートリーは移植後長期に正常スペクトルに復したが，TK細胞は偏ったままであった。長期のアシクロビルの予防的投与で，TK細胞はオリゴクローン性増幅を認め，TK細胞のスプライス変異の頻度は増加した。オリゴクローン性に増幅した単純ヘルペスウイルスTK挿入箇所の近傍には既知のがん関連遺伝子は認められなかった。以上よりTK細胞と非TK細胞の免

疫学的状態は明らかに異なり，長期間にわたる予防的アシクロビル投与は TK 細胞のスプライス変異のオリゴクローン性増幅のリスクを上げる可能性が示唆された[24]。

(8) ホルモン抵抗性転移性前立腺がんに対するオステオカルシンプロモーター駆動単純ヘルペスチミジンキナーゼ遺伝子発現アデノウイルスベクター（Ad-OC-TK./VAL）バラシクロビル遺伝子治療

神戸大学ではホルモン抵抗性前立腺がんに対する単純ヘルペスウイルスチミジンキナーゼ遺伝子の発現を誘導するアデノウイルスベクターである Ad-OC-TK/VAL とバラシクロビル（VAL）遺伝子治療の長期安全性と効果を評価する第 I / II 相遺伝子治療臨床研究が実施された。骨転移を含む転移性前立腺がんに対する Ad-OC-TK/VAL 遺伝子治療であり，6 人の患者に対して 2 用量（$2.5×10^9$，$2.5×10^{10}$ PFU）が 1，8 日に接種され，21 日目に VAL が投与された（4 人に骨転移箇所，1 人が前立腺窩，1 人が前立腺局所への接種）。各患者で安全性と効果が少なくとも 8 ヵ月は観察された。すべての患者への本療法の実施が可能であり，重篤な副反応は認められなかった。1 人の患者で PSA 増悪停止期間が 12 ヵ月の PSA 反応を認めた。遺伝子治療後に PSA 反応が認められなかった患者 3 人に対してドセタキセルとエストラムスチン（DE）が投与され，各 21 ヵ月，7 ヵ月および 4 ヵ月の PSA 反応を認めた。Ad-OC-TK/VAL 遺伝子治療と DE 療法の併用療法について今後の検討が重要であると考えられた[25]。

(9) 高リスク前立腺がん患者に対する根治的前立腺摘出術新規アジュバントとしての Ad-REIC 遺伝子治療[26]

岡山大学では REIC/Dkk-3 遺伝子（Ad-REIC）発現アデノウイルスベクターを局所接種する第 I / II a 相遺伝子治療臨床研究を実施し，高リスク限局前立腺がん（PCa）患者における根治的前立腺摘出術（RP）後のがん再発に対する阻害的効果を解析した。当初計画された 3 漸増用量（$1×10^{10}$，$1×10^{11}$，$1×10^{12}$ ウイルス粒子）/1.0-1.2mL（n=3,3 ならびに 6）に追加して大用量 $3×10^{12}$（n=6）がさらに検討された。Kattan's ノモグラムにより計算された RP 後の 5 年以内に 35% 以上の確率で再発する患者が対象になった。患者は 2 週間間隔でエコーガイド下に腫瘍内接種を 2 回受け，第 2 回の接種後 6 週間に RP を受けた。MRI と生検マッピングに基づき，最初の 12 人には最も目立つがん部分に 1 ヵ所の接種を行い，次の 6 人には多数がん部分に 3 ヵ所の接種を行った。前群に比較し後群では生化学的無再発生存期間は顕著に改善した。新規アジュバントである Ad-REIC はがん選択的アポトーシス誘導と抗腫瘍免疫増強を同時に誘導することができ，RP 後のがん再発を予防する方法として実施可能であると考えられた。

(10) 固形腫瘍に対するテロメラーゼ特異的複製可能腫瘍溶解アデノウイルス（テロメリシン）の第 I 相臨床試験[27]

岡山大学で開発されたヒトテロメラーゼリバーストランスクリプターゼ（hTERT）プロモーター誘導修飾腫瘍溶解アデノウイルスであるテロメリシンの進行性固形腫瘍患者における臨床的安全性に関する第 I 相臨床試験が米国で企業治験として実施された。テロメリシンの単回腫瘍内投与（IT）が 3 コホート患者（$1×10^{10}$，$1×10^{11}$，$1×10^{12}$ ウイルス粒子）に実施された。安全性，反応および薬物動態が評価された。種々の固形腫瘍をもつ 16 人の患者が対象となった。すべての投与量においてテロメリシンの IT 投与は認容可能であった。共通グレード 1 および 2 毒性として接種部位反応（疼痛，硬結）と全身反応（発熱，悪寒）を認めた。hTERT の発現は 12 人中 9 人の生検で認められた。ウイルス DNA は 16 人中 13 人の血漿で一過性に検出された。4 人の患者においてウイルス DNA は 24 時間後は検出感度以下であったが，治療後 7 および 14 日目に血漿および喀痰中に認められ，ウイルスの増幅が示唆された。1 人の患者は接種された腫瘍部分に部分反応を認めた。治療後 56 日の段階で，7 人の患者は RECIST（Response Evaluation Criteria in Solid Tumors）基準により安定状態であった。テロメリシンの認容性が示されるとともに抗腫瘍効果が示唆された。

(11) 再発性食道がん患者に対する MAGE-A4T 細胞リセプター遺伝子導入リンパ球養子免疫療法[28]

三重大学では再発性 MAGE-A4 発現食道がん患者における TCR 遺伝子導入 T 細胞養子免疫療法のファーストインマン臨床研究を実施した。患者には MAGE-A4 ペプチドワクチンが連続的に投与された。3 投与コホートに分けられた 10 人の患者への T 細胞投与が行われた。用量に従って 1 ヵ月間末梢血中に TCR 遺伝子導入細胞が検出され、5 人においては 5 ヵ月以上観察された。存続する細胞は ex vivo において抗原特異的腫瘍活性を維持していた。養子免疫 T 細胞の長期的存続にもかかわらず、7 人で腫瘍増大を投与 2 ヵ月以内に認めた。腫瘍サイズが小さかった 3 人では 27 ヵ月以上の生存を認めた。この結果から、TCR 遺伝子導入 T 細胞は末梢血から得た多クローンリンパ球を比較的短期間に培養し作製でき、患者体内での生存が可能であった。T 細胞の生存と腫瘍縮小間の不一致は T 細胞養子免疫治療前のリンパ球除去の有用性に対する複数機序の存在を示唆するものと考えられた。

3. 末梢血管疾患に対する遺伝子治療

(1) Hepatocyte growth factor (HGF) プラスミド DNA[29]

大阪大学では beperminogene perplasmid (pVAX1HGF/MGBI プラスミド) を用いた第 I 相臨床研究が ASO (閉塞性動脈硬化症) ならびに Buerger's disease を対象に行われた。本研究は 2 段階からなっており、ステージ 1 は非盲検研究であり、ステージ 2 は無作為用量反応非盲検研究であった。ステージ 1 は安静時痛 (Fontaine stage 3)、虚血性潰瘍もしくは壊死 (Fontaine stage 4) 患者に行われ、急性アレルギー反応、安全性および治療効果が解析された。ステージ 2 は重度間歇性跛行 (Fontaine stage 2b) 患者を対象に安全性と治療効果が評価された。22 人の患者における各効果エンドポイントの改善率は、ステージ 1 および 2 で、安静時痛が 61.8% (8/13)、虚血性潰瘍が 63.6% (7/11)、ABI (足関節・上腕血圧指数) が 64.7% (11/17) であった。HGF プラスミドは ABI を増加させ、最大虚血性潰瘍サイズを減少させた。長期観察結果から副反応なく効果持続を認めた。

引き続き、第 II 相二重盲検、プラセボ比較試験が HGF プラスミドの CLI (重症虚血肢) を有する ASO 患者を対象に企業治験 (AG-CLI-0202) として実施された。本研究には 4 群、①患肢 8 ヵ所に各 0.05mg 接種を 3 回にわたり接種 (n=23)、②患肢 8 ヵ所に各 0.5mg 接種を 2 回にわたり接種 (n=18)、③患肢 8 ヵ所に各 0.5mg 接種を 3 回にわたり接種 (n=15)、④プラセボ群 (n=17) が設定された。6 ヵ月後の TcPO2 において、③ではベースラインからの顕著な増加と④群よりも顕著な増加を認めた。その他のエンドポイントにおける顕著な相違は認められなかった。企業治験 AG-CLI-0205 においては、2 週間隔での 4mg 3 回投与が計 27 人の患者に実施された。21 人が HGF プラスミド群、6 人がプラセボ群に振り分けられた。HGF プラスミド群で有意に完全治癒を認めた。血液動態は HGF プラスミド群で増加しており、血流パラメーターの改善が示唆された。

第 III 相試験も実施された。AMG0001-JN-101 は無作為二重盲検、プラセボ比較試験であり、HGF の CLI に対する効果を患肢筋中 8 ヵ所に 0.5mg を 4 週間隔で 2 回接種した。改善率は Fontaine stage 3 において、HGF プラスミド群で 50.0% (8/16)、プラセボ群で 25.0% (2/8) であった。同様に Fontaine stage 4 患者において改善率は HGF プラスミド群で 100.0% (11/11)、プラセボ群で 40.0% (2/5) であった。本エンドポイントは有意にプラスミド群で改善された。

AMG0001-JN-102 は非盲検試験で、Buerger's disease 患者における HGF プラスミドの効果と安全性を患肢筋中 8 ヵ所に 0.5mg を 4 週間隔で 2 回接種し評価した。12 週目における虚血性潰瘍の改善率は 66.7% (6/9) であり、重篤な副反応は認められなかった。

以上のように HGF プラスミドの効果と安全性が CLI を有する ASO および Buerger's disease 患者で認められた。HGF プラスミドは対象患者において他に治療法のない場合に肢切断を回避する

ための最も有望な治療法と考えられ，さらなる臨床試験の必要性が示唆された．

(2) FGF-2 発現センダイウイルスベクター[30]

九州大学では末梢動脈疾患（PAD）患者を対象に，ヒト fibroblast growth factor 2（FGF-2）発現非伝播型組み換えセンダイウイルス（rSeV）ベクター（rSeV/dF-hFGF2）を用いた第Ⅰ/Ⅱa遺伝子治療臨床研究が非盲検用量漸増試験として，その単回患肢筋肉内投与の安全性，認容性および治療効果を解析する目的で実施された．遺伝子投与が安静時痛および3人では虚血性潰瘍を有する12患者の12肢に投与された．6ヵ月以上の経過観察により，遺伝子投与に伴う心血管もしくは他の重篤な副反応が認められなかった．ヘムアグルチニン活性により検出しうる感染性ウイルス粒子は経過中認められず，前炎症性サイトカインもしくは血漿 FGF-2 の増加は認められなかった．顕著かつ持続的な Rutherford カテゴリーにおける改善，絶対跛行距離，ならびに安静時痛が観察された（$p<0.05 \sim 0.01$）．本研究により rSeV/dF-hFGF2 の1回筋肉内投与の安全性と認容性，および接種後の肢機能の改善が示された．今後さらに多くの患者での臨床試験実施の必要性が示唆された．

4．神経疾患に対する遺伝子治療[31]

自治医科大学ではパーキンソン病患者を対象に，ヒト aromatic L-amino acid decarboxylase（AADC）遺伝子をアデノ随伴ウイルスベクター（AAV-hAADC-2）を用いて被殻に遺伝子導入する安全性，認容性および効果を検討する第Ⅰ相遺伝子治療臨床研究が実施された．6人の患者が投与前と投与後6ヵ月後において，Unified Parkinson's Disease Rating Scale（UPDRS），motor state diaries ならびに AADC のトレーサーである 6-[18F]fluoro-l-*m*-tyrosine（FMT）を用いた positron emission tomography（PET）を含む複数の方法を用いて評価された．3人の患者でレボドーパへの短時間反応が計測された．これらの手技は認容可能であった．投与後6ヵ月で無服薬状態で運動機能の改善を認め，レボドーパに対する短期間反応への明らかな変化を伴わず，平均 UPDRS スコアが投与前に比較し46％改善した．PETにより FMT 活性が56％増加し，それは96週まで持続した．以上は AADC 遺伝子治療の安全性と有効性についてのクラスⅣエビデンスを提供する結果であり，今後の第Ⅱ相無作為比較試験での評価の妥当性が示された．

おわりに

再生医療を国民が迅速かつ安全に受けられるようにするための施策の総合的な推進に関する法律が議員立法で平成25年4月26日成立し，同5月10日より公布・施行され，再生医療等安全性確保法および薬事法改正法が平成26年11月25日より施行された．これに伴い，遺伝子治療に関しても少なくとも"*ex vivo* 遺伝子治療"は本法律の下に臨床研究および治験を実施することが義務づけられた[32]．具体的には前者の法律により，細胞加工部分について医療機関から企業への外部委託が可能になった．また後者の法律により，再生医療等製品の特性に応じた早期承認制度の導入がなされた．これらの施行により，遺伝子治療臨床研究および治験がさらに加速化されていくことが期待されている．本邦においては上述のように遺伝子治療開始初期は欧米に倣った臨床研究が実施されてきたが，その成熟に伴い現在は独自の技術での遺伝子治療臨床研究ならびに治験が多く進められてきており（表❶），一部は市販化も目前といわれている．これらの研究がさらに安全かつ効果的に進められ，多くの難病に苦しまれている患者さんへの新たな福音となることを強く願う次第である．

参考文献

1) Culliton BJ : Science 228, 561-562, 1985.
2) Journal of Gene Medicine ホームページ資料より http://www.wiley.com/legacy/wileychi/genmed/clinical/
3) Blaese RM, Culver KW, et al : Science 270, 475-480, 1995.
4) 厚労省ホームページより

http://www.mhlw.go.jp/file/06-Seisakujouhou-10600000-Daijinkanboukouseikagakuka/150812_rinrisisin.pdf

5) 国立医薬品食品衛生研究所 遺伝子細胞医薬部資料より
   http://www.nihs.go.jp/cgtp/cgtp/sec1/gt_prtcl/prtcl-j3.html
6) Kaneda Y : Curr Gene Ther 11, 434-441, 2011.
7) Nakanishi M, Otsu M : Curr Gene Ther 12, 410-416, 2012.
8) Kobayashi M, Iida A, et al : J Virol 77, 2607-2614, 2003.
9) Miyazaki M, Ikeda Y, et al : Hum Gene Ther 22, 559-565, 2011.
10) Onodera M, Ariga T, et al : Blood 91, 30-36, 1998.
11) Otsu M, Yamada M, et al : J Clin Immunol 35, 384-398, 2015.
12) Tani K, Azuma M, et al : Mol Ther 10, 799-816, 2004.
13) Fujiwara T, Tanaka N, et al : J Clin Oncol 24, 1689-1699, 2006.
14) Takahashi S, Aiba K, et al : Cancer Sci 98, 1609-1616, 2007.
15) Mitsuhashi J, Tsukahara S, et al : Hum Gene Ther 18, 895-906, 2007.
16) Yoshida J, Mizuno M, et al : Hum Gene Ther 15, 77-86, 2004.
17) Wakabayashi T, Natsume A, et al : J Gene Med 10, 329-339, 2008.
18) Matsumoto K, Kubo H, et al : Jpn J Clin Oncol 38, 849-856, 2008,
19) Shimada H, Matsubara H, et al : Cancer Sci 97, 554-561, 2006.
20) Nasu Y, Saika T, et al : Mol Ther 15, 834-840, 2007.
21) Kubo M, Satoh T, et al : Mol Clin Oncol 3, 515-521, 2015.
22) Onodera M : Front Biosci 13, 3408-3414, 2008.
23) Hashimoto H, Kitano S, et al : Int J Hematol 102, 101-110, 2015.
24) Hashimoto H, Kitano S, et al : Cytotherapy 17, 1820-1830, 2015.
25) Shirakawa T, Terao S, et al : Hum Gene Ther 18, 1225-1232, 2007.
26) Kumon H, Sasaki K, et al : Clin Trans Sci 8, 837-840, 2015.
27) Nemunaitis J, Tong AJ, et al : Mol Ther 18, 429-434, 2010.
28) Kageyama S, Ikeda H, et al : Clin Cancer Res 21, 2268-2277, 2015.
29) Suzuki J-I, Shimamura M, et al : Hypertens Res 2015 Dec 3. doi: 10.1038/hr.2015.134.
30) Yonemitsu Y, Matsumoto T, et al : Mol Ther 21, 707-714, 2013.
31) Muramatsu S-I, Fujimoto K-I, et al : Mol Ther 18, 1731-1735, 2010.
32) Konomi K, Tobita M, et al : Cell Stem Cell 16, 350-352, 2015.

谷　憲三朗	
1979年	アメリカ海軍横須賀病院インターン
1982年	米国シティオブホープ医学研究所リサーチフェロー（～1984年）
1986年	東京大学大学院第3種博士課程修了 日本学術振興会特別研究員
1988年	東京大学医科学研究所病態薬理学研究部・附属病院内科助手，講師，助教授
2000年	東京大学医科学研究所分子療法研究分野（改組により），東京大学医科学研究所附属病院内科，助教授
2002年	九州大学生体防御医学研究所・ゲノム病態学分野，九州大学病院先端分子・細胞治療科教授（～2015年）
2010年	九州大学生体防御医学研究所長（併任）（～2012年）
2015年	東京大学医科学研究所ALA先端医療学社会連携研究部門および東京大学医科学研究所附属病院先端診療部・特任教授 九州大学名誉教授

遺伝子医学 MOOK 別冊

進みつづける細胞移植治療の実際 －再生医療の実現に向けた科学・技術と周辺要素の理解－
《上巻》 細胞移植治療に用いる細胞とその周辺科学・技術
《下巻》 細胞移植治療の現状とその周辺環境

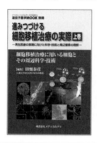
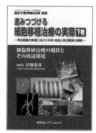

編集：田畑泰彦
(京都大学再生医科学研究所教授)
定価：各 本体 5,143円＋税
型・頁：B5判
　　　　上巻 268頁、下巻 288頁

細胞の3次元組織化
－その最先端技術と材料技術
再生医療とその支援分野(細胞研究,創薬研究)への
応用と発展のために

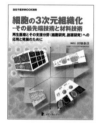

編集：田畑泰彦
(京都大学再生医科学研究所教授)
定価：本体 5,800円＋税
型・頁：A4変型判、372頁

ますます重要になる
細胞周辺環境(細胞ニッチ)の最新科学技術
細胞の生存,増殖,機能のコントロールから
創薬研究,再生医療まで

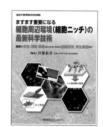

編集：田畑泰彦
(京都大学再生医科学研究所教授)
定価：本体 5,571円＋税
型・頁：A4変型判、376頁

単行本

これ一冊で再生医療のすべてがわかる
自然治癒力を介して病気を治す。
体にやさしい医療「再生医療」
－細胞を元気づけて病気を治す－

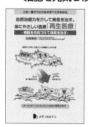

著者：田畑泰彦
(京都大学再生医科学研究所教授)
定価：本体 1,714円＋税
型・頁：A5判、124頁

細胞死研究の今
－疾患との関わり,創薬に向けてのアプローチ

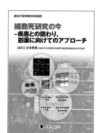

編集：辻本賀英
(大阪大学大学院医学系研究科教授)
定価：本体 2,500円＋税
型・頁：B5判、108頁

お求めは医学書販売店、大学生協もしくは弊社購読係まで

発行／直接のご注文は

 株式会社 メディカルドゥ

〒550-0004
大阪市西区靱本町 1-6-6　大阪華東ビル 5F
TEL.06-6441-2231　FAX.06-6441-3227
E-mail　home@medicaldo.co.jp
URL　http://www.medicaldo.co.jp

第2章

遺伝子治療革新技術

第2章 遺伝子治療革新技術

1. ゲノム編集法を利用した遺伝子修復治療

三谷幸之介

　変異遺伝子そのものを正確に修復する遺伝子修復治療は，遺伝病の遺伝子治療の究極のストラテジーと考えられる。特に，染色体上の任意のDNA配列に二本鎖切断を導入してその部位の自由自在なゲノム編集を可能にする，いわゆる人工制限酵素の技術が，近年めざましい勢いで進歩している。疾患動物モデルにおける遺伝子修復治療の成功も報告されはじめ，またAIDS患者の遺伝子治療の臨床研究も進んでいる。一方，標的以外の配列を誤って切断する可能性があり，臨床応用へ向けてはリスク・ベネフィットを慎重に考えていく必要がある。

I．遺伝子修復治療

　2000年に報告された，レトロウイルスベクターを用いたX連鎖重症複合免疫不全症（SCID-X1）の造血幹細胞を標的とした遺伝子治療臨床試験は，遺伝子治療のみで顕著な治療効果が得られた初めての例として大きな反響を呼んだ[1]。同様の方法で，これまでに100人以上の造血系遺伝病の患者が治癒している。一方，その直後に何人かの患者で白血病の発症が報告され，大きな問題となった[2]。その原因が調べられた結果，治療に用いたレトロウイルスベクターが染色体上のがん遺伝子近傍へ組み込まれて活性化したこと，またレトロウイルスベクターは染色体上の転写開始点やCpG islandに組み込まれやすい傾向にあることが明らかとなった。一方，マウスの系ではあるが，アデノ随伴ウイルス（AAV）ベクターでもベクターの染色体挿入による肝細胞がん発症の報告がされた[3]。これらのことから，より安全な遺伝子治療技術の確立に向けて，挿入変異を起きにくくしたベクターの改良・使用が進む一方で，より理想的なストラテジーとして染色体の病因遺伝子の変異のみを正確に修復する，いわゆる遺伝子修復治療技術の開発が急務であると考えられた。

II．ゲノム編集法とは

1. 人工制限酵素を用いないゲノム編集法
(1) マウスES細胞における遺伝子ターゲティング

　近年，いわゆるゲノム編集[用解1]と呼ばれる染色体DNA配列を正確に改変する技術が進歩し，医学生物学の様々な分野に応用されて注目を浴びている。ゲノム編集法の中でも，標的とする染色体と同一配列をもつ外来DNAと標的染色体との間の正確な組換えを利用する，いわゆる相同組換え[用解2]（homologous recombination：HR）による染色体の修復が，より理想的な遺伝病の治療法として考えられている。相同組換えによる遺伝子修復では，細胞に導入される鋳型DNAは正常な塩基配列を含む染色体断片であり，治療遺伝子cDNAを発現するために必要な強力なエンハンサー・プロモーターはDNAにコードされていないため，染色体組み込み後に近傍の遺伝子を活性

---

key words

ゲノム編集，遺伝子修復，iPS細胞，アデノウイルスベクター，アデノ随伴ウイルス（AAV）ベクター，人工制限酵素，zinc finger nuclease（ZFN），CRISPR-Cas9

化するおそれがない．また修復された治療遺伝子は，外来のものではなく本来もつ染色体上の調節領域によって発現が正確に調節される（図❶）[4]．哺乳類細胞におけるゲノム編集の古典的な応用例は，マウス ES 細胞などで広く応用された遺伝子ターゲティング[用解3]である．この技術を基に無数の遺伝子改変マウスが作製され，医学生物学の進歩に大きく貢献したことは言うまでもない．しかし，マウス ES 細胞で利用されたエレクトロポレーション法で組換え用鋳型 DNA を導入する方法は効率が低く，治療に応用するにはほど遠かった．

(2) ウイルスベクターで鋳型 DNA を導入するゲノム編集法

組換えの鋳型 DNA をアデノウイルスベクター[5]や AAV ベクター[6]で導入すると，それまでのプラスミド DNA を非ウイルスベクター法で導入した場合と比べて相同組換えの効率が高くなることが報告され，治療応用への可能性が示された（図❷）．特に AAV を用いて，細胞レベルでの遺伝子修復としてファンコニ貧血患者由来 B 細胞株での遺伝子修復[7]，動物レベルでは遺伝性高チロシン血症 I 型モデル（フマリルアセト酢酸加水分解酵素欠損症）マウスにおける遺伝子修復

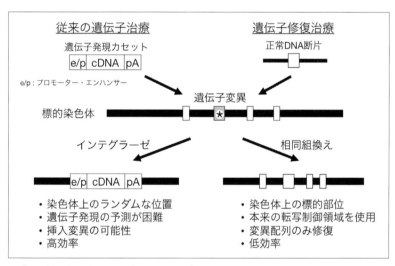

図❶ 遺伝病の遺伝子治療ストラテジー

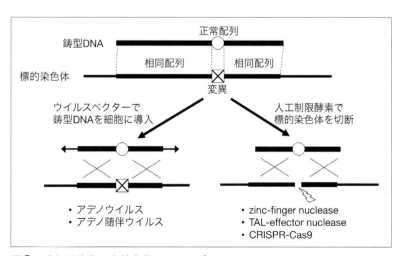

図❷ 遺伝子修復の高効率化ストラテジー

治療が報告されている[8]。さらに，遺伝子修復ではないが新たなストラテジーとして，肝臓で高発現しているアルブミン遺伝子座に血液凝固第IX因子発現カセットを正確に組み込んで，低い相同組換え効率を高レベルの遺伝子発現でカバーして血友病モデルマウスで治療効果を得た報告がなされた[9]。後述する人工制限酵素[用解4]を用いる方法と比較し，ウイルスベクターを用いるゲノム編集法は，様々な細胞・組織に対する高いDNA導入効率と，DNAに積極的に二本鎖切断を入れないために比較的安全であることなどが利点として挙げられる。

2. 人工制限酵素を用いたゲノム編集法

一方，それとは全く異なるストラテジーで，ZFNs（zinc finger nucleases）やTALENs（transcription activator-like effector nucleases）など，染色体上の任意の配列に結合するタンパクドメインに制限酵素FokIのDNA切断ドメインを融合することで作られる人工制限酵素の技術が近年開発された。また，さらに最近，細菌がもつ免疫機構を応用し，標的DNA配列に結合する20塩基ほどのRNAとDNA結合タンパク質の複合体からなるCRISPR-Cas9と呼ばれる人工制限酵素も開発され，その構築の容易さから様々な生物種で応用されている[10]（図❸）。これらの人工制限酵素は，高効率で標的DNA配列に二本鎖切断を導入する（図❷）。二本鎖切断は，通常は非相同末端結合（non-homologous end-joining：NHEJ）と呼ばれる経路で修復されるが，その際に偶然生じる欠失・挿入変異で，標的配列を含む遺伝子がノックアウトされる。既に様々な生物種で，NHEJによる遺伝子ノックアウト生物が作製された。しかし，人工制限酵素を発現すると同時に標的DNA配列を含む組換え用鋳型DNAを導入することにより，相同組換えを利用した通常の遺伝子ターゲティングで修復されると，外来DNAを染色体に正確に導入することができる。すなわち，染色体上の病因遺伝子に対し正常配列をもつDNA断片を導入することにより，遺伝子修復治療に応用することが可能である（図❹）。このCRISPRを用いる遺伝子修復法は，ウイルスベクターで鋳型DNAを導入する修復や，ZFNs/TALENsを用いる遺伝子修復よりも効率が高い。この方法を用いて，動物実験を用いたヒト造血幹細胞の遺伝子修復治療への応用例として，インテグラーゼ欠損型レンチウイルスベクターを利用してIL2RG標的ZFNと鋳型DNAとを導入することによって，SCID-X1の患者由来の造血幹細胞の*IL2RG*遺伝子座にIL2RG cDNAを正確に挿入して，マウスで治療効果を確認した報告がされた[11]。また，CRISPR-Cas9を用いた *in vivo* 遺伝子修復治療として，遺伝性高チロシン血症I型マウスの治療も報告されている[12]。

3. ヒトでの応用例

ヒトでのゲノム編集を用いた遺伝子治療の例を紹介したい。これは，AIDSの遺伝子治療を目的としており，相同組換えによる変異遺伝子の修復ではなく，NHEJによるHIV co-receptor遺伝子の破壊を目的としている。HIVが結合するCCR5の32番目のアミノ酸が生まれつきホモで欠失している人はAIDSが感染しないことが知られていた。そこでそれを元に，人工的に正確にCCR5遺伝子へホモ変異を導入しようというストラテジーである[13]。実際の臨床研究ではZFNsが人工制限酵素として用いられ，患者のCD4 T細胞の11～28%でCCR5ノックアウトを得た。これを12名の患者に注入し，そのうちの6名で

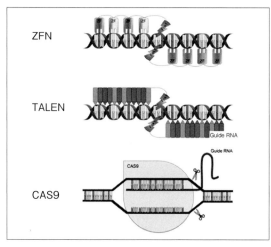

図❸　人工制限酵素の例
© 〈2014〉The AmericanSociety for Biochemistry and Molecular Biology

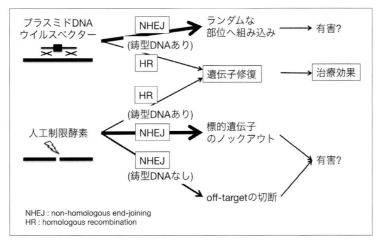

図❹　ゲノム編集で予期される結果

HAART療法を12週間停止した結果，中止しなかったコントロール群と比較して，遺伝子破壊T細胞のほうが生き延びた割合が高く，この方法の有効性を強く示唆した。このストラテジーは，肝炎など他の感染症にも広く応用可能であろう。これと類似の方法によるAIDSの遺伝子治療の臨床試験がいくつかアメリカにおいて開始されている。

Ⅲ．今後の課題

遺伝子修復治療の今後の課題を考えた場合，①安全化（特異性），②効率化（処理した細胞あたりの効率と染色体組み込みあたりの効率），③簡易化のすべてにおいて，更なる技術改良が必要であろう。特に，人工制限酵素を用いる方法は標的配列に類似の他の配列（off-target）を切断し変異を導入する可能性が常にあるため，酵素の切断効率を上げるだけでなく，簡便で高感度なoff-target検出技術が開発される必要がある[14]。また効率に関しては，iPS細胞のようなクローニング可能で高い増殖能をもつ細胞を対象としないかぎり，遺伝子が修復された細胞のみを選別することは不可能である。そうなると，off-target切断や自然に染色体ランダムな染色体部位に生じる二本鎖切断部位に鋳型DNAが挿入された細胞が混ざることになり，これらの細胞は常にがん化などを起こす可能性を含む（図❹）。特に，細胞が本来もつDNA修復活性によるランダムな染色体部位へのDNA組み込みは避けがたい。最終的にリスクを0％にするのは不可能なので，どれくらいの頻度の変異を検出可能か，またどれだけのoff-targetであればベネフィットのほうが上と考えられるか，といった問題を考える必要がある。また，培養レベルで遺伝子修復した細胞を移植するにしても，遺伝子修復後の細胞を移植可能な数量まで培養することが想定されるが，その過程を少しでも短縮するために，対象細胞がある程度増殖可能であることと，細胞あたりの修復効率も高い必要がある。

一方，通常の遺伝子治療と同様に，疾患の選択も重要であろう。修復効率はそれほど高くないことが予想されるため，正常細胞（遺伝子修復細胞）が変異細胞の中でgrowth advantageがあることが知られている疾患が最初の対象として考えられる。例えば，SCID-X1（インターロイキン2受容体γ鎖遺伝子欠損症），遺伝性高チロシン血症Ⅰ型，ファンコニ貧血（ファンコニ遺伝子欠損症）などがその例である。もしくは，低い遺伝子発現でも治療レベルが期待される血友病なども対象であろう。また，前述したようにoff-targetやランダムな部位への組み込みが避けにくいため，*ex vivo*の応用では，正確に修復された細胞をクローニング可能で，かつほぼ無限の増殖が可能な細胞が標的細胞であることが望ましい。また*in vivo*

での遺伝子修復を望む場合，人工制限酵素は他の生物種に由来するために免疫原性の問題があることを忘れてはならない。

今春（2015年），受精卵レベルのゲノム編集を中国のグループが発表し，世界的な反響を呼んだ[15]。ゲノム改変人間の誕生につながる可能性のあるヒト受精卵で実験が行われたことで，その倫理的な問題に関して多くの声明やコメントが出された[16)17)]。遺伝子修復にかぎらず受精卵での遺伝子治療は，次世代以降に永久にゲノム配列の変化をもたらす一方で，何世代も追跡しなければその安全性が確認できないことから，多くの国では明確に禁止されている。一方この研究では，off-target切断や類似配列をもつ他の遺伝子との組換えなどが予想以上に高い頻度で検出され，受精卵での遺伝子修復は技術的にもまだ不完全であることが示された。

用語解説

1. **ゲノム編集**：ゲノムの任意の部位に，挿入・欠失などを導入して配列を改変する技術。特に，人工制限酵素の開発により効率が飛躍的に増大し，ノックアウト生物などの遺伝子改変生物の作製が容易になった。
2. **相同組換え**：細胞のもつ変異DNA修復機構の1つである。相同染色体もしくは細胞外から導入した相同な配列を鋳型としてコピーすることで変異を修復するため，正確性が高い。
3. **遺伝子ターゲティング**：外から導入したDNAと染色体DNAとの間の相同組換えによるゲノム編集。マウスES細胞でこの技術を駆使することによって，多くの遺伝子ノックアウトマウスが作製された。
4. **人工制限酵素**：DNA認識ドメインを人工的にデザインし，DNA切断ドメインと融合することで構築された，任意のDNA配列を切断することができる酵素。ZFN（zinc-finger nuclease）やTALEN（transcription activator-like effector nuclease）はDNA結合タンパク質に由来するDNA認識ドメインをもつ一方，CRISPR（clustered regularly interspaced short palindromic repeat）-Cas9では相補的なRNA配列により標的DNA配列を認識することにより，構築が容易になった。

参考文献

1) Cavazzana-Calvo M, Hacein-Bey S, et al : Science 288, 669-672, 2000.
2) Hacein-Bey-Abina S, von Kalle C, et al : Science 302, 415-419, 2003.
3) Donsante A, Miller DG, et al : Science 317, 477-477, 2007.
4) Capecchi MR : Nat Rev Genet 6, 507-512, 2005.
5) Ohbayashi F, Balamotis MA, et al : Proc Natl Acad Sci USA 102, 13628-13633, 2005.
6) Hendrie PC, Russell DW : Mol Ther 12, 9-17, 2005.
7) Paiboonsukwong K, Ohbayashi F, et al : J Gene Med 11, 1012-1019, 2009.
8) Paulk NK, Wursthorn K, et al : Hepatology 51, 1200-1208, 2010.
9) Barzel A, Paulk NK, et al : Nature 517, 360-364, 2015.
10) Hsu PD, Lander ES, et al : Cell 157, 1262-1278, 2014.
11) Genovese P, Schiroli G : Nature 510, 235-240, 2014.
12) Yin H, Xue W, et al : Nat Biotechnol 32, 551-553, 2014.
13) Tebas P, Stein D : N Engl J Med 370, 901-910, 2014.
14) Gabriel R, von Kalle C, et al : Nat Biotechnol 33, 150-152, 2015.
15) Liang P, Xu Y, et al : Protein Cell 6, 363-372, 2015.
16) Porteus MH, Dann CT : Mol Ther 23, 980-982, 2015.
17) Baltimore BD, Berg P, et al : Science 348, 36-38, 2015.

三谷幸之介

1984年	東京大学医学部保健学科卒業
1989年	同大学院医学系研究科保健学専門博士課程修了（保健学博士）
1990年	国立予防衛生研究所エイズ研究センターリサーチレジデント
1991年	米国ベイラー医科大学ハワードヒューズ医学研究所リサーチアソシエイト
1994年	東京大学医学部疾患遺伝子制御（サンド）講座助手
1996年	米国カリフォルニア大学ロサンゼルス校医学部微生物学免疫学講座 Assistant Professor
2003年	埼玉医科大学ゲノム医学研究センター遺伝子治療部門部門長・助教授
2007年	同部門長・教授

第2章　遺伝子治療革新技術

2．次世代がん治療用 HSV-1 の開発

岩井美和子・藤堂具紀

　第三世代のがん治療用単純ヘルペスウイルスⅠ型（HSV-1）G47Δは，悪性脳腫瘍を対象とした第Ⅱ相の医師主導治験が進行中である。近い将来のG47Δの国内医薬品承認を見据えて，次世代のウイルス療法の研究開発も進めている。bacterial artificial chromosome（BAC）を用いた遺伝子組換え技術を利用して，G47Δを基本骨格としたウイルスゲノムに，任意の外来遺伝子を効率よく組み込むことができるT-BACシステムを開発し，様々な機能を有する遺伝子を発現する「機能付加型」HSV-1を作製することが可能となった。なかでも，免疫刺激因子であるIL-12の遺伝子を組み込んだG47Δは，非臨床で高い抗腫瘍効果を示し，臨床試験が開始されようとしている。遺伝子組換えHSV-1作製システムと次世代ウイルス開発について紹介する。

はじめに

　ウイルス療法では，がん細胞に感染したウイルスが細胞内で複製し，その過程で宿主となった細胞が破壊される。増えたウイルスは周囲に広がり，再び近傍のがん細胞に感染して複製する，というサイクルを繰り返して抗腫瘍効果を発揮する。G47Δは，単純ヘルペスウイルスⅠ型（HSV-1）に人為的三重変異を加えた第三世代がん治療用HSV-1である。病原性を司るγ34.5遺伝子の欠失と，ウイルスのDNA合成に必要なICP6遺伝子の不活化を有する第二世代がん治療用HSV-1（G207）[1]から，さらにα47遺伝子を欠失させることにより作製された。感染したがん細胞のMHC class Ⅰの提示低下を阻止することで抗腫瘍免疫の惹起力を増強し，がん細胞に限ったウイルス複製能の向上を実現した。高い安全性と強力な抗腫瘍効果を併せもち，これまでに開発されたがん治療用HSV-1の中で最も広い治療域を有する[2]。2009年から膠芽腫（悪性脳腫瘍）を対象としたfirst-in-man臨床試験が日本で実施され，G47Δの脳腫瘍内投与の安全性が確認された[3]。2013年からは前立腺がんや嗅神経芽細胞腫を対象とした臨床研究も行われている。現在，膠芽腫を対象としたG47Δの第Ⅱ相試験が医師主導治験として進行中であり，将来的には根絶治療が困難であった難治性がんにも有効な治療手段になると期待されている。さらに近年は，G47Δに様々な機能を付加した「機能付加型G47Δ」を作製して，直接的な殺細胞作用に加え増幅型の遺伝子発現ベクターとしての機能をもたせ，複合的な抗腫瘍効果をめざした研究を進めている。

key words

ウイルス療法，単純ヘルペスウイルスⅠ型（HSV-1），がん治療用ウイルス，G47Δ，G207，抗腫瘍免疫，BAC，IL-12，トランスレーショナルリサーチ

I. 機能付加型 G47Δ の開発

1. 遺伝子発現ベクターとしてのがん治療用ウイルス

増殖型 HSV-1 で外来遺伝子を発現させることは，非増殖型ウイルスベクター[用解1]での遺伝子発現に比べ，多くの利点がある。

① 高力価な単一のウイルス製剤の作製が可能かつ維持できる。これは大量生産の品質管理の点からも有利である。

② 宿主細胞がウイルスにより破壊されるため，機能付加型 HSV-1 のタンパク発現は比較的短期間となるが，ウイルスが複製し新たな感染が起きるたびにタンパク質が発現されることから，腫瘍内局所におけるタンパク発現量は，非増殖型ウイルスベクターに比べて，格段に多くなる。

③ 搭載遺伝子発現が投与部位に限局されることから，全身投与に比べると発現タンパク質による副作用は極端に軽減される。

組み込む候補となる治療遺伝子としては，治療遺伝子そのものがウイルス複製を阻害しないことと，明らかに毒性が上がらないことが重要であるが，さらに感染した宿主細胞自身はウイルス複製によって破壊されるため，原則として周囲の細胞あるいは微小環境に影響を与えることができる分泌タイプの治療分子を選択する。

2. BAC システムによる HSV-1 ウイルスゲノムの改変

HSV-1 はウイルスゲノムが大きい（約 152 kb）ため，大きなあるいは複数の外来遺伝子を組み込むことが可能であるのが利点の 1 つであるが，その大きなウイルスゲノムサイズのため，従来の相同組換え法での遺伝子操作は煩雑であり，1 つの遺伝子組換え HSV-1 の作製にはかなりの時間と労力が必要とされた。近年，bacterial artificial chromosome（BAC）を用いた技術の開発により，BAC プラスミドにウイルスゲノム全体を組み込むことで，HSV-1 の遺伝子組換えが格段に容易となった。BAC プラスミドは，大腸菌の F 因子プラスミドをシングルコピーでもつ人工染色体であり，理論的には 300kb を超える大きな DNA 断片を安定に保持することができ，特に 100〜200kb のゲノム DNA に目的の外来遺伝子を組み込むのに有用である。目的の外来塩基配列を組み込まれた BAC プラスミドは極めて安定に大腸菌内で増殖させることが可能となり，遺伝子操作も容易となるため，様々なウイルスの遺伝子改変系に利用されている。

この BAC を用いた遺伝子組換え技術を利用して，第二世代の G207 と構造が類似した HSV-1（MGH-1）を基本骨格とした HsvQuik システムが開発され，マウス IL-4，CD40 リガンドなどの免疫刺激因子を組み込んだ HSV-1 が作製され，マウス乳がん細胞株 4T1 をマウス脳内に投与した転移性脳腫瘍モデルにて，親株に比べてこれらの免疫刺激因子発現型ウイルスはより高い抗腫瘍効果を示したと報告された[4]。

II. T-BAC システムの開発

われわれは HsvQuik システムを参考にして，G47Δ を基本骨格とした「T-BAC システム」を開発した（図❶）[5)-7)]。このシステムでは，Cre/loxP と Flp/FRT の 2 つの DNA 組換え酵素系を利用した 2 段階の組換えを用いることで，迅速かつ確実に遺伝子組換え HSV-1 を作製できるのが特長である。また基本骨格となる第三世代の G47Δ は，第二世代に比べ格段に治療域が広いため，組み込んだ外来遺伝子により多少毒性が増したとしても十分安全性を保てるだけ安全域に「余裕」があり，がん細胞におけるウイルスの複製能および抗腫瘍効果の点でも効果的かつ実用的ながん治療用 HSV-1 を得ることができる。

T-BAC システムは，G47Δ ゲノムの *ICP6* 遺伝子欠失部位に loxP および FRT 配列を含む BAC 配列を挿入した BAC プラスミド「T-BAC」と，シャトルベクタープラスミド SV-01 を用いる。SV-01 は，CMV プロモーター下にマルチクローニングサイトを有し，G47Δ に組み込みたい目的遺伝子をそこに挿入することができる。マイクロチューブ内で Cre-recombination 反応によって，目的遺伝子を有するシャトルベクターを T-BAC の loxP 部分に丸ごと挿入する。意図どおり SV-01 が組

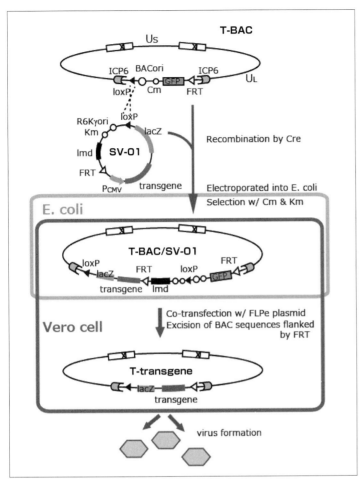

図❶ T-BAC システム概略図（文献 5, 6 より改変）

み込まれた T-BAC（T-BAC/SV-01）は，SV-01 内にある薬剤耐性遺伝子によって，クロラムフェニコールとカナマイシン両方の抗生物質に対し耐性となるため，大腸菌に形質転換した後，容易に選択可能である。われわれの経験では，約80％以上は目的どおりの挿入を得ることができる。次に，得られた T-BAC/SV-01 プラスミドを Flp 発現プラスミドとともに Vero 細胞に共発現させる。その結果，2 つの FRT 配列に挟まれた GFP 配列を含む BAC 由来配列が切り出され，目的の遺伝子組換え HSV-1 が培養上清中に産生される。T-BAC にはマーカー遺伝子として GFP 遺伝子が挿入されており，GFP 陰性のウイルスを選択することで目的のウイルスを得ることができる。BAC 配列は約 7kb と比較的大きく，また

GFP は免疫原性が高く細胞毒性も持ち合わせているため，Flp/FRT recombination によって，ウイルス作製の最終段階でこれら遺伝子組換えに利用した不要な配列部分が切り出されるように設計してある。さらに SV-01 には 5kb を超える lambda stuffer 配列，いわば無駄な配列が含まれており，もし Flp/FRT システムがうまく機能せず，BAC 由来配列が除去されなかった場合にはウイルスゲノム全長が 170kb を超えるように工夫されている。HSV-1 はゲノムの大きさが約 170kb 以上になるとウイルスとして形成されないという性質をもつため，組換えが生じなかったウイルスは自動的に排除される仕組みとなっている。これら幾重にも工夫された選択手段により，確実に目的の遺伝子組換え HSV-1 のみが最終産物として得られる。最終的なウイルス株は限界希釈法にて単離し，ウイルス DNA を制限酵素で切断してサザンブロット法で解析し，確認を行う。このシステムを用いることで，約 3 ヵ月という短期間で機能付加型 HSV-1 を得ることが可能となった。

T-BAC システムを用いて，これまでに IL-12 や IL-18，可溶型 B7-1 などの免疫刺激因子を発現するウイルスを作製している（**図❷**）[5]。G47Δ をはじめとするがん治療用ウイルスは，複製してがん細胞を破壊する過程で，がん細胞に対する特異的抗腫瘍免疫を誘導することが報告されている[8]。IL-12 は，NK 細胞や T 細胞の増殖促進，細胞傷害活性の増強および IFN-γ の産生誘導など，抗腫瘍免疫の亢進に重要な役割を果たすサイトカインであり，遺伝子治療においても臨床応用されている[9,10]。G47Δ に IL-12 を発現させることで，より効果的に抗腫瘍免疫を惹起でき

ると期待して，マウス IL-12 を発現するウイルス T-mfIL12 を作製した（図❷, ❸）（未発表データ）。コントロールウイルスとして，同様のシステムを用いて外来遺伝子のない空のカセットを挿入した T-01 も作製した．T-mfIL12 は，*in vitro* では T-01 と殺細胞効果や複製能が同等であるが，*in vivo* で

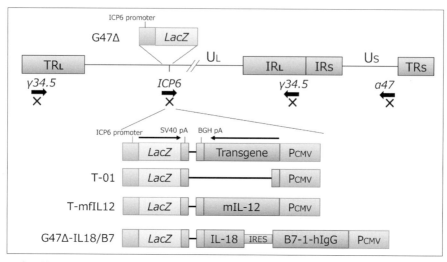

図❷　機能付加型 G47Δ の基本構造（文献 5, 6 より改変）

HSV-1 のゲノムは 152kb の大きさで，2 つの固有配列領域（U_L と U_S）とその両端に位置する繰り返し配列（terminal repeat：TR, inverted repeat：IR）からなる．G47Δ は，$γ34.5$ 領域の両コピー欠失および *ICP6* の不活化，*α47* の欠失の三重変異をもつ．T-BAC システムでは，*ICP6* 遺伝子欠損部位に *LacZ* 遺伝子とともに CMV プロモーター下に目的遺伝子を導入することができる．T-01 は目的遺伝子のない空のカセットを導入したもので，コントロールウイルスとして使用している．T-mfIL12 と G47Δ-IL18/B7 の基本構造を示す．B7-1 は，細胞外ドメインとヒト IgG1 の Fc 部位の融合タンパクという可溶型因子として設計した．

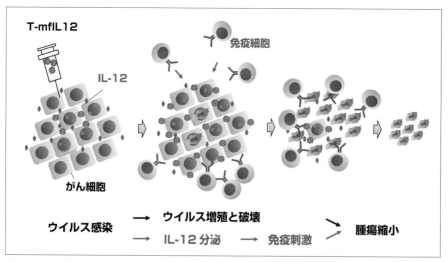

図❸　IL-12 発現型 G47Δ（T-mfIL12）の作用メカニズム（文献 6 より改変）

ウイルスはがん細胞に感染し，細胞内で複製しながら IL-12 を発現する．ウイルス自身ががん細胞を破壊するのに加えて，IL-12 により免疫が刺激されて抗腫瘍免疫惹起が増強され，より高い抗腫瘍効果が得られる．

は全身性の特異的抗腫瘍免疫をより強力に惹起して，ウイルスを投与した腫瘍のみならず，ウイルスを投与していない遠隔腫瘍に対しても抗腫瘍効果が増強することが示された（未発表データ）。IL-12をタンパク質として全身投与すると，単独で抗腫瘍効果が得られる投与量では，重篤な副作用も報告されている[11]。T-mfIL12のように，がん治療用ウイルスにIL-12遺伝子を組み込むと，IL-12の発現が腫瘍に限局されることで，全身性の副作用を起こさずにIL-12の抗腫瘍作用が得られる。

さらに，可溶型B7-1遺伝子（B7-1の細胞外ドメインとヒトIgG1のFc部位の融合タンパク）の下流に脳心筋炎ウイルス（ECMV）のinternal ribosomal entry site（IRES）配列を介してIL-18遺伝子をつなげたものを，BACシステムにてG47Δに組み込むことによって，この2つの免疫刺激因子を同時に発現するウイルスG47Δ-IL18/B7を作製した[5]。IL-18はIL-12と同様にNK細胞やT細胞に作用し，IFN-γの産生を誘導するが，その経路は異なる[12]。またB7-1はT細胞上の共刺激シグナル分子であるCD28と結合してT細胞の活性化を促す[13,14]。G47Δ-IL18/B7は，それぞれ単独で発現するウイルスに比べて，マウス神経芽細胞腫Neuro2a皮下腫瘍に対して，治療側，非治療側ともに顕著な抗腫瘍効果を示した。このことから，G47Δに複数の免疫刺激遺伝子を組み込むことも可能で，複数のサイトカインを同時に発現させることで高い抗腫瘍効果が得られることが示された。

複数種の機能付加型ウイルスを混合して同時に投与することも可能である。前述のHsvQuikシステムを用いて作製したIL-12，IL-18または可溶型B7-1を，それぞれ発現する3種のウイルスを混合して同時に投与すると，それぞれを単独もしくは2種混合で投与する場合と比較して，マウス神経芽腫細胞モデルにて有意に高い抗腫瘍効果を示した[15]。このように複数の免疫刺激因子を発現させることにより，さらに強力な抗腫瘍免疫の惹起や抗腫瘍効果が得られることが示され，現在も多くのグループにより研究が行われている[6,7,16]。なかでも，免疫刺激因子の単独発現としては最も効果的なIL-12発現型G47Δについては，ヒトIL-12を組み込んだG47Δを新たに作製し，臨床用製剤を完成して，臨床試験を開始する準備を整えている。HSV-1のα47遺伝子産物はtransporter associated with antigen presentation（TAP）を阻害して宿主細胞による外因性タンパク質の発現を抑制することから，α47遺伝子を欠失したG47Δは免疫刺激因子を発現させるのに適したウイルスといえる。

他にも，血小板第4因子やドミナントネガティブ型の線維芽細胞成長因子受容体，アンギオスタチンなどの抗血管新生因子を発現するウイルスなど多く開発されており，動物実験においてその有効性が確認されている[17-19]。

T-BACシステムを基盤として，治療遺伝子のみならず，組織特異的または腫瘍特異的なプロモーター制御下にウイルス遺伝子を発現させるような遺伝子組換えを行って，腫瘍特異的にウイルス複製能を高める試みも行っている。標識遺伝子として，ルシフェラーゼや蛍光物質を発現するウイルスを作製し，ウイルスの感染や複製の様子をin vitroでイメージングしたり，ウイルスの体内動態や分布を経時的に観察したりすることも可能である。

おわりに

T-BACシステムの開発により，短期間に確実に第三世代がん治療用HSV-1（G47Δ）を基本骨格とした機能付加型HSV-1を作製することが可能になった。免疫刺激因子や血管新生阻害因子など，様々な治療遺伝子を発現するHSV-1や，組織・腫瘍特異的プロモーターを活用したHSV-1などの開発が進んでいる。G47Δについては，臨床で脳腫瘍内投与の安全性が既に確認されていることから，臨床応用を視野に入れた，様々な抗がん機能を有するウイルスを作製することが可能である。新たな機能付加型G47Δをがんの種類や進展様式に応じて使い分けることにより，再発や転移を克服する革新的がん治療法の開発につながると期待される。

用語解説

1. **非増殖型ウイルスベクター**：ウイルス複製に不可欠な必須遺伝子の一部あるいは全部を除去することで複製能を欠如させたウイルスベクターのことで，治療遺伝子を細胞に導入し発現させるための運び屋として，遺伝子治療などで用いられる．

参考文献

1) Mineta T, Rabkin SD, et al : Nat Med 1, 938-943, 1995.
2) Todo T, Martuza RL, et al : Proc Natl Acad Sci USA 98, 6396-6401, 2001.
3) Ino Y, Todo T : Gene Ther Regul 5, 101-111, 2010.
4) Terada K, Wakimoto H, et al : Gene Ther 13, 705-714, 2006.
5) Fukuhara H, Ino Y, et al : Cancer Res 65, 10663-10668, 2005.
6) Todo T : Cell Adh Migr 2, 208-213, 2008.
7) Todo T : Adv Exp Med Biol 746, 178-186, 2012.
8) Todo T, Rabkin SD, et al : Hum Gene Ther 10, 2741-2755, 1999.
9) Murphy K, Travers P, et al : Janeway's Immunobiology 7th Ed, 59, Garland Publishing, 2010.
10) Gollob JA, Mier JW, et al : Clin Cancer Res 6, 1678-1692, 2000.
11) Atkins MB, Robertson MJ, et al : Clin Cancer Res 3, 409-417, 1997.
12) Okamura H, Tsutsi H, et al : Nature 378, 88-91, 1995.
13) Galea-Lauri J, Fazaneh F, et al : Cancer Gene Ther 3, 202-214, 1996.
14) Schwartz RH : T cell anergy Sci Am 269, 62-71, 1993.
15) Ino Y, Saeki Y, et al : Clin Cancer Res 12, 643-651, 2006.
16) Cheema TA, Wakimoto H, et al : Proc Natl Acad Sci USA 110, 12006-12011, 2013.
17) Liu TC, Zhang T, et al : Clin Cancer Res 12, 6791-6799, 2006.
18) Liu TC, Zhang T, et al : Mol Ther 14, 789-797, 2006.
19) Zhang W, Fulci G, et al : Neoplasia 15, 591-599, 2013.

参考ホームページ

・東京大学医科学研究所先端がん治療分野
  http://www.ims.u-tokyo.ac.jp/cancer/index.html

岩井美和子

1994年	岐阜薬科大学厚生薬学科卒業
1996年	同薬学研究科修士課程修了 東京大学医科学研究所脳神経発生・分化分野技術職員
2007年	薬学博士号取得（岐阜薬科大学） 東京大学医科学研究所人癌病因遺伝子分野技術専門職員
2012年	同先端医療研究センター先端がん治療分野技術専門職員

第2章 遺伝子治療革新技術

3．標的化アデノウイルスベクターの開発

町谷充洋・水口裕之

アデノウイルス（Ad）ベクターは遺伝子導入用ベクターとして種々の優れた特性を有していることから，遺伝子治療研究（臨床試験を含む）や基礎研究に汎用されている。しかしながら，生体に全身投与した場合，抗Ad中和抗体により遺伝子導入が阻害されることや，投与後速やかに血中から消失し大部分が肝臓に集積するなどの問題点がある。したがって，これらの問題点を克服し，標的組織特異的に遺伝子導入可能なAdベクターの開発が望まれている。本稿では，化学的あるいは遺伝子工学的手法を用いて，肝臓集積性や抗Ad中和抗体に関する問題点を克服したAdベクターの開発や，ターゲティング分子の付与による標的化Adベクター開発の最前線を解説する。

はじめに

遺伝子治療の成功に向けては，目的とする細胞・組織にのみ効率よく安全に遺伝子導入するとともに，安定して目的遺伝子を発現できるベクターの開発が求められる。これまでに様々な遺伝子導入用ベクターが開発されてきたが，アデノウイルス（Ad）ベクターは既存の遺伝子導入用ベクターの中でも最も優れた遺伝子導入活性を有するベクターの1つである。Adは直径約80〜90 nmの正二十面体構造を有する非エンベロープウイルスであり，その基本骨格は，各頂点のファイバーとペントンベースからなる突起構造と，主要な外殻タンパク質であるヘキソンから主に構成される（図❶）。従来のAdベクターはC群に属するヒト5型Adを基本骨格としているが，分裂細胞・非分裂細胞を問わず遺伝子導入可能であること，物理的に安定であるため超遠心による濃縮が可能であること，容易に高力価のベクターが得られることなど，遺伝子導入用ベクターとして優れた基本的性質を備えており，遺伝子治療臨床研究（試験）のみならず基礎研究においても広く用いられている[1]。

しかしながら，いくつかの問題点を有する。ま

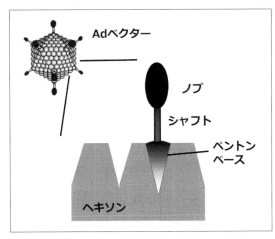

図❶　アデノウイルスベクターの外殻タンパク質

---

key words

遺伝子治療，アデノウイルス（Ad）ベクター，Ad外殻タンパク質，抗Ad中和抗体，血液凝固第X因子（factor X），polyethylene glycol（PEG），CAR，一本鎖抗体，monobody

ず，Adベクターは生体内に全身投与後，抗Ad中和抗体の影響を受け，遺伝子導入が阻害されるという問題点がある[2]。また，生体内投与後速やかに血中から消失するとともに，肝臓への高い集積性を示し，肝臓以外の組織に遺伝子導入したい場合には問題となる[3]。興味深いことに，Adベクターの肝臓への高い移行性は，Adファイバーノブと Ad受容体である CAR（coxsackievirus and adenovirus receptor）との相互作用によるものではなく，血中でAdベクターの主要外殻タンパク質であるヘキソンに血液凝固第X因子（factor X：FX）が結合し，そのFXが肝細胞表面上のヘパラン硫酸に結合することで，Adベクターが FX 依存的に肝臓に取り込まれるためであることがわかっている（図❷）[4]。その結果，全身投与の場合，肝臓以外の臓器（組織）を標的とした遺伝子導入が困難となっている。したがって，標的組織特異的に遺伝子導入可能なAdベクターの開発に向けては，Adベクターの肝臓集積性ならびに抗Ad中和抗体の回避に加えて，組織特異性の高いターゲティング分子の付与が必要不可欠である。本稿では，化学的あるいは遺伝子工学的手法を用いて，これらの各課題を克服したAdベクターの開発，ならびに標的化Adベクター開発の最前線を紹介する。

I．Adベクターの肝集積性の回避

1．Polyethylene glycol (PEG) 化 Ad ベクターの開発

ペプチドや抗体，インターフェロンなどのタンパク質性医薬品に，化学的に polymer を付与し，当該分子の動態を制御する技術が開発されているが，なかでも polyethylene glycol（PEG）[用解1] によるタンパク質性医薬品の修飾は血中滞留性の顕著な向上につながることが知られている。これまでに，AdベクターをPEGで修飾したPEG化Adベクターが開発されてきた。Adベクターの PEG 化により抗 Ad 中和抗体からの回避，および血中滞留性の顕著な向上が認められた[5]。Gaoらの報告では，PEG化Adベクターの全身投与後の肝臓への集積は，従来のAdベクターと比較して，90％以上抑制された[6]。しかしながら，従来のPEG化では，Adの外殻タンパク質がランダムに修飾されるため，Adがもつ感染能力そのものが減弱してしまい，標的組織での遺伝子導入効率が低下することが問題になっている。そこで，われわれは遺伝子工学的にAdベクターを改変することで，ヘキソン特異的に PEG 化したAdベクターを開発した[7,8]。本Adベクターは，抗Ad中和抗体存在下でも遺伝子導入可能であり，血中滞留性の顕著な向上がみられ，肝臓への集積が顕著に減弱していたことから，標的化Adベクター開発に向けた基盤ベクターとしての有用性が期待される。

2．Adベクターの外殻タンパク質の改変

上述のように，全身投与された5型Adベクターの大部分は肝臓に集積する。これは，Adベクターの主要な外殻タンパク質であるヘキソンの超可変領域7（hypervariable region 7：HVR7）と血中FXとの相互作用によるものである[9]。そこで，この肝臓集積性を回避するために，HVR7を他の血清型のものに改変したヘキソン

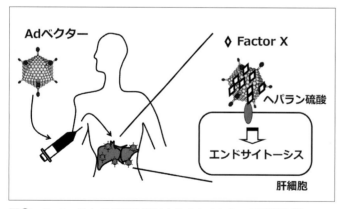

図❷　Factor Xとの相互作用によるAdベクターの肝臓集積

全身投与後，Adベクターは血液凝固因子 Factor X と結合し，肝細胞表面に発現するヘパラン硫酸を介し，エンドサイトーシスにより肝細胞へ内在化される。

改変型 Ad ベクターが開発されている。Kaliberov らの報告では，5 型 Ad ベクターの HVR7 を 3 型 Ad 由来の HVR に置換することで，Ad ベクターの肝臓への集積量が顕著に減少することが示されている。また，HVR だけでなくヘキソン全体を 3 型 Ad 由来に置換することでも，Ad ベクターの肝臓集積量が減少することが報告されている[10]。

一方で，5 型 Ad ベクターによる肝臓以外の組織への遺伝子導入には，ファイバーと 5 型 Ad 受容体である CAR との相互作用が重要である[11]。しかしながら，遺伝子治療の重要な標的細胞である造血幹細胞，樹状細胞，悪性度の高いがん細胞などは CAR を発現していないことが多いため，これらの細胞に対しては従来の 5 型 Ad ベクターによる遺伝子導入が困難である。この問題を解決するため，ファイバー領域を 35 型 Ad 由来のものに置換したファイバー置換型 5 型 Ad（Ad5F35）ベクター[用解2]が開発されてきた[12]。Ad5F35 ベクターは，ほぼすべてのヒト細胞に発現している CD46 を感染受容体としているため，従来の 5 型 Ad ベクターでは遺伝子導入困難な細胞にも効率よく遺伝子導入可能である。さらに，Ad5F35 ベクターによる肝臓での遺伝子発現効率は 5 型 Ad ベクターの約 1000 分の 1 と低く，標的化 Ad ベクターの開発に向けた基盤ベクターとしての特性も有していることが明らかとなった。しかし一方で，CD46 はマウスでは精巣を除くほぼすべての組織で発現が認められていないが，上述のようにヒトではほぼすべての細胞で発現しているため，Ad5F35 ベクターをヒトに投与した場合，広範な組織に遺伝子導入されるおそれがある。これらの問題を克服するために，われわれはファイバーノブ，シャフト，ペントンベースの 3 領域を同時に改変することで Ad の感染ルートを完全に遮断したトリプル改変 Ad ベクターを開発した（図❸）[13]。本 Ad ベクターは，肝臓をはじめとする in vivo の各組織への遺伝子導入能をほとんど消失していることを明らかにしており（原因は不明であるが，本 Ad ベクターは FX との相互作用による肝臓への遺伝子導入も生じないと考えられる），標的化 Ad ベクター開発の基盤ベクターとして極めて有用だと考えられる。

Ⅱ．ターゲティング分子を提示した標的化 Ad ベクターの開発

1．外来ペプチド提示 Ad ベクター

これまでに，標的組織，特に腫瘍組織へのターゲティングをめざし，種々の Ad 外殻タンパク質[用解3]に特定の細胞表面分子と親和性を有する外来ペプチドを挿入した Ad ベクターが開発されてきた。ここでは，最も報告が多いファイバー領域に外来ペプチドを挿入した Ad ベクターを紹介する。

腫瘍組織で高い発現が認められる $α_v$ インテグリンに結合する RGD ペプチドやヘパラン硫酸に結合するポリリジンペプチドなどの外来ペプチドを挿入した Ad ベクターが開発されている[14]。これらのベクターは，RGD ペプチドおよびポリリジンペプチド依存的に効率よく腫瘍細胞に遺伝子導入可能であることが示された。しかしながら，$α_v$ インテグリンやヘパラン硫酸は正常細胞にも幅広く発現しているため，真に標的組織にのみ感染可能な標的化 Ad ベクターの開発に向けては，より標的組織特異的なターゲティング分子を Ad ベクターに提示させる必要がある。そのため，多くの腫瘍細胞で高発現している上皮成長因子受容体（EGFR）や線維芽細胞成長因子受容体（FGFR）を標的とした外来ペプチド挿入 Ad ベクターが開発された[15]。しかしながら，高効率な標的細胞

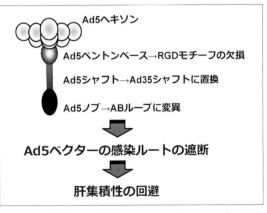

図❸ 肝集積性を回避したファイバートリプル改変 Ad ベクター

への選択的遺伝子導入は培養細胞を用いた場合に限られ，in vivo で効率よくターゲティング可能な外来ペプチド提示 Ad ベクターは開発されていない．

2．抗体提示 Ad ベクター

標的化 Ad ベクターの開発に向けては，ペプチドより親和性に優れた抗体を Ad ベクターの外殻表面に提示することが有望と考えられる．しかしながら，抗体は分子量が大きいため遺伝子工学的に Ad ベクターに提示するのは困難である．このため，比較的分子量の小さい抗体の重鎖と軽鎖からなる一本鎖抗体（single-chain variable fragment：scFv）[用解4] を Ad ベクターに提示する試みがなされてきたが[16]，scFv を提示した Ad ベクターの開発例はほとんど報告されていない．これは，Ad 粒子形成は還元条件下である核内で起こるが，分子内でジスルフィド結合を形成する scFv は核内では正しくフォールディングされず，結果的に scFv 融合 Ad 粒子が形成されないためである．そこで，還元条件下でも安定な hyperstable scFv を Ad ベクターに挿入した scFv 提示 Ad ベクターが開発された[17]．しかし，hyperstable scFv を取得するためには，複雑なスクリーニング技術が必要とされ，標的とする分子に特異的に結合する hyperstable scFv を作製するのは非常に困難であることから[18]，抗体提示 Ad ベクターの開発は進んでいない．

3．Monobody 提示 Ad ベクターの開発

上述のような問題点を克服した標的化 Ad ベクターの開発に向けて，われわれは分子内ジスルフィド結合をもたない抗体様分子である monobody[用解5] を提示した Ad ベクターを開発した（図❹）[19]．monobody とは，ヒトフィブロネクチンを基本骨格とする低分子化抗体様の分子であり，表面に突出しているアミノ酸配列を変異させることで，特定の分子に対して結合するよう設計可能である[20]．そこで，遺伝子工学的に monobody をファイバー領域に提示した改変型 Ad ベクターの作製を試みた．そのため，還元

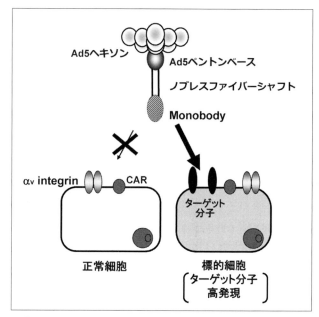

図❹ Monobody 提示 Ad ベクター
従来型 Ad ベクターのファイバーシャフトをノブレスファイバーシャフトに置換し，その C 末端領域に monobody を挿入することで，標的細胞特異的に遺伝子導入が可能となる．

条件下でも比較的大きなタンパク質を提示可能であると報告されている T4 ファージフィブリチン由来の配列を用いることでノブ領域を欠損させたファイバー改変型 Ad ベクター[21] を用いた．このノブレスファイバーの C 末端領域に EGFR もしくは VEGFR2 に結合する monobody を挿入することで，標的細胞特異的に遺伝子導入可能な新規ファイバー改変型 Ad ベクターの開発に成功した[19]．今後，本 monobody 提示 Ad ベクターは，標的組織特異的な遺伝子導入を可能とする標的化 Ad ベクターとしての応用が期待される．

おわりに

以上，標的化 Ad ベクター開発の現状を概説した．本稿で紹介したような様々な技術を組み合わせることで，より効率的に標的組織特異的な遺伝子導入能を示す Ad ベクターの開発が可能になると期待される．1990 年に米国で最初の遺伝子治療臨床研究が実施されてから今日に至るまで，臨床研究ならびに基礎研究が盛んに行われ，着実に

研究成果が積み重ねられてきた。本稿で紹介した標的化 Ad ベクターの開発をはじめとした地道な基礎研究の蓄積が，より一層の遺伝子治療の発展や実用化に貢献することを期待する。

用語解説

1. **polyethylene glycol（PEG）**：エチレングリコールが重合化したポリマー。PEG を抗体などのタンパク質性医薬品に付加することで，血中滞留性の向上，血中半減期の延長，免疫誘導の減弱，溶解性の制御などの効果が得られる。また付与する PEG の分子量によって，付与された物質の動態が異なる。

2. **Ad5F35 ベクター**：5 型 Ad ベクターのファイバー領域を 35 型 Ad 由来のものに置換したファイバー置換型 5 型 Ad ベクター。35 型 Ad はほぼすべてのヒト細胞に発現している CD46 を感染受容体としているため，35 型 Ad 由来のファイバーを有した Ad5F35 ベクターは，従来の 5 型 Ad ベクターでは遺伝子導入困難な細胞にも効率よく遺伝子導入可能である。

3. **Ad 外殻タンパク質**：正二十面体構造の各頂点のペントン（ファイバーおよびペントンベース）と呼ばれ 12 個の突起構造と，主要な外殻タンパク質である 240 個のヘキソンから主に構成される。ファイバーは，ノブ，シャフト，テールから構成される。Ad の細胞への感染は，ファイバーのノブが細胞表面上の CAR（coxsackievirus and adenovirus receptor；ヒト 5 型アデノウイルスの場合）と結合し，その後，ペントンベースの RGD モチーフが細胞表面上の αv インテグリンとの結合を介して内在化されることで起こる。マウスなどの動物への全身投与後の肝臓への感染には，血液凝固第 X 因子がヘキソンと細胞表面上のヘパラン硫酸との結合を仲介することで起こる。

4. **single-chain variable fragment（scFv）**：低分子抗体の 1 つで，抗原との結合に重要な抗体の重鎖（VH）と軽鎖（VL）をペプチドリンカーでつないだ一本鎖抗体。比較的分子量が小さいため，大腸菌などの発現系で生産が可能である。また分子量が小さいことから，搭載できる遺伝子サイズに制限があるウイルスベクターなどにも搭載可能であり，scFv 提示ウイルスベクターの開発がいくつか報告されている。

5. **monobody**：ヒトフィブロネクチン Type3 の 10 番目のユニットを基本骨格とする低分子化抗体様の分子。抗体の重鎖（VH）ドメインと非常に似た構造を有しており，ユニットの表面に突出しているアミノ酸配列を変異させることで，特定の分子に対して結合するよう設計することが可能である。分子量が約 10 kDa と小さいこと，分子内にジスルフィド結合を有さず還元条件下である核内でも安定であることから，遺伝子工学的に Ad 表面に提示するのに適した特性を有している。

参考文献

1) Appaiahgari MB, Vrati S : Expert Opin Biol Ther 15, 337-351, 2015.
2) Bradley RR, Lynch DM, et al : J Virol 86, 625-629, 2012.
3) Di Paolo NC, van Rooijen N, et al : Mol Ther 17, 675-684, 2009.
4) Waddington SN, McVey JH, et al : Cell 132, 397-409, 2008.
5) Wortmann A., Vohringer S, et al : Mol Ther 16, 154-162, 2008.
6) Gao JQ, Eto Y, et al : J Control Release 122, 102-110, 2007.
7) Suzuki-Kouyama E, Katayama K, et al : Biomaterials 32, 1724-1730, 2011.
8) Matsui H, Sakurai F, et al : Biomaterials 33, 3743-3755, 2012.
9) Doronin K, Flatt JW, et al : Science 338, 795-798, 2012.
10) Kaliberov SA, Kaliberova LN, et al : Virology 447, 312-325, 2013.
11) Bergelson JM, Cunningham JA, et al : Science 275, 1320-1323, 1997.
12) Mizuguchi H, Hayakawa T : Gene 285, 69-77, 2002.
13) Koizumi N, Kawabata K, et al : Hum Gene Ther 17, 264-279, 2006.
14) Wickham TJ, Tzeng E, et al : J Virol 71, 8221-8229, 1997.
15) Uusi-Kerttula H, Legu, M, et al : Hum Gene Ther 26, 320-329, 2015.
16) Hedley SJ, der Maur AA, et al : Gene Ther 13, 88-94, 2006.
17) Vellinga J, de Vrij J, et al : Gene Ther 14, 664-670, 2007.
18) Proba K, Worn A, et al : J Mol Biol 275, 245-253, 1998.
19) Matsui H, Sakurai F, et al : Biomaterials 34, 4191-4201, 2013.
20) Koide A, Gilbreth RN, et al : Proc Natl Acad Sci USA 104, 6632-6637, 2007.
21) Pereboeva L, Komarova S, et al : Virus Res 105, 35-46, 2004.

町谷充洋
2010 年　大阪大学薬学部薬科学科卒業
2012 年　同薬学研究科修士課程修了
2015 年　同博士後期課程修了（薬科学博士）
　　　　同大学院薬学研究科特任研究員

第2章 遺伝子治療革新技術

4．アデノウイルスベクターによる遺伝子発現制御技術

鈴木まりこ・近藤小貴・鐘ヶ江裕美

　第1世代アデノウイルスベクター（AdV）は各種細胞に高い遺伝子導入効率を示すことから遺伝子治療用ベクターとして期待されてきた。AdVの最大の問題点は炎症であったが，われわれは既に原因となるウイルスタンパク質を突き止め，「低炎症型AdV」を開発した。さらに近年，細胞遺伝子発現に影響を与えることが報告されたウイルス随伴RNAを欠失した「低炎症・VA欠失型AdV」の高効率な作製にも成功した。本稿では，AdVの遺伝子治療への応用において有用性の高い細胞特異性を付加した「細胞特異的AdVシステム」について紹介する。

はじめに

　1993年，Nature Genet誌にアデノウイルスベクターによる神経細胞，特に脳への直接投与による効率的な遺伝子導入が3報続けて報告された[1)-3)]。アデノウイルスベクターの最大の魅力は，高い遺伝子導入効率と発現効率である。当時，遺伝子治療用ベクターとして応用されていたレトロウイルスベクターは分裂細胞にのみ遺伝子導入が可能であったため，神経細胞への遺伝子導入が可能なアデノウイルスベクターは遺伝子治療用ベクターとしてにわかに注目を浴びた。しかし，アデノウイルスベクターの免疫原性が報告され，その原因追及を行っていた矢先の1999年にOTC欠損症に対する不幸な死亡例が発生した。これにより遺伝子治療でのアデノウイルスベクターの主流は腫瘍溶解ベクターへとシフトしていった。
　われわれは，作製法が煩雑で非効率的であったアデノウイルスベクターの高効率作製法を開発し[4)5)]，遺伝子治療のみならず基礎分野においてもアデノウイルスベクターの普及に貢献してきた。また，アデノウイルスベクターを用いた複数の遺伝子発現制御システムを構築するとともに，最大の問題点であったアデノウイルスベクターの炎症を軽減した「低炎症アデノウイルスベクター」を開発した[6)]。本稿では，アデノウイルスベクターで唯一残存していたウイルス随伴RNAを欠失した「低炎症・VA欠失型アデノウイルスベクター」[7)]と，細胞特異的プロモーターを用いた「細胞特異的アデノウイルスベクターシステム」[8)]を中心に報告する。

I．アデノウイルスベクター（AdV）による炎症

　本稿で取り上げるAdVは，ウイルスと同様に複製する腫瘍溶解ベクターではなく，ウイルス複製に必須であるE1領域を目的遺伝子と置換した「非増殖型」，あるいは「第1世代」といわれ

---

key words

第1世代アデノウイルスベクター，非増殖型ベクター，pIXタンパク質，低炎症型AdV，ウイルス随伴RNA（VA RNA），RNA干渉，shRNA発現ベクター，部位特異的組換え酵素Cre，FLP，高効率VA欠失AdV作製法，VA欠失AdV，細胞特異的プロモーター，AFPプロモーター，細胞特異的高度発現AdV，shRNAの導入ツール

るベクター（FG-AdV）である．ウイルスのE1領域から発現するE1Aタンパク質は，ウイルス初期タンパク質のプロモーターをトランスに活性化することが知られており，アデノウイルスの複製に必須のタンパク質である．この領域を欠失したFG-AdVは，E1領域を染色体上にもち，恒常的にE1タンパク質を発現している293細胞では野生型アデノウイルスと同様に10の9乗レベルまで複製する．一方で293細胞以外の細胞では外来のプロモーターから目的遺伝子を発現するのみで，ウイルスとしての複製は起きずウイルス由来のタンパク質の発現も教科書的にはない．しかし実際には，FG-AdVを in vivo で投与した際に，激しい肝臓の炎症と速やかな目的遺伝子発現細胞の除去が報告され，原因遺伝子の探索が盛んに行われた．これによりウイルスのポリメラーゼをコードしているE2領域やウイルスによる細胞死などに関与しているE4領域を欠損したベクターが開発されたが[9)10)]，これらのAdVを用いても炎症は依然として認められた．AdVによる死亡例で応用されたベクターもE2領域欠損タイプのベクターであった[11)]．

われわれは，ウイルスゲノムは残存しているが目的遺伝子が未挿入のコントロールAdVでは炎症がほとんど認められないという知見に基づき，目的遺伝子発現単位を挿入したAdVで発現したウイルスタンパク質について解析を進めた．その結果，目的遺伝子挿入領域に近接したウイルス由来pIXタンパク質[用解1]（以下pIX）が発現していたことを突き止めた．pIXはウイルスの耐熱性などに寄与しているタンパク質で，pIXの欠失はウイルスの安定性を損なうことが報告されている．pIXは独自のプロモーターにより転写されるが，このpIXプロモーターが目的遺伝子発現のため用いた外来プロモーターにより活性化されると，pIXが発現して炎症を誘起していたことが明らかになった．また，CAGやCMVプロモーターを用いた場合にはpIXが発現するが，意外なことにEF1αプロモーターを用いた場合にはpIXの発現は認められなかった．さらに，同じ目的遺伝子をEF1αプロモーターで発現した場合には，

CAGプロモーターを用いた場合に認められていた強い肝臓の炎症反応が認められず，約6ヵ月間目的遺伝子の発現が持続していた．これらの結果から，われわれはEF1αプロモーターを用いたAdVを「低炎症型AdV」として提唱し[6)]，既にタカラバイオ社とニッポンジーン社よりキット化され販売されている．

Ⅱ．ウイルス随伴RNA欠失AdV

「低炎症型AdV」の開発により，ウイルス由来のタンパク質はほぼ発現していない安全性の高いAdVとなったが，実はAdVではnon-coding RNAであるウイルス随伴RNA（VA RNA）[用解2]が2種類転写されていた．VA RNAはRNA polymeraseⅢにより転写される約160塩基のsmall RNAであり，インターフェロンに対する抵抗性の確保など，感染細胞内でアデノウイルスが増殖する環境を整えていることが報告されていた．しかし，VA RNA欠失ウイルスではウイルス力価が約1/60に低下してしまうことや，VA RNA転写によるベクターとしての有用性への影響が想定されなかったことから，AdVはVA RNAのみが発現している状態で応用されていた．

しかし，short-hairpin RNA（shRNA）やmiRNAによるRNA干渉が注目されると，2010年にはAparicioらにより細胞内でmiRNAと同様にプロセスされたVA RNAが複数の細胞遺伝子発現を低下していたことが報告された[12)]．また，AdVはshRNA発現ベクターとしても有用性が高いが，VA RNAはshRNAの成熟化に拮抗することも報告されたため，AdVの応用においてVA RNA転写の影響が懸念されはじめた．

われわれは，当初VA RNAを高度に発現する293細胞の樹立を行い，VA RNAコード領域を欠失したAdV（VA欠失AdV）の作製を試みた．同様の試みは他でも報告されていたが，この方法ではベクター作製そのものが不可能である，もしくはベクター力価が約1/1000と非常に低くにとどまるなど[13)]，従来の作製法ではVA欠失AdVの汎用化は困難であった．そこでわれわれは，部位特異的組換え酵素FLP[用解3]を用いた「高効率

VA 欠失 AdV 作製法」を開発した[7]（図❶）．この方法では，FLP の標的配列である FRT [用解3] を VA RNA の両側に配置した AdV をプレベクターとして通常の 293 細胞内で 10 の 9 乗オーダーまで増幅する．このプレベクターは通常の AdV として応用することが可能である．研究の内容に応じて VA RNA を欠失したい場合には，FLP を高度に発現する 293 細胞にプレベクターを高濃度で感染させ，FRT に挟まれた VA 領域を欠失させて VA 欠失 AdV を作製する．VA 欠失 AdV はプレベクターと比べて 1/10 の力価に低下するが，それでも 10 の 8 乗オーダーのベクター調製が可能であり，一般的に応用するには十分である．われわれが樹立化した FLP 高度発現 293 細胞は，細胞あたり 1 万コピーまで複製する AdV ゲノムの VA RNA を 90% 以上欠失することが可能であり，この細胞で 2 回継代すればほぼ 100% の VA RNA が欠失する．

VA 欠失 AdV の作製が可能になったため，われわれはまず shRNA の導入ツールとしての優位性を VA 保持 AdV と比較した．特に shRNA のターゲットとしては遺伝子治療への応用を考慮して C 型肝炎ウイルス（HCV）を選択し，shRNA の効率を比較検討した．その結果，VA 欠失 AdV は VA 保持 AdV よりも高い HCV ゲノム複製抑制効果を示した[14]．

次に，新規作製法で得られた VA 欠失 AdV を用いて，VA RNA の細胞遺伝子発現への影響を詳細に検討した．これまで報告されている VA RNA による細胞遺伝子発現への影響は，ウイルス複製後期に大量発現する VA RNA によって誘起されていた．一方，非複製下の AdV から発現している VA RNA 量における影響を検討したわれわれの解析では，既報の細胞遺伝子発現低下

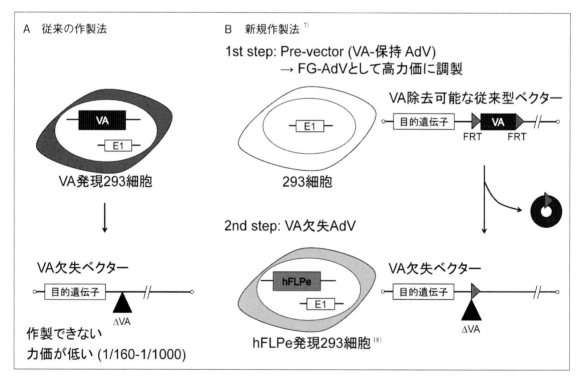

図❶　VA 欠失ベクターの作製法（文献 7 より）
A．VA 発現 293 細胞で VA 欠失ベクターを増幅する従来の作製法．ベクター作製効率が悪い．
B．われわれの開発した VA 欠失ベクターの新規作製法．VA 領域を組換え酵素 FLP の認識配列である FRT で挟み込んだプレベクターを 293 細胞で定法どおり増幅する．得られた高力価なプレベクターを FLP 発現 293 細胞に感染することで VA が切り出された VA 欠失ベクターを調製できる．

は認められなかった。しかし，AdVにおいても既報とは異なる複数の細胞遺伝子発現が低下していたこと（**表❶**），特にhepatoma-derived growth factor（HDGF）[用解4]に対する低下が著しいことが明らかになった[15]。これらの発現低下のメカニズムが明らかになれば，アデノウイルス複製の極めて初期のメカニズム解析にも貢献が可能であると考えている。

III. 細胞特異的発現制御システム

ウイルス由来の転写産物の影響をほぼ除去できた「低炎症・VA欠失AdV」の開発に成功したことで，ヘルパー依存型AdV[16]とほぼ同様に安全性の高い「第1世代AdV」の遺伝子治療への応用が可能になった。そこでわれわれは，腫瘍溶解ベクターで治療する「見えるがん」ではなく，まだ見えないほど小さながんの発見および治療に応用可能なベクターの開発を行っている。

「第1世代AdV」は細胞で増殖しないため，既に見える大きさになったがんを治療するベクターとしては不向きである。一方，高い目的遺伝子発現効率は，小さな見えないがんへの応用には有用性が高い。そのためには，細胞特異性をAdVに付加することが必須であるが，汎用されている細胞特異的プロモーターは通常応用されているEF1αプロモーターなどと比較してプロモーター活性が極めて低い。細胞特異的プロモーターから目的遺伝子を発現した場合，十分な発現量を得るためには高濃度のAdVの投与が必要となり遺伝子治療として現実的ではない。

そこでわれわれは，極めて組換え効率が高い部位特異的組換え酵素Creを応用した「細胞特異的高度発現AdV」を開発し，報告した[8]。本法には，細胞特異的プロモーターでCre[用解5]を発現する「スイッチユニット」とCre依存的に強力なEF1αプロモーターから目的遺伝子を高度に発現する「標的ユニット」を用いる（**図❷**）。従来法ではこれらのユニットを単独でもつ2種類のAdVを共感染していたが[17]，両AdVが導入された細胞でのみ目的遺伝子の発現がonへと誘導されるため，発現頻度が低いという問題があった。他方，Creは組換え効率が高いため，ベクターゲノムが293細胞で1万コピーまで増幅する過程でCreがわずかにでもリーク発現した場合には，「標的ユニット」の標的配列間を環状に切り出し，目的遺伝子の発現をonへと誘導してしまう。実際，ベクター作製用のコスミドを大腸菌で作製している過程でも，わずかにリーク発現したCreにより標的配列間が切り出されており，293細胞での「単一型ベクター」作製はほぼ不可能であると推測された。

しかし「単一型ベクター」作製に向け，Creに対するドミナントネガティブやshRNAを複数構築し検討した結果，樹立化したCreのshRNA発現293細胞で初めてベクター作製が可能となった。そこで，肝細胞がん特異的プロモーターであるα-フェトプロテイン（AFP）プロモーター[用解6]を用いて目的遺伝子発現の検討を行った。その結果，AFP発現細胞であるHepG2細胞およびHuH-7細胞では目的遺伝子が高度に発現していたが，AFP非発現細胞であるSK-Hep1やHeLa細胞ではほとんど認められず，発現効率・特異性ともに優れた細胞特異的発現システムであったことが確認された。

表❶ FG-AdVを用いたmicroarrayにより同定されたVA RNA標的遺伝子の候補（文献15より）

	ratio VA (+) / VA (-)	expression
KLHL28	1.7	up
PDP2	1.5	up
PTPRJ	1.3	up
PAPPA	1.4	up
DTYMK	0.4	down
MAG1	0.5	down
TMEM2	0.5	down
DNMT1	0.6	down
CHMP7	0.5	down
STS	0.3	down
CNOT6	0.7	down
HDGF	0.5	down

A549細胞における細胞遺伝子mRNA量の変動。FG-AdV，VA欠失AdV感染後24時間におけるmRNA量を各々VA（+），VA（-）とし，VA発現下での細胞遺伝子発現の増減を示した。

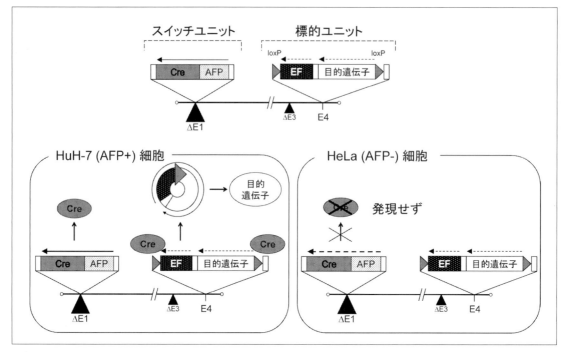

図❷ 「切り出し発現型」ベクターの構造と機序（文献8より）

肝細胞がん特異的プロモーターであるα-フェトプロテイン（AFP）プロモーターから部位特異的組換え酵素 Cre を発現する「スイッチユニット」と Cre 特異的に切り出された分子上で強力な EF プロモーターから目的遺伝子を発現する「標的ユニット」を同一ゲノム上に有する。AFP 発現細胞特異的に目的遺伝子が高度に発現する。AFP を発現しない細胞では AFP プロモーターからの Cre の発現が起こらないため目的遺伝子は発現しない。

おわりに

われわれは，AdV が遺伝子治療で注目された当初からベクター開発を行ってきた。遺伝子治療の進展をある意味慎重にしてしまった AdV であったが，その後，炎症の原因追求やウイルス転写産物である VA RNA の欠失など安全性確保と有用性の向上に向け着実に進歩を続けており，現在の AdV は既に新世代となっている。大きな目的遺伝子が挿入可能なヘルパー依存型ベクター[16]の開発と検討も着実に進んでおり，これからの遺伝子治療では Adv の更なる貢献が可能であると考えている。

用語解説

1. **pIX タンパク質**：ウイルス粒子を構成する 14kDa のタンパク質。目的遺伝子発現単位を挿入する AdV ゲノム E1 領域の下流にコード領域をもち，ベクター複製時には独自のプロモーターによって発現する。目的遺伝子の発現に強力な CMV プロモーターなどを応用した際には近接する pIX プロモーターが活性化され，リーク発現する。われわれは目的遺伝子発現に EF1α プロモーターを用いることで pIX ウイルスタンパク質のリーク発現を抑制し，炎症反応を惹起しない「低炎症型 AdV」の開発に成功した。

2. **ウイルス随伴 RNA（VA RNA）**：アデノウイルス 5 型の約 30 map unit（10576-11034 nt）にコードされている 2 種類（VA I，VA II）の約 160 nt の small RNA。VA I はすべての血清型，VA II においても約 80％の血清型に存在しており，その二次構造は血清型間で高く保存されている。A box, B box と呼ばれる V RNA polymerase III である内在性プロモーターにより転写されており，感染細胞内で大量に発現する。VA RNA は pre-micro RNA や short-hairpin RNA とよく似た stem-loop 構造をとるため exportin 5 により細胞質へ輸送され，Dicer にも結合する。その結果，宿主細胞内の RNA 干渉機構を飽和させ，撹乱されることが報告されている。VA RNA の最も有名な機能はインターフェロンで活性化される protein kinase R（PKR）に

VA Ⅰ が直接結合して PKR の活性化を阻害した結果, PKR による翻訳開始因子 eIF-2 のリン酸化を阻害し翻訳阻害を阻止することである。その結果, 細胞のウイルス防御機構を抑制し, ウイルス増殖に適した環境を整えることに寄与していると考えられている。

3. **FLP, FRT**：出芽酵母がコードする部位特異的組換え酵素。34塩基の標的配列 FRT 配列を特異的に認識し, Cre/loxP と同様の作用機序で組換えを起こす。Cre の至適温度が 37℃ であるのに対し FLP の至適温度は 30℃ であったが, われわれは 4 アミノ酸変異を導入し, かつ codon usage をヒト型に置き換えることによって動物細胞内での高い組換え効率を示すヒト型・温度安定型 hFLPe を開発した。

4. **HDGF (hepatoma-derived growth factor)**：CtBP (transcriptional corepressor C-terminal binding protein) と結合し SMYD1 (SET and MYND domain containing 1) の転写抑制因子として働く。HDGF と CtBP は AdV 複製に必須な E1A と同一部位で結合する。AdV は VA RNA によって HDGF の発現を抑制することで E1A と CtBP との結合を促進してウイルス増殖環境を整える可能性が示唆された。

5. **Cre**：大腸菌を宿主とする P1 ファージ由来の部位特異的組換え酵素。34塩基の標的配列である *loxP* を認識する。同一分子上に同方向で存在する標的配列を効率よくかつ正確に認識して組換えることで標的配列間を環状に切り出す (欠失反応)。

6. ***a*-フェトプロテインプロモーター**：肝臓細胞がん特異的プロモーターの一種であり, 高い特異性を示すが, 汎用されている強力なプロモーターに比べ転写活性は数百分の 1 程度と極めて低いことが報告されている。

参考文献

1) Akli S, Caillaud C, et al : Nat Genet 3, 224-228, 1993.
2) Bajocchi G, Feldman SH, et al : Nat Genet 3, 229-234, 1993.
3) Davidson BL, Allen ED, et al : Nat Genet 3, 219-223, 1993.
4) Miyake S, Makimura M, et al : Proc Natl Acad Sci USA 93, 1320-1324, 1996.
5) Fukuda H, Terashima M, et al : Microbiol Immunol 50, 643-654, 2006.
6) Nakai M, Komiya K, et al : Hum Gene Ther 18, 925-936, 2007.
7) Maekawa A, Pei Z, et al : Sci Rep 3, 1136, 2013.
8) Kanegae Y, Terashima M, et al : Nucleic Acids Res 39, e7, 2011.
9) Engelhardt JF, Ye X, et al : Proc Natl Acad Sci USA 91, 6196-6200, 1994.
10) Yang Y, Nunes FA, et al : Nat Genet 7, 362-369, 1994.
11) Ye X, Robinson MB, et al : J Biol Chem 271, 3639-3646, 1996.
12) Aparicio O, Carnero E, et al : Nucleic Acids Res 38, 750-763, 2010.
13) MacHitani M, Katayama K, et al : J Control Release 154, 285-289, 2011.
14) Pei Z, Shi G, et al : Sci Rep 3, 3575, 2013.
15) Kondo S, Yoshida K, et al : PLoS One 9, e108627, 2014.
16) Hardy S, Kitamura M, et al : J Virol 71, 1842-1849, 1997.
17) Sato Y, Tanaka K, et al : Biochem Biophys Res Commun 244, 455-462, 1998.
18) Takata Y, Kondo S, et al : Genes Cells 16, 765-777, 2011.

参考ホームページ

・東京大学医科学研究所遺伝子解析施設
　http://www.ims.u-tokyo.ac.jp/idenshi/pg154.html

鐘ケ江裕美

1982 年	北里大学薬学部薬学科卒業
1984 年	同薬学部薬学研究科修士課程修了
	株式会社津村順天堂　分子遺伝学研究所
1987 年	国立予防衛生研究所ウイルスリケッチア部臨時職員
1993 年	東京大学医科学研究所遺伝子解析施設助手
1996 年	医学博士号取得
	米国 The Salk Institute 留学 (Dr. Inder Verma)
1998 年	東京大学医科学研究所遺伝子解析施設助手
2015 年	東京慈恵会医科大学・総合医科学研究センター基盤研究施設 (分子遺伝学) 准教授

第2章　遺伝子治療革新技術

5．レンチウイルスベクター

島田　隆

　エイズの原因ウイルスである HIV-1（human immunodeficiency virus type 1）を改変した HIV ベクターは，最初はエイズの遺伝子治療のためのベクターとして考えられていた。その後，HIV が属するレンチウイルスはこれまで研究されてきたレトロウイルスと違い非分裂細胞にも感染できることがわかり，造血幹細胞や神経系細胞を標的とした遺伝子治療のためのベクターとしての開発が進められた。これまでに安全性や導入効率を向上させるための多くの改良が行われ，現在では多くの造血幹細胞遺伝子治療でレンチウイルスベクターが使われるようになっている。

はじめに

　HIV-1（human immunodeficiency virus type 1）はエイズの原因ウイルスとして 1983 年にパスツール研究所の Montagnier と Barre-Sinoussi により発見された[1]。これ以後，治療法開発をめざした研究が世界中で行われるようになった。この時期は遺伝子治療研究が米国で本格的に開始された時期と重なっている。世界最初の遺伝子治療が NIH で 1990 年に開始される以前の 1988 年に Baltimore がエイズの治療法として遺伝子治療の可能性を提唱し注目された[2]。当時は様々なウイルスベクターの研究が行われていたが，HIV についてもエイズの遺伝子治療を目的としたベクターの開発が行われた。これは HIV が本来もっているリンパ球への特異的感染機構を利用して治療用遺伝子を標的細胞に導入する理想的なベクターと考えられたが，組換え HIV の安全性への危惧から限られた研究室でしか扱うことができなかった。その後，HIV が属するレンチウイルスはこれまで研究されてきたレトロウイルス（γレトロウイルス）と違い非分裂細胞にも感染できることがわかり，造血幹細胞や神経系細胞を標的とした遺伝子治療のためのベクターとしての開発が進められた。2002 年にレトロウイルスベクターによる白血病の発症が報告されてから，長期発現を目的とする組込型ベクターとしてレンチウイルスベクターとレトロウイルスベクターの比較検討が行われ，遺伝子導入効率の点でも安全性の点でもレンチウイルスベクターの優位性が明らかになってきた。現在では多くの造血幹細胞遺伝子治療でレンチウイルスベクターが使われるようになっている。

---

key words

レンチウイルスベクター，HIV-1，LTR，Tat，Rev，RRE，パッケージングプラスミド，SIN-LTR，ベクタープラスミド，VSV-G，WPRE，インスレーター，増殖性レンチウイルス（RCL），挿入変異，がんの遺伝子治療，造血幹細胞遺伝子治療，副腎白質ジストロフィー（ALD），LCR，異染性白質ジストロフィー（MLD），Wiscott-Aldrich 症候群（WAS），サラセミアの遺伝子治療，エイズの遺伝子治療，パーキンソン病の遺伝子治療，網膜色素変性症の遺伝子治療

I. HIVの構造と生活環

 HIV-1はレトロウイルスのサブグループの1つであるレンチウイルスに属し，エイズ（後天性免疫不全症）の原因ウイルスとして発見された。2組の9 kbの一本鎖（+）RNAをゲノムとしてもち，エンベロープで覆われた直径120 nmの球形ウイルスである。レンチウイルスに属するウイルスとしては，その他にはHIV-2（human immunodeficiency virus type-2），SIV（simian immunodeficiency virus），FIV（feline immunodeficiency virus），EIAV（equine infectious anemia virus）などがあり，これらのウイルス由来のベクターの開発も行われているが，本稿ではHIV-1由来レンチウイルスベクターについて記す。

1. HIVのゲノム構造

 染色体に組み込まれたプロウイルスの状態のレンチウイルス（HIV）のゲノム構造を図❶に示す。

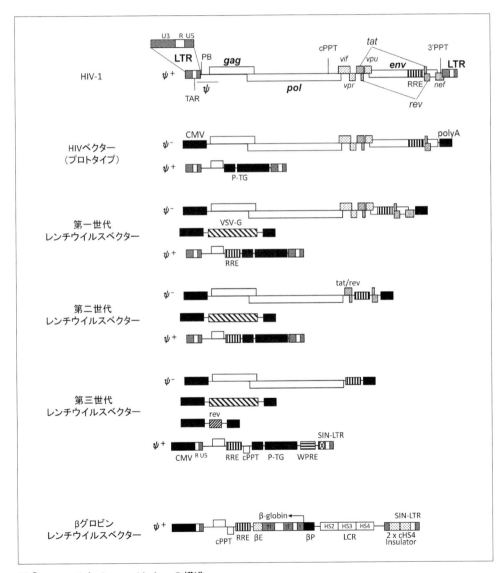

図❶ レンチウイルスベクターの構造
P-TG：プロモーター導入遺伝子，βE：βグロビンエンハンサー，βP：βグロビンプロモーター，cHS4：トリHS4インスレーター

レトロウイルスとしての共通の構造として両端のLTR（long terminal repeat），構造遺伝子としてgagとenv，酵素遺伝子としてpolをもっている。HIVではさらに制御遺伝子としてtat, rev，修飾遺伝子としてvif, vpr, vpu, nefがコードされている。また，レトロウイルスの増殖に必要な配列として，プライマー結合部位（PB），RNAゲノムがウイルス粒子にパッケージングされる際に必須なパッケージングシグナル（ψ）が同定されている。さらにHIV特有の配列としてTAR, RRE, cPPTが知られている。これらのHIVの遺伝子や配列の主な機能を表❶，❷にまとめた[3]。

2. HIVの生活環

HIV-1のエンベロープのEnvが，標的細胞で発現している受容体としてのCD4と，補助受容体としてのケモカインレセプター（Tリンパ球ではCXCR4，マクロファージではCCR5）に結合し，細胞膜融合を経て細胞内に侵入する。その後，RNAゲノムはDNAに逆転写され，インテグラーゼなどを含むプレインテグレーション複合体（PIC：pre-integration complex）を形成し核内に移行する。多くのレトロウイルスのPICは核膜孔を通過できないため核内への移行には細胞分裂により核膜が消失することが必要であるが，HIVのPICは核膜孔を通過できるため，非分裂細胞にも感染できると考えられている。核内に侵入した二本鎖ゲノムDNAはプロウイルスとして染色体DNAに組み込まれる。

表❶ HIVがコードするタンパク質遺伝子

遺伝子	主な機能	Ⅰ*	Ⅱ*	Ⅲ*
gag	group specific antigen：構造タンパク質の遺伝子。翻訳後プロテアーゼによりMA（matrix），CA（capsid），NC（nucleo-capsid）に切断される	○	○	○
pol	polymerase：酵素遺伝子。gagからフレームシフトしてgag-polとして翻訳される。プロテアーゼによりPRO（protease），RT（reverse transcriptase），IN（integrase）に切断される	○	○	○
env	envelope：エンベロープタンパク質の遺伝子。gp160として翻訳され，gp120とgp41に切断される			
tat	trans activator：5'LTRのTARに結合し転写を促進	○	○	
rev	regulator of virion expression：RNAの核外への輸送や，ウイルス粒子へのパッケージングを促進	○	○	○
vif	virion infectivity factor：宿主防御因子のAPOBEC3の阻害	○		
vpr	viral protein R：細胞分裂の阻止	○		
vpu	viral protein U：ウイルス粒子の放出を抑制する宿主因子Tetherinの阻害	○		
nef	negative factor：CD4やMHCの発現阻害	○		

＊レンチウイルスベクターのパッケージングで使われるHIV遺伝子。Ⅰ：第一世代，Ⅱ：第二世代，Ⅲ：第三世代

表❷ HIVゲノム上で同定されている遺伝子配列

遺伝子配列	主な機能
LTR	long terminal repeat：両端に位置する繰り返し配列。プロモーター，エンハンサー，polyAシグナルやインテグラーゼの認識部位などが含まれる。U3, R, U5からなり，5'LTRのRの5'端から転写が開始し，3'LTRのRの3'端でpolyAが付加される
ψ	packaging signal：RNAゲノムがウイルス粒子にパッケージングされるために必要。5'LTRからgag遺伝子の300bpを含む領域
PB	primer binding site：逆転写で（−）DNA合成時にprimerとしてtRNAが結合
TAR	trans-activation response element：5'LTRのR領域。Tatと結合して転写を活性化
RRE	rev-responsive element：env領域。Revと結合してRNAを核外に輸送
PPT	polypurine tract：逆転写で（＋）DNAの合成時にprimerとなる配列。HIVでは3'端近傍（3'PPT）と中央部インテグラーゼ領域（cPPT）の2ヵ所

プロウイルスから転写された RNA はスプライシングにより多数の mRNA が産生される。初期に作られるスプライスされた mRNA からは Tat と Rev が発現する。Tat は LTR プロモーターの活性化，Rev は RRE 配列をもつ mRNA の核外への移送を促進する。1 回スプライシングを受けた mRNA からは Env や修飾タンパク質が発現し，スプライシングを受けない全長の mRNA からは Gag, Gag-Pol が発現する。これらのタンパク質から作られたコア粒子に ψ 配列をもつ（ψ⁺）全長の RNA がパッケージングされる。さらに，Env を膜上に発現している細胞膜をエンベロープとして被り細胞外に出芽し成熟した HIV となる[3]。

II. レンチウイルスベクターの開発

1. HIV ベクター

最初の組換え HIV はエイズの遺伝子治療のためのベクターとして 1991 年に NIH の遺伝子治療グループの筆者らが作製した[4]。当時，遺伝子治療研究で使われていたマウスの白血病ウイルス（Moloney murine leukemia virus）由来のレトロウイルスベクター（MLV ベクター）の手法を使い，クローン化された HIV ゲノム（BH10）から両端の LTR と ψ 配列を除き（ψ⁻），CMV プロモーターから Env を含めすべての HIV タンパク質を発現させるパッケージングプラスミドと，LTR と ψ 配列をもつ（ψ⁺）ベクタープラスミドを Cos 細胞にトランスフェクションして作製した。この HIV ベクターはエンベロープが HIV の Env をもっているため HIV と同じ細胞特異性で CD4 陽性リンパ球への遺伝子導入ができる。したがって，HIV に感染する可能性のある標的細胞に特異的に遺伝子を導入して HIV に抵抗性にすることが可能である。組換え HIV を使って HIV 感染症を治療しようという作戦である[5]。HIV の Env をもつ，この HIV ベクターのプロトタイプは安全性への危惧と産生効率が低いため実用化には至っていない。

2. レンチウイルスベクターのパッケージング

1990 年代になり HIV が他のレトロウイルスと異なり非分裂細胞にも感染できることが明らかになった。Salk 研究所ではウイルスベクター，HIV，神経細胞の研究グループが協力して，これまでのレトロウイルスベクターでは不可能だった，神経細胞への遺伝子導入ができる HIV 由来レンチウイルスベクターを作製した[6]。この第一世代レンチウイルスベクターでは，Env 以外のすべての HIV タンパク質を CMV で発現するパッケージングプラスミドと，エンベロープとして vesicular stomatitis virus の G タンパク質（VSV-G）の発現プラスミドが使われた。レトロウイルスベクターのエンベロープとして VSV-G を使うことでベクターの安定性や導入効率が高まることが報告されていた[7]。HIV のエンベロープの代わりに VSV-G を使うことで，レンチウイルスベクターはリンパ球以外の細胞に遺伝子導入することができるようになり，非分裂細胞である神経細胞や，分裂速度の遅い造血幹細胞への高率の遺伝子導入が示された[6)8]。

その後，HIV の修飾遺伝子はウイルス粒子のパッケージングには必須でないことが明らかになり，安全性を高める目的ですべての修飾遺伝子を除去した，第二世代レンチウイルスベクターのパッケージングプラスミドが作製された[9]。さらに第三世代のレンチウイルスベクターでは，パッケージングプラスミドから *tat*, *rev* の制御遺伝子も除かれている。Rev は mRNA の移送やベクターのパッケージングに必要であるため Rev 発現プラスミドから供給することになっている。ベクタープラスミドでは 5'LTR を CMV プロモーターに変えることで，Tat なしに RNA ゲノムが産生できるようになっている[10]。第三世代レンチウイルスベクターは 4 種類のプラスミド（パッケージング，Rev，VSV-G，ベクター）をトランスフェクションして作製するためベクターの産生効率は低いが，安全性は高く相同組換えによる増殖性レンチウイルス（RCL）の生成の可能性はないと考えられている。

3. レンチウイルスベクターの改良

レンチウイルスベクターは，安全性と導入効率を向上させるための多くの改良が加えられてい

る。ベクタープラスミドについては3'LTRのU3に含まれるエンハンサー/プロモーターを除去して自己不活化型LTR（SIN-LTR：self-inactivation long terminal repeat）に改変している[11]。3'のSIN-LTRは逆転写の時に5'側にも転写されるためプロウイルスとして染色体に組み込まれた状態では両端がSIN-LTRになり，プロモーターとしては不活性化されている。SIN-LTRはレトロウイルスベクターで内部プロモーターに対するLTRの影響を抑える目的で開発されたが[12]，その後，レトロウイルスベクターによるがん化の原因であるLTRからの挿入部位近傍のがん遺伝子の活性化を抑制するためにも重要であると考えられている。

ベクタープラスミドには，5'のCMVプロモーターと3'のSIN-LTRの間には内部プロモーターと導入遺伝子以外にHIV由来のψ，RRE，cPPTなどの配列や，woodchuck肝炎ウイルス由来のPRE（WPRE：woodchuck hepatitis virus posttranscriptional regulatory element）が組み込まれている。ベクターゲノムが効率よくパッケージングされるためにはHIVゲノムの5'領域に同定されているパッケージングシグナル（ψ）が必要である。Env遺伝子領域に存在するRREはRevタンパク質と結合してRNAの移送やベクターのパッケージングに必要である。Pol遺伝子領域にあるcPPTは，逆転写を効率よく行うために重要であると考えられている。WPREはmRNAの核外への輸送や安定性を高める作用をもつことが報告されている[13]。オリジナルのWPREには肝がん発症に関係した配列が含まれていることが明らかになったことから，現在はこれらの配列を除いた変異WPREが使われている[14]。

染色体上の遺伝子の境界で周囲からの影響を遮断していると考えられているインスレーター（insulator）を組み込むことも行われている[15]。インスレーターは凝集したヘテロクロマチン構造になることを阻止して遺伝子発現しやすい状態に保つバリア活性と，エンハンサーの遠隔への作用を阻害するブロッキング活性があると考えられており，インスレーターをプロウイルスの両端に配置することで，導入遺伝子の発現上昇と，内部プロモーター/エンハンサーからの外部プロモーターへの影響を減少させることを期待している。しかし，インスレーターを組み込むことでベクターの産生効率が落ちることが問題になっている[16]。

4. レンチウイルスベクターの作製法

研究室でのレンチウイルスベクターの作製は，プラスミドを293T細胞にトランスフェクションして培養上清を集めてフィルターを通す方法で行われている。第三世代のレンチウイルスベクター作製用のプラスミドのキットが市販されている。培養細胞を使った実験や*ex vivo*遺伝子治療の動物実験では，このような方法で作製したレンチウイルスベクターが使われている。持続的にベクターを産生するパッケージング細胞の開発も試みられているが，Gag-PolやVSV-Gに細胞毒性があるため薬剤誘導型の発現系を用いた複雑な方法が必要で，一般化していない[17]。ベクターの濃縮や精製についても多くの方法が報告されている[18]。しかし，現在でも臨床試験に使えるレンチウイルスベクターの大量生産が難しいことがレンチウイルスベクターの欠点となっている。

III．レンチウイルスベクターの安全性

エイズの原因ウイルスであるHIVをベクターとして改変することについては当初から安全性が最大の課題であった。HIV由来レンチウイルスベクターの安全性の問題点としては，①ベクタープラスミドとパッケージングプラスミドの組換えによる増殖性レンチウイルス（RCL：replication competent lentivirus）の出現の可能性，②野生型HIVの重感染による新規の組換えHIVの出現や周囲への再感染の可能性，③挿入変異によるがん化の可能性が挙げられる。

1. 増殖性レンチウイルス（RCL）

第二世代以降のパッケージングで相同組換えによりRCLが出現することは考えにくい。実際これまでの研究では試験管内でも動物実験でもRCLが出現した例はない。しかし，レトロウイルスベクターでは*gag-pol*，*env*，導入遺伝子の3

種類の発現プラスミドの組み合わせでも増殖性レトロウイルス（RCR）の出現した例が報告されている[19]。また，エイズという社会的に注目されている感染症の原因であることから，RCLの可能性については依然として厳しい規制が行われている。

現在，RCLの検出テストとして実際に臨床試験用のレンチウイルスベクターで用いられている方法は，野生型HIVやVSV-Gをもつレンチウイルスベクターに感受性のあるC8166細胞に感染させ，数週間培養後にELISAによるp24，RT活性，PCRによるVSV-Gなどを検出する方法である[20]。これまでにRCL陽性になった例は報告されていない。

日本でのHIV-1の実験は「遺伝子組み換え生物等の第二種使用等に関する省令（二種省令）」で規制されていて，多くは大臣確認が必要なクラス3に分類されているが，第三世代のレンチウイルスベクターについては増殖力など欠損株としてクラス2に分類されているため機関承認での実験が可能である。

2. 野生型HIVとの相互作用

レンチウイルスベクターで治療を受けた患者が，その後HIVに感染した場合に起こりうる，ベクターと野生型HIVの相互作用も問題になっている。ベクターゲノムからψ配列をもつRNAが転写されていると，HIVにパッケージングされ周囲のリンパ球に感染することが知られている（mobilizationと言われている）。SIN-LTRベクターの場合にはプロモーター活性が不活化されているのでこの可能性は少ないと考えられるが，実際にはSIN-LTRからも微量のRNA転写が起きていることが報告されている[21]。mobilizationにより新たな組換え生物が発生することは安全性や生物多様性の観点から問題であるが，レンチウイルスベクターを使ったHIV感染症の遺伝子治療では，周囲のリンパ球への遺伝子導入が広がることによるbystander効果も期待できる[5)22]。

3. 挿入変異

レトロウイルスベクターの挿入変異によるがん化の可能性は遺伝子治療が開始される以前の1980年代から安全性の問題として議論されていた。しかし，挿入部位はランダムであり，がん化には複数のがん遺伝子が活性化される必要があるため，その可能性は極めて低いと考えられていた。実際に非増殖性のレトロウイルスベクターを使った動物実験やヒトへの遺伝子治療でも，がん化は起きていなかった。ところが2002年になり，遺伝子治療の最初の成功例として世界中から高く評価されていた免疫不全症の遺伝子治療を受けた患者が次々に白血病を発症したことが明らかになった[23]。その後の研究でレトロウイルスベクターの挿入部位はランダムではなく，プロモーターやエンハンサーが集まる転写開始点近傍に組み込まれやすいことが明らかになった[24]。同じく染色体に組み込まれるレンチウイルスベクターによる挿入変異の可能性も徹底的に調べられた。その結果，レンチウイルスベクターはレトロウイルスベクターとは異なり，遺伝子のコーディング領域に分散して挿入されていることが明らかになった[25]。そのため，挿入変異によるがん化の可能性についてはレンチウイルスベクターのほうがレトロウイルスベクターより低いと考えられている。また現在，臨床試験で使われている第三世代のレンチウイルスベクターはRCLの出現を阻止するため多くの安全面での改良が加えられている。実際に，これまで行われたレンチウイルスベクターを使った遺伝子治療ではがん化は認められていない。

Ⅳ．レンチウイルスベクターを使った遺伝子治療（表❸）

1. リンパ球への遺伝子導入

HIV由来レンチウイルスベクターは，2003年に米国でエイズの遺伝子治療を目的として最初にヒトに投与されている[22]。ベクターはGag, Pol, Tat, RevとVSV-Gを発現する単一のパッケージングプラスミドと，HIV-LTRで937bpのEnv遺伝子に対するアンチセンス配列を発現するように設計したベクタープラスミドの2種類のプラスミドで作製された（第二世代ベクターの変型）。HIV-LTRをプロモーターとしているため，Tatが

表❸ レンチウイルスベクターを使った遺伝子治療臨床研究

遺伝子導入	標的細胞	疾患	ベクター	プロモーター/遺伝子	文献
Ex vivo	T-cell	AIDS	HIV 由来,第二世代	HIV-U3/env antisense	22, 26
	T-cell	Leukemia, Lymphoma	HIV 由来,SIN-LTR,第三世代	EF1α/anti CD19-CAR	27
	HSC	ALD	HIV 由来,SIN-LTR,第三世代	MND/ABCD1	28
	HSC	MLD	HIV 由来,SIN-LTR,第三世代	PGK/ASA	29
	HSC	WAS	HIV 由来,SIN-LTR,第三世代	WAS/WAS	31
	BM	Fanconi	HIV 由来,SIN-LTR,第三世代	SFFV/FANCA	37
	HSC	β thalassemia Sickel cell anemia	HIV 由来,SIN-LTR,第三世代	LCR + β globin/β globin	32
In vivo	線条体	パーキンソン	EIAV 由来,SIN-LTR,第三世代	CMV/TH, GH1, AADC	35
	網膜下	網膜色素変性症	SIV 由来,SIN-LTR,第三世代	CMV/PDEF	36

HSC:hematopoietic stem cells, BM:bone marrow cells, ALD:adrenoleukodystrophy, MLD:metachromatic leukodsystrophy, WAS:Wiscott-Aldrich syndrome, EF1α:elongation factor 1 alpha, MND:modified MLV-U3+MSV enhancer, CMV:cytomegalovirus, CAR:chimeric antigen receptor, ABCD1:ATP-binding cassette D1, ASA:arylsulfatase A, TH:tyrosine hydroxylase, GH1:GTP cyclohydrolase 1, AADC:aromatic l-amino acid decarboxylase, PDEF:pigment epithelium derived factor

供給される HIV 感染細胞でのみアンチセンスが発現することになる。患者から採取された CD4 リンパ球に ex vivo でベクターを導入し,増殖させた後に静脈投与された。治療後,HIV 量の減少や,CD4 リンパ球の上昇も観察された。限定的な mobilization は認められたが,LCR の出現や挿入変異は起きていない[26]。

がんの遺伝子治療で最近注目されている CAR-T(chimeric antigen receptor modified T cell)療法でも,患者の T 細胞に第三世代のレンチウイルスベクターを使って CAR 遺伝子を導入する臨床プロトコールが行われている[27]。

2. 造血幹細胞遺伝子治療

造血幹細胞遺伝子治療ではレトロウイルスベクターに代わり第三世代のレンチウイルスベクターを使ったプロトコールが次々と開始されている。2009 年にフランスの Aubough のグループはレンチウイルスベクターを使った造血幹細胞遺伝子治療で,遺伝性神経脱髄疾患の1つである副腎白質ジストロフィー(ALD)の進行を止めることに成功したことを報告した[28]。ALD は長鎖脂肪酸の代謝異常症で中枢神経系の脱髄が急速に進行する重篤な疾患である。造血幹細胞遺伝子治療を行うことで正常遺伝子をもつ血液系細胞の一部が血液脳関門(BBB)を越えて中枢神経系に侵入し,代謝を改善したと考えられている。この結果は,白血病の発症以来,停滞していた遺伝子治療を復活させた成功例として高い評価を得た。

さらに,レンチウイルスベクターの開発に中心的に関わってきたイタリアの Naldini のグループは別の遺伝性神経脊髄疾患である異染性白質ジストロフィー(MLD)の造血幹細胞遺伝子治療で中枢神経症状の進行を抑制できたことを報告している[29]。MLD はリソゾーム病の1つであり,中枢神経系に侵入した血液系細胞がミクログリアに分化して正常のリソゾーム酵素(arylsulfatase A)を分泌し周囲の神経系細胞に取り込まれたためと考えられている。治療後の患者の髄液中には分泌されたリソゾーム酵素が検出されている。

先天性免疫不全症の治療でもレンチウイルスベクターが使われるようになってきた。Wiscott-Aldrich 症候群(WAS)は血小板減少,湿疹を伴

うX連鎖の免疫不全症で，重症例では感染症を繰り返す。最初に行われたレトロウイルスベクターを使った造血幹細胞遺伝子治療では臨床症状の改善をみたものの10例中7人で白血病を発症している[30]。しかし，最近行われた第三世代レンチウイルスベクターを使った治療では血小板の増加，免疫機能の改善があり，白血病化や異常クローンの増殖は認められていない[31]。レンチウイルスベクターを使ったWASの遺伝子治療は医師主導治療として日本でも計画されている。その他にも，X連鎖SCIDやADA欠損症などに対するレンチウイルスベクターを使った臨床試験が計画されている。

造血幹細胞遺伝子治療で最もインパクトがあったのはサラセミアの遺伝子治療の報告である[32]。サラセミアは歴史的にも遺伝子治療の重要な対象疾患と考えられており，1980年にUCLAのClineがNIHの承認を得ずにイスラエルでサラセミアの遺伝子治療を行ったことでも有名である。しかし，グロビン遺伝子の発現の調節機構は複雑で，その開発には多くの技術的課題があった。Clineが行ったようなグロビン遺伝子を導入するだけでは治療効果が得られないことは明らかだった。1980年代後半になり，グロビン遺伝子が組織特異的に高い効率で発現するためには20kbも離れた染色体上のlocus control region（LCR）が必須であることが発見された[33]。しかし，LCRを組み込んだレトロウイルスベクターはパッケージングの効率が低く実用化できなかった。レトロウイルスベクターからレンチウイルスベクターに変更し，さらに改良を重ね2000年以降に，漸く動物実験に使えるようなベクターが開発された[34]。グロビン発現ベクターは最も複雑な構造をもったレンチウイルスベクターである（図❶）。2007年に開始された最初の臨床試験ではグロビンが一部発現している中間型サラセミア（β-thalassemia intermedia）の患者への治療がフランスで行われた。遺伝子治療後はHb値が10g/dLまで上昇し，それまで毎月行っていた輸血が必要なくなった。この例ではベクターの挿入変異によるHMGA2の活性化とクローンの増殖が認めら

れたが，白血病化は起きていない。その後，米国の企業（bluebird bio社）主導で行われているグロビン遺伝子の完全欠損も含めた重症型サラセミア（β-thalassemia major）7人と鎌状貧血1人に対する臨床試験では，少なくとも4人で輸血の必要がなくなり，異常クローンの出現も認められていない。これらの結果から，FDAやEMAでの早期の薬事承認が期待されている。

これらの造血幹細胞遺伝子治療では，いずれも293T細胞へのトランスフェクションにより作製されたSIN-LTRとVSV-Gをもつ第三世代レンチウイルスベクターが使われており，これまでのところRCLの出現や白血病化は認められていない。

3. in vivo 遺伝子治療

レンチウイルスベクターを直接体内に投与するin vivo遺伝子治療としてはEIAV由来レンチウイルスベクターを使ったパーキンソン病の遺伝子治療がフランスで行われた[35]。ここではドーパミン産生に必要なtyrosine hydroxylase（TH），GTP cyclohydrolase 1（GH1），aromatic l-aminoacid decarboxylase（AADC）の3遺伝子を，CMVプロモーターとIRES（internal ribosomal entry site）により1つのベクターから発現するように設計したレンチウイルスベクター（ProSavin）が15人の患者の線条体に直接注入されている。症状の改善と重篤な副作用がなかったことが報告されている。

日本では第三世代のSIV由来レンチウイルスベクターが網膜色素変性症の遺伝子治療として2013年から開始されている[36]。

おわりに

レンチウイルスベクターは，病原性ウイルスに由来するため，当初は規制も厳しく，研究者からも敬遠されていた。しかし，ベクターの改良が進み，病原性を心配する必要がなくなったことから，今では遺伝子導入実験のための重要なツールとして普通の研究室で使われるようになっている。本稿では触れなかったが，siRNAやmiRNAの発現，iPS細胞の初期化，CRISPR-Cas9を使ったゲノム編集など幅広い研究領域に利用されている。

遺伝子治療のベクターとしても，レトロウイルスによる白血病が問題になったことから，逆にレンチウイルスベクターの安全性が評価されるようになり，レトロウイルスベクターに代わるベクターとして期待されている．日本でも，レンチウイルスベクターを使った造血幹細胞遺伝子治療やCAR-T療法の治験が計画されており，今後，その臨床応用はますます増えていくものと思われる．

参考文献

1) Barre-Sinoussi F, Chermann JC, et al : Science 220, 868-871, 1983.
2) Baltimore D : Nature 335, 395-396, 1988.
3) Freed ED, Martin MA : Fields Virology（Knipe DM, Howley PM, ed）,1502-1560, Lippincott Williams & Wilkins, 2013.
4) Shimada T, Fujii H, et al : J Clin Invest 88, 1043-1047, 1991.
5) Miyake K, Iijima O, et al : Hum Gene Ther 12, 227-233, 2001.
6) Naldini L, Blomer U, et al : Science 272, 263-267, 1996.
7) Emi N, Friedmann T, et al : J Virol 65, 1202-1207, 1991.
8) Miyoshi H, Smith KA, et al : Science 283, 682-686, 1999.
9) Zufferey R, Nagy D, et al : Nat Biotechnol 15, 871-875, 1997.
10) Dull T, Zufferey R, et al : J Virol 72, 8463-8471, 1998.
11) Zufferey R, Dull T, et al : J Virol 72, 9873-9880, 1998.
12) Yu SF, von Ruden T, et al : Proc Natl Acad Sci USA 83, 3194-3198, 1986.
13) Zufferey R, Donello JE, et al : J Virol 73, 2886-2892, 1999.
14) Kingsman SM, Mitrophanous K, et al : Gene Ther 12, 3-4, 2005.
15) Emery DW : Hum Gene Ther 22, 761-774, 2011.
16) Hanawa H, Yamamoto M, et al : Mol Ther 17, 667-674, 2009.
17) Ni Y, Sun S, et al : J Gene Med 7, 818-834, 2005.
18) Sena-Esteves M, Tebbets JC, et al : J Virol Methods 122, 131-139, 2004.
19) Chong H, Vile RG : Gene Ther 3, 624-629, 1996.
20) Cornetta K, Yao J, et al : Mol Ther 19, 557-566, 2011.
21) Hanawa H, Persons DA, et al : J Virol 79, 8410-8421, 2005.
22) Levine BL, Humeau LM, et al : Proc Natl Acad Sci USA 103, 17372-17377, 2006.
23) Hacein-Bey-Abina S, Von Kalle C, et al : Science 302, 415-419, 2003.
24) Wu X, Li Y, et al : Science 300, 1749-1751, 2003.
25) Hematti P, Hong BK, et al : PLoS Biol 2, e423, 2004.
26) Tebas P, Stein D, et al : Blood 121, 1524-1533, 2013.
27) Liechtenstein T, Perez-Janices N, et al : Cancers（Basel）5, 815-837, 2013.
28) Cartier N, Hacein-Bey-Abina S, et al : Science 326, 818-823, 2009.
29) Biffi A, Montini E, et al : Science 341, 1233158, 2013.
30) Braun CJ, Boztug K, et al : Sci Transl Med 6, 227ra233, 2014.
31) Aiuti A, Biasco L, et al : Science 341, 1233151, 2013.
32) Cavazzana-Calvo M, Payen E, et al : Nature 467, 318-322, 2010.
33) Grosveld F, van Assendelft GB, et al : Cell 51, 975-985, 1987.
34) May C, Rivella S, et al : Nature 406, 82-86, 2000.
35) Palfi S, Gurruchaga JM, et al : Lancet 383, 1138-1146, 2014.
36) Ikeda Y, Yonemitsu Y, et al : Hum Gene Ther 20, 573-579, 2009.
37) Tolar J, Adair JE, et al : Mol Ther 19, 1193-1198, 2011.

島田　隆	
1974年	日本医科大学卒業
1976年	国立がんセンター研究所生化学部
1978年	日本医科大学第一生化学
1981年	NIH, NHLBI, Clinical Hematology, Visiting Fellow
1989年	NHLBI, Tenure track
1991年	日本医科大学第二生化学（分子遺伝学）教授
2014年	日本医科大学名誉教授

第2章 遺伝子治療革新技術

6．AAVベクターの現状と問題点の克服に向けて
-AAV Barcode-Seq解析法を用いた新たな取り組み-

足立　圭・中井浩之

　アデノ随伴ウイルス（AAV）ベクターは非病原性ウイルスAAVに由来すること，生体内で高い遺伝子導入効率を呈すること，組織指向性の異なる血清型が複数存在することから，遺伝子治療用ベクターとしての有用性が強く期待されている。疾患モデル動物を用いた数多くの前臨床研究において，AAVベクターによる遺伝子治療の優れた治療効果が立証され，血友病，先天性黒内障，パーキンソン病，家族性リポ蛋白リパーゼ欠損症などでは，ヒトにおける安全性・有効性も確認されている。その一方で，現在用いられているAAVベクターには，不十分な組織特異性，細胞障害性T細胞を誘導する免疫原性，中和抗体によるベクターの失活，高力価ベクター投与の必要性など，解決すべき問題も残されている。本稿では，これらAAVベクター遺伝子治療の現状と既存ベクターの抱える問題点を概説し，その問題を克服すべく開発された新たなAAVベクター遺伝子導入技術を紹介する。さらに，より深い知識基盤に基づいた，最適化AAVベクターの開発に向けて著者らが考案した次世代シーケンシングによる網羅的AAVベクター機能解析法（AAV Barcode-Seq）についても解説する。

はじめに

　アデノ随伴ウイルス（adeno-associated virus：AAV）は，パルボウイルス科に属する最も小さな一本鎖DNAウイルスである。遺伝子導入ウイルスベクターとしてのAAVの研究は，1990年代より主にAAVのプロトタイプであるAAV血清型2型（AAV2型）を用いて行われてきたが，アデノウイルス，レトロウイルスなど他のウイルスベクターに比べ，その知名度は低かった。ところが，今世紀初頭に組織指向性の異なる数多くの新たな血清型やバリアントが単離され，それをベクターとして応用する技術が確立したこと[1,2]，キャプシドタンパクおよびウイルスゲノム改変により新しいベクターが開発されたことにより[3-7]，AAVベクターを用いた遺伝子導入技術は飛躍的な進歩を遂げた。AAVベクターの生体内への遺伝子導入ベクターとしての有用性は，生物学・医学の分野で現在広く認識されており，様々な基礎研究および遺伝子治療臨床試験に用いられている[8,9]。

I．AAVベクターを用いた遺伝子治療臨床試験の現状

　2015年7月現在，87のAAVベクターを用いた遺伝子治療臨床試験がwww.clinicaltrial.govに

---

key words
AAVベクター，キャプシドタンパク改変，中和抗体，免疫応答，組織特異性，AAV Barcode-Seq，ウイルスバーコード，ウイルスベクター機能解析，統合的知識基盤

登録されており，そのうち約50の試験が進行中である．AAV8型ベクターの末梢静脈内投与による重症血友病B患者に対する遺伝子治療臨床試験[10)11)]では，患者10人に血液凝固第IX因子（FIX）遺伝子搭載ベクターが投与され，最も高いベクター量の投与を受けた患者6人全員で，治療域の血中FIX濃度を少なくとも3年半にわたって維持できることが示された．また，AAV2型ベクターの網膜下投与によるレーバー先天性黒内障遺伝子治療の臨床試験では，3つの試験を合わせて患者30人に治療遺伝子*RPE65*搭載ベクターが投与され，うち28人において，視力・視野などの視覚，網膜機能の改善が認められた[12)-14)]．これらの臨床試験を含め，報告されているすべての臨床試験で，AAVベクターそのものによる局所的あるいは全身性の重篤な有害事象発生の報告はなく，AAVベクターによる遺伝子治療は安全性の高い遺伝子治療であることが示されている．

その一方で，これら臨床試験では，動物実験では認められなかった新たな問題も明らかとなった．肝細胞を標的とした血友病B遺伝子治療臨床試験では，キャプシドタンパクに対する細胞障害性T細胞（CTL）がベクター投与量依存的に誘導され，遺伝子が導入された肝細胞を破壊し一過性肝障害を起こすことが示された[10)11)15)]．その詳細については後述するが，キャプシドに対する細胞性免疫反応は，治療効果を減弱させる大きな障害となっている．また，レーバー先天性黒内障遺伝子治療の臨床試験では，長期にわたる有効性が動物実験結果より予期されていたにもかかわらず，ベクター投与後6〜12ヵ月をピークに治療効果が減弱することが，2015年，New England Journal of Medicineに報告された[16)]．先天性黒内障イヌモデルを用いた前臨床研究では10年以上治療効果が持続することが示されており，なぜヒトでは効果が持続しないのか，その機序はまだ明らかにされてはいない[17)-19)]．これらの問題以外にも，既存AAVベクターには後述するように様々な改善すべき点が残されている．

とはいえ，AAVベクターは安全性・有効性の両面で現在最も優れた生体内遺伝子導入ウイルスベクターであることに変わりはなく，AAVベクター遺伝子治療の幅広い疾患への適応が強く期待されている．2012年には，リポタンパクリパーゼ遺伝子*LPL*を搭載したAAV1型ベクター（グリベラ®）が欧州で承認され，上市された．グリベラは1回の筋注でLPL欠損症に対する治療効果が得られる欧米で最初に商品化された遺伝子治療薬である．その薬価が1億円以上と世界で最も高価な承認医薬品であり，一部の富裕層のみがその恩恵を受ける治療となりかねないが，AAVベクター製剤が商品化されたという事実は，AAVベクターを用いた遺伝子治療一般化に向けての大きな前進を意味するものである．日本国内においては，芳香族-L-アミノ酸脱炭酸酵素（AADC）遺伝子を搭載したAAV2型ベクターを定位脳手術にて線条体内に投与するパーキンソン病遺伝子治療臨床試験が6名の患者に対して行われ，レボドーパ非投与時の運動機能改善など，その有効性が2010年に報告された[20)]．2015年には，パーキンソン病遺伝子治療臨床試験において追加症例へのベクター投与がなされ，また同じAAVベクターで治療可能なAADC欠損症の遺伝子治療臨床試験も日本で開始された．

II．既存AAVベクターの問題点とその解決に向けての取り組み

1．搭載遺伝子サイズの制約

AAVベクターに搭載できる最大ゲノム長は約5 kbある．かつて，特定の血清型AAVベクター（AAV5型）に限り長い遺伝子を搭載した全長約9 kbのゲノムもパッケージできると報告された[21)]．しかし，その後の研究において，実際にキャプシドにパッケージされうるゲノムの最大長は約5 kbであり，9 kbのゲノムをウイルス粒子内にパッケージすることは不可能であることが明確に示された[22)-25)]．ウイルスの多くはゲノムの長さとキャプシド内容積に相対成長関係があること[26)]，異なるAAV血清型間でキャプシド内容積に大きな違いはないことが示唆されていることから，搭載可能な最大ゲノム長が血清型間で著しく異なるという可能性は低いと考えられる[27)]．し

かしながら，最大長を超える長いゲノムでも細胞内に導入できることは事実であり[21]，これは，感染細胞内にて長いゲノムが断片化ゲノムより再構築されるためであることが明らかとなっている[22)-25)]。最大長を超えたゲノムをベクター粒子にパッケージする際には，全長ゲノムはパッケージされないものの，ランダムに分断化された5 kb以下の一本鎖DNAゲノムがパッケージされ，不均質なベクター粒子の集団〔断片化AAVベクター（fAAV）〕[22]が産生される。この不均質なベクター粒子の細胞への重複感染により，細胞内で断片化ゲノムが連結し全長ゲノムが再構築され，長い遺伝子の発現が可能となる[22)-25)]。

このように，断片化AAVベクターを使用することにより長い遺伝子を発現させることは可能である。しかしながら，この方法は，遺伝子導入効率が低い，ベクター粒子が不均一などの問題があり，搭載遺伝子サイズの制限を克服する方法としては一般的ではない。現在最も広く用いられている克服方法は，治療遺伝子発現カセットを左断片・右断片に分け，それぞれの断片を別々に搭載した2つのAAVベクターを構築し同時に投与する方法であり，dual vector approachと呼ばれている[28]。この方法では，細胞が有する損傷DNA修復機構（non-homologous end-joiningとhomologous recombination）により左断片と右断片が細胞内で連結，全片に再構築され，1つのAAVベクターでは搭載不可能な長い治療遺伝子の長期にわたる高効率の発現が可能となる[28)29)]。dual vector approachの更なる応用として，dual vectorでは搭載できない10 kbを超える長い治療遺伝子を3つのAAVベクターに分けて搭載するtriple vector approachも報告されている。この方法により，その発現効率は低いもののdystrophin遺伝子の全コーディング領域11.2 kbを発現させうることが，デュシェンヌ型筋ジストロフィーマウスモデルを用いた実験で示されている[30]。このように，dual vector approachは長い遺伝子を発現させるためには非常に有用な方法ではあるが，標的とする組織・細胞および外来遺伝子の種類，断片の分け方により再構築効率が著しく異なるなど[28)31)-33)]，更なる検討が必要となる問題点も残している。

2. 中和抗体によるベクターの不活化

血中に存在するAAV中和抗体は，AAVベクターによる遺伝子導入を著しく阻害する。ヒトでは，幼少期に様々なAAV血清型の不顕性感染を受けていることが多く，特にAAV2型においては成人の約70%で中和抗体が陽性である[34]。このことは，AAVベクター遺伝子治療をより多くのヒトに適応するにあたっての大きな障害となっている。

これまでに，この既存中和抗体の問題を克服する方法が，いくつかの研究グループより報告されている。Monteilhetらは，血漿交換を繰り返すことでAAV中和抗体価を検出感度以下に低下できることを報告し，血漿交換と免疫抑制剤の併用により中和抗体によるベクターの不活化を回避できる可能性を示した[35]。またMimuroらは，肝門脈に挿入したカテーテルより生理食塩水をフラッシュし，肝内の血液を生理食塩水で置換した後にAAVベクターを門脈内に投与することにより，ベクターの中和抗体への曝露を最小限に抑え，中和抗体存在下でも十分な肝細胞への遺伝子導入が可能であることを報告した[36]。前者の方法は中和抗体価の低い場合，後者の方法は遺伝子導入標的臓器が肝臓の場合には有効であるが，中和抗体価が高い場合や肝臓以外の臓器を標的とする場合には，これらの方法では十分な効果は期待できないと考えられる。またMingozziらは，ウイルス様粒子（virus-like particle：VLP）をdecoyとしてベクターとともに投与し，中和抗体をVLPに捕獲させることでベクターの中和が回避されることを示した[37]。しがしながら，標的細胞へのベクター感染効率の低下や，キャプシドに対する細胞性免疫応答を高める可能性などの問題点も残されている。またGyorgyらは，AAVベクターを細胞外小胞（extracellular vesicles）で包みvexosome（vector-exosome）として用いることにより，抗体による不活化への抵抗性が獲得されることを報告している[38]。さらに，様々な動物種より新たに単離された新規AAV株を用い，既存中和抗体

に対し抵抗性を示すAAVベクター構築の試みも進められている。ヤギから単離されたAAV-Go1株[39]，ブタ由来の複数のAAV株[40]はその一例である。しかしながら，サルより単離された血清型rh32, rh33に由来するベクターのように，ヒトにおいて抗体保持率は低いものの細胞性免疫誘導能が高い血清型もあることから[41]，これら新規血清型については，液性免疫のみならず細胞性免疫応答についても考慮する必要がある。

以上の方法に加え，より魅惑的な方法として注目されているのが，キャプシドタンパク改変によるステルスAAVベクターの開発である。既存中和抗体にて不活化されないステルスベクターは，キャプシドタンパク上の抗体の認識部位（エピトープ）を構成するアミノ酸あるいは高次構造を改変することにより開発が可能であると考えられている。しかしながら，T細胞受容体がMHC上に提示されたlinearエピトープを認識するのに対し，中和抗体のエピトープの多くはconformationalエピトープであるため，ペプチドスキャニング法を用いても抗体エピトープを網羅的に同定することは困難であり，AAV抗体のエピトープについての知見はいまだ不十分である。エピトープの確固たる同定には，抗原抗体複合体のクライオ電子顕微鏡法による三次元再構成法が用いられ，近年この方法により，AAV1, 2, 5および8型に対するマウスモノクローナル抗体のエピトープが同定された[42)-44)]。このエピトープに変異を導入したAAV8型ベクターは，中和活性を有するマウスモノクローナル抗体存在下においてもマウス肝臓への遺伝子導入が可能であることが示されている[45]。しかしながら，キャプシドタンパク改変にてベクターにステルス性を獲得させるためには，血中に存在するポリクローナル抗体のエピトープをすべて同定することが必要であると考えられる。また興味深いことに，異なる血清型に対するマウスモノクローナル抗体は，血清型間でアミノ酸配列のバリエーションに富んだキャプシド領域をエピトープとし血清型間で交差反応性を示さないのに対し[44]，ヒトが保有する中和抗体は血清型間での交差反応性を示すことが知られている[34]。したがって，ステルスベクターの構築にはヒト中和抗体における抗原エピトープの同定が不可欠である。この点において，著者らは，次世代シーケンシングを用いたポリクローナル抗体の網羅的conformationalエピトープ同定法を現在開発中であり[46]（後述），近い将来，網羅的解析によって得られた知識基盤に基づいたステルスベクターの構築が可能になると考えている。また，エピトープに関する知識を必要としない定向進化法を応用し，変異キャプシドライブラリーに選択圧をかけステルス性を有する変異体を同定する方法も報告されている[47]。

3. 細胞性免疫誘導，CTLによる遺伝子導入細胞の破壊

AAVベクターはウイルス遺伝子（*rep*遺伝子，*cap*遺伝子）の発現を欠如していること，動物実験ではキャプシドタンパクに対する細胞性免疫応答が起こらないことから，ベクター感染にて抗原提示細胞内に取り込まれたキャプシドタンパクはMHCクラスⅠ分子に提示されず，キャプシドタンパク特異的CTLは誘導されないと考えられてきた。しかしながら，近年の研究においてヒトでは，クロスプレゼンテーションにより，外来性抗原であるAAVキャプシドタンパクに由来するペプチド断片が内因性の遺伝子発現がなくてもMHCクラスⅠ分子に提示されることが示された[10)15)]。外来性ウイルス抗原のMHCクラスⅠ分子へのクロスプレゼンテーションは，CTLを誘導する抗原提示細胞だけでなく肝細胞でも起こり，そのために，重症血友病B遺伝子治療臨床試験にてキャプシドタンパク特異的CTL反応による遺伝子導入肝細胞破壊，肝障害が生じたと考えられている[10)15)]。

この問題に対処する方法としては，免疫抑制剤投与が効果的である。血友病B遺伝子治療臨床試験で認められたCTLによる遺伝子導入肝細胞破壊に対してはプレドニゾロンが投与され，肝障害は寛解した[10]。しかしながら，ステロイド剤のような幅広い薬理作用をもった免疫抑制剤を使用することは，副作用の面から最も望ましい解決法とは言えず，より選択的にCTLの誘導を阻止

する方法の開発研究が進められている。より選択的に分子生物学的機序を標的とする方法の1つとして，クロスプレゼンテーションを阻害する方法がある。クロスプレゼンテーションは，キャプシドタンパクがユビキチン修飾を受けプロテアソーム系で分解され，分解されたキャプシドタンパクのペプチド断片の一部が小胞体に輸送されMHCクラスⅠ分子に組み込まれることで生じる。この過程を阻害することで，MHCクラスⅠ分子による抗原提示が低下し，キャプシドタンパク特異的CTLの誘導が抑制される[48]。この方法には，プロテアソーム阻害剤を用いる直接的な方法と，AAV Y-F変異体を用いる方法がある。AAV Y-F変異体は，ウイルスキャプシド表面に露出しているチロシン（Y）残基群の一部をフェニルアラニン（F）残基に置換した変異体であり，もともとは遺伝子導入効率を上昇させる変異体として構築された変異体である[49]。この変異体では，キャプシドのリン酸化とユビキチンによる修飾が妨げられ，プロテアソーム系によるキャプシド分解が抑制される[49]。

4. 不十分な組織特異性

野生型のAAVベクターは各血清型により特徴的な組織指向性があるため，骨格筋へのベクター筋注による遺伝子導入にはAAV1型が，肝細胞へのベクター血管内投与による遺伝子導入にはAAV8型が，心筋細胞や中枢神経系細胞へのベクター血管内投与による遺伝子導入にはAAV9型が好んで用いられるなど，標的臓器・標的細胞に応じて血清型の使い分けがなされている。しかしながら，野生型AAVベクターはある程度の臓器選択性は認められるものの多くの血清型は肝臓に強い指向性を示し，その特異性が不十分である。血管内投与された場合のみならず局所投与された場合でも，ベクター粒子の肝臓への集積が認められることも多い。このことから，標的臓器への特異性を高めるには，肝臓への指向性を減弱・消失（de-targeting）させるなどの工夫が必要である。また，動物種間におけるAAV血清型ベクターの組織・細胞選択性に違いもあり，マウスでの選択性が必ずしも大型動物で再現されるとは限らない。例えばAAV9型ベクターは，マウスでは神経細胞とグリア細胞ともに同等の指向性を示すのに対し，幼年期サルではグリア細胞に高い選択性を示す[50]。またAAV3型ベクターは，マウス肝細胞への遺伝子導入が非常に困難であるが，ヒト肝細胞に対しては効率よく遺伝子が導入される[51]。AAV3型ベクターにおけるこの違いは，AAV3型がマウスではなく特異的にヒト肝細胞成長因子受容体を補助受容体として認識し感染するためであると考えられている[51]。

野生型AAVベクターの不十分な組織特異性を克服するために，上述のAAVキャプシド改変技術を駆使した，より標的臓器への特異性の高い変異キャプシドの開発をめざした研究が近年活発に展開されている。キャプシドタンパクアミノ酸配列とウイルスの指向性を含めた生物学的機能との相関が十分に解明されていない現在では，定向進化法により臓器選択性の高い新規AAVキャプシドを同定する方法が最も広く用いられている[52]。定向進化法はキャプシド構造機能相関に関する十分な知識を必要とせず，比較的高い成功率が得られる方法である。この方法により，気管上皮や骨格筋などの標的細胞・臓器に対し，野生型に比べより選択性の高い変異キャプシドが同定されている[9)53)-55]。動物種間の選択性の違いを考慮しヒトへの応用をより効率的に進めるため，変異キャプシドの定向進化をヒト由来標的細胞を移植したキメラマウスで行う方法も報告されている。Lisowskiらは，複数の血清型由来キャプシドタンパク断片のランダムシャッフリングAAVライブラリーをヒト肝細胞移植キメラマウスに投与後，アデノウイルス共感染によりヒト肝細胞特異的に増幅したAAVゲノムを回収，再度ライブラリーを作製，キメラマウスに再投与することを繰り返すことで，ヒト肝細胞に特異的なキャプシド変異体AAV-LK03を同定した[56]。このLK03ベクターは，ヒト免疫グロブリン製剤IVIGによる中和活性に対しても高い抵抗性を示すため，肝臓を標的とした新たなAAVベクターとしての有用性が期待されている。

Ⅲ．AAVベクターの網羅的な機能解析法 AAV Barcode-Seq とその応用

1. キャプシド構造機能相関の統合的知識基盤構築の重要性

キャプシドタンパク改変による新規 AAV ベクターの構築は，それぞれの目的に応じて既存の知識を駆使しキャプシドタンパクに改変を加える，あるいはランダムキャプシドライブラリーを特定選択圧下で定向進化させることにより行われる。しかしながら前者の場合，現時点ではキャプシドタンパクアミノ酸配列とその機能の相関が十分には解明されておらず，この方法で得られる新たなキャプシドの表現型は非常に限られているという問題が残されている。後者の場合，単一の選択圧への適応度の高い表現型をもった変異キャプシドの選択は比較的容易ではあるが，複数のキャプシドの生物学的機能を同時に操作することは困難である。例えば，ターゲティングに要求される高い遺伝子導入効率と標的細胞特異性を呈するキャプシド変異体を定向進化法で同定することは容易ではない。いずれにせよ，より優れた次世代 AAV ベクターを開発するためには，新たに構築したすべての変異キャプシドの構造機能相関を様々な in vitro（培養細胞）実験系，in vivo（個体動物）実験系で詳細に調べ，キャプシドの構造機能相関の統合的知識基盤を構築することが重要であると考えられる。しかしながら，そのような知識基盤を従来用いられている方法で構築することは，膨大な時間・労力・費用を要し現実的ではない。そこで著者らは，キャプシド構造機能相関の統合的知識基盤の構築を可能にする AAV ベクター機能解析法「AAV Barcode-Seq」を確立した[57]。

2. AAV Barcode-Seq の原理

AAV Barcode-Seq は，キャプシドタンパクアミノ酸配列とその機能の関係を網羅的かつハイスループットに解析することができる，次世代シーケンシングを取り入れた新しいウイルスベクター機能解析法である（図❶）。AAV Barcode-Seq では，機能解析を行いたい AAV ベクターが数十から数百種類混在するベクターライブラリーを作製，使用する。各種 AAV ベクターのウイルスゲノムには，それぞれ種特有の DNA 配列（ウイルスバーコード）が付加されており，バーコードを用いてベクター機能解析が行えるようライブラリーに工夫が施されている。また，ライブラリーには複数種の内在性コントロールベクターが含まれており，統計解析で十分な検出率が得られるような工夫も施されている。1 つのライブラリーを用いて機能解析を行えるベクター種の数は，理論上バーコードの重複がないかぎり制限はない。

AAV Barcode-Seq では，以下の手順によりベクターの機能解析を行う。まず，作製したベクターライブラリーを培養細胞に感染，あるいは実験動物に投与後，感染細胞や臓器などの解析対象となるサンプルから DNA を抽出する（アウトプットライブラリー DNA）。用いたベクターライブラリーからも同様にコントロールとなる DNA を抽出する（インプットライブラリー DNA）。次に，上記 DNA を鋳型として PCR によりバーコード領域の増幅を行い，得られた PCR 産物を混合し 1 つの PCR 産物ライブラリーとした後，既定の方法に従いサンプルを調製，イルミナシーケンシング法によりバーコード配列の読み取りを行う。PCR に使用するプライマーには鋳型 DNA サンプルに特異的な DNA 配列（サンプルバーコード）が付加してあり，その配列情報からどのサンプルに由来する PCR 産物であるかを識別することができる（マルチプレックス解析）。高出力の解析機器を用いることで，1 回のシーケンシング解析から 1 億以上のバーコード配列を読み取ることが可能である。シーケンシング解析より得られたバーコード配列は，まずサンプルバーコードの配列によりインプットライブラリー DNA 由来配列およびそれぞれ異なったアウトプットライブラリー DNA 由来配列に振り分けられ，その後，各サンプルにおいてそれぞれのウイルスバーコードに振り分けられる。ここで得られるデータ量が膨大となるため，著者らは独自に開発したコンピュータプログラムおよびスーパーコンピュータを用い迅速に解析を行っている。混合できる PCR 産物の数は，ベクター混合と同様に，サン

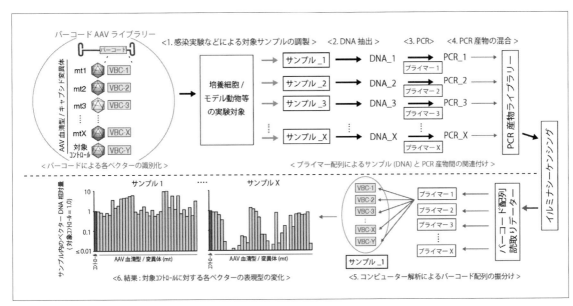

図❶ AAV Barcode-Seq による解析の流れ

【点線上段：サンプル調製からバーコードシーケンシング解析】
1. 各種 AAV キャプシドに特異的な DNA 配列（ウイルスバーコード）が組み込まれたウイルスゲノムをもった AAV ベクターからなる AAV ライブラリーを細胞あるいはモデル動物などに感染後，解析対象とするサンプルを得る。
2, 3. DNA を抽出後，各サンプルに対し特異的な DNA 配列（サンプルバーコード）を有する PCR プライマーを用いて PCR を行う。
4. PCR 産物を混合し，イルミナシーケンシング法を用いてバーコード配列領域のシーケンシング解析を行う。

【点線下段：データ解析】
5. 各サンプルに特異的な DNA 配列（サンプルバーコード）に基づいてデータをサンプルごとに振り分ける。その後，それぞれのサンプルにおける各 AAV ベクターに特異的なバーコード配列（ウイルスバーコード）ごとに振り分ける。
6. それぞれのサンプルにおいて，各 AAV ベクターのウイルスバーコード読み取り数（ベクター DNA 量）を対象コントロールに対する相対量として数値化あるいはグラフ化する。

プルバーコードの重複がないかぎり制限はない。最後に，各サンプルにおける内在性コントロールと各ベクターに相当するバーコード数の相対比の変化を，インプットおよびアウトプット間で比較することにより，各ベクター種の機能の差異を数値化する。例えばこの方法で，各臓器において，どのベクター種が他のベクター種よりどれだけ効率よく遺伝子導入を行いうるかを一度に解析することができる。

このように，AAV Barcode-Seq 解析法を用いることで，同一の個体内，かつ最小限の実験サンプル数で，網羅的に各ベクター種の機能解析を行うことが可能となる。そのため，AAV Barcode-Seq 解析法は高価で使用数に制限があるサルなどの大型動物を用いたベクター機能解析実験において特に有用であると考えられる。

3. AAV Barcode-Seq による統合的キャプシド構造機能相関解析

著者らはこれまでに，DNA バーコードが付加された複数の血清型 AAV を含むライブラリー，網羅的アラニン置換 AAV9 型キャプシド変異体ライブラリー，AAV2 型・9 型キャプシドを母体とした網羅的ヘキサペプチド置換ライブラリーなどを作製し，AAV 各血清型の様々な機能に関わるキャプシドタンパクアミノ酸配列の同定に成功している[46)57)]。

図❷A は，複数の異なる血清型 AAV ベクターのマウスにおける血中クリアランスを AAV Barcode-Seq を用いて解析した結果を示している。著者らは従来の方法による解析も過去に行って

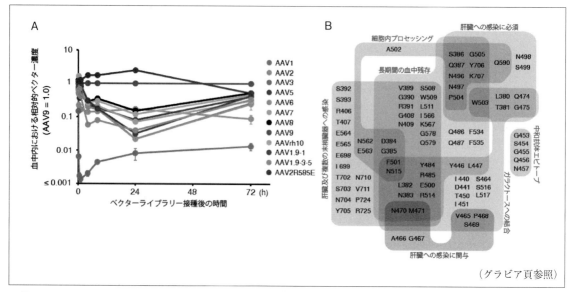

図❷　AAV Barcode-Seq を用いたマウスモデルにおける血中クリアランス解析（文献57より改変）

A. 複数の異なる血清型 AAV ベクターライブラリーを2匹のマウスに尾静脈より投与後，継時的に血液を回収し血中ベクター量を AAV Barcode-Seq により解析した。12種の AAV ベクターのウイルス量を，それぞれの時間における AAV9 に対する相対量として示してある。

B. AAV9 型のキャプシドタンパクC末端半分の領域のアラニン置換した変異体，計119個を含むライブラリーを用いた AAV Barcode-Seq 解析より同定された各機能に必要となるアミノ酸。

おり，すべての結果を得るのに数年を要した[58]。これは従来の方法では，各血清型ベクターを別々に大量調製する必要があり，また各血清型につきマウス3匹以上に投与しデーターを集める必要があったためである。これに対し，AAV Barcode-Seq を用いた解析では，使用したマウスは2匹のみで，マウスへのベクター投与からデータ解析完了までに要した時間は2週間程度であった。重要なこととして，AAV Barcode-Seq 解析により得られた各血清型の血中クリアランスの結果は，従来の方法で得られた結果を再現するものであった[57]。

網羅的アラニン置換 AAV9 型キャプシド変異体ライブラリーを用いた AAV Barcode-Seq 解析では，AAV9 型の細胞表面受容体であるガラクトースへの結合に関わるアミノ酸配列，AAV9 型ベクターの肝臓への感染に重要なアミノ酸配列，ベクター粒子の細胞表面受容体結合後細胞内プロセシングに関わるアミノ酸配列，AAV9 型ベクター血中クリアランスを遅延させているアミノ酸

配列の同定が可能であった（図❷B）。また，この解析から，同じアミノ酸配列が複数の機能に関与していることも明らかとなった。さらに著者らは，AAV Barcode-Seq 解析で得られた知識を駆使し，ガラクトース結合能をもたない AAV2 型キャプシドを改変することにより，ガラクトース結合能を獲得した新規 AAV2 型由来変異キャプシドの作製にも成功している[57]。

網羅的ヘキサペプチド置換ライブラリーを用いた AAV Barcode-Seq 解析では，AAV1, 2 および9 型に対するマウスポリクローナル抗体のエピトープの同定に成功している[46)57]。ここで用いた方法は，前述したように，中和抗体からの回避が可能となるステルス AAV ベクターのデザイン，構築に必要となるヒト中和抗体における抗原エピトープの同定にも応用可能であると考えており，現在，評価方法の確立と解析を進めているところである。

また，AAV Barcode-Seq 解析データーを三次元イメージに変換し，核磁気共鳴画像法（MRI）

による脳画像と統合することにより，ベクターライブラリーを投与したサルの脳内における100種を超える各AAVベクターの分布パターンを，機能的核磁気共鳴画像（functional MRI：fMRI）様の画像として三次元的に可視化することにも成功している[59]。

このように，AAV Barcode-Seq解析法の確立により，従来の方法では不可能な，あるいは可能であってもその実施が非現実的な網羅的AAVベクター機能解析が実現可能となった。また著者らは，snRNA U6遺伝子プロモーター（RNAポリメラーゼIIIプロモーター）の下流にバーコードを組み込むことで，ベクターDNA量だけでなく感染細胞内で転写されるRNA量もバーコードで定量解析できる新たなシステム「AAV DNA/RNA Barcode-Seq」も確立している[60]（論文未発表）。マウスなどの小動物のみならずサルなどの大型実験動物においてもキャプシド構造機能相関解析を網羅的に行うことが可能となり，より深い統合的知識基盤の構築が効率よく行えるようになったことは，それぞれの治療に最適化された新規AAVベクターの開発を可能にするとともに，より幅広い疾患を対象とした遺伝子治療現実化に向けての大きな前進であると著者らは考えている。

おわりに

近年のAAVベクターの進歩および相次ぐ臨床試験での安全性・有効性の報告により，AAVベクターへの期待は今後ますます高まるものと考えられる。しかしながら，その期待とは裏腹に，既存AAVベクターには解決・改善しなければならない様々な問題点も残っているのは事実である。これまでの新規AAVベクター開発に向けての研究において，その解析方法の技術的・実務的困難さから，統合的知識基盤に基づいた新規AAVベクター開発への取り組みは遅れていた。この点において，本稿で紹介したAAV Barcode-Seqは，キャプシドタンパクアミノ酸配列とその機能に関する膨大な量の情報を網羅的かつ効率的に知識基盤として蓄積することを可能にした。近い将来，現在構築されつつある統合的知識基盤と既存のベクター開発技術を合わせて駆使することにより，それぞれの臨床使用に最適化したAAVベクターを開発することが可能になると著者らは期待している。

謝辞

本稿に記載した著者らの研究は，米国ペンシルバニア州ピッツバーグ大学およびオレゴン州オレゴン健康科学大学の中井浩之研究室にて，研究費NIH R01 DK078388, R01 NS088399, P41 RR06009, Oregon Clinical & Translational Research Institute / Oregon National Primate Research Center Pilot Grant（P51 OD011092）の援助および株式会社タカラバイオとの共同研究として行われたものであり，研究に携わっていただいた方々に深く感謝いたします。また執筆にあたり貴重な助言をいただいたオレゴン健康科学大学医学部 飯塚新二博士に心より感謝いたします。

参考文献

1) Rabinowitz JE, et al : J Virol 78, 4421-4432, 2004.
2) Gao G, et al : J Virol 78, 6381-6388, 2004.
3) Wang Z, et al : Gene Ther 10, 2105-2111, 2003.
4) Li W, et al : Mol Ther 16, 1252-1260, 2008.
5) Grimm D, et al : J Virol 82, 5887-5911, 2008.
6) Muller OJ, et al : Nat Biotechnol 21, 1040-1046, 2003.
7) Perabo L, et al : Mol Ther 8, 151-157, 2003.
8) Mingozzi F, et al : Nat Rev Genet 12, 341-355, 2011.
9) Asokan A, et al : Mol Ther 20, 699-708, 2012.
10) Nathwani AC, et al : N Engl J Med 365, 2357-2365, 2011.
11) Nathwani AC, et al : N Engl J Med 371, 1994-2004, 2014.
12) Bainbridge JW, et al : N Engl J Med 358, 2231-2239, 2008.
13) Jacobson SG, et al : Arch Ophthalmol 130, 9-24, 2012.
14) Maguire AM, et al : Lancet 374, 1597-1605, 2009.
15) Manno CS, et al : Nat Med 12, 342-347, 2006.
16) Bainbridge JW, et al : N Engl J Med 372, 1887-1897, 2015.
17) Bennicelli J, et al : Mol Ther 16, 458-465, 2008.
18) Acland GM, et al : Mol Ther 12, 1072-1082, 2005.
19) Acland GM, et al : Nat Genet 28, 92-95, 2001.
20) Muramatsu S, et al : Mol Ther 18, 1731-1735, 2010.
21) Allocca M, et al : J Clin Invest 118, 1955-1964, 2008.
22) Hirsch ML, et al : Mol Ther 18, 6-8, 2010.
23) Dong B, et al : Mol Ther 18, 87-92, 2010.
24) Wu Z, et al : Mol Ther 18, 80-86, 2010.
25) Lai Y, et al : Mol Ther 18, 75-79, 2010.
26) Cui J, et al : J Virol 88, 6403-6410, 2014.

27) Govindasamy L, et al : J Virol 87, 11187-11199, 2013.
28) Trapani I, et al : EMBO Mol Med 6, 194-211, 2014.
29) Lai Y, et al : Nat Biotechnol 23, 1435-1439, 2005.
30) Lostal W, et al : Hum Gene Ther 25, 552-562, 2014.
31) Hirsch ML, et al : Mol Ther 21, 2205-2216, 2013.
32) Ghosh A, et al : Hum Gene Ther 22, 77-83, 2011.
33) Pryadkina M, et al : Mol Ther Methods Clin Dev 2, 15009, 2015.
34) Boutin S, et al : Hum Gene Ther 21, 704-712, 2010.
35) Monteilhet V, et al : Mol Ther 19, 2084-2091, 2011.
36) Mimuro J, et al : Mol Ther 21, 318-323, 2013.
37) Mingozzi F, et al : Sci Transl Med 5, 194ra92, 2013.
38) Gyorgy B, et al : Biomaterials 35, 7598-7609, 2014.
39) Arbetman AE, et al : J Virol 79, 15238-15245, 2005.
40) Bello A, et al : Sci Rep 4, 6644, 2014.
41) Mays LE, et al : 182, 6051-6060, 2009.
42) Gurda BL, et al : J Virol 86, 7739-7751, 2012.
43) Tseng YS, et al : J Virol 89, 1794-1808, 2015.
44) Gurda BL, et al : J Virol 87, 9111-9124, 2013.
45) Raupp C, et al : J Virol 86, 9396-9408, 2012.
46) Ido H, et al : Mol Ther 22 suppl 1, S1, 2014.
47) Maheshri N, et al : Nat Biotechnol 24, 198-204, 2006.
48) Li C, et al : J Clin Invest 123, 1390-1401, 2013.
49) Zhong L, et al : Proc Natl Acad Sci USA 105, 7827-7832, 2008.
50) Gray SJ, et al : Mol Ther 19, 1058-1069, 2011.
51) Ling C, et al : Hum Gene Ther 21, 1741-1747, 2010.
52) Bartel MA, et al : Gene Ther 19, 694-700, 2012.
53) Asokan A, et al : Nat Biotechnol 28, 79-82, 2010.
54) Pulicherla N, et al : Mol Ther 19, 1070-1078, 2011.
55) Dalkara D, et al : Sci Transl Med 5, 189ra76, 2013.
56) Lisowski L, et al : Nature 506, 382-386, 2013.
57) Adachi K, et al : Nat Commun 5, 3075, 2014.
58) Kotchey NM, et al : Mol Ther 19, 1079-1089, 2011.
59) Adachi K, et al : Mol Ther 23 suppl 1, S189, 2015.
60) Adachi K, et al : Mol Ther 22 suppl 1, S111, 2014.

足立 圭
2001 年　長崎大学薬学部卒業
2003 年　同大学院薬学研究科修士課程修了
2007 年　同大学院医歯薬学総合研究科新興感染症病態制御学系専攻博士課程修了
　　　　埼玉医科大学ゲノム医学研究センター遺伝子治療部門ポストドクトラルフェロー
2009 年　広島大学大学院生物圏科学研究科水族病理学研究室ポストドクトラルフェロー
2010 年　ピッツバーグ大学医学部微生物分子遺伝学ポストドクトラルフェロー
2011 年　オレゴン健康科学大学医学部分子医学遺伝学ポストドクトラルフェロー
2014 年　同シニアリサーチアソシエート

第2章 遺伝子治療革新技術

7. センダイウイルスベクター

井上　誠

センダイウイルスベクターは，他のベクターとは異なる「細胞質型 RNA ベクター」として，その性能・特長を最大限に生かした分野へ発展してきた。具体的な適用として，末梢動脈疾患に対する遺伝子治療，エイズなど感染症に対するワクチンの開発，腫瘍溶解性ウイルスとしての適用などの遺伝子治療・遺伝子ワクチンなどの創薬分野に加えて，特に染色体へ作用せず各種転写因子を一過的に細胞質で発現する利用法により，iPS 細胞作製用ベクター（CytoTune®-iPS）の開発など，細胞・再生医療分野への応用に発展している。

はじめに

センダイウイルス（SeV）ベクターは，マイナス鎖の RNA ゲノムをもつ「細胞質型 RNA ベクター」であり，染色体と相互作用しない，遺伝毒性のないベクターである（図❶）。この性質は他のベクターと一線を画しており，高い感染能や遺伝子発現能を生かし，また多くの改良が施され，遺伝子医薬品あるいは細胞性医薬品などの先端医療への応用において，その特長を最大限に生かした分野で発展してきた。センダイウイルスベクターをプラットフォーム技術とする，細胞質遺伝子治療（cytoplasmic gene therapy），細胞質遺伝子ワクチン（cytoplasmic gene vaccine），そしてエピジェネティクス操作のための細胞質ベクター（CytoTune®）としての概念が創出され，具体的な適用として，末梢動脈疾患に対する遺伝子治療，エイズなど感染症ワクチンの開発，腫瘍溶解性ウイルスの開発，そして iPS 細胞作製用のベクター（CytoTune®-iPS）としての応用・利用などへ進展している。

I. センダイウイルスベクターの開発

センダイウイルスは，hemagglutinating virus of Japan（HVJ）とも呼ばれる，一本鎖非分節のマ

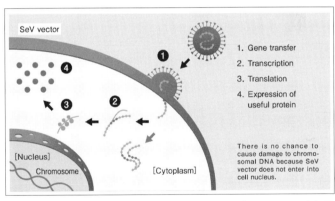

図❶　細胞質型 RNA ベクターと遺伝子組込み型ベクターの遺伝子発現様式

センダイウイルスベクターのような細胞質型 RNA ベクターは，細胞質内で複製と転写翻訳を行い，核内へは移行しない。

---

key words

センダイウイルス，細胞質型 RNA ベクター，CytoTune，iPS 細胞，血管新生，エイズワクチン，バイオナイフ，遺伝毒性，エピジェネティクス，転写因子

イナス鎖RNAをゲノムにもつ直径200nm前後のエンベロープウイルスで，いわゆるモノネガウイルススーパーファミリーの一員である[1]。センダイウイルスを用いて，ウイルスの細胞融合能の発見がなされたとともに，1995年に永井美之先生（現：理化学研究所）らのグループによりreverse geneticsの技術が確立されて以降[2]，ウイルスの改変が可能になり，ウイルスの活性化メカニズムと病原性，モノネガウイルスゲノムの共通像の提示などウイルス生物学への重要な貢献がなされるとともに，ウイルス工学の進展によりベクター開発の応用が展開された。

センダイウイルスのゲノムRNAは15,384塩基からなり，6個の遺伝子（複製と転写の上流からN, P, M, F/HN, Lの順）と複数のアクセサリー遺伝子がコードされ，N（ヌクレオカプシド）に包装されたRNP複合体（ribonucleo protein complex）としてウイルス内部構造を形成する。HN（hemagglutinine neuraminidase）はセンダイウイルスが細胞に付着する際に細胞表面のシアル酸を認識してウイルス粒子を結合させ，F（fusogenic protein）は細胞外のプロテアーゼにより切断活性化されて，センダイウイルスのエンベロープと標的細胞の細胞膜の融合を触媒して感染を成立させる。M（matrix）は，ウイルス粒子を裏打ちしてウイルス粒子のアセンブリーと出芽の中心的役割を担う。ゲノムの転写と複製はRNA依存性RNAポリメラーゼのL（large）およびP（phospho）が行い，細胞質内で複製された多コピーのゲノムからの転写を触媒する。そのため，センダイウイルス感染細胞内において，大量のタンパク質を発現する。

センダイウイルスを遺伝子導入ベクターとして開発するにあたって，各種遺伝子変異を利用するとともに，センダイウイルスゲノムから遺伝子を欠失して

いく手法がとられてきた（図❷）。遺伝子を欠失することで安全性を高めるとともに，治療対象疾患に則したベクターへ改良することに成功している。F遺伝子をゲノムから欠失させることにより，二次感染性のない，非伝播型ベクターへ改良することに成功しており[3]，このタイプのベクターを用いて，末梢動脈疾患（PAD）に対する血管新生を目的とした遺伝子治療，エイズなどの感染症に対するワクチン開発，そしてiPS細胞作製キットCytoTune®-iPSの開発と販売へと展開している。また，M遺伝子を欠失することで[4]，感染細胞からの粒子放出を抑え[5]，さらにFタンパクを浸潤転移性がん特異的に発現が亢進しているプロテアーゼ依存的に活性化するように改変することで，浸潤転移性がん特異的な細胞融合死を生じる新しいタイプの腫瘍溶解性ベクターの構築につながっている。さらに，複数の遺伝子の欠失にも成功しており[6)7)]，安全性の向上，免疫原性などの減弱を確認している。その他，変異導入による細胞傷害を伴わない発現系の確立[8)9)]，温度感受性変異導入による転写複製制御法の開発[10]，ミニゲノム系の利用などベクターの改良は確実に進歩しており，多くの使用用途に応じたベクターの提供が可能になりつつある。既にGMP対応製造

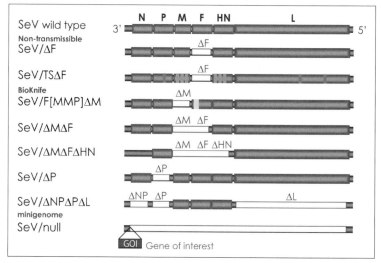

図❷　各種遺伝子欠失型センダイウイルスベクター

目的によって各種遺伝子欠失型ベクターを使い分ける。また，目的遺伝子（GOI）の期待する発現量により，遺伝子搭載位置を変更してベクターを構築する。

技術も確立し，臨床応用が実施されているとともに，ベクター改良による多種多様なベクターデザイン開発も順調に実施しており，ベクターのラインナップがなされている。さらに当該ベクターの基本特許を含め，一連のベクター改良・応用法についても随時特許出願が実施されており，事業としてのベクター開発による具体的な貢献が可能な状況である。

II. センダイウイルスベクターを用いた遺伝子医薬品の開発

1. 末梢動脈疾患（PAD）に対する遺伝子治療

閉塞性動脈硬化症などの末梢動脈疾患，すなわち下肢が虚血状態に陥った結果により生じる間歇性跛行，安静時疼痛の改善を対象とする治療製剤 DVC1-0101 を開発している。DVC1-0101 は，FGF-2（塩基性線維芽細胞増殖因子：basic fibroblast growth factor）遺伝子を非伝播型センダイウイルスベクターに搭載することを特徴とする遺伝子治療製剤である。本製剤では局所で有効な血行を確保するため，血管新生カスケードの上位にあって，他の血管新生因子をコントロールする最も重要な因子の1つと考えられる FGF-2 の遺伝子を使用し，その虚血局所での高い遺伝子発現を実現するためにセンダイウイルスベクターを用いる。この組み合わせによって，下肢に血管機能を正しく保持した血管の新生（機能的血管新生）を促すことにより，間歇性跛行患者では歩行距離の延長をもたらし，また安静時疼痛などの症状を改善することを目的としている[11)12)]。

本技術に基づく臨床研究が九州大学病院でオープンラベル，4段階の用量漸増試験として実施され，最大歩行距離の改善，安静時疼痛の改善などが観察された。またベクター投与に直接起因すると考えられる有害事象は認められず，DVC1-0101 の安全性が示された[13)]。また，ID ファーマ社は，企業治験としてオーストラリアでの治験準備を進めている。

2. エイズワクチンの開発

ヒト免疫不全ウイルス（HIV）感染症に対して，HAART（highly active antiretroviral therapy：多剤併用療法）治療ができるようになり，エイズは死の病ではなくコントロール可能な疾患となり，HIV感染者の生命予後は飛躍的に延びている。しかし，HAART は高価であり，少なからず副作用があるうえに，ウイルスを体内から完全に排除するのは困難であるため，治療的にも予防的にもワクチンの開発が依然として望まれている。

現在，国際エイズワクチン推進構想（IAVI）と共同開発したエイズウイルス予防ワクチン製剤（S001）について，英国および東アフリカ地域のルワンダおよびケニアで，その安全性と副作用の有無および免疫反応の誘導能を調べるための臨床試験が実施されている。S001 は，センダイウイルスベクターに HIV-Gag 遺伝子を抗原として搭載したワクチン候補であり，主には感染細胞をターゲットにした細胞性免疫の賦活化を目的としたものである。国立感染症研究所・東京大学医科学研究所の俣野哲朗先生との共同研究の成果であり，ヒトの臨床感染経過に近いサル免疫不全ウイルス（SIV）株（SIVmac239）を攻撃ウイルスとして用いた霊長類モデルにおいて，当該ワクチンは有効であり，SIV に対する細胞性免疫の有意な亢進と高いワクチン効果が確認されている[14)15)]。臨床試験では，S001 単独投与と他のワクチン（アデノウイルス 35 型をベクター）との組み合わせ投与（プライムブースト）で実施し，センダイウイルスベクターは初めて点鼻投与で評価された。臨床試験は順調に推移し，低用量群および高用量群の計 65 名の被験者への投与が完了している。これまでの解析により，すべての投与群で投与した本製剤に由来する重篤な副作用が観察されなかったことが確認されており，また本製剤の投与により抗原である gag タンパク特異的な T 細胞応答と抗体産生が，他のワクチンとの組み合わせの投与群で観察されたことが報告された。すなわち他のワクチン候補と本製剤の組み合わせによって HIV の gag タンパクに対する免疫誘導が確認されたこととなる。現在，液性免疫の惹起を目的にしたワクチン開発にも取り組んでいる。

3. 腫瘍溶解性センダイウイルス（バイオナイフ）の開発

バイオナイフ（BioKnife）は，センダイウイルスをベースにした新しい概念のがん細胞特異的融解ベクターである。このベクターを用いた治療法では，バイオナイフを導入したがん細胞のみ細胞融合を起こし，融合したがん細胞はやがて細胞死を起こす。すなわち，バイオナイフによりがん細胞のみを殺傷，削り取ることが可能であり，正常細胞を残すことによって，治療後の機能障害の発生を抑えることも期待されるものである。本技術の骨格となるバイオナイフでは，センダイウイルスの粒子形成を司るM遺伝子を欠損させ，細胞融合を誘起するFタンパク遺伝子を改変することによって，がん特異的なプロテアーゼであるウロキナーゼ（uPA）を発現したがん細胞のみを特異的に殺傷することができるものとなっている（図❸）。ラットを用いた実験において難治性がんである悪性脳腫瘍に対する延命効果がみられたほか[16]，中皮腫モデルにおいてもマウスを用いた実験において延命効果が認められた[17]。またバイオナイフを用いる治療においては，従来のがん治療薬と併用することも可能であり，がん治療の新たな選択肢を広げる手段となることも期待されている。

III．細胞性医薬品のためのセンダイウイルスベクターの開発

1. iPS細胞作製用センダイウイルスベクター（CytoTune®-iPS）の開発

DNA配列の変化を伴わずに，染色体への後天的な作用により形質の変異を生じさせる機構としてエピジェネティクスが提唱され，特に京都大学の山中伸弥先生によって創出された人工多能性幹細胞（iPS細胞）は[18)19)]，エピジェネティクス操作の有用性とその可能性を飛躍的に拡大させ，再生医療への直接的な応用と創薬プロセスの効率的実施に，新しい概念とツールを提供することができると考えられている。

iPS細胞作製のためには，いわゆる山中4遺伝子（*OCT3/4*, *SOX2*, *KLF4*, *c-MYC*）を体細胞（線維芽細胞や血液細胞など）に導入するが，従来型のベクターでは細胞の核内に挿入され（あるいは，少なくとも挿入の可能性がある DNA の形態で核

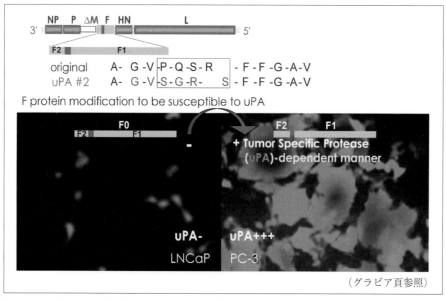

（グラビア頁参照）

図❸ uPA活性化型バイオナイフの構造と特性

Fタンパクの開裂活性化部位のトリプシン認識型からuPA認識型への改変。バイオナイフのuPA発現がん細胞特異的な細胞融合。

に存在し）遺伝子を発現するため，遺伝子組換えにより染色体の機能を変換するおそれがあった。これに対しセンダイウイルスベクターは，核内に入らず染色体DNAと組換えを起こして染色体の機能を撹乱する危険（がん化などの危険性）が原理的にない[20]。これら核の外から細胞の遺伝情報を操作するためのセンダイウイルスベクターをCytoTune®と呼び，iPS細胞を作製するための組み合わせをCytoTune®-iPSと呼ぶ。2010年に日本で，2011年からは全世界で，この「CytoTune®-iPSキット」の販売を開始した。CytoTune®-iPSを用いて作製されたiPS細胞は，出発細胞の遺伝的背景をそのまま維持するためimmaculate iPSとも呼ばれ，他の方法で作製したiPS細胞にはない，より安全で品質も均一な細胞が得られることから，様々な利用法につながるものと期待されている[21)22)]。

初回バージョンのCytoTune®-iPSに加え，3遺伝子を1つのベクターに搭載したCytoTune®-iPS 2.0について，2012年に販売を開始した。iPS細胞への誘導効率を高めると同時に，誘導後のベクターおよび遺伝子の消失効率も高めた[10]。また再生医療のための研究を想定し，がん原遺伝子である *c-Myc* の代わりに *L-Myc* を使用するバージョンの販売も予定している。さらには，実際の再生医療用途の使用を目的としたGMP製造も実施中であり，間もなく提供を開始できるものと見込んでいる。

CytoTune®は，iPS細胞への誘導のみではなく，iPS細胞あるいはその他幹細胞から目的の細胞へ分化誘導するための転写因子の一過的発現にも有効に利用することができる（図❹）。さらに分化転換（trans-differentiation）など，その他のエピジェネティクスの操作にも効果的に利用可能である。この技術が，新たな標準化エピジェネティクス技術として普及していく努力を継続する必要がある。

おわりに

センダイウイルスの発見から60年近く，またreverse geneticsの技術が確立されてから約20年，センダイウイルスを対象とする研究が基礎ウイルス学を牽引したとともに，ウイルス工学の進展により，センダイウイルスベクターの「細胞質RNAベクター」としての実用化が現実のものとなっている。特にCytoTune®-iPSは，全世界で研究用に一般販売されており，国内機関のみならず海外機関での使用が浸透，標準法の1つとして認識されつつある。日本発のベクターシステムを用いて，海外バイオ分野での利用推進に結びつく実例になっており，このような取り組みを継続しなければならない。*in vitro*（*ex vivo*）で目的遺伝子を細胞質で一過的に高発現し，後に細胞から遺伝子およびベクターを取り除く（消失させる）ことは実は非常に難しく，「細胞質RNAベクター」で達成できる重要な技術になっている。遺伝子医薬品・細胞性医薬品などの先端医療に対して，難病治療への応用など社会的要請度は非常に高く，

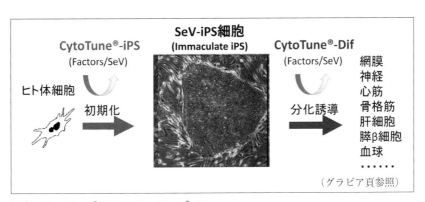

図❹ CytoTune®-iPSとCytoTune®-Dif
CytoTune®は分化用の転写因子も効率的に発現できる。

「細胞質RNAベクター」を用いた医薬品および医療用ツールを具体的に提供するとともに，研究・治療法開発・国際貢献など多くの展開につなげていかなければならない。

謝辞

今回記載した研究開発は，ディナベック研究所・株式会社IDファーマ(旧ディナベック株式会社)での研究開発・事業開発に携わった方々をはじめ，共同研究を推進していただいた多くの先生方との共同によるものであり，心からの謝辞を申し上げたい。

参考文献

1) Lamb RA, Kolakofsky D : Fundamental Virology 4th Ed, 689-724, Lippincott Williams & Wilkins (LWW), 2001.
2) Kato A, Sakai Y, et al : Genes Cells 1, 569-579, 1996.
3) Li HO, Zhu YF, et al : J Virol 74, 6564-6569, 2000.
4) Inoue M, Tokusumi Y, et al : J Virol 77, 6419-6429, 2003.
5) Kinoh H, Inoue M, et al : Gene Ther 11, 1137-1145, 2004.
6) Inoue M, Tokusumi Y, et al : J Gene Med 6, 1069-1081, 2004.
7) Yoshizaki M, Hironaka T, et al : J Gene Med 8, 1151-1159, 2006.
8) Inoue M, Tokusumi Y, et al : J Virol 77, 3238-3246, 2003.
9) Nishimura K, Segawa H, et al : J Biol Chem 282, 27383-27391, 2007.
10) Ban H, Nishishita N, et al : Proc Natl Acad Sci USA 108, 14234-14239, 2011.
11) Masaki I, Yonemitsu Y, et al : FASEB J 15, 1294-1296, 2001.
12) Onimaru M, Yonemitsu Y, et al : Circ Res 91, 923-930, 2002.
13) Yonemitsu Y, Matsumoto T, et al : Mol Ther 21, 707-714, 2002.
14) Matano T, Kobayashi M, et al : J Exp Med 199, 1709-1718, 2004.
15) Kawada M, Tsukamoto T, et al : J Virol 82, 10199-10206, 2008.
16) Hasegawa Y, Kinoh H, et al : Mol Ther 18, 1778-1786, 2010.
17) Morodomi Y, Yano T, et al : Mol Ther 20, 769-777, 2012.
18) Takahashi K, Yamanaka S : Cell 126, 663-676, 2006.
19) Takahashi K, Tanabe K, et al : Cell 131, 861-872, 2007.
20) Schlaeger TM, Daheron L, et al : Nat Biotechnol 33, 58-63, 2015.
21) Fusaki N, Ban H, et al : Proc Jpn Acad Ser B Phys Biol Sci 85, 348-362, 2009.
22) Nishimura K, Sano M, et al : J Biol Chem 286, 4760-4771, 2011.

参考ホームページ

・株式会社IDファーマ
http://www.dnavec.co.jp/

・アイロムグループ
www.iromgroup.co.jp/

井上 誠

1987年	九州大学薬学部製薬科学科卒業
1992年	同大学院薬学研究科製薬科博士課程修了
	住友化学工業株式会社生命工学研究所
	住友製薬株式会社創薬研究所(～2004年)
1999年	DNAVEC研究所(～2004年)
2004年	DNAVEC株式会社研究開発部長
2008年	同取締役・研究開発部長
2013年	同取締役・事業開発部長
2015年	株式会社IDファーマ取締役・DNAVECセンター長

第2章 遺伝子治療革新技術

8．ワクシニアウイルス

中村貴史

ワクシニアウイルスは，過去に天然痘（痘瘡）ワクチンとしてヒトに使われた実績と遺伝子組換え技術の進歩によって，ウイルスが本来もっているがん細胞に感染後，がん組織内で増殖しながら死滅させるという性質（腫瘍溶解性）を利用するがんウイルス療法のために応用されている。ワクシニアウイルスは，広範な腫瘍細胞に感染でき，非常に強い腫瘍溶解性を発揮し，血中を介して腫瘍に到達でき，治療遺伝子を運ぶベクターとしての能力も高いなど，がんウイルス療法において多くの利点をもっている。その一方で，正常組織における弱い増殖性を維持しているため，安全性の観点より腫瘍組織でのみ増殖させる改良が必須となる。

はじめに

がんウイルス療法は，1900年代の初めより始まり，実は日本でもムンプスウイルスなどを使って試みられていた[1]。しかし，その当時は正常細胞でも増殖能を保持した，つまり野生型に近いウイルスを投与していたので，安全性の観点よりなかなか新しい治療法としては定着するには難しかったのかもしれない。最近，遺伝子工学技術，ウイルスおよびがんの分子病態解析の発展により，ウイルスが元来もっている正常組織に対する病原性を排除し，ウイルスをがん細胞だけで増殖させることによって，がんを標的化することが可能になってきた。アデノウイルスやヘルペスウイルスは本来人間に対して病原性を有するが，その病原性を抑え，がん細胞で選択的に複製するための変異が加えられている[2]。一方，本来人間に対して病原性をもたないニューカッスル病ウイルスやレオウイルスは，遺伝子操作を行わなくてもヒトがん細胞に対して腫瘍溶解性を発揮する[3]。

われわれが注目しているワクシニアウイルス[用解1]はこの中間に位置づけられ，本来は痘瘡のワクチンとして利用するため弱毒化されたウイルスである[4]。

ワクシニアウイルスはがんウイルス療法において多くの利点をもっている。
① 非常に速い増殖・溶解サイクルをもつため強い腫瘍溶解性を発揮する。
② 宿主域が広いため様々な種類の腫瘍細胞に効率よく感染できる。
③ 190kbpの線状二重鎖DNAをゲノムにもつ大型ウイルスであるためベクターとしての能力が高く，複数かつ比較的長いサイズの外来治療遺伝子を高発現できる。
④ 血中を介して効率よく腫瘍に到達でき，転移した全身のがんを標的化できる可能性をもっている。その一方で，正常組織における弱い増殖性を維持しているため，安全性の観点より腫瘍組織でのみ増殖させる改良が必須となる。

これまでの研究により，がん細胞におけるマイ

---

key words

ワクシニアウイルス，がんウイルス療法，腫瘍溶解性，遺伝子組換え，相同組換え法，多因子制御，miRNA制御，TK欠失，B5R遺伝子，let-7，腫瘍特異性

クロ RNA（miRNA）を指標にして，腫瘍細胞特異的に増殖し破壊する遺伝子組換え[用解2]ワクシニアウイルスの開発に成功している。そして担がんモデルマウスにおいて，この miRNA 制御ウイルスの腫瘍内投与は副作用なく強力な抗がん効果を示すことを実証してきた[5)6)]。miRNA 制御ウイルスでは，ウイルス伝播増殖に重要であるウイルス膜タンパクをコードする B5R 遺伝子の 3' 非翻訳領域へ，正常組織と比べ肺がん[7)]や膵臓がん[8)]などで発現が低下している miRNA（let-7）の標的配列が挿入されている。これより miRNA 制御ウイルスが感染した正常細胞では，その内因性 let-7 によって B5R の発現が制御される（＝ウイルスは増殖しない）が，がん細胞では let-7 の発現が低下しているので B5R を発現できる（＝ウイルスは増殖する）機構により腫瘍特異性を獲得している。さらにこの腫瘍特異性を向上させるため，ワクシニアウイルスのチミジンキナーゼ（TK）遺伝子を不活化すると病原性が低下するという報告[9)]に基づき，miRNA 制御に加え，ウイルス TK 遺伝子も欠失させた多因子制御ワクシニアウイルスを作出し，その効果を評価してきたので本稿にて紹介したい。

I．多因子制御ワクシニアウイルス

miRNA 制御ワクシニアウイルス[5)6)]は，赤血球凝集素（HA）遺伝子に 2 種類の外来遺伝子，ホタルルシフェラーゼ遺伝子と緑色蛍光タンパク質（GFP）遺伝子が挿入されている。そこで相同組換え法[用解3]を用いて，TK 遺伝子に同じ 2 種類の外来遺伝子を挿入することにより，miRNA 制御に加え，ウイルス TK 遺伝子を欠失させた多因子制御ワクシニアウイルスを作製した（図❶）。最初に，ワクチン株のゲノム DNA を鋳型として，TK 遺伝子領域を増幅し，その PCR 産物をもつ TK 遺伝子プラスミドを構築した。次に，合

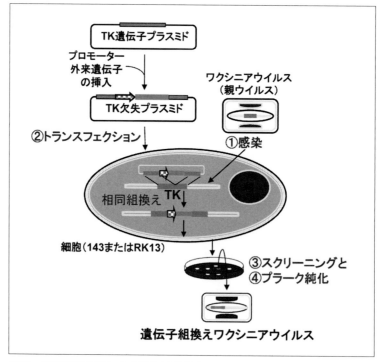

図❶ 相同組換え法による遺伝子組換えワクシニアウイルスの作製

遺伝子組換えワクシニアウイルスの作出は，①親ウイルスの感染，②トランスファーベクターのトランスフェクション，③スクリーニングと④プラーク純化の工程からなる。

成ワクシニアウイルスプロモーター[10]下に，ホタルルシフェラーゼ遺伝子，脳心筋炎ウイルス（ECMV）の IRES（internal ribosomal entry site；mRNA 内部のリボソーム進入サイト），GFP 遺伝子からなるバイシストロニック発現ユニットを TK 遺伝子に挿入し，トランスファーベクターを構築した。143 細胞（TK-）に親ウイルスとしてワクチン株または miRNA 制御ウイルスを感染させ，BUdR（ブロモデオキシウリジン）の存在下でトランスファーベクターを細胞に取り込ませることによって，TK 欠失ウイルスまたは多因子制御ワクシニアウイルスを作出した。TK 遺伝子を不活化すると BUdR 存在下で増殖が可能となること，および GFP の発現を目安にプラーク純化を繰り返し，最終的に PCR とダイレクトシーケンスにより外来遺伝子の挿入と TK 遺伝子の欠失を確認した（図❷）。同様の相同組換え法により，無制御ウイルスまたは miRNA 制御ウイルスは，RK13 細胞に親ウイルスとしてワクチン株または let-7 標的配列が挿入されたワクチン株を感染させ，同じ発現ユニットを HA 遺伝子に挿入したトランスファーベクターを細胞に取り込ませることによって作出された。上述のように TK 遺伝子の挿入欠失はウイルス増殖能に影響を及ぼすが，HA 遺伝子の挿入欠失はウイルス増殖能に影響を及ぼさない。

II．生体内イメージングによる多因子制御ワクシニアウイルスの伝播増殖性の解析

マウス生体内における多因子制御ワクシニアウイルスの伝播増殖性，すなわち病原性を解析するため，免疫不全 SCID マウスの腹腔内に各ワクシニアウイルスを投与し，その生体内分布を経時的に評価した。図❷に示すように各ウイルスはホタルルシフェラーゼを発現しているので，1，2，7，および 16 日後にルシフェリン（VivoGlo™ Luciferin In Vivo Grade，Promega 社）を 150mg/kg で皮下投与することによって，マウス体内でウイルスが感染，増殖した細胞におけるルシフェラーゼ発現を非侵襲的に IVIS イメージングシステム（Xenogen 社）または NightSHADE LB985

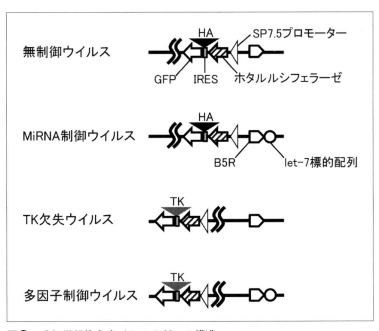

図❷　遺伝子組換えウイルスのゲノム構造
各ウイルスのゲノムは，プラーク純化後に回収され，PCR とダイレクトシーケンスによって外来遺伝子の挿入とウイルス遺伝子の欠失が確認された。

イメージングシステム（ベルトールドジャパン社）によりモニターした。その結果、無制御ウイルスでは投与部位から主に尾・手足・口腔など全身の正常組織へウイルスが伝播し、そこでウイルス増殖による皮膚傷害が観察された。その一方、miRNA制御ウイルスの伝播増殖能は劇的に弱まり、TK欠失ウイルスではさらに弱まっていた。そして多因子制御ウイルスは投与部位においても増殖がほとんどみられず、投与2日後には完全に生体内から消失していた（図❸）。これらの結果より、ワクチン株（＝無制御ウイルス）がもっている正常組織における弱い増殖性を排除することに成功したといえる。

Ⅲ．多因子制御ワクシニアウイルスの抗がん効果

正常組織に対する病原性を示さないよう改良を加えた多因子制御ワクシニアウイルスの抗がん効果を評価するため、マウス正常組織に比べ腫瘍組織でlet-7の発現が低下しているヒト膵臓がん細胞BxPC-3の腹膜播種モデルマウスを利用した。免疫不全SCIDマウスの腹腔内にウミシイタケルシフェラーゼ発現ヒト膵臓がん細胞BxPC-3を投与し、腹膜播種が確認された後、各ワクシニアウイルスを腹腔内に投与した（各群10匹）。その結果、多因子制御ウイルスは、生理食塩水を投与したコントロールや無制御ウイルスと比べ、生存を延長させ強力な抗がん効果を示した（図❹）。無制御ウイルスは、全身の正常組織へ伝播増殖し、最終的にはそれに伴うウイルス毒性（急激な体重減少）によってマウスは死亡した。それに対し多因子制御ウイルスは、再発した腫瘍によって死亡するマウスがいたものの、全身の正常組織へ伝播増殖することはなかった。

この結果は、生体内の腫瘍分布とウイルス分布のイメージングによって、その詳細が明らか

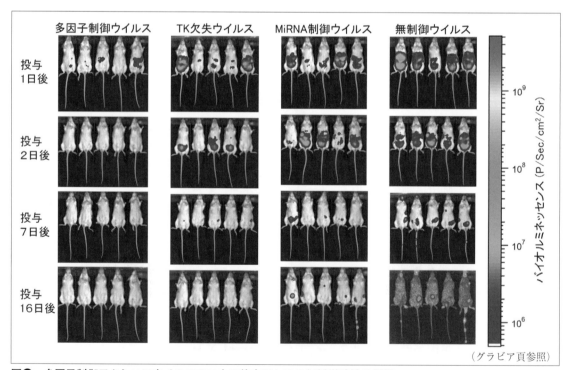

図❸　多因子制御ワクシニアウイルスのマウス体内における伝播増殖性の解析
各ウイルス（プラーク法で定量したウイルス力価より算出して10^7 pfu）を6週齢のメスSCIDマウス（日本チャールス・リバー社）の腹腔内に投与し、生体内のウイルス分布をルシフェリン投与によって経時的かつ非侵襲的に可視化した。増殖ウイルス数は赤色ほど多く、赤色＞黄色＞黄緑色＞水色＞青色となっている。

となった。BxPC-3腫瘍細胞はウミシイタケルシフェラーゼを発現しているので，セレンテラジン（ViviRen™ In Vivo Renilla Luciferase Substrate Grade, Promega社）を1mg/kgで腹腔内に投与することによって，マウス体内の腫瘍分布を非侵襲的に上記のイメージングシステムによりモニターした。一方，各ワクシニアウイルスの生体分布は，図❸と同様の方法でモニターした。マウス体内の腫瘍分布の解析より，ウイルス投与2日前には同等に成長した腫瘍が確認された。そしてウイルス投与11日後の多因子制御ウイルス治療群の腹腔内では，その腫瘍がほぼ完全に消失していた。それに対し，コントロール群では治療効果がなく腫瘍が増大していた（図❺）。また，マウス体内のウイルス分布の解析より，ウイルス投与3日後には腹腔内腫瘍における多因子制御ウイルスの増殖が確認され，その増殖による腫瘍の破壊に伴って投与10日後にはウイルス増殖も消失していた（図❻）。一方，無制御ウイルスは，多因子制御ウイルスと同等の抗がん効果を示したが（図

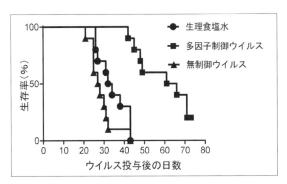

図❹　担がんマウスモデルにおける多因子制御ワクシニアウイルスの抗がん効果と安全性

ヒト膵がん BxPC-3 細胞（5×10^6 個）をSCIDマウスの腹腔内に投与し，その7日後に 10^6 pfu の各ウイルスを腹腔内に投与した（各群10匹）。

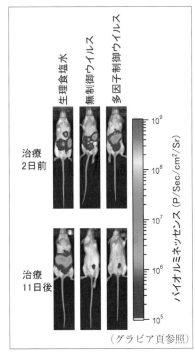

図❺　担がんマウスモデルにおける多因子制御ワクシニアウイルスの腫瘍溶解性

図❹の担がんマウス体内において，各ウイルス投与2日前，および投与11日後における腫瘍分布をセレンテラジン投与によって非侵襲的にモニターした。増殖腫瘍細胞数は赤色ほど多く，赤色＞黄色＞黄緑色＞水色＞青色となっている。

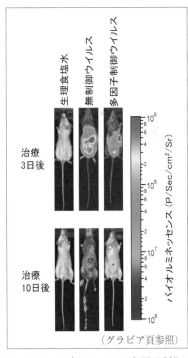

図❻　担がんマウスモデルにおける多因子制御ワクシニアウイルスの腫瘍特異的増殖性

図❹の担がんマウス体内において，各ウイルス投与3日，および10日後におけるウイルス分布をルシフェリン投与によって非侵襲的にモニターした。増殖ウイルス数は赤色ほど多く，赤色＞黄色＞黄緑色＞水色＞青色となっている。

❺），投与10日後には全身の正常組織へも伝播増殖し，その毒性でマウスは死亡した（図❻）．

おわりに

以上の結果より，多因子制御ワクシニアウイルスは，極めて高い腫瘍特異的増殖能を有し，その腹膜播種マウスモデルにおいても副作用なく強力な抗がん効果を示した．これは，miRNAによるウイルス伝播増殖能の制御に加え，ウイルスTK遺伝子が機能を失うと，正常細胞におけるウイルスの複製能は低下するが，がん細胞にはこの遺伝子の機能を補う酵素が豊富に存在するためウイルスの複製能は低下せず，結果的に腫瘍特異性が向上したためである．さらに多因子制御ウイルスは，担がんマウスにおいて血中を介して効率よく腫瘍に到達し腫瘍のみを破壊することも確認しており，転移した全身のがんを標的化できる可能性をもっていることが示唆された．

miRNAによるウイルスの制御は，そのmiRNAの標的配列をDNAまたはRNAウイルスゲノムに挿入することによって，ワクシニア以外にも他の様々なウイルスでも報告されている．アデノウイルス[11)12)]やヘルペスウイルス[13)14)]などのDNAウイルスは，miR-122, miR-124, miR-143, miR-145, miR-199やlet-7によって，コクサッキーウイルス[15)]，水疱性口内炎ウイルス[16)]や麻疹ウイルス[17)]などのRNAウイルスは，miR-7, miR-133, miR-206やlet-7によって，正常細胞での増殖が抑制され，がん特異的に増殖するようになった．miR-7, miR-122, miR-124, miR-133, miR-206は特定の臓器で発現が高いmiRNAであり，miR-143, miR-145, miR-199, let-7は正常細胞に比べがん細胞で発現低下しているmiRNAである．ワクシニアウイルスによる本アプローチでも，あらゆる種類のmiRNA制御とTK遺伝子の欠失による多因子制御は可能であり，単独もしくは複数のmiRNAに対する標的配列をがんの種類に応じてカスタマイズすることにより，有効な治療法が確立されていない他のあらゆるがんに対しても適応できると考えている．

がんウイルス療法は始まったばかりであるが，従来の化学療法や放射線療法と比較して，様々なメカニズムによってがん細胞を特異的に破壊・死滅させる利点がある．実際のがん患者において，強力な抗がん効果と高い安全性が確認されたという結果も報告されてきている[18)19)]．これらと並行して，さらなる抗がん効果の増強と安全性の向上を達成した次世代の腫瘍溶解性ウイルスの研究開発も積極的に進められており，今後の臨床応用が期待される．

用語解説

1. **ワクシニアウイルス**：天然痘（痘瘡）ワクチンとして使われていたが，1980年WHOの天然痘根絶宣言の後は非常用として一部で保管されているが，一般の予防ワクチンとしては使われていない．
2. **遺伝子組換え**：任意のDNA断片を別のDNA分子に結合させることによって，従来なかった新しい形質をもつ生物をつくることができる．本文中の遺伝子組換えウイルスとは，ワクシニアウイルスのゲノムDNA中から，TK遺伝子を欠失させることや，従来もっていないGFPやルシフェラーゼ遺伝子，またはmiRNAの標的配列断片を挿入することによって作製した新しい形質をもつワクシニアウイルスを意味する．
3. **相同組換え法**：異なるDNA分子間で，相互の分子に含まれる同じDNA配列をもつ領域間で二本鎖が形成されることで分子間の再結合が起こることにより，もとのDNA分子の鎖が相互に置き換わった分子が形成される．本文中の遺伝子組換えウイルスは，ワクシニアウイルスのゲノムDNAとトランスファーベクター（特定の遺伝子を欠失させる，もしくは新たな遺伝子を挿入させる領域とその両端の相同性のある領域を含む）との相同組換えにより得られる．

参考文献

1) Okuno Y, Asada T, et al : Biken J 21, 37-49, 1978.
2) Kirn D, Martuza RJ : Nat Med 7, 781-787, 2001.
3) Russell SJ : Cancer Gene Ther 9, 961-966, 2002.
4) Hashizume K, Yoshikawa H, et al : Vaccinia Virus as Vectors for Vaccine Antigens, 421-428, Elsevier Science, 1985.
5) Hikichi M, Kidokoro M, et al : Mol Ther 19, 1107-1115, 2011.
6) 中村貴史：遺伝子医学MOOK23号, 176-181, 2012.
7) Johnson SM, Grosshans H, et al : Cell 120, 635-647,

2005.
8) Torrisani J, Bournet B, et al : Hum Gene Ther 20, 831-844, 2009.
9) Buller RM, Smith GL : Nature 317, 813-815, 1985.
10) Hammond JM, Oke PG, et al : J Virol Methods 66, 135-138, 1997.
11) Cawood R, Chen HH, et al : PLoS Pathog 5, 1000440, 2009.
12) Sugio K, Sakurai F, et al : Clin Cancer Res 17, 2807-2818, 2011.
13) Lee CY, Rennie PS : Clin Cancer Res 15, 5126-5135, 2009.
14) Fu X, Rivera A, et al : Mol Ther 19, 1097-1106, 2011.
15) Kelly EJ, Hadac EM, et al : Nat Med 14, 1278-1283, 2008.
16) Edge RE, Falls TJ, et al : Mol Ther 16, 1437-1443, 2008.
17) Leber MF, Bossow S, et al : Mol Ther 19, 1097-1106, 2011.
18) Heo J, Reid T, et al : Nat Med 19, 329-336, 2013.
19) Andtbacka RH, Kaufman HL, et al : J Clin Oncol 33, 2780-2788, 2015.

参考ホームページ

・鳥取大学大学院医学系研究科中村研究室
 http://www.med.tottori-u.ac.jp/integbio/522/1198.html

中村貴史
1997年　鳥取大学医学部生命科学科卒業
2001年　同大学院医学系研究科, 学位取得（生命科学）
2002年　米国メイヨクリニック（Stephen J. Russell 博士研究室）博士研究員
2004年　同リサーチアソシエイト
2006年　独立行政法人科学技術振興機構さきがけ研究者
2009年　東京大学医科学研究所治療ベクター開発室特任准教授
2012年　鳥取大学大学院医学研究科機能再生医科学専攻生体機能医工学講座生体高次機能学部門准教授

第2章　遺伝子治療革新技術

9．悪性腫瘍に対するコクサッキーウイルス療法開発の現況

宮本将平・小原洋志・谷　憲三朗

　コクサッキーウイルスは2群（CVAとCVB）に分けられ，現在少なくともCVAでは23種の血清型が，CVBでは6種の血清型が知られている。近年のウイルスを用いた抗腫瘍療法の発展に伴い，CVも注目されてきており，特に野生型CVA21は悪性黒色腫などに対して海外で臨床試験が実施されている。われわれは新たなウイルス療法開発を目的に，エンテロウイルス株38種を用いて18種類の各種がん細胞株を対象とした in vitro 細胞障害実験によるウイルススクリーニングを行った。この結果，CVB3が非小細胞肺がん細胞株に対してマウスでの試験結果も含めて，新たなウイルス療法の有力な候補となることを示唆する結果を得た。本稿ではCVB3ウイルス療法開発の現況を紹介させていただく。

はじめに

　コクサッキーウイルス（Coxsackie virus）はポリオウイルス（poliovirus）ならびにエコーウイルス（echovirus）と同様にPicornaviridae科，enterovirus（エンテロウイルス）属に属するウイルスである。エンテロウイルスは最も一般的で重要なヒト病原体の1つであり，コクサッキーウイルスは多くの共通点をポリオウイルスと共有している。多くの国においてポリオウイルス感染が制御されてきていることから，コクサッキーウイルスのような非ポリオエンテロウイルスを理解することでエンテロウイルス全体の解明がなされてきている。エンテロウイルスは非エンベロープウイルスであり，オープンリーディングフレーム，ならびに5'および3'非翻訳領域（UTRs）からなる7000～8000塩基の一本鎖プラス鎖RNAゲノムを有している。ウイルスが接着すると宿主細胞への侵入が始まり，細胞質内にRNAゲノムを放出するために脱殻が起こる。ウイルスRNAゲノム自身は5'UTRにあるIRES（internal ribosomal entry site）での転写開始のためのmRNAとして作用し，巨大なポリタンパクを産生する。ウイルスポリタンパクはさらにウイルスプロテアーゼである$2A^{pro}$および$3C^{pro}$の作用により各機能タンパク（VP4，VP2，VP3，VP1，$2A^{pro}$，2B，2C，3A，3B，$3C^{pro}$，$3D^{pol}$）にプロセスされる。一本鎖プラス鎖RNAゲノムはウイルスRNAゲノムの複製用鋳型としても作用する。増幅したプラス鎖RNAゲノムと構造タンパク（VP1，VP2，VP3，VP4）はヌクレオカプシド形成によりウイルス粒子を産生し，宿主細胞から放出する。分類は乳飲みマウスにおける病原性に基づきなされており，2群〔コクサッキーウイルスA群（CVA）と

---

key words

コクサッキーウイルス，エンテロウイルス，悪性黒色腫，非小細胞肺がん，CAR，DAF，PI3K，calreticulin，免疫原性細胞死，miRNA，CVA21

コクサッキーウイルス B 群（CVB）］に分けられる。すなわち CVA は全身性筋炎により引き起こされる弛緩性麻痺を起こすことが特徴であり，一方 CVB は局所的な筋障害ならびに神経組織の変性による緊張性麻痺を引き起こすことが特徴である。現在少なくとも CVA では 23 種の血清型が，CVB では 6 種の血清型が知られている[1)-3)]。

一般的に CVA は皮膚および粘膜に感染する傾向があり，ヘルパンギーナ，急性出血性結膜炎，および手足口病（主に CVA16 による）は，他のコクサッキーウイルスでも起こりえ，エンテロウイルス 71 型は重症な大発生を引き起こした[4)]。CVB は心臓，胸膜，膵臓および肝臓に感染し，肋間神経痛，心筋炎，心外膜炎，肝炎を引き起こす。CVA，CVB 共に非特異的熱性疾患，発疹，上気道炎ならびに無菌髄膜炎を起こすことができる。多くの CVA が小児麻痺に類似した中枢神経疾患を起こす原因となっており，CVB は全身性の新生児疾患の原因にしばしばなっている。最近の研究でインスリン依存性糖尿病（IDDM）の発生とエンテロウイルス，特に CVB 感染との関連性について研究が進んできている。

コクサッキーウイルスは介在物を介した感染も可能であるが，糞口経路ならびに呼吸エアゾールを介して基本的には伝播する。ウイルスは当初上気道および遠位小腸で複製し，初期感染から 3 週後までに呼吸器に，8 週後までには便に認められる。ウイルスは粘膜下リンパ組織で複製し，網内系に伝播していく。標的臓器へのさらなる伝播は 2 次性のウイルス血症に続いて起こり，免疫は主に液性免疫が関与すると考えられている。

疫学的には 2002～2004 年，米国において年間 1000 万人のエンテロウイルス感染症が発症しており，推定 16.4～24.3％がコクサッキーウイルス血清型とされる。エンテロウイルスは年間 30,000～50,000 人の入院患者に関与している。疾患制御・予防センター（CDC）はコクサッキーウイルス感染が 1983～2003 年の新生児エンテロウイルス感染者（26,737 人）の約 25％を占めていることを明らかにした。この中でコクサッキーウイルス B 群 4 型による感染が他の血清型感染より死亡率が高かった。コクサッキーウイルス感染は世界中で発生しており，熱帯地域では年間を通じて単離され，高緯度地域では発症頻度および季節性が減少する。コクサッキーウイルス感染による死亡は一般的ではない。新生児と免疫不全患者はすべてのエンテロウイルス感染症後の併発症発症の危険性に曝されている。10 歳までにおいてエンテロウイルス感染症は男児に多く，男女比は 1.5：1 程度であるが，その原因は明らかではない。またコクサッキーウイルス感染はすべての年齢で発生するが，若年者や幼児に多く，1 歳までの感染危険性が高い。10 歳以上での感染率は顕著に低下する[5)]。

I．コクサッキーウイルスを用いた臨床試験の現状

コクサッキーウイルス A 群 21 型（CVA21）はヒトエンテロウイルス C のメンバーであり，ヒトでは上気道炎を起こす，「かぜ」ウイルスの 1 つである。本ウイルスは一本鎖プラス鎖 RNA ゲノムを直径 28nm のカプシド中にもっている。ライノウイルスと同様に，CVA21 は ICAM-1 に結合し，活動的なウイルス感染を起こすためには加えて DAF への結合を必要としている。悪性黒色腫細胞において ICAM-1 と DAF が過剰発現していることから，野生型 CVA21 の腫瘍溶解能の評価は本疾患において主に集中的に実施されてきたが，近年は他のがん種での臨床試験もなされている。下記に現在 ClinicalTrials.gov に公開されている情報を紹介させていただく[6)]。

①悪性黒色腫制御のためのコクサッキーウイルス A 群 21 型の腫瘍内投与（NCT00235482）

　開始日：2005 年 8 月，当初完了日：記載なし，対象：悪性黒色腫，第 I 相臨床試験，研究スポンサー：Viralytics，臨床情報：終了，登録患者 3 人

②悪性黒色腫患者におけるコクサッキー A 群 21 型の腫瘍内投与 2　投与量の安全性研究（NCT00438009）

　開始日：2007 年 2 月，当初完了日：2009 年 9 月，対象：第 4 期悪性黒色腫，第 I 相臨床試験，研

究スポンサー：Viralytics，臨床情報：終了，登録患者9人

③固形腫瘍患者へのコクサッキーウイルスA群21型の静脈内投与（NCT00636558）

開始日：2008年3月，当初完了日：2012年3月，対象：悪性黒色腫，乳がん，前立腺がん，第Ⅰ相臨床試験，研究スポンサー：Viralytics，臨床情報：終了，登録患者8人

④頭頸部がん患者への腫瘍内CAVATAKの投与研究（NCT00832559）

開始日：2009年1月，当初完了日：2012年2月，対象：頭頸部がん，第Ⅰ相臨床試験，研究スポンサー：Viralytics，臨床情報：終了，登録患者4人

⑤Ⅲcならびに Ⅳ期悪性黒色腫患者への腫瘍内CAVATAK投与研究（NCT01227551）

開始日：2011年10月，当初完了日：2015年6月，対象：悪性黒色腫，第Ⅱ相臨床試験，研究スポンサー：Viralytics，臨床情報：登録終了，登録患者57人

⑥Ⅲcもしくは Ⅳ期悪性黒色腫患者への腫瘍内CAVATAK 48週間延長投与の効果と安全性研究（NCT01636882）

開始日：2012年6月，当初完了日：2016年1月，対象：悪性黒色腫，第Ⅰ相臨床試験，研究スポンサー：Viralytics，臨床情報：新患者登録なし，登録患者推定67人

⑦治療抵抗・転移性疾患への全身療法（STORM）研究（NCT02043665）

開始日：2014年1月，当初完了日：2016年12月，対象：非小細胞肺がん，去勢抵抗性前立腺がん，悪性黒色腫，膀胱がん，第Ⅰ相臨床試験，研究スポンサー：Viralytics，臨床情報：患者登録中，登録予定患者33人

⑧非筋層浸潤膀胱がん患者におけるCAVATAK™単独もしくは低量マイトマイシンCの安全性と臨床活性（CANON）研究（NCT02316171）

開始日：2014年12月，当初完了日：2016年12月，対象：非筋層浸潤膀胱がん，第Ⅰ相臨床試験，研究スポンサー：Viralytics，臨床情報：患者登録中，登録予定患者33人

⑨進行悪性黒色腫患者における腫瘍内CAVATAK™（コクサッキーウイルスA群21型）とIpilimumab（CTLA-4阻害抗体，Yervoy®）投与の研究（NCT02307149）

開始日：2015年2月，当初完了日：2017年6月，対象：悪性黒色腫，第Ⅰ相臨床試験，研究スポンサー：Viralytics，臨床情報：登録中，登録予定患者26人

⑩進行悪性黒色腫患者への腫瘍内CAVATAK™とPembrolizumab（PD-1阻害抗体）投与の第Ⅰ相（CAPRA）研究（NCT02565992）

開始日：2015年10月，当初完了日：2018年10月，対象：悪性黒色腫，第Ⅰ相臨床試験，研究スポンサー：Viralytics，臨床情報：登録中，登録予定患者30人

以上のようにCVA21に関して多くの臨床試験がオーストラリアにおいて実施されてきている。しかし論文としての報告はまだなく，上記⑤，Ⅲcならびに Ⅳ期悪性黒色腫患者への腫瘍内投与研究について，スポンサー企業であるViralytics社のHPに報告がなされている。これによると2014年9月30日段階で，57人の患者への投与（$3×10^8$ $TCID_{50}$を1，3，5および8日，その後は3週間ごとに6回腫瘍内投与）がなされ，免疫関連無増悪生存期間（immune related progression free survival：irPFS）が39％（22/57），1年生存率73％（33/45），全生存率28％（16/57）との結果が公開されている[7]。本資料では重篤な副作用の報告はないが，ウイルス排出などに関する詳細な情報はまだ不明である。

CVA21は種々の悪性腫瘍に対して強力な腫瘍溶解性を示すことが報告されてきたが，基礎研究レベルでCVA21投与マウスが麻痺を伴う致死的筋炎で死亡したことも報告されている。現在本ウイルスに関して後述のmiRNA技術を導入した遺伝子改変CVA21も作製され，今後の展開も期待されている[8]。

II. コクサッキーウイルスB群3型（CVB3）を用いた新たなウイルス療法の開発

われわれは新たなウイルス療法開発を念頭に、国立感染症研究所との共同研究として、同所保存のエンテロウイルス株38種を用いて18種類の各種がん細胞株および正常細胞を対象とした in vitro 細胞傷害実験によるウイルススクリーニングを行った。この結果から、いくつかのエンテロウイルスがウイルス力価依存性に著明な細胞傷害活性を有していることが明らかになった。2次スクリーニングの結果、この中で特にCVB3が非小細胞肺がん（NSCLC）細胞株に対してマウスでの in vivo 試験結果も含めて、新たなウイルス療法の候補となりうる結果を得た。CVB3は受容体として CAR（Coxsackievirus and adenovirus receptor）およびDAF（decay accelerating factor）を利用することが知られている。われわれの研究結果からNSCLC細胞においてもCARを介してCVB3が細胞に感染し、DAFはその補助に重要であると考えられた。われわれの in vitro での研究結果から、CVB3はNSCLC細胞にアポトーシスを引き起こし、PI3K（phosphoinositide 3-kinase）／Aktおよび MEK〔MAP（mitogen-activated protein）／ERK（extracellular signal-regulated）kinase〕シグナル経路がCVB3の細胞傷害活性および複製に関与していることが明らかになった。マウス in vivo 研究結果から、CVB3はヌードマウスに移植されたヒトNSCLC腫瘍の著明な縮小をもたらすこと、同マウス両背側に移植されたヒトNSCLC腫瘍の一方への接種は反対側腫瘍を縮小し、同部にCVB3の増殖を認めた。注目すべき点として、in vitro においてCVB3感染腫瘍細胞においては細胞表面に

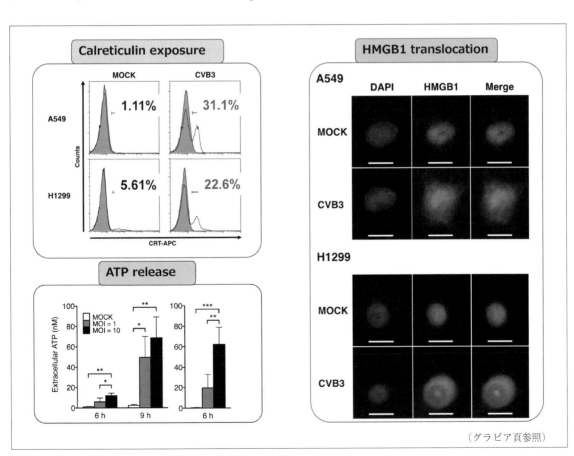

（グラビア頁参照）

図❶ CVB3感染はNSCLC細胞に免疫原性細胞死を誘導した

多量のcalreticulin（CRT）の出現を認め，ATPの細胞外分泌およびhigh-mobility group box 1（HMGB1）の核内から細胞質内への移行を認めた（図❶）。これらの結果はNSCLC細胞がCVB3感染により「免疫原性細胞死」を遂げることを示しており，CVB3接種腫瘍内にはNK細胞，顆粒球，樹状細胞，単球の顕著な浸潤を認めた[9)10)]。

野生型CVB3投与によりヌードマウスが全匹死亡することはなかったものの，肝酵素，膵酵素および筋酵素の逸脱と組織障害所見を認め，臨床応用の観点から臓器障害を発生させる可能性が危惧された。一方で，CVB3の腫瘍活性は他のウイルスに比較し強力であることも示唆されたことから，miRNA技術を応用して正常臓器障害性のない遺伝子改変CVB3を作製することにした（図❷）。その結果，作製したウイルスCVB3-miRは野生型CVB3と同等の殺腫瘍細胞機能を有するとともに，マウスに投与した場合の安全性は格段に向上し，ヒトへの臨床応用も十分に可能と考えられた。現在，本ウイルスの大量培養法の確立および非臨床毒性試験をサルを含む動物を用いて実施している。今後，これらの結果を基に本ウイルスを用いた悪性腫瘍患者に対する医師主導治験を実施する計画である。

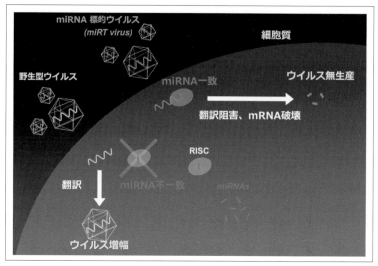

図❷ miRNA技術を用いたコクサッキーウイルスの副作用制御法

Ⅲ．コクサッキーウイルスを用いたウイルス療法の今後の展望

コクサッキーウイルスを用いたウイルス療法においてはCVA21を用いた臨床試験がオーストラリアを中心に多く実施されてきているが，まだその臨床試験結果の全貌は明らかではない。興味深いことに，われわれが開発中のCVB3においては免疫原性細胞死が誘導されることが明らかになっており，CVA21臨床試験において免疫チェックポイント阻害剤を併用した場合（前述Ⅰ-⑨，⑩）の接種部抗腫瘍効果の増強に加え，再発・転移抑制効果についても新知見が得られることが期待される。今後CVB3を含めた臨床試験が慎重に実施され，コクサッキーウイルスが難治性悪性腫瘍に対する1つの治療選択肢となることを強く期待する次第である。

参考文献

1) Dutkiewicz M, Swiatkowska A, et al : BioTechnologia 93, 414-423, 2012.
2) Kang Hl, Kim C, et al : Antiviral Res 124, 1-10, 2015.
3) Tracy S, Chapman NM : The Picornaviruses（Ehrenfeld E, Domingo E, et al ed），353-362, ASM Press, 2010.
4) http://www.cdc.gov/hand-foot-mouth/about/transmission.html
5) Khetsuriani N, et al : MMWR 55（SS08），1-20, 2006.
6) https://clinicaltrials.gov/
7) http:// www.viralytics.com/our-pipeline/ clinical-trials/clinical-trials-phase-ii-calm/
8) Kelly EJ, Hadac EM, et al : Nat Med 14, 1278-1283, 2008.
9) Miyamoto S, Inoue H, et al : Cancer Res 72, 2609-2621, 2012.
10) Inoue H, Tani K : Cell Death Differ 21, 39-49, 2014.

宮本将平
2014年　九州大学医学系学府医学専攻博士課程卒業，博士（医学）
　　　　日本学術振興会特別研究員
2015年　東京大学医科学研究所ALA先端医療学社会連携研究部門特任助教

小原洋志
2008年　京都大学大学院医学研究科博士課程修了
　　　　同再生医科学研究所研究員
2009年　同大学院医学研究科グローバルCOE研究員
2011年　米国ハーバード大学医学大学院リサーチフェロー，米国ブリガムアンドウィメンズ病院ポストドクトラルリサーチフェロー（〜2014年）
2012年　日本学術振興会海外特別研究員
2014年　九州大学生体防御医学研究所ゲノム病態学分野特任講師
2015年　東京大学医科学研究所ALA先端医療学社会連携研究部門特任講師

谷　憲三朗
1979年　アメリカ海軍横須賀病院インターン
1982年　米国シティオブホープ医学研究所リサーチフェロー（〜1984年）
1986年　東京大学大学院第3種博士課程修了
　　　　日本学術振興会特別研究員
1988年　東京大学医科学研究所病態薬理学研究部・附属病院内科助手，講師，助教授
2000年　東京大学医科学研究所分子療法研究分野（改組により），東京大学医科学研究所附属病院内科，助教授
2002年　九州大学生体防御医学研究所・ゲノム病態学分野，九州大学病院先端分子・細胞治療科教授（〜2015年）
2010年　九州大学生体防御医学研究所長（併任）（〜2012年）
2015年　東京大学医科学研究所ALA先端医療学社会連携研究部門および東京大学医科学研究所附属病院先端診療部・特任教授
　　　　九州大学名誉教授

第 2 章　遺伝子治療革新技術

10. HVJエンベロープベクター

金田安史

　不活性化センダイウイルス粒子（HVJ-E）は，抗腫瘍免疫を活性化するとともに，ヒトがん細胞に選択的な細胞死を誘導する活性があることが見出された．その作用の多くは，ウイルス粒子内に含まれるゲノムRNA断片が細胞質内のRNA受容体に認識されて起こるシグナル伝達機構によっている．新規抗がん剤としてがん治療のための治験も始まっている．さらに，この粒子は遺伝子導入ベクターとして用いることができるため，HVJ-E自体の抗腫瘍作用との相乗効果を期待できる遺伝子を用いて強力な抗腫瘍作用を実現できるがんの遺伝子治療が期待されている．

はじめに

　がんの死亡率は依然としてわが国でもトップであり，その克服をめざして日夜研究が続けられている．しかし最近，がん治療において革新的な治療法がもたらされつつある．1つは免疫チェックポイントを阻害する抗体療法であり，もう1つは腫瘍溶解ウイルスである．ウイルス感染によってがんの症状が緩和されるという発見は，100年以上前からなされてきた．ウイルスの中には発がんウイルスもあるが，がん細胞で高い増殖能を示し，ウイルス複製でがん細胞が死滅する株が見出され，がん治療への可能性が示された[1,2]．さらに，遺伝子治療分野でウイルスベクターの改変技術が高まり，その技術の進展とともにウイルスゲノムの改変によって自在に腫瘍溶解ウイルスが作られるようになった．これらの腫瘍溶解ウイルスは，がん細胞選択的なウイルス増殖を誘発させてがん細胞を撲滅させる方法である．一方，われわれの開発した hemagglutinating virus of Japan envelope（HVJ-E）ベクターは遺伝子治療用ベクターであるが，そのもととなる不活性化したセンダイウイルス粒子に多彩な抗腫瘍作用があることが見出され，臨床応用も進められている．

I. 腫瘍溶解ウイルスの開発

　アデノウイルスのE1B欠損株は，当初 p53 が発現していない細胞でのみ複製可能とされ，p53 欠損のがん細胞を標的にしてがん治療が試みられてきた．しかし結局は p53 に依存せず，増殖の激しい細胞でよく複製することが見出されている．ニワトリに感染する Newcastle disease virus（NDV）はヒトにはほとんど感染症状は起こさないが，がん細胞でよく増殖し正常細胞は傷害しないことが発見され，その弱毒株 NDV-HUJ ががん治療の臨床試験に用いられている．麻疹ウイルスのワクチン株である Edmonston-Zagrev strain もがん細胞での高い増殖能があり，T細胞リンパ腫などの治療への応用がなされてきた．また，カナダで開発されてきた Reovirus は活性型 Ras signal

---

key words

腫瘍溶解ウイルス，センダイウイルス，HVJ-Eベクター，改良型HVJ-E，抗腫瘍免疫，RIG-I，膜融合，アポトーシス，ネクロトーシス，制御性T細胞

を利用して増殖するためがん細胞で増殖が高く，その Serotype 3 strain は 2015 年 2 月に米国 FDA で抗がん剤 Reolysin® としてオーファンドラッグの指定を受けた。このような天然型の腫瘍溶解ウイルスの他にがん細胞が利用している増殖シグナルに依存して，あるいはがん細胞で強く発現している遺伝子のプロモーターを利用して，ウイルス増殖をがん細胞で優先的に起こせるような腫瘍溶解ウイルスが作製された[1)2)]。例えば Herpes simplex virus の病原性に関与する *ICP34.5* と *ICP6* を欠失させた変異株 G207 は正常細胞でのウイルス増殖が抑制されているが，がん細胞では増殖が可能であり，グリオブラストーマの治療応用がなされている。またチミジンキナーゼを欠失させたワクシニアウイルスの JX-594 はがん細胞で優先的に増殖できるし，がん細胞で豊富なテロメラーゼのプロモーターでアデノウイルスの E1 遺伝子を発現させがん細胞で増殖できるようにした Telomelysin® などがある。また，これらの腫瘍溶解ウイルスに遺伝子を封入して機能を高める工夫もなされている。OncoVEX^{GM-CSF} は *ICP34.5* に加えて，感染細胞での抗原提示を抑制している *ICP47* を欠失させたうえに免疫細胞の浸潤を高めるための *GM-CSF* 遺伝子を発現させるようにした腫瘍溶解性 Herpes simplex virus でメラノーマの奏効率は 30% 近くにも上昇している。

このように現在までに開発されてきた腫瘍溶解ウイルスは，がん細胞選択的なウイルス増殖によってがん細胞を破壊するのが基本であり，ワクチン株や弱毒株でも同じ原理に基づいている。実際に，ウイルスを紫外線照射してゲノムを破壊すると腫瘍溶解能が失われたことが報告されている。しかしわれわれは，紫外線で不活性化した HVJ-E がヒトがん細胞選択的に細胞死を誘導することや多彩な抗腫瘍免疫を誘導することによってがん治療が可能であることを発見した。

II．HVJ と HVJ エンベロープ（HVJ-E）ベクター

1．HVJ の性質

センダイウイルス（HVJ）は 1950 年初めに東北大の石田博士によって，小児の不明熱の原因ウイルスとして発見され，以後日本各地で分離されたが，実はマウスの気道に常在するマウス肺炎ウイルスであることが判明した。ヒトの病原体ではない。しかし 1957 年，大阪大微生物病研究所の岡田博士によって，このウイルスが体細胞融合を起こすことが発見され一躍注目された。このウイルスは Paramyxovirus に属し，多くの細胞では細胞膜上の酸性ガングリオシド（GD1a や Sialylparagloboside など）をレセプターとする。HVJ 膜上の HN タンパクがこれに結合し，シアリダーゼの活性で糖鎖を切断し，そこに HVJ 膜上の F タンパクが働いて細胞膜とウイルス膜との融合が起こると考えられている。HN タンパクは赤血球上の糖タンパク質にも結合して赤血球凝集を起こすことが知られている。HVJ の受容体となるガングリオシドの合成に関わる酵素 α2,3-sialyltransferase I，II，IV は NF-κB の RelB によって制御されており，この酵素はヒト前立腺がん細胞では高発現している[3)]。NF-κB の高発現は多くのがん細胞の特徴であり，がん細胞が HVJ に感染しやすいことが示唆される。実際にグリオブラストーマ，悪性胸膜中皮腫，神経芽腫をはじめとする多くのヒトがん細胞では受容体ガングリオシドが豊富に存在している。HVJ は約 15 kb の一本鎖 RNA を含み，感染するとゲノムの複製，ウイルスタンパクの大量生産を行う。一般に細胞融合のためには，HVJ を紫外線照射で不活性化し，膜融合能だけを残した状態で用いられてきた。

2．HVJ-E ベクターの開発

われわれは，この不活性化粒子に遺伝子を封入し膜融合によって直接細胞質に遺伝子導入できるベクターとなることを見出し，HVJ-E ベクターを開発した[4)]。遺伝子や siRNA などを低濃度の界面活性剤で短時間処理した HVJ-E に遠心法で封入することができる。封入効率は plasmid DNA で約 10〜20%，siRNA では約 50% である。様々な培養細胞だけでなく，生体組織への導入も可能である。例えば，*IL-2* 遺伝子封入 HVJ-E ベクターをマウスグリオブラストーマの脳内接種モ

デルに投与すると，IL-2遺伝子発現レトロウイルスベクター以上の治療効果を上げることができた[5]。また細胞分裂時のモータータンパク質であるEg5のsiRNAをHVJ-Eを用いてヒトグリオブラストーマ細胞に導入すると細胞周期はG2期で停止し，アポトーシスが起こり，脳内接種モデルマウス5匹中4匹が生き残った[6]。しかし遺伝子やsiRNAを封入していないHVJ-Eも有意な腫瘍縮小効果を示したことから，HVJ-E自身に抗腫瘍作用があることが示唆された。

III. HVJ-Eによる抗腫瘍免疫活性化作用

1. 多彩な抗腫瘍免疫の誘導

HVJ-Eは多彩な抗腫瘍免疫の活性化能を有していることが明らかになった（図❶）。マウス結腸がん細胞CT26を皮内に移植したマウスにHVJ-Eを3回投与すると著明な腫瘍縮小が認められ，5匹中3匹で腫瘍が消失した。これらのマウスに再度CT26細胞を移植しても，全例で腫瘍拒絶が起こった。このことは抗腫瘍免疫が誘導され，CT26細胞に対するcytotoxic T lymphocyte（CTL）の活性化を示唆している。HVJ-Eを投与した後の腫瘍組織を見るとCD4$^+$T細胞，CD8$^+$T細胞，CD11c$^+$Dendritic細胞（樹状細胞），CD11b$^+$マクロファージ，DX5$^+$NK細胞の浸潤が認められた[7]。この免疫細胞の浸潤の機構は，主としてケモカインのCCR5，CXCL10が腫瘍組織の構成細胞から分泌されたために起こる。骨髄由来の樹状細胞にHVJ-Eを作用させるとDCの成熟化が促進され抗原提示能が増強された。CT26細胞特異的なCTL活性の増強がHVJ-E導入マウスのT細胞で認められた。またCTL，NK細胞，樹状細胞などの免疫細胞の機能を弱体化させる制御性T細胞（CD4$^+$CD25$^+$T細胞）をHVJ-E導入後の担がんマウスのリンパ節から分離し，effector T細胞（CD4$^+$CD25$^-$T細胞）と混合培養して，effector T細胞の増殖活性を調べるとHVJ-E非導入群に比して，effector T細胞の増殖活性が高く維持されることがわかった[7]。この原因は，HVJ-Eが作用した樹状細胞から分泌され

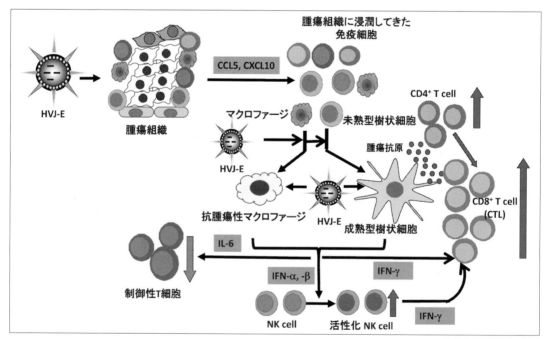

図❶　HVJ-Eによる抗腫瘍免疫活性化機構

HVJ-Eが腫瘍組織に作用すると，がん細胞，マクロファージ，樹状細胞などからサイトカイン，ケモカインが分泌され，多くの免疫細胞の腫瘍組織内浸潤をきたし，またそれらの免疫細胞に抗腫瘍能力を賦与する。その結果，腫瘍に対するNK細胞やCTLの活性を増強する。また制御性T細胞の抑制も可能である。

る IL-6 によって制御性 T 細胞の転写因子 FoxP3 のエンハンサーがメチル化を受けて機能が抑制されたためと推定されている[8]。

一方，マウス腎がん細胞 Renca を移植したマウスも HVJ-E によって著明な腫瘍抑制が起こることが明らかになった[9]。この実験系では，CXCL10 によって腫瘍組織に浸潤してくる NK 細胞が樹状細胞やマクロファージから分泌される interferon（IFN）-β によって活性化され，活性化 NK 細胞からは IFN-γ が産生され，これが CD8$^+$ T 細胞の機能を高めている。しかし Renca では CTL に認識される MHC class Ⅰ の発現が低く，一方，NK 細胞に認識される Rae1 を高発現しているため，NK 細胞が Renca を攻撃したことによって抗腫瘍効果が発揮されたことがわかった。ヒト由来がん細胞を移植した免疫不全マウスでは，NK 細胞が働いて抗腫瘍効果を発揮していることが，NK 細胞抑制抗体（anti-asialo GM1 抗体）を用いた実験で示されている[10]。

このように HVJ-E は腫瘍組織において自然免疫を活性化し，さらに腫瘍に対する獲得免疫の活性化まで導くことができる。この作用を生み出す中心的な働きをする分子は，CCR5，CXCL10，IFN-β，IL-6 である。これらの発現は HVJ-E に含まれるウイルス RNA 断片が細胞質内の RNA 受容体である RIG-I（retinoic acid-inducible gene-I）[用解1] によって認識され MAVS（mitochondria anti-viral signaling protein）の重合化を起こし，NF-κB，IRF（interferon-regulatory factor）-3，-7 などを活性化して誘導される。TLR（Toll-like receptor）によるシグナルには依存しない。また IL-6 は樹状細胞から分泌される場合，膜融合能のない HVJ-E でも産生されることから，ウイルス RNA 断片が認識される RIG-I 経路ではなく，膜上の未知の受容体に HVJ-E の F タンパク質が直接作用して起こることがわかった[11]。これらのサイトカインやケモカインを産生する腫瘍組織の細胞は，すでに確認されている樹状細胞やがん細胞だけでなくマクロファージや好中球，血管内皮細胞や線維芽細胞なども含まれると推測されている。

2. 改良型 HVJ-E

HVJ-E の抗腫瘍免疫活性化能を増強することと，赤血球凝集能をなくして全身投与できるような改良型 HVJ-E の開発も行った。そのために HN タンパク質の遺伝子に CTL 活性を強化する IL-12 と HN タンパク質の細胞質＋細胞膜ドメインとのキメラ遺伝子を発現する細胞を作製し，さらに HN の siRNA を導入した後に，HVJ を感染させて産生される HVJ を回収した。この HVJ は膜表面に IL-12 と F タンパク質をもち HN 欠失型である[12]。これを脾臓細胞にかけると，Il-12 単独よりも約 10 倍強い IFN-γ の産生が誘導され，マウスメラノーマ細胞 B16F10 を皮内に移植したマウスに直接注入すると，従来の HVJ-E よりもはるかに強い CTL の増強が認められた。その結果，35％のマウスで腫瘍が消失した（従来型 HVJ-E では消失率は 5％）。メラノーマの肺転移を作り，そのマウスの尾静脈から改良型 HVJ-E を 3 回投与すると，肺転移巣の有意な減少が認められた。CD4$^+$T 細胞，CD8$^+$T 細胞，NK 細胞の抗体を用いた depletion assay によって関与するエフェクター細胞を調べると，従来型 HVJ-E ではこれら 3 種類の細胞すべてが抗腫瘍活性には必要であったのに対し，改良型 HVJ-E では CD8$^+$T 細胞，NK 細胞に依存したが，CD4$^+$T 細胞は不要であった。

HVJ-E は赤血球凝集を起こすため局所投与や皮下投与が行われている。HVJ-E に対する抗体が投与個体内に産生されてくるが，局所投与を行うかぎりは効果が減弱されることはない。膜融合活性が極めて早い反応であるためだろうと推測されている。将来，血管内投与を行うためには，上述の HN 欠失型 HVJ-E は有用であろうと思われるが，われわれは血小板に HVJ-E を封入して腫瘍組織に蓄積させて，そこで放出することで抗腫瘍機能を発揮できることを最近報告した[13]。

Ⅳ．HVJ-E によるがん細胞死誘導

1. アポトーシス誘導

HVJ-E は抗腫瘍免疫を活性化するだけでなく，がん細胞選択的にアポトーシスを誘導でき

る（図❷）。ヒト前立腺がん PC3, DU145, ヒト肺がん A549, ヒト乳がん MDA-MB231 細胞などに HVJ-E を作用させると，その量に依存して生存率の低下が認められた[14]。これは Tunel 陽性のアポトーシスであったが，非がん細胞，例えばヒト前立腺上皮細胞株 PNT1, PNT2, ヒトケラチノサイト細胞株 HaCat, ヒト初代培養線維芽細胞やアストロサイトには細胞死は誘導されなかった。この細胞死には HVJ-E の膜融合能が必要であったので，HVJ-E に含まれるウイルス RNA ゲノム断片を分離してリポフェクションで細胞内に導入すると RNA 量に依存して同様な細胞死ががん細胞選択的に誘導された。このアポトーシスは，ウイルス RNA 断片が RIG-I に認識され MAVS を活性化し，これによって IRF-3, -7 がリン酸化されて核移行し，がん細胞においてアポトーシス誘導遺伝子の TRAIL（tumor necrosis factor related apoptosis-inducing ligand）や Noxa の転写増強によって誘導される。がん細胞と非がん細胞の間の遺伝子発現の差は DNA メチル化などによるエピゲノム状態の差であると推定されている。TRAIL は分泌されて TRAIL レセプターを刺激して細胞死シグナルを伝えるが，この受容体には 2 種類あり，death domain を有して細胞死シグナルを伝える DR4, 5 と death domain がなく TRAIL 結合能のみをもつ decoy receptor 1, 2 である。前者の遺伝子はがん細胞で脱メチル化し正常細胞ではメチル化されているが，後者の DNA メチル化パターンは逆であり，これもがん細胞選択的な細胞死誘導の一因である。がん細胞によっては，HVJ-E によって IFN-β を発現する細胞もあり，その場合には RIG-I, IRF-1, 7 などの発現が亢進し，さらにこのアポトーシス経路が増強される（図❷）。不活性化されていない live HVJ

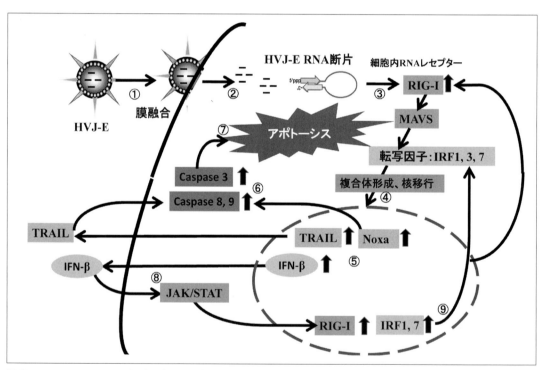

図❷　HVJ-E によるがん細胞選択的アポトーシス誘導機構

①HVJ-E によるがん細胞への膜融合，②HVJ-E の RNA 断片が細胞質内に導入，③フライパン型構造をとり 5' 末端に 3 リン酸を有する RNA 断片が RIG-I に認識，④MAVS を介して転写因子 IRF1, 3, 7 などがリン酸化されて核移行，⑤TRAIL, Noxa, IFN-β などの転写亢進，⑥TRAIL, Noxa は caspase 8, 9 を活性化し，最終的に caspase3 が活性化，⑦がん細胞選択的アポトーシス誘発，⑧IFN-β が産生されると JAK-STAT シグナル経路を通じて IRF1, 7, RIG-I の転写を亢進させるので，⑨RIG-I/MAVS 経路がさらに活性化してアポトーシスが増強。

でも同じような細胞死が起こるが，ウイルス量を上げていくと，HVJ-E のほうが効率よく細胞死を誘導する。その1つの理由は，live HVJ では感染細胞を生かすために抗アポトーシス分子のCタンパク質を発現させるが HVJ-E にはその能力がないこと，もう1つは live HVJ の感染で産生されるウイルスはFタンパク質が不活性化されており，次々と感染が広がらないことにある。Besch らも HVJ や合成した二重鎖 RNA である poly I:C (polyinosinic:polycytidylic acid)をリポフェクションでヒトメラノーマ細胞に導入し，がん細胞選択的なアポトーシスが Type I IFN 非依存性で，RIG-I-like receptor〔polyI:C は RIG-I ではなく melanoma differentiation-associated protein 5 (MDA5) により認識される〕依存性に起こることを報告した[14]。しかし彼らは，がん細胞でも正常細胞でも Noxa, Puma などのアポトーシス分子の発現が起こるが，正常細胞では抗アポトーシス分子の Bcl-XL の高発現が起こるので細胞死が起こらないと報告しており，われわれの結果とは異なっている[15]。また最近，poly I:C を直接膵臓がん細胞の細胞質に導入すると膵臓がん細胞選択的に Noxa を増強させ，survivin を抑制してアポトーシスを起こすことが報告されている[16]。

このようなアポトーシスを起こす RNA の構造は，二次構造として25塩基以上の二本鎖をもち（フライパン型），5' 末端に3リン酸が付加されているものであれば，塩基配列には依存しない。このような構造の RNA は HVJ-E のゲノム断片にも含まれている。

2. ネクロトーシス誘導

ヒトがん細胞に HVJ-E を作用させるうちに，ヒト神経芽腫細胞 SK-N-SH や SK-N-AS などは著明な細胞死を起こすが，アポトーシスではなくプログラム化されたネクロトーシス (necroptosis)であった。それはこれら神経芽腫細胞株が caspase-8 を欠損しているため caspase-8 によって抑制されている RiP (receptor interacting protein) 1, 3 が活性化されるためである。その刺激は，HVJ-E の膜融合によって起こる細胞質内カルシウム濃度の上昇（小胞体のイノシトール3リン酸受容体の刺激による）であり，これが calcium-calmodulin kinase II を活性化し，Rip1, 3 のリン酸化，複合体形成を起こして，酸化的リン酸化が亢進し，活性酸素が大量に産生されるためであることが明らかになった[17]。

V．HVJ-E の臨床応用

HVJ-E の製剤化のため，従来有精鶏卵で増殖させていた HVJ をヒト由来培養細胞を用いて完全無血清培地中で大量生産する方法が確立され，また不活性化した HVJ-E を4段階のカラムで 220 nm 均一の粒子として生成するとともに，凍結乾燥製剤として長期安定化がはかられた。げっ歯類やサルを用いた各種安全性，毒性試験，薬物動態試験などを経て，進行性メラノーマ患者に対する臨床研究が大阪大学医学部附属病院で実施され（2009～12年），2014年11月より医師主導治験に入っている。また去勢抵抗性再燃性前立腺がん患者に対しては，臨床試験（2011～15年）を経て，2015年6月より医師主導治験が開始された。化学療法抵抗性の悪性胸膜中皮腫に対する医師主導治験も年内に開始予定である。早ければ2018年度には薬事承認が期待されている。

おわりに

不活性化されていてもヒトがん細胞に細胞死を誘導できる HVJ-E は，がん細胞特異的なウイルス増殖によって，がん細胞を破壊することが基本であるという腫瘍溶解ウイルスの原理を覆した。それに加えて抗腫瘍免疫を活性化できるが，その詳細を解析するにつれて，HVJ-E はがんを支える腫瘍の微小環境の極性を抗腫瘍方向に変える作用をもっていることが明らかになり，それが多彩な抗腫瘍免疫を惹起できる原因であろう。この作用の多くはウイルス RNA ゲノム断片が担っているが，これは他のウイルスを不活性化しても見出せるかもしれない。しかし HVJ-E は，膜融合によって直接 RNA を細胞質内にデリバリーできる機能を有することと，ヒト培養細胞を用いて大量生産が可能である点において高い優位性を有する。この粒子自体の抗腫瘍作用を基に，これと相

乗効果を生み出せる遺伝子を封入することや併用療法を行うことで新たながん治療の扉を確かに開くことができるだろう。

用語解説

1. RIG-I (retinoic acid-inducible gene-I)：細胞が外来の病原体を認識して防御反応をとるために，細胞膜やエンドソーム膜には Toll-like 受容体が存在する。一方，直接細胞質内に侵入したウイルスを感知するために，細胞質には外来の RNA を認識する受容体がある。それを RIG-I-like receptor と称し，RIG-I と MDA5 の2種が知られている。どの受容体で認識されるかはウイルスによって異なり，HVJ や influenza virus の RNA は RIG-I で認識される。picornavirus の RNA は MDA5 で認識される。合成した RNA もこれらの受容体で認識されるが，RIG-I での認識には25塩基以上の二本鎖領域と 5' 末端の3リン酸が必要である。RIG-I は RNA が C 末端ドメインに結合すると N 末端の CARD (caspase recruitment domain) が活性化して，ミトコンドリアなどの膜上に存在する MAVS にシグナルを伝え，MAVS は多量体となって周囲のリン酸化酵素を活性化して転写因子を核移行させてシグナルを伝える。このほかに同様の構造をした LGP2 (laboratory of genetics and physiology 2) もあるが，CARD を欠くために，RIG-I, MDA5 を抑制する分子と考えられている。

参考文献

1) Bell J, McFadden G : Cell Host Microbe 15, 260-265, 2014.
2) Pol J, Bloy N, et al : Oncoimmunology 3, e28694, 2014.
3) Hatano K, Miyamoto Y, et al : Int J Cancer 129, 1838-1847, 2010.
4) Kaneda Y, Nakajima T, et al : Mol Ther 6, 219-226, 2002.
5) Matsuda M, Nimura K, et al : J Neurooncol 103, 19-31, 2011.
6) Matsuda M, et al : Gene Ther 16, 1465-1476, 2009.
7) Kurooka M, Kaneda Y : Cancer Res 67, 227-236, 2007.
8) Fujihara A, Kurooka M, et al : Cancer Immunol Immunother 57, 73-84, 2008.
9) Suzuki H, Kurooka M, et al : FEBS Lett 582, 1325-1329, 2008.
10) Kawaguchi Y, Miyamoto Y, et al : Int J Cancer 124, 2478-2487, 2009.
11) Lal G, Zhang N, et al : J Immunol 182, 259-273, 2009.
12) Saga K, Tamai K, et al : Clin Cancer Res 19, 668-679, 2013.
13) Nishikawa T, Tung L-Y, et al : Mol Ther 22, 2046-2055, 2014.
14) Matsushima-Miyagi T, Hatano K, et al : Clin Cancer Res 18, 6271-6283, 2012.
15) Besch R, Poeck H, et al : J Clin Invest 119, 2399-2411, 2009.
16) Bhoopathi P, Quinn BA, et al : Cancer Res 74, 6224-6235, 2014.
17) Nomura M, Ueno A, et al : Cancer Res 74, 1056-1066, 2014.

参考ホームページ

- Japan Society of Gene Therapy
  http://jsgt.jp/
- American Society of Gene and Cell Therapy
  http://www.asgct.org/
- European Society of Gene and Cell Therapy
  http://www.esgct.eu/
- Division of Gene Therapy Science, Graduate School of Medicine, Osaka University
  http://www.med.osaka-u.ac.jp/pub/gts/index.html

金田安史

1980年	大阪大学医学部卒業
1984年	同大学院医学研究科博士課程修了（医学博士取得） 大阪大学細胞工学センター助手
1988年	文部省長期在外研究員（UCSF 医学部生化学部門）（～1990年）
1992年	大阪大学細胞生体工学センター助教授
1998年	大阪大学医学部遺伝子治療学教授
1999年	同大学院医学系研究科遺伝子治療学教授（現在に至る）
2013年	同大学院医学系研究科研究科長・医学部長（～2014年）

第2章 遺伝子治療革新技術

11. 高分子ナノミセルを用いた生体への *in vivo* mRNAデリバリー

内田智士・位髙啓史・片岡一則

mRNAデリバリーは，ゲノム挿入のリスクがなく，非分裂細胞にも効果的に遺伝子導入可能であるといった利点があり，新たな遺伝子治療の手法として注目される。一方，生体内で速やかに酵素分解を受ける，免疫原性が強いといった問題点のため，疾患治療への広範な応用は困難であった。これらの問題を解決するために，われわれは表面がポリエチレングリコールで覆われた高分子ナノミセル型mRNAキャリアを開発した。このナノミセルは，炎症反応を惹起することなく，生体内の標的細胞に効率よくタンパク質を発現させた。本稿では，ナノミセルの分子設計および神経組織を標的とする遺伝子治療の試みについて紹介する。

はじめに

遺伝子治療では，治療遺伝子をコードするDNAやmRNAを生体へ導入することで，生体内で持続的な治療用タンパク質の産生が得られる。単一遺伝子の欠損が原因の遺伝性疾患に対して，その遺伝子を補充することができるだけでなく，慢性疾患の治療や再生医療において持続的な効果が得られる治療法として期待される。遺伝子を導入する手法として，従来DNAデリバリーが主に検討されてきたが，近年メッセンジャーRNA（mRNA）デリバリーが注目されている[1]。mRNAデリバリーは，DNAデリバリーと比較して以下のような利点をもつ。

① DNAデリバリーでは，DNAが偶発的にホスト細胞のゲノムへ挿入され，変異を誘発する危険性があるが，mRNAデリバリーではそのような危険性はない。

② DNAデリバリーではDNAの細胞核への移行が必要だが，細胞分裂によって核膜が消失した場合を除いて，DNAの核移行は非効率的である。したがって，生体細胞の大部分を占める非分裂細胞に対する導入効率は低い。これに対してmRNAからのタンパク質発現には細胞質への移行で十分であり，mRNAは非分裂細胞へも導入可能である。

③ mRNAデリバリーでは，標的細胞に応じて適切なプロモーターを選択する必要がなく，サイレンシングを受けることもない。

mRNAデリバリーの利点を活かした様々な応用が検討されている。iPS細胞は従来DNAを用いて山中4因子を導入し作製していたが，導入遺伝子のゲノム挿入が問題となっており，とりわけがん遺伝子であるc-Mycが挿入されると，がん化のおそれがあった。一方でmRNAを用いることで，ゲノム挿入のない安全なiPS細胞の作製

---

key words

mRNA，ドラッグデリバリーシステム（DDS），高分子ナノミセル，ブロック共重合体，酵素分解，免疫原性，Toll様受容体（TLR），中枢神経系，神経障害，非分裂細胞

が可能となった[2]。また近年，zinc finger nuclease（ZFN），TAL effector nuclease（TALEN）およびCRISPR/Cas9といったゲノム編集技術が注目されているが，DNAを用いてゲノム編集タンパク質を導入すると，その発現が持続することで非特異的な切断が起こってしまう。これに対して，発現が一過性であるmRNAデリバリーが広く検討されている[3]。

このようにmRNAデリバリーは優れた可能性をもつが，一方で生体へin vivo mRNAデリバリーを行い疾患治療に用いた報告は非常に少ない。その理由として，mRNAは生体内で速やかに酵素分解を受けてしまうこと，またToll様受容体（TLR）などのパターン認識受容体（PRR）に認識され炎症反応を惹起してしまうことの2点が挙げられる。これらの問題を解決する方法として，mRNAの化学修飾が試みられている。mRNAのシチジン，ウリジンの一部を5メチルシチジン，2チオウリジン，シュードウリジンといった修飾塩基に置換することで，PRRによるmRNA認識が抑制され，mRNAデリバリーに伴う炎症反応を軽減できることが報告されている[4,5]。

さらにドラッグデリバリーシステム（DDS）技術の応用がmRNAの生体内デリバリーには不可欠である。著者らは，生体への安全かつ効率的なmRNAデリバリーをめざし，生体適合性高分子を用いた非ウイルス性mRNAキャリア（高分子ナノミセル）の開発を進めている（図❶）。本稿では，mRNA内包ナノミセルの分子設計，および神経系を標的とした遺伝子治療の取り組みについて紹介する。

I．高分子ナノミセル

mRNAデリバリーに用いた高分子ナノミセルは，著者らが長年プラスミドDNA（pDNA）のin vivoデリバリーのために開発を進めてきたものがベースとなっている。pDNAやmRNAといった核酸のデリバリーでは，核酸をカチオン性ポリマーやカチオン性脂質と混合することで調製したカチオン性複合体がしばしば用いられる。このような複合体形成により，ヌクレアーゼによる分解が抑制されるだけでなく，負に帯電した細胞膜への結合が促進され，核酸の細胞内取り込み効率が増大する。一方で，このようなカチオン性複合体を生体へ投与すると，生体内のアニオン性分子との非特異的相互作用により凝集してしまう。このような凝集反応は核酸導入効率を低下させるだけでなく，炎症反応や組織傷害の原因となる。

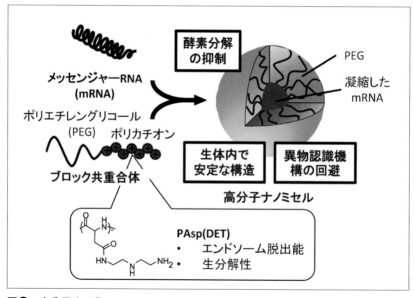

図❶　高分子ナノミセル

これに対して，著者らは表面が生体適合性ポリマーであるポリエチレングリコール（PEG）に覆われた直径数十nmの高分子ナノミセルを用いて，核酸デリバリーに取り組んできた。ナノミセルは，PEGとポリカチオンからなるブロック共重合体と核酸を混合することで調製され，表面のPEGと中心部分の凝縮した核酸からなるコアシェル型構造をもつ（図❶）[6)7)]。表面のPEGの立体反発効果により周囲の分子との結合が抑制されるため，生体内で凝集することなく，キャリアの立体構造が安定に保たれる。また，ヌクレアーゼによる核酸分解の抑制，異物認識機構による免疫応答の回避といった効果が得られる。

また，ブロック共重合体のポリカチオン部分もキャリアの性能を決定する重要な要素である。著者らは，ポリアスパラギン酸の側鎖に様々なアミド構造を導入した一連のポリマーを作製し，培養細胞へのpDNA導入によるスクリーニングを行った[8)]。その結果，側鎖にジエチレントリアミン（DET）構造をもつポリマー〔PAsp(DET)〕が最も優れた導入効率と低い毒性を示した（図❶）。その理由として，pH特異的な膜傷害活性と，生理環境下での生分解性の2点が重要であることがわかった。DET側鎖のアミノ基は，pH 7.4の細胞外環境ではモノプロトン化状態にあり膜傷害活性は弱く，毒性は低い[9)]。一方，エンドソーム内のpH 5.5環境ではジプロトン化構造に変化し，強い膜傷害活性を示す。すなわち，エンドソーム内の酸性環境に応答して膜透過性を亢進させ，pDNAキャリアのエンドソームから細胞質への移行を促進させる。後者の生分解性に関して，PAsp(DET)は37℃で迅速に自己触媒的に分解され，その分解産物（モノマー）は培地中などに高濃度に存在してもほとんど毒性を示さない[10)]。したがって，遺伝子導入後に細胞内外に残存するポリマーが蓄積的な毒性を示すリスクが回避される。このPAsp(DET)とPEGを連結したブロック共重合体〔PEG-PAsp(DET)〕を用いて調製されるナノミセルは，pDNAの in vivo 導入において優れた機能を示し，疾患のモデル動物に対して治療効果を得ることにも成功している[7)]。

Ⅱ．中枢神経系へのmRNA導入

このPEG-PAsp(DET)ナノミセルはmRNAデリバリーにも有効である。まず，中枢神経系を標的とした in vivo mRNAデリバリーに取り組んだ。分泌型ルシフェラーゼ（Gaussia luciferase：GLuc）をレポーターとして，ラット脳脊髄液へmRNA内包ナノミセルを投与すると，5日間以上にわたって髄液中よりGLucタンパク質の発現が検出された。GLucタンパク質を直接投与した場合，GLucは投与後4時間で検出されなくなり，mRNAデリバリーにより持続的なタンパク質産生が得られたことがわかった（図❷）[11)]。またpDNAデリバリーとの比較では，mRNAは投与後数時間の早期から発現が立ち上がるため，投与直後からの効果も期待される。なおmRNA導入において，PEGをもたない市販のカチオン性キャリアを用いた場合やキャリアを用いなかった場合（naked mRNA）は，タンパク発現はほとんど得られなかった。

また，中枢神経系は高度に感染や炎症から隔離された組織で，キャリアの安全性がとりわけ重要となる。mRNA導入後の炎症反応を，脳組織における炎症性サイトカイン，1型インターフェロンの産生を指標に調べたところ，naked mRNAを導入した際は，炎症を軽減するための塩基修飾を行った場合でも，mRNAの免疫原性に起因する強い炎症反応が観察された（図❷）。一方，ナノミセルを用いた投与では，塩基修飾の有無によらず，炎症反応は生理食塩水導入コントロール群とほぼ同程度に軽度にとどまった。mRNAの免疫原性は，エンドソーム内に発現するTLR3，7，8にmRNAが認識されて生ずるが，TLRを恒常発現させた細胞を用いた解析から，ナノミセルを用いた場合，PEGの立体反発効果によりエンドソーム内でのmRNAとTLRの結合が妨げられ，炎症反応が回避されることが示唆された。以上のように，ナノミセルを用いることで，mRNAの酵素分解，免疫原性の問題が回避され，中枢神経系での安全かつ持続的なタンパク質発現を得ることに成功した。

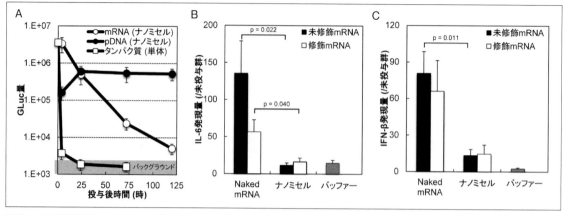

図❷ 中枢神経系へのmRNAデリバリー（文献11より改変）
A. ラット脳脊髄液中に，GLuc発現mRNA，pDNA，およびGLucタンパク質を投与し，髄液中のGLucタンパク質量の経時変化を観察した．（N＝4）
B，C. マウス脳脊髄液中に，mRNAを投与し，4時間後の脳幹におけるインターロイキン6（IL-6）（B），インターフェロンβ（IFN-β）（C）の発現量を定量PCR法で測定した．（N≧4）平均±標準誤差を示す．

Ⅲ．mRNA導入による感覚神経障害の治療

次いで，本システムの神経系疾患治療応用への有用性を検証した．神経組織は再生能が乏しいため，神経障害に対して十分な機能回復を得ることは難しい．脳神経の1つである嗅覚神経の障害を呈するモデルマウスを対象として，脳神経栄養因子（brain derived neurotrophic factor：BDNF）発現mRNAの点鼻投与による機能改善を試みた[12]．

GFP発現mRNAを，ナノミセルを用いて点鼻投与すると，粘膜固有層の細胞に対して広範な発現を認めた．粘膜固有層は神経終末が豊富に存在し，主に非分裂細胞で構成されていることから，mRNAが非分裂細胞に対して効率よく導入され，高いタンパク質発現が得られたことが示唆された．

続いて，薬剤誘導性の嗅神経障害モデルマウスに対して，BDNF発現mRNAを投与し，治療効果を評価した．床敷の下に隠したチーズを探し当てるまでの時間を指標として嗅覚機能を評価したところ，バッファー投与コントロール群と比べて，BDNF群では投与後数日から有意な嗅覚機能改善の効果が得られた（図❸）．組織学的解析でも，コントロール群では嗅上皮組織は完全に回復しないのに対し，BDNF群ではほぼ正常と同様の状態まで再生された．mRNAの導入により，神経障害抑制，再生促進の効果が得られており，mRNAを用いて神経障害の治療に成功した世界で初めての報告である．

Ⅳ．mRNA導入のためのキャリア開発

以上のようなmRNAデリバリーの疾患応用とともに，mRNAデリバリーに適した新たなキャリア開発にも取り組んでいる．PAsp（DET）は，ポリアスパラギン酸側鎖にアミノエタン構造が2回繰り返された構造をもつが，その繰り返し数が1〜4のポリマーを作製し，培養細胞へのmRNA導入に用いることで最適化を行った[13]．すると，投与数時間から1日程度までのタンパク発現は，繰り返し数偶数（2，4）のポリマーが奇数（1，3）のものを上回り，pDNAを用いて行った先行研究で明らかとなっていた偶数ポリマーの高いエンドソーム脱出能を反映する結果となった[14]．ところが，その後数日にわたって奇数のポリマーではタンパク発現がさらに持続し，偶数ポリマーを上回る発現量となった．奇数ポリマーを用いたキャリアに内包されたmRNAは，血清や核酸分解酵素に対する耐性が有意に向上しているので，

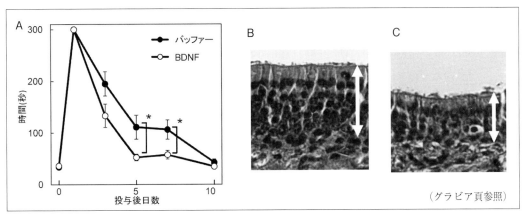

図❸ 嗅神経障害モデルマウスの治療（文献12より改変）
嗅神経障害モデルマウスに対して，ナノミセルを用いてBDNF発現mRNAを導入した。
A．床敷の下に隠したチーズを探すまでの時間。平均±標準誤差を示す。($N = 7$, $* p < 0.05$)
B，C．mRNA（B），バッファー（C）投与28日後の嗅上皮組織。嗅上皮を白矢印にて示す。

細胞内で取り込まれたキャリア中のmRNAは安定に保たれ，キャリアからmRNAが徐放されることによって，持続的なタンパク発現が得られる可能性が示唆された。このようにmRNAデリバリーの効率を高めるためには，pDNAとは異なったキャリア設計戦略が必要となる。

さらに in vivo mRNA デリバリーでは，投与経路によって必要とされるキャリアの特性が異なることが想定される。例えば，血管内投与では血液中に豊富にヌクレアーゼが存在するため，酵素耐性の高いシステムが必要となるが，ヌクレアーゼ活性が比較的弱い脳脊髄液への投与では，エンドソーム脱出効率や毒性といった他の性質のほうがより重要となるかもしれない。今後，上記のような in vitro 研究で明らかになったキャリアの特性を踏まえ，それぞれの投与経路に適したキャリアの最適設計を進めていく計画である。

おわりに

これまで述べたように，mRNAの生体内デリバリーにはDDSが重要な鍵を握る。高分子ナノミセルはmRNAを安定に保持し，mRNAの免疫原性を制御することによって，神経組織をはじめとする身体の各部位への安全かつ効率的なmRNAデリバリーを実現する。本システムによって，mRNAをバイオ医薬品として用いる新しい遺伝子治療の臨床展開が期待される。

参考文献

1) Sahin U, Kariko K, et al : Nat Rev Drug Discov 13, 759-780, 2014.
2) Warren L, Manos PD, et al : Cell Stem Cell 7, 618-630, 2010.
3) Doyon, Y, McCammon JM, et al : Nat Biotechnol 26, 702-708, 2008.
4) Kariko K, Buckstein M, et al : Immunity 23, 165-175, 2005.
5) Kormann MS, Hasenpusch G, et al : Nat Biotechnol 29, 154-157, 2011.
6) Kataoka K, Harada A, et al : Adv Drug Deliv Rev 47, 113-131, 2001.
7) Itaka K, Kataoka K : Curr Gene Ther 11, 457-465, 2011.
8) Kanayama N, Fukushima S, et al : ChemMedChem 1, 439-444, 2006.
9) Miyata K, Oba M, et al : J Am Chem Soc 130, 16287-16294, 2008.
10) Itaka K, Ishii T, et al : Biomaterials 31, 3707-3714, 2010.
11) Uchida S, Itaka K, et al : PLoS One 8, e56220, 2013.
12) Baba M, Itaka K, et al : J Control Release 201, 41-48, 2015.
13) Uchida H, Itaka K, et al : J Am Chem Soc 136, 12396-12405, 2014.
14) Uchida H, Miyata K, et al : J Am Chem Soc 133, 15524-1553, 2011.

参考ホームページ

・東京大学大学院工学系研究科片岡一則研究室
　http://www.bmw.t.u-tokyo.ac.jp

内田智士
2007年　東京大学医学部医学科卒業
2013年　同大学院医学系研究科博士課程修了　博士
　　　　（医学）取得
　　　　同大学院医学系研究科特任研究員
　　　　同特任助教

第2章 遺伝子治療革新技術

12. 化学的アプローチを駆使した核酸医薬の最前線

小比賀 聡・中川 治

　核酸医薬は，近年多くの製薬企業が本格参入し日本国内においてもデュシェンヌ型筋ジストロフィーに対する臨床試験が開始されるなど，抗体医薬に次ぐ医薬品として注目されている。核酸医薬の開発はその基盤となる人工核酸の性能が成否に重要な鍵となる場合が多く，有機化学者が活躍のフィールドを広げ，積極的に貢献できる治療法である。さらに核酸医薬の発展にはデリバリー技術の開発も不可欠であり，化学的手法を駆使したユニークな送達技術も開発されている。本稿では化学的アプローチに基づいた核酸医薬の開発における人工核酸とそのデリバリー技術の最前線を紹介する。

はじめに：核酸医薬の概説と現在の取り組み

　近年，核酸医薬は遺伝子治療とともに，低分子・抗体医薬に続く次世代の医薬として注目を集めている。核酸医薬は遺伝子治療と同じく核酸を扱う治療法であるものの，遺伝子治療が目的とする遺伝子を導入し特定のタンパク質を発現させる手法であるのに対して，核酸医薬は一般に化学合成した比較的短鎖のオリゴヌクレオチドを用いて治療する点で区別されている。「核酸医薬」は図❶に示すような様々な技術の総称であり[1]，比較的古くから研究されている「アンチセンス法」は，特定のmRNAに対して相補的な配列のオリゴヌクレオチドを作用させ二重鎖を形成させることでタンパク質への翻訳を抑制する手法である。一方，siRNA法は二本鎖RNAを用いて生体内に存在するRNA干渉（RNA interference：RNAi）機構により相補的なmRNAを切断分解する手法である。siRNA法はアンチセンス法と比較し，より低濃度下で効果を示すことから急速に注目を浴びるようになった。その他，pre-mRNAのスプライシング過程の読み枠を変更する「エキソンスキッピング法」，核酸の三次元構造を巧みに利用することで特定の機能を発揮する「アプタマー法」，外部から導入した短鎖の二重鎖DNAに転写因子を捕捉し遺伝子発現を制御する「デコイ法」，遺伝子本体である二重鎖DNAに対して三重鎖を形成させmRNAへの転写を抑制する「アンチジーン法」など多様な技術があり，種々の対象となる疾患に応じて適切な戦略が採られている。

　現在，アンチセンス医薬として家族性高コレステロール血症を標的としたKynamro®と，アプタマー医薬として加齢黄斑変性症を対象としたMacugen®が上市されている。その他にも多くが核酸医薬の候補として臨床試験の段階にある。

　上述のような核酸医薬には，オリゴヌクレオチドの標的RNAに対する十分な二重鎖形成能や，生体内での分解酵素に対する安定性が重要とされており，これまでに化学的手法を駆使して種々

---

key words

核酸医薬，人工核酸，デリバリー，糖部架橋型人工核酸，プロドラッグ，光刺激応答性人工核酸，クロスリンク，アンチセンス法，RNA干渉，siRNA

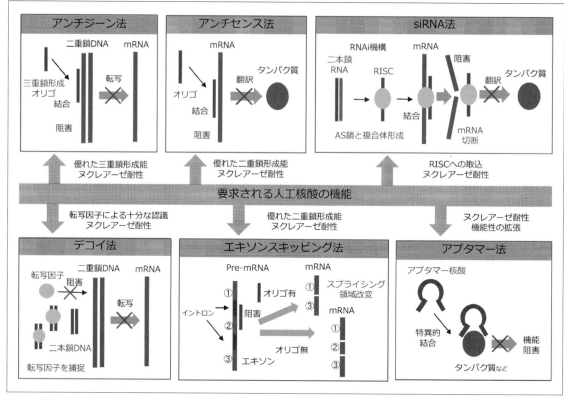

図❶ 核酸医薬における様々な技術と機能性人工核酸の役割

の人工核酸[用解1]が開発され，飛躍的な進展につながっている．一方で，核酸自体は細胞膜透過性が低いことから，デリバリー技術の開発も重要となっている．オリゴ核酸は化学修飾が容易であることから，化学的なコンジュゲート法によるユニークなデリバリー技術の開発も行われている．

そこで次節以降で，次世代の核酸医薬開発に向けた機能性人工核酸とその優れたデリバリー技術について紹介する．

I．核酸医薬の実用化に向けた人工核酸の開発と進歩

核酸の化学修飾には主に糖部・塩基部・リン酸ジエステル結合部がある．そのうち，リン酸ジエステル結合部位の酸素原子を硫黄原子に置換したホスホロチオエート型オリゴヌクレオチド（PSオリゴ）は比較的合成が容易であり，生体内安定性の飛躍的な向上，細胞膜透過性を有することから，古くから幅広く利用されている（図❷A）[2]．一方で二重鎖形成能の向上を目的とし，糖部の2'位にメトキシ基を導入した2'-O-Me-RNAやフッ素原子を導入した2'-deoxy-2'-fluoro-RNA（2'-fluoro-RNA）などの数多くの2'位修飾体が開発されている（図❷A）[2]．いずれもオリゴ核酸内へ複数修飾することで二重鎖親和性の向上が図られている．また著者らとWengelらのグループは独自に，糖部構造をRNAと同じN型と呼ばれる構造に固定化した糖部架橋型人工核酸2',4'-BNA/LNAを開発し[2]，優れた二重鎖形成能を有することを見出した（図❷B）．現在，2',4'-BNA/LNAとPSオリゴを組み合わせた人工核酸は，飛躍的に遺伝子発現抑制活性を向上させることから，臨床試験にも使用されている．さらに第一三共の小泉らは，2',4'-BNA/LNAの架橋構造を改変したENAの開発を進め，優れた二重鎖形成能と酵素耐性能の向上に成功している（図❷B）[2]．

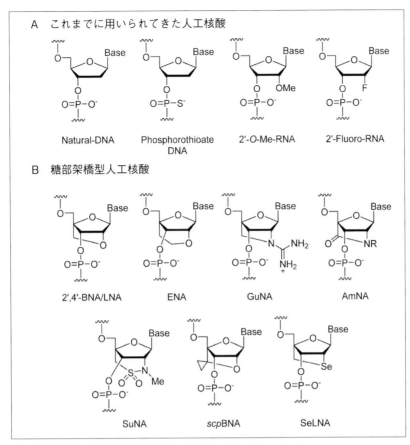

図❷ これまでに用いられてきた人工核酸と糖部架橋型人工核酸

現在，ENAは第一三共などの共同出資で設立されたOrphan Disease Treatment Instituteで，デュシェンヌ型筋ジストロフィー治療法の開発に活用されている．著者らも新たな架橋型人工核酸として，GuNA[3]，AmNA[4)5]，SuNA[6]，scpBNA[7]，SeLNA[8]など優れた二重鎖形成能を維持しつつ，核酸分解酵素に対する安定性の向上や，新たな機能性を付与した興味深い特性を有する次世代型の誘導体を数多く報告している（図❷B）．

これまでに紹介した人工核酸は，核酸分解酵素に対する耐性や二重鎖形成能など核酸医薬に不可欠な基礎的物性の向上を狙った分子であったが，続いて著者らが近年，注目している次世代の核酸医薬として画期的な機能性を有する人工核酸について紹介したい．

細胞膜透過性・酵素耐性能・二重鎖形成能，生体内機構による認識（例：siRNA法ではAgo2，アンチセンス法ではRNaseH）など，多様な特性を1つの人工核酸で充足させることは困難な場合が多く，これを理論上可能とする分子として「プロドラッグ型人工核酸」が注目されている（図❸A）．浦田らはsiRNA法のプロドラッグ型分子として，RNAの2'位水酸基にジスルフィド結合を有する2'-O-メチルジチオメチル-RNAを開発しており[9]，細胞内と類似したグルタチオン還元環境下でジスルフィド結合が切断され天然型RNAへと自発的に化学変化することを見出した．一般に2'位への修飾は酵素耐性能を向上させることから，本分子は細胞外では優れた安定性を示し，細胞導入後，十分なRNAi活性が期待される．また同様な戦略で，細胞内エステラーゼで分解を受け活性化するプロドラッグ型siRNA分子も報

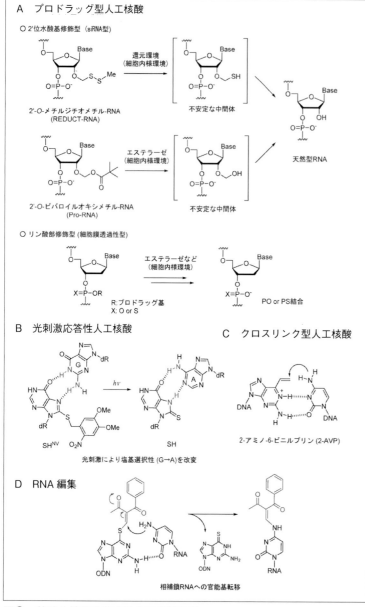

図❸　特殊な機能を有する人工核酸の例

医薬品開発に活用されている。これを応用した「光刺激応答性人工核酸」は，光照射により時間的・組織特異的な ON/OFF 制御や自在な機能の改変が期待され，これまでに糖部・塩基部・リン酸部に光感受性基で修飾された優れた機能性を有する分子が多数報告されている[12]。著者らは 8-チオヒポキサンチン塩基の 8 位を光感受性基である 6-ニトロベラトリル基で保護した人工核酸 SH^{NV} が光照射によりグアニンからアデニンへ塩基選択性を改変することを見出した（図❸ B）[13]。これは標的とする配列を光刺激で自在に改変できる可能性を示唆している。現時点で光照射が生体内深部にまで届きにくいなどの制約もあるが，自在な時空間制御が可能となれば，副作用の低減など，一挙に医療技術の幅が広がるものと期待される。

一方で外部刺激型と相反する戦略で，自発的に化学反応を誘起する人工核酸も報告されている。その代表例が「クロスリンク型人工核酸」であり，佐々木・永次らが開発した 2-アミノ-6-ビニルプリン塩基を組み込んだオリゴ核酸は相補鎖と二重鎖後，近接効果により相手鎖の塩基と架橋形成反応し標的核酸を捕捉することが報告されている（図❸ C）[14]。共有結合で捕捉された mRNA は理論上，タンパクの翻訳に利用されないことから，アンチセンス医薬の活性向上につながるものと期待される。

さらに同様な「近接効果」を用いた手法で，点変異改変や RNA 編集も試みられている。これまで塩基改変技術は化学的に困難な点が多く，生体

告されている[10]。その他，細胞膜透過性の向上を期待したプロドラッグ型核酸として，リン酸結合部位の負電荷をプロドラッグ基でマスクした分子も報告されており[11]，細胞内のエステラーゼ環境などで天然型のリン酸ジエステル（PO）結合や PS 結合へ化学変換する。

光感受性保護基は光照射下で選択的かつ容易に脱保護可能であり，近年，有機化学合成や様々な

酵素の独壇場であったが，最近，近接効果を利用し相補鎖塩基へ官能基転移する化学的な RNA 編集能を有する人工核酸が報告された（図❸D）[15]。これは標的とする mRNA への標識化や塩基配列の変更，そしてタンパク質の改変などへ将来的につながるものと考えられる。現時点で化学的な塩基編集は生体内環境と異なる条件が必要なものが多く，また全4塩基に対応できていないなどの制約もあるが，これらをクリアできれば将来確実にブレイクスルーをもたらすものと期待している。

以上述べた人工核酸はほんの一例であり，これ以外にも優れた人工核酸が相次いで報告されているが，本稿ですべて網羅することは不可能であるので，興味のある方は引用文献などをご覧いただきたい。

II．核酸医薬のデリバリー技術の開発と進歩

オリゴ核酸は負電荷を有する高分子であり細胞膜透過性が低いことから，人工核酸の開発とともにデリバリー技術の開発も重要となる。これまでに脂質を用いたリポソームや高分子ポリマーなどの優れたキャリアが数多く開発されてきた[16]。また近年のデリバリー技術の多くは，特定の細胞膜表面上に存在する受容体を利用して，キャリア表面にその受容体リガンドを呈示することで，選択的なターゲティングや細胞取り込みの促進が図られている。現在，代表的なものの1つにリポソーム型のキャリアとして stable nucleic acid-lipid particle（SNALP）があり，肝臓への siRNA のデリバリー技術として臨床試験が実施されている。

一方で，合成オリゴ核酸は，核酸自身を化学修飾できると同時に，配列の 3'，5'- 末端に新たに機能性分子を容易にコンジュゲートできるという特徴をもつ。この特性を利用して，ポリアルギニン[17]やオリゴスペルミン（zip nucleic acid：ZNA）[18]などのカチオン性分子をオリゴ末端に共有結合的に導入された分子が開発され，有意な細胞内取り込みを示したことから，複雑なキャリアを必要としない画期的な戦略として注目された。そこで本節ではこの魅力あるコンジュゲート法を応用し，近年急速に注目を集めつつある「受容体介在エンドサイトーシス」に基づいたオリゴ核酸のユニークなデリバリー技術について紹介したい（図❹A）[19]。

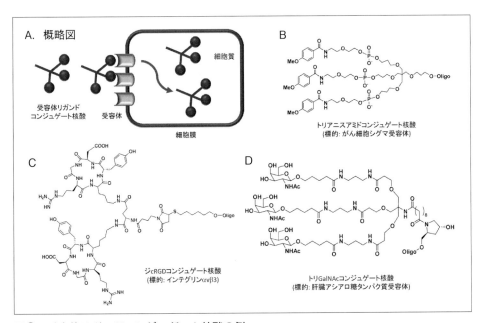

図❹　受容体リガンドコンジュゲート核酸の例

Julianoらは乳がんや前立腺がんなどの細胞膜上に過剰発現しているシグマ受容体に着目し，本受容体の低分子リガンドであるアニスアミドをオリゴ核酸に直接マルチ付加することで，非修飾体と比較して2倍有意にがん細胞内に取り込まれ，十分なアンチセンス活性を示すことを見出した（図4B）[20]。また本コンジュゲート体はDNA合成機上でオリゴ核酸合成時に導入可能であり，化学的手法を駆使した実用的な戦略といえる。同様に，特定のがん細胞膜上に過剰発現しているボンベシン受容体やインテグリン$αvβ3$を標的とし，そのリガンドであるボンベシンやcRGDペプチドをマルチコンジュゲートした分子も報告されており（図4C）[19]，いずれも効果的な取り込みとアンチセンス・siRNA活性がみられている。また近年，Sethらは肝臓実質細胞膜上に過剰発現しているアシアロ糖タンパク質受容体を標的とし，そのリガンドであるN-アセチルグルコサミン（GalNAc）をマルチ付加したアンチセンス核酸が肝臓へ特異的に送達され，従来よりも大幅に低い投与量で遺伝子発現抑制を示すことを見出した（図4D）[21]。現在，GalNAcを用いた *in vivo* での画期的な報告が相次いでおり実用化が期待される。またSullengerらは，がん細胞膜上に存在するヌクレオリンに着目し，その受容体に特異的に結合するアプタマーAS1411を結合させた人工核酸を設計し，非修飾体よりも有意に細胞内への取り込みが向上し，十分なアンチセンス効果を示すことを見出した[22]。AS1411自体は天然核酸であることから，自動DNA合成機上で通常のオリゴ核酸と同じように合成でき，特別なコンジュゲート技術を必要としないことから，低コスト化が可能であり，実用化に向けて有用であると言えよう。その他にも，葉酸受容体やカンナビノイド受容体を標的としたコンジュゲート体も報告されている[23]。

このように受容体リガンドのマルチコンジュゲート法によるデリバリーは，比較的シンプルなオリゴ核酸を用いる核酸医薬ならではの技術であり，*in vivo*での効果も報告されはじめていることから，アンチセンス法，siRNA法をはじめ様々な核酸医薬に活用されていくものと期待される。

おわりに

著者らが2',4'-BNA/LNAの開発に着手した約20年前は，核酸医薬は理論上シンプルであるが，実用化にはまだまだ程遠い治療法という印象であった。しかし近年，多くの製薬企業が核酸医薬開発に参入し，また医薬品としてのガイドラインも着実に整備されつつある現在[24)25]，多くの核酸医薬が産声をあげるのも間近であろう。今回紹介した新しい人工核酸やデリバリー技術が，今後の研究開発を経て近い将来，核酸医薬の第一線で不可欠な分子技術となっていることを期待したい。

用語解説

1. **人工核酸**：核酸は塩基部・糖部・リン酸ジエステル部で構成されており，それぞれの部位に化学修飾を施すことで，核酸医薬に必要とされるヌクレアーゼ耐性や相補鎖RNA，DNAに対する優れた親和性向上を可能としている。例えば加齢黄斑変性症に対するアプタマー医薬であるMacugen®は，糖部の2'位に修飾を施した2'-*O*-Me-RNAと2'-fluoro-RNAの人工核酸で構成されている。さらに人工核酸は遺伝子診断法や酸化損傷塩基の検出など，近年は様々な技術で活用されている。

参考文献

1) 和田 猛 監修：核酸医薬の最前線，シーエムシー出版，2009.
2) Yamamoto T, Obika S, et al：Future Med Chem 3, 339-365, 2011.
3) Shrestha AR, Obika S, et al：Chem Commun 50, 575-577, 2014.
4) Yahara A, Obika S, et al：ChemBioChem 13, 2513-2516, 2012.
5) Yamamoto T, Obika S, et al：Org Biomol Chem 13, 3757-3765, 2015.
6) Mitsuoka Y, Obika S, et al：Organic Lett 16, 5640-5643, 2014.
7) Yamaguchi T, Obika S, et al：Chem Commun 51, 9737-9740, 2015.
8) Morihiro K, Obika S, et al：Angew Chem Int Ed 52, 5074-5078, 2013.
9) Ochi Y, Urata H, et al：Chem Commun 49, 7620-7622, 2013.

10) Biscans A, Debart F, et al : ChemBioChem 15, 2674-2679, 2014.
11) Krise JP, Stella V : Adv Drug Deliv Rev 19, 287-310, 1996.
12) Deiters A : Curr Opin Chem Biol 13, 678-686, 2009.
13) Morihiro K, Obika S, et al : Org Biomol Chem 12, 2468-2473, 2014.
14) Hagihara S, Nagatsugi F, et al : Bioorg Med Chem Lett 22, 3870-3872, 2012.
15) Jitsuzaki D, Sasaki S, et al : Nucleic Acids Res 42, 8808-8815, 2014.
16) 原島秀吉, 田畑泰彦 編：遺伝子医学 MOOK 5 ウイルスを用いない遺伝子導入法の材料, 技術, 方法論の新たな展開, メディカルドゥ, 2006.
17) Lehto T, Langel U, et al : Expert Opin Drug Deliv 9, 823-836, 2012.
18) Gagnon KT, Corey DR, et al : J Am Chem Soc 133, 8404-8407, 2011.
19) Alam MR, Juliano RL, et al : Bioorg Med Chem 21, 6217-6223, 2013.
20) Nakagawa O, Juliano RL, et al : J Am Chem Soc 132, 8848-8849, 2010.
21) Prakash T, Seth PP, et al : Nucleic Acids Res 42, 8796-8807, 2014.
22) Jotula JW, Sullenger BA, et al : Nucleic Acid Ther 22, 187-195, 2012.
23) Willibald J, Carell T, et al : J Am Chem Soc 134, 12330-12333, 2012.
24) ICH S6 対応研究班：医薬品医療機器レギュラトリーサイエンス 46, 286-289, 2015.
25) 平成 24 年度革新的医薬品・医療機器・再生医療製品実用化促進事業「核酸医薬の臨床有効性安全性の評価方法」研究班（大阪大学大学院薬学研究科）

参考ホームページ

・Oligonucleotide Therapeutics Society（OTS）
http://www.oligotherapeutics.org/

・国立医薬品食品衛生研究所
http://www.nihs.go.jp

小比賀　聡
1990 年　大阪大学薬学部製薬化学科卒業
1992 年　同大学院薬学研究科博士前期課程修了
　　　　同薬学部助手
2002 年　米国カリフォルニア大学サンタバーバラ校化学科博士研究員
2004 年　JST さきがけ研究員
2006 年　大阪大学大学院薬学研究科助教授
2007 年　同准教授
2008 年　同教授

遺伝子医学MOOK 別冊

シリーズ：最新遺伝医学研究と遺伝カウンセリング

シリーズ1
最新遺伝性腫瘍・家族性腫瘍研究と遺伝カウンセリング

〈近日発行〉

編集：三木義男
（東京医科歯科大学難治疾患研究所教授）
予価：本体 5,500円＋税、B5判

遺伝カウンセリングのためのコミュニケーション論
京都大学大学院医学研究科遺伝カウンセラーコース講義

〈最新刊〉

編　者：小杉眞司
（京都大学大学院医学研究科教授）
通年講義担当者：
浦尾充子
鳥嶋雅子
村上裕美
定　価：本体 5,000円＋税
型・頁：A4変型判、404頁

いまさら聞けない『遺伝医学』

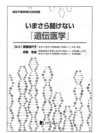

編集：斎藤加代子
（東京女子医科大学附属遺伝子医療センター所長・教授）
近藤恵里
（恩賜財団母子愛育会 総合母子保健センター 愛育病院 小児科
東京女子医科大学附属遺伝子医療センター非常勤講師）
定　価：本体 3,700円＋税
型・頁：B5判、200頁

遺伝カウンセリングハンドブック

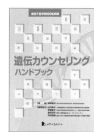

編　集：福嶋義光
（信州大学医学部教授）
編集協力：山内泰子・安藤記子・四元淳子・河村理恵
定　価：本体 7,429円＋税
型・頁：B5判、440頁

単行本

遺伝医療と倫理・法・社会

監修：福嶋義光
（信州大学医学部教授）
編集：玉井真理子
（信州大学医学部保健学科）
定　価：本体 3,238円＋税
型・頁：A5判、220頁

放射線被ばくへの不安を軽減するために
医療従事者のためのカウンセリングハンドブック
－3.11.南相馬における医療支援活動の記録－

著　者：千代豪昭
執筆協力：古川洋一・室月 淳・及川友好
定　価：本体 2,900円＋税、A5判、194頁

遺伝子医学 別冊

遺伝子医学の入門書
これだけは知っておきたい
遺伝子医学の基礎知識

監　修：本庶 佑
編　集：有井滋樹・武田俊一・平井久丸・三木哲郎
定　価：本体 3,800円＋税、B5判、320頁

お求めは医学書販売店、大学生協もしくは弊社購読係まで

発行／直接のご注文は

 株式会社 メディカルドゥ

〒550-0004
大阪市西区靱本町 1-6-6　大阪華東ビル 5F
TEL.06-6441-2231　FAX.06-6441-3227
E-mail　home@medicaldo.co.jp
URL　http://www.medicaldo.co.jp

第3章

単一遺伝子の異常による遺伝性疾患と遺伝子治療

第3章 単一遺伝子の異常による遺伝性疾患と遺伝子治療

1. ライソゾーム蓄積症とペルオキシゾーム病

大橋十也

　ライソゾーム病，ペルオキシゾーム病は，酵素などが欠損することにより引き起こされる疾患群であり，中枢神経障害が共通の症状である．近年，レンチウイルスベクターを用いた造血幹細胞を標的とした遺伝子治療がライソゾーム病の1つである異染性脳白質ジストロフィー，ペルオキシゾーム病の1つである副腎白質ジストロフィーで試みられている．早期に行った場合は，中枢神経障害の進行を抑制できるという結果が報告された．その他，AAVベクターを用いて罹患臓器に直接遺伝子を導入するという遺伝子治療もヒトで試みられている．

はじめに

　ライソゾーム蓄積症（LSD）もペルオキシゾーム病（PD）も，いわゆる先天性代謝異常症に分類される疾患であり，それぞれライソゾーム，ペルオキシゾームに存在する酵素などの物質の代謝に関連するタンパク質の遺伝的欠損によって発症する．LSDもPDも欠損タンパクの違いにより多くの疾患が含まれる疾患群である．共通した症状として中枢神経症状があるが，これに対して以前より一部のLSD，PDに対して造血幹細胞移植（HSCT）が行われていた．ただ，ドナーが得られない，中枢神経系への効果が不十分である，同種移植であるため生着不全が多いなど問題点も多かった．近年，これらHSCTがある程度有効なライソゾーム病，ペルオキシゾーム病に対して造血幹細胞（HSC）を標的とした遺伝子治療法の有用性が報告されており，新規の治療法として期待されている．本稿では，これらの疾患について治療法を中心に概説する．

I. 異染性脳白質ジストロフィー症（MLD）

　ライソゾーム酵素であるアリルスルファターゼA（ARSA）の欠損により，その基質であるサルファチドと呼ばれる糖脂質がミエリン形成細胞である希突起神経膠細胞（オリゴデンドロサイト）に蓄積し脱髄を起こす疾患で，常染色体劣性遺伝形式で遺伝する．中核をなす症状は中枢神経症状，末梢神経症状である．

1. 遺伝子治療以外の治療法

　本症では欠損する酵素そのものを補充することが他のライソゾーム病と同様に考えられるが，脳血管関門が存在するため経静脈的投与では中枢神経障害には治療効果は認められない．よって現在，酵素を髄腔内に投与する臨床治験が現在行われている[1]．また脳内のミクログリアはHSC由来であるとされており，そのため正常者をドナーとしてHSCTが行われている．ただ早期発症で進行も速い病型や，発症後時間が経過し神経症状がすでに進行してしまっている例には適応はなく，発

---

key words

ライソゾーム病，ペルオキシゾーム病，異染性脳白質ジストロフィー，副腎白質ジストロフィー，レンチウイルスベクター，造血幹細胞，AAVベクター，ムコ多糖症，ファブリー病

症早期に行った場合のみ効果がある[2)-8)]。

2. 遺伝子治療

HSCT はドナーが得られない場合は行うことができないし，免疫反応に伴う拒絶反応，GVHD などの問題点もある。それらを克服するために自己の HSC を標的とした遺伝子治療法が検討されている。最近，第 I / II 相試験がイタリアで行われた[2)]。3 人の発症前の MLD 患者を対象にレンチウイルスベクターを用い HSC を標的とした遺伝子治療が行われた。前処置はブスルファンが使用された。遺伝子導入標的細胞は骨髄中の $CD34^+$ 細胞であり，レンチウイルスベクターにて正常 ARSA の cDNA を挿入し，その $CD34^+$ 細胞を投与した。移植 1 ヵ月後で骨髄より採取した細胞でコロニー形成を行い遺伝子導入されたコロニーの比率を測定したところ，45〜80％のコロニーでウイルスベクターの遺伝子が確認され，その後もその比率は維持された（図❶A）[9)]。患者の骨髄血より $CD34^+$ 細胞を精製しベクターコピーナンバーを測定したところ，0.9〜1.9 コピー / 細胞であった（図❶B）。患者 1（図中の MLD01，以下同様）の末梢血中の各系統でのコピーナンバーを検討したところ，$CD15^+$ 顆粒球，$CD14^+$ 単球などでも 1 コピー / 細胞前後のベクターが確認された（図❶C）。3 人の患者の末梢血中の単核球でも治療後時間がたつにつれて細胞中のベクターコピー数は増加し非常に高いレベルで維持された（図❶D）。それを反映して末梢血中 $CD15^+$ 顆粒球（図❷A），$CD14^+$ 単球（図❷B）での ARSA 酵素活性は正常（HDs' range）を大きく上回る活性を示し，髄液中の ARSA 活性値も高値を示した。運動発達の指標である GMFM

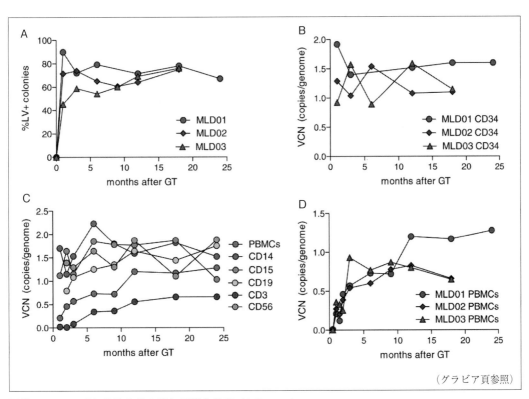

（グラビア頁参照）

図❶　MLD の遺伝子治療後の遺伝子導入効率（文献 9 より）
A．ARSA 遺伝子が存在した造血コロニーの比率
B．骨髄中の $CD34^+$ 細胞でのベクターコピー数
C．患者 1 の末梢血の各血球系でのベクターコピー数
D．末梢血単核球でのベクターコピー数

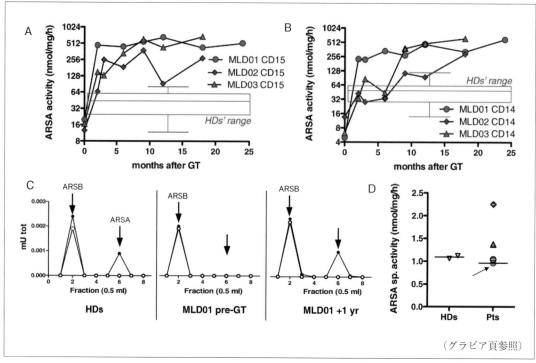

図❷　MLD の遺伝子治療後の ARSA 酵素活性（文献 9 より）
A. CD15⁺ 細胞での ARSA 酵素活性
B. CD14⁺ 細胞での ARSA 酵素活性
C. 患者 1 での治療前，1 年後の髄液中での ARSA 酵素活性（DEAE セファロースクロマトグラフィーにて ARSA を分画）
D. 各患者での治療 12 ヵ月後の髄液中 ARSA 酵素活性（患者 1 のみ 24 ヵ月後も→）。HD は正常範囲

（gross motor function measure）スコアも治療後コンスタントに上昇し，治療を行っていない晩期乳児型の GMFM スコアと比較するとその差異は歴然としていた（図❸A）。また認知機能も正常を維持した。末梢神経伝達速度も患者 1（MLD01）では治療前低下を認めたが，治療後上昇してきており，また他の 2 人の患者も無治療の晩期乳児型に比べて全例高い値を示していた（図❸B）。患者 1（MLD01）の MRI で治療前に認められた軽度なシグナルの不均一性は，その後進行は認められず，治療 12 ヵ月後に脳梁に高信号領域が出現したが，その後進行することはなかった（図❸C）。一方，同年齢の無治療の晩期乳児型の MLD では非常に強い脱髄を認めている（図❸C, UT LI MLD）。その後の学会発表によると，20 例以上の患者にすでに施行され，概ね結果は良好なようである。

II．副腎白質ジストロフィー（ALD）

ABCD1 遺伝子の変異によりペルオキシゾーム膜タンパクである ALDP の異常が本症の原因で発症する PD ある。その結果，極長鎖脂肪酸が蓄積するが，なぜ脱髄が起こるのかは明らかにされていない。中核をなす症状は中枢神経症状，末梢神経症状，副腎症状である。症状と発症年齢により以下のように分類されている。①小児大脳型，②思春期大脳型，③成人大脳型，④小脳・脳幹型，⑤アジソン病，⑥女性発症者。X 連鎖性劣性の遺伝形式で遺伝する。

1. 遺伝子治療以外の治療法

ロレンツォオイルは血中の極長鎖脂肪酸を低下させるのには有効であるが，症状発症後では症状

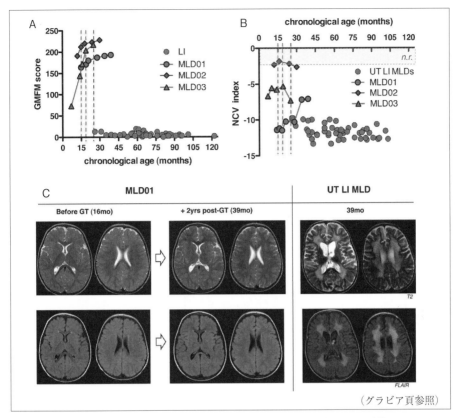

図❸ MLD の遺伝子治療後の GMFM スコア，末梢神経伝達速度，MRI 所見（文献9より）
A．MLD 遺伝子治療後の GMFM スコア．LI は未治療晩期乳児型 MLD
B．MLD 遺伝子治療後の NCV（末梢神経伝達速度）．UT LI MLDs は未治療晩期乳児型 MLD
C．MLD 遺伝子治療後の MRI 所見．UT LI MLDs は未治療晩期乳児型 MLD．上段が T2 強調画像，下段は FLAIR 画像

の進行を抑える効果はないとされている．大脳型には HSCT が効果があるとされている．なぜ HSCT が効果があるのかは判明していないが，正常 HSC より分化した正常ミクログリアが脳内に侵入し炎症性変化を抑制するのではと考えられている．HSCT を早期に行えば進行を食い止めることができ，生命予後を改善するなどの報告がある[10)-20)]．

2．遺伝子治療

MLD と同様の理由，同様のアプローチでヒトを対象とした遺伝子治療が 7.5 歳と 7 歳の 2 例の発症早期の小児大脳型の患者に行われた[3)]．GCSF で末梢血に動員された CD34$^+$ 細胞に *ABCD1* cDNA を組み込んだレンチウイルスベクターを感染させ，サイクロフォスファミド，ブスルファンによる前処置を受けた患者に投与した．移植後の末梢単核球での ALD protein の発現は 2 人の患者（図❹，P1，P2）で 10〜15% で発現が維持された（図❹ A）[21)]．それぞれの血球系（CD15：顆粒球，CD14：単球，CD3：T リンパ球，CD19：B リンパ球）での発現効率もほぼ同様であった（図❹ B，C）．血漿中の極長鎖脂肪酸は両患者で低下した（図❹ D）．治療前 P1 の頭部 MRI で白質病変はガドリニウムで造影効果を伴っていた（図❺ A）が，造影効果は治療後 12 ヵ月で消失した．白質病変は治療後 14 ヵ月までは拡大したが，その後安定した（図❺ A）．P2 は治療前の頭部 MRI の白質病変の造影効果を伴っていた（図❺ B）が，治療後 9 ヵ月で造影効果は消失し，16 ヵ月で再度出現したが，その後

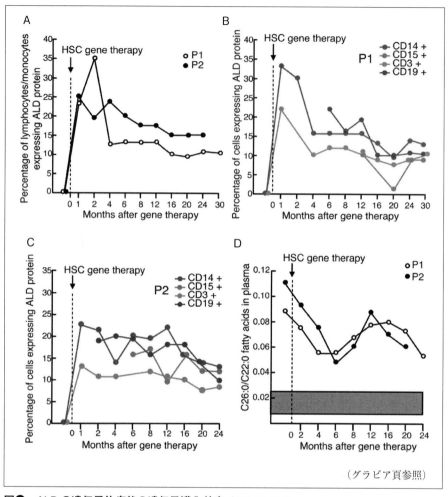

図❹ ALDの遺伝子治療後の遺伝子導入効率（文献21より）
A．末梢単核球でのALD proteinの発現
B．患者1の末梢血の各血球系でのALD protein発現率
C．患者2の末梢血の各血球系でのALD protein発現率
D．血漿中の極長鎖脂肪酸

（グラビア頁参照）

は出現しなかった．白質病変は16ヵ月まで拡大したが，その後の進行はなかった（図❺B）．特に当初存在していた聴覚路の高信号は消失した（図❺B）．これらMRIの経過は，進行性の経過をたどる無治療の場合（図❺C）とは明らかに異なり，HSCTの場合と同様であった．すなわち治療後1年から2年は進行するが，その後の進行は認められなかった．MRI所見同様，臨床効果も認められた．以上より，少なくともこれら2症例に関しては明らかに自然歴とは異なる経過をとり，遺伝子治療が神経症状に有効であることを強く示唆する結果であった．2例が追加され合計4例行ったようであり，若干の症状の進行は認めるものの経過は良いようである．現在，企業主導による臨床治験が開始されている（表❶）．

Ⅲ．Pompe病

ライソゾーム酵素である$α$グルコシダーゼの遺伝的欠損によりグリコーゲンが骨格筋・心筋に蓄積し筋力低下・呼吸障害・心肥大を呈する疾患で，LSDの1つである．乳児型と遅発型に分類される．

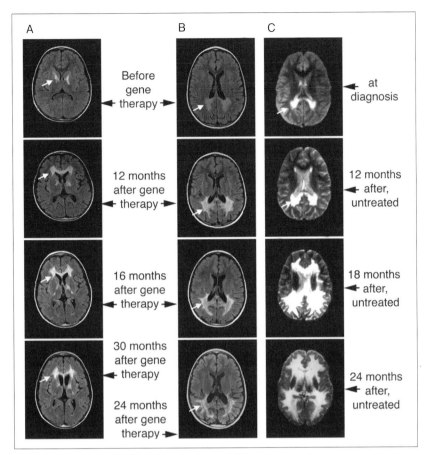

図❺ ALD の遺伝子治療後 MRI（FLAIR）所見（文献 21 より）
A．患者 1
B．患者 2
C．8 歳の無治療 ALD 患者

表❶ ALD の遺伝治療治験の概要

- ●主要評価項目
  - neurological function score（NFS）によって評価した major functional disabilities（MFDs）のない患者の割合
- ●副次評価項目
  - Loes Score の変化
  - NFS の変化
  - ガドリニウム造影効果が改善した患者の割合
- ●組み入れ基準
  - 17 歳以下の男性 ALD
  - 病変が活動期にある ALD であること（血清極長鎖脂肪酸の上昇，MRI で Loes Score が 0.5 〜 9 の間でガドリニウムによる造影効果があること）
- ●主な除外基準
  - HSCT や遺伝子治療を受けている患者
  - HLA が 10/10 マッチするドナーがいる

1. 遺伝子治療以外の治療法

酵素を経静脈的に補充する酵素補充療法があり，効果を収めている。しかしながら，骨格筋への効果は乏しいこと，酵素製剤に対して抗体が発生して効果が減弱してしまうなどの問題点がある。

2. 遺伝子治療

本症の呼吸障害を改善すべく AAV ベクターで欠損酵素遺伝子を横隔膜に導入するという第 I / II 相臨床試験が行われた[22]。対象は呼吸器を装着しており酵素補充療法に効果が認められていない 5 例の小児である。結果として肺活量の増加，呼吸器装着必要時間の減少などが認められた。

Ⅳ．その他の LSD への遺伝子治療

詳細な結果が報告になっていないが，ムコ多糖症Ⅲ型の AAV を用いた遺伝子治療の臨床試験が行われている．また HSC を標的としたレンチウイルスベクターを用いたファブリー病の遺伝子治療も開始予定である．

最後に

LSD，PD の遺伝子治療は急速な展開を見せている．LSD と異なり PD の場合は，その他の治療選択肢が少なく，期待が大きい．私見であるが，おそらく数年のうちに両疾患に対する遺伝子治療は治療オプションの 1 つとしてその地位を確立すると思われる．

参考文献

1) https://clinicaltrials.gov/ct2/show/NCT01510028?term=MLD+Shire&rank=2
2) Krivit W, Shapiro E, et al : N Engl J Med 322, 28-32, 1990.
3) Bredius RG, Laan LA, et al : Bone Marrow Transplant 39, 309-310, 2007.
4) Krivit W, Peters C, et al : Curr Opin Neurol 12, 167-176, 1999.
5) Malatack JJ, Consolini DM, et al : Pediatr Neurol 29, 391-403, 2003.
6) Peters C, Steward CG : Bone Marrow Transplant 31, 229-239, 2003.
7) Martin HR, Poe MD, et al : Biol Blood Marrow Transplant 19, 616-624, 2013.
8) Solders M, Martin DA, et al : Bone Marrow Transplant 49, 1046-1051, 2014.
9) Biffi A, Montini E, et al : Science 341, 1233158, 2013.
10) Aubourg P, Blanche S, et al : N Engl J Med 322, 1860-1866, 1990.
11) Baumann M, Korenke GC, et al : Eur J Pediatr 162, 6-14, 2003.
12) Kapelushnik J, Varadi G, et al : J Pediatr Hematol Oncol 20, 257-259, 1998.
13) Krivit W, Aubourg P, et al : Curr Opin Hematol 6, 377-382, 1999.
14) Lange MC, Teive HA, et al : Arq Neuropsiquiatr 64, 1-4, 2006.
15) Li CK, Shing MM, et al : Hong Kong Med J 10, 89-95, 2004.
16) Mahmood A, Raymond GV, et al : Lancet Neurol 6, 687-692, 2007.
17) Malm G, Ringden O, et al : Acta Paediatr 86, 484-492, 1997.
18) Peters C, Charnas LR, et al : Blood 104, 881-888, 2004.
19) Shapiro E, Krivit W, et al : Lancet 356, 713-718, 2000.
20) Shapiro EG, Lockman LA, et al : J Inherit Metab Dis 18, 413-429, 1995.
21) Cartier N, Hacein-Bey-Abina S, et al : Science 326, 818-823, 2009.
22) Smith BK, Collins SW, et al : Hum Gene Ther 24, 630-640, 2013.

大橋十也
1981 年　東京慈恵会医科大学卒業
　　　　聖路加国際病院小児科研修
1983 年　東京慈恵会医科大学小児科助手
1996 年　同総合医科学研究センター DNA 医学研究所講師，同小児科（兼務）
2001 年　同助教授，同小児科（兼務）
2007 年　同教授，同小児科（兼務）
2013 年　同総合医科学研究センターセンター長

第3章 単一遺伝子の異常による遺伝性疾患と遺伝子治療

2. 慢性肉芽腫症

小野寺雅史

慢性肉芽腫症（CGD）に対する遺伝子治療は遺伝子治療が開始された1990年代より実施されているが、いまだ有効な治療成績を上げるに至っておらず、遺伝子治療の中でも最も難しい疾患の1つといえる。これは遺伝子治療の成功の鍵である増殖優位性を遺伝子導入細胞がもっていないことや生着のための骨髄間隙がCGDでは欠如していること、さらには持続する炎症反応により生体が遺伝子導入細胞を排除する方向にあることによる。CGDに対する有効な遺伝子治療の開発は遺伝子治療の汎用性につながる重要な研究テーマの1つである。

はじめに

慢性肉芽腫症（chronic granulomatous disease：CGD）は、乳幼児期より重篤な細菌あるいは真菌感染に反復罹患し、諸臓器に肉芽腫を形成する原発性免疫不全症の一疾患である[1]。その病態は好中球をはじめとする食細胞の異常で、生体内に侵入した病原体をこれら食細胞が貪食した際、殺菌に必要となる活性酸素を産生できないことによる。この活性酸素産生には細胞膜酵素複合体のNADPH oxidaseが必要で、その構成要素として細胞膜タンパク質のgp91^{phox}, p22^{phox}, 細胞質内のp67^{phox}, p47^{phox}, p40^{phox}, Rac p21が挙げられ、定常状態では細胞膜成分と細胞質内成分は乖離した状態にあるが、菌体成分を膜表面上で感知すると活性化され、会合し、NADPH oxidaseを形成する（図❶）。よって、これらいずれのタンパクが欠損してもCGDを発症することになる。ただ、gp91^{phox}をコードするX染色体上の*CYBB*遺伝子変異（X-CGD）が全体の約8割を占め、臨床的にも重症化しやすい[2]（表❶）。起炎菌として、ブドウ球菌、クレブシェラ菌、大腸菌などのカタラーゼ陽性菌や、カンジダ、アスペルギルスなどの真菌が多く、これら病原体の深部感染症に

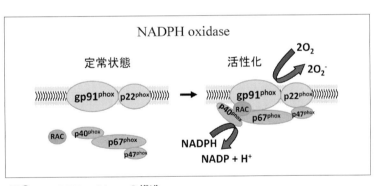

図❶ NADPH oxidaseの構造
食細胞のNADPH oxidaseは、定常状態では細胞膜成分と細胞質内成分は乖離した状態にあるが（左図）、膜表面上で菌体成分を感知すると活性化し、両成分が会合することでNADPH oxidaseを形成して活性酸素を産生する（右図）。

---

key words

活性酸素, NADPH oxidase, 慢性肉芽腫症, 造血幹細胞, 遺伝子治療, 増殖優位性, 骨髄間隙, *MDS1-EVI1*, 白血病

表❶　慢性肉芽腫症の病型分類

欠損タンパク	遺伝子	遺伝形式*	活性酸素産生能	割合
gp91^{phox}	CYBB	XR	0%	80%
p22^{phox}	CYBA	AR	0%	数〜10%
p47^{phox}	NCF1	AR	0〜1%	数〜10%
p67^{phox}	NCF2	AR	0〜1%	10%
p40^{phox}	NCF4	AR	0〜1%	不明

*XR：X連鎖劣性遺伝，AR：常染色体劣性遺伝

より時に致死的経過をたどる。治療は感染症コントロールが第一で，通常より抗菌剤・抗真菌剤の予防投与が行われ，感染症が顕在化した際には入院加療にて抗菌剤などの静脈内投与がなされる。ただ，重篤化の際には多剤併用療法にても治癒することが困難で入院も長期化する。以前は積極的な抗菌剤などの予防内服が行われなかったため，X-CGD 患者の重症感染症の罹患回数は年2回程度で，多くは敗血症やアスペルギルス感染症により30歳までに死亡していた。ただ，最近は予防内服に加え，新たな抗生物質や抗真菌剤が開発されたため30歳を超えて延命する患者も増えてきている。

Ⅰ．CGD に対する造血幹細胞移植

　CGD は造血幹細胞を起源とする食細胞の機能異常であるため，造血幹細胞移植により根治は可能である[3]。ただ CGD の場合，患者 T 細胞の機能が正常であるためドナー細胞の生着には強力な前処置が必要で，たとえ HLA 一致造血幹細胞移植を行っても移植関連合併症を発症しやすく，他の重症複合免疫不全症（severe combined immunodeficiency：SCID）と比べて治療成績は不良である。また，多くの患者は移植時に活動性の感染症に罹患しており，前処置にて感染症が増悪する危険性がある。わが国では 2008 年までに 34 名の CGD 患者に対して 38 回の造血幹細胞移植が行われた[4]。その内訳は，骨髄由来の造血幹細胞移植が 27 例，臍帯血由来の造血幹細胞移植が 7 例，末梢血由来の造血幹細胞移植が 4 例で，HLA-A，B，DR の HLA 完全一致例が 24 例，5/6 一致例が 8 例，4/6 一致以下が 6 例であった。治療成績（disease free survival）は移植時の感染症の有無や前処置の違いにより異なるが，血縁・非血縁を問わず HLA が完全一致の骨髄幹細胞を用いた移植では 20 例中 19 例で移植が成功している。一方，HLA が 1 座異なると（5/6 一致例）治療成績が 60％台に低下する。特に死亡例は移植時の年齢が高いことが多く，保存的治療では軽快しない深部感染症の再燃が大きなリスク要因として考えられ，CGD の移植は少なくとも 5/6 以上の HLA 一致ドナーが存在し，合併症としての深部感染症が重度化しない 10 歳前の移植が望まれる。

Ⅱ．CGD に対する遺伝子治療

　前述のように CGD に対する根治療法は造血幹細胞移植のみであるが，HLA 一致ドナーが見つかる確率は 3 割程度で，また移植時に重度の感染症に罹患している患者も多く，現時点では造血幹細胞移植が必ずしも CGD に対する最良の治療法とはいえない状況にある。このようなことから，CGD は遺伝子治療開始当初から造血幹細胞遺伝子治療の適切な対象疾患と考えられてきた（表❷）。

　最初の遺伝子治療は，1995 年，米国国立衛生研究所の Malech らが行った p47^{phox} 欠損の CGD に対してであり，標的細胞として患者末梢血由来 CD34 陽性細胞が用いられた[5]。その後も，Malech らは gp91^{phox} 欠損型 CGD（X-CGD）に対して同様の遺伝子治療を行ってきたが，その治療効果は短期間（6 ヵ月以内）で消失し，長期的な治療効果を発揮するには至らなかった。この原因として，複数の CGD 特有の病態背景が関与する。まず第一に，CGD においては遺伝子導入細胞の周囲細胞（非遺伝子導入細胞）に対する増殖

表❷ 慢性肉芽腫症に対する遺伝子治療

開始年	実施国	症例数	タイプ	前処置	治療効果	造血異常
1995	米国	5	P47(−)	なし	なし	なし
1999	米国	5	XCGD	なし	なし	なし
2003	ドイツ	2	XCGD	あり	あり	あり
2003	スイス	1	XCGD	あり	あり	あり
2003	英国	4	XCGD	あり	あり	なし
2006	米国	3	XCGD	あり	あり	なし
2007	韓国	2	XCGD	あり	?	なし
2008	スイス	1	XCGD	あり	あり	あり
2013	英国	1	XCGD	あり	なし	なし

優位性がないことが挙げられる。これは通常，免疫不全症ではその原因遺伝子が細胞の増殖や生存に関わる遺伝子が多いため，機能的な正常遺伝子を患者細胞に導入することで，遺伝子導入細胞が周囲の細胞に対して選択的に増殖し，時間の経過とともにその細胞系譜の大半を占めることを意味する。一方，CGDでは変異遺伝子が活性酸素産生に関わるNADPH oxidase関連遺伝子であり，逆に正常化することで細胞内に活性酸素が産生され，増殖に対して負の影響を与えるためと考えられる。次に，CGDの原因が食細胞の機能異常で，その数は健常人と同等に存在し，遺伝子導入細胞が生着する骨髄腔（骨髄間隙，niche）がこれら異常な食細胞（あるいはその前駆細胞）により占領されており，新たに投与された遺伝子導入細胞が生着する場所が極めて限られていることによる。さらには，慢性化した感染症により炎症反応が持続し，これが炎症性サイトカインの産生を促し，生体側が遺伝子導入細胞を排除する方向にあるためである。

これら問題を解決する方策としてCGD遺伝子治療においては比較的強力な前処置が採用されている。2003年，ドイツのGrezらは2名のX-CGD患者に対して体重1kgあたり8mgのブスルファン（BU）を投与する造血幹細胞遺伝子治療を行った[6]。このBU 8mgは通常の造血幹細胞移植で使用される量（BU 16mg）より少ないが，一定の骨髄抑制を促し，骨髄間隙を創出できる量である。事実，これら遺伝子治療においては遺伝子導入細胞の骨髄生着が増加し，患者体内で活性酸素を産生する好中球の数が全好中球の10〜57％を占め，臨床的にも肝膿瘍や肺アスペルギルス症が軽快した。また，スイスで行われた同一の遺伝子治療においても，肉芽腫による脊髄圧迫が改善され，患者が歩行可能となった。この結果を受け，前述のMalechらもBU 10mgを前処置とする造血幹細胞移植を3名の患者に行い，2名の患者において肝膿瘍や肺膿瘍の改善を確認している[7]。また安全性評価として，韓国においても2名のCGD患者に対して遺伝子治療が行われている[8]。

Ⅲ．CGD遺伝子治療における有害事象

さて，前項で紹介したドイツ・スイスでの遺伝子治療と米国での遺伝子治療では治療時の感染症の治癒（短期的治療効果）に関しては両試験とも良好であったが，感染予防につながる遺伝子導入細胞の長期的生体内維持（長期的治療効果）に関して大きな差があり，前者では遺伝子導入細胞が比較的高率で長期間生体内で維持されたのに対し，後者では半年以内に1％以下まで減少した。実は，この前者における長期生体内遺伝子導入細胞の高い割合の維持はクローナルな細胞増殖によるもので，遺伝子解析の結果から使用したベクターが*MDS1-EVI1*，*PRMD16*，*SETBP1*のいずれかの遺伝子近傍に組み込まれ細胞（CD15陽性細胞）がその大半を占めていた。特に，EVI1がヒト3:21転座で見られるような染色体転座により生ずるAML1/EVI1急性骨髄性白血病（AML）に関与する。事実，1例目の患者では*MDS1-EVI1*遺伝子挿入クローンから7番染色体欠失（monosomy 7）細胞が出現し，最終的には骨髄異

形成症候群（MDS）/AMLへと進行した[9]。また，その後に行われた3名の同一遺伝子治療においても同様の病態が発症し，造血幹細胞移植の適応となっている。一方，米国の症例ではこのようなことは起こらず，この差異は使用したベクターの違いによるものと考えられている。つまり，ドイツ・スイスではマウスにおいて急性骨髄性白血病を発症する spleen focus forming virus（SFFV）由来のベクターを使用し，米国ではマウスにおいて急性リンパ性白血病を発症する Moloney murine leukemia virus（MoMLV）由来のベクターを使用しており，転写活性能に関しては前者のほうが数十倍高いことが知られており，*EVI1* 遺伝子内に挿入された SFFV 由来ベクターがその上流に位置する *MDS1* 遺伝子と *EVI1* 遺伝子の融合タンパク（MDS1-EVI1; PRMD3）の発現を促し，その結果，クローナルな細胞増殖，monosomy 7 細胞の出現，MDS/AMLへの進展が起こったと考えられている。このため，最近ではベクターをレンチウイルスベクターに変更した遺伝子治療が欧米を中心に計画され，英国において1名のCGD患者に対して実際に遺伝子治療が行われた。

Ⅳ．わが国のCGD遺伝子治療

当センターにおいても前述のNIHのMalech博士らと共同研究でCGDに対する遺伝子治療臨床研究を実施しているが，実施に際して2011年2月に当センターの遺伝子治療臨床研究審査委員会（IRB）の承認を受け，2012年3月に国の機関である厚生科学審議会技術部会の了承を得，最終的には同年6月14日付けで厚生労働大臣より実施の承認を受けている。その後，約1年間をか

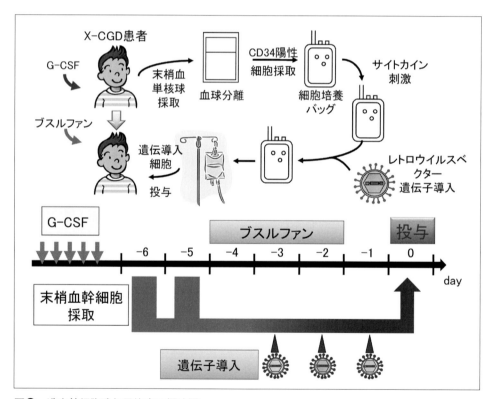

図❷　造血幹細胞遺伝子治療の概略図

患者に G-SCF を5日間投与し，アレフェーシスにて末梢血単核球を採取する。抗CD34抗体を用いた磁気ビーズにてCD34陽性細胞を分離し，CO_2 透過性バッグにて培養する。遺伝子導入はウイルス上清に細胞を浮遊させることで行い，この操作を3日間行う。培養6日目にブスルファンを投与した患者の静脈より遺伝子導入細胞を投与する。

け臨床プロトコルの選定基準ならびに除外基準に照らし合わせながら適切な被験者選定を行い，2014年7月22日に20歳代の男性患者を対象に第1例目の遺伝子治療臨床研究を実施した．その方法は，患者に対して5日間 G-CSF 投与した後，アレフェーシスにて末梢血単核球を採取し，CliniMACS（ミルテニーバイオテック社）を用いて CD34 陽性細胞を分離する（図❷）．その後，得られた細胞を CO_2 透過性バッグにて培養し，3日にわたって細胞をウイルス上清液内で浮遊させることで治療遺伝子を導入し，培養6日目に末梢静脈より患者に投与するものである．なお，重要な点としては無菌性を担保するため患者細胞の採取から細胞培養，遺伝子導入，洗浄を経て，患者投与まですべてバッグ内で行うことと，骨髄間隙創出のために患者に対しては BU を体重あたり10 mg 投与することである．結果は比較的良好であり，現時点まで重篤な副作用を認めず，今後も注意深く患者状態を観察していく予定である．

最後に

この十余年で遺伝子治療は急速に進歩し，多くの遺伝性疾患に対して治験の実施あるいはその準備が欧米を中心に進められている．ただ CGD 遺伝子治療においては，いまだ有効性を発揮している症例はなく，安全で有効な遺伝子治療の確立には何からのブレイクスルーが必要である．ただ，これら技術革新は遺伝子治療をより汎用性の高い有効な治療法として推し進めていく可能性もあり，今後も CGD に対する研究は遺伝子治療において重要な研究テーマの1つであると思われる．

参考文献

1) Kang EM, Malech HL : Immunol Res 43, 77-84, 2009.
2) Roos D : Immunol Rev 138, 121-157, 1994.
3) Seger RA, Gungor T, et al : Blood 100, 4344-4350, 2002.
4) 布井博幸：日臨免疫会誌 30, 1-10, 2007.
5) Sekhsaria S, Gallin JI, et al : Proc Natl Acad Sci USA 90, 7446-7450, 1993.
6) Ott MG, Schmidt M, et al : Nat Med 12, 401-409, 2006.
7) Kang EM, Choi U, et al : Blood 115, 783-791, 2010.
8) Kang HJ, Bartholomae CC, et al : Mol Ther 19, 2092-2101, 2011.
9) Stein S, Ott MG, et al : Nat Med 16, 198-204, 2010.

小野寺雅史

1986年	北海道大学医学部卒業
1994年	米国国立衛生研究所 visiting fellow
1998年	科学技術振興事業団研究員
2001年	筑波大学臨床医学系血液内科講師
2008年	国立成育医療センター研究所成育遺伝研究部室長
2009年	同部長
2010年	国立成育医療研究センター病院免疫科医長（併任）

第3章 単一遺伝子の異常による遺伝性疾患と遺伝子治療

3. 先天性免疫不全症
（ADA 欠損症，X-SCID，WAS）

大津　真

リンパ球異常を主徴とする先天性免疫不全症（PID）の遺伝子治療は，ADA 欠損症，X-SCID，WAS で臨床研究が進行している。初期にはレトロウイルスベクターにより造血幹細胞を標的に遺伝子導入が行われ，いずれも臨床効果が確認されている。しかしながら，後2者においてベクターのゲノム挿入に起因する白血病の発症が観察され，現在はより安全性を強化したプロトコールが採用され臨床研究が継続されている。PID 遺伝子治療の有用性は明らかであるが，疾患ごとにプロトコールを至適化し，さらに有効性・安全性を高める努力が必要とされる。

はじめに

先天性免疫不全症（primary immune deficiency：PID）は，1990 年代，アデノシンデアミナーゼ（adenosine deaminase：ADA）欠損症を中心に常に遺伝子治療の代表的標的疾患として認識されてきた。その理由として，多くが単一遺伝子病であり，重篤な疾患であることに加え，造血細胞移植の経験から，「正常化した」造血幹細胞により患児造血を置換することで根治が可能と考えられたことが挙げられる。遺伝子導入法などの技術革新により，2000 年代に入り画期的な成功例が発表される一方，ゲノム挿入型ウイルスベクターによる白血病の発症が報告され，PID 遺伝子治療は明と暗の時代を越え，いま新たなステージを迎えている。本稿では，遺伝子治療の臨床研究が先行する3つの代表的 PID につき，その治療の概略を紹介する。

I．PID における遺伝子治療の概略

遺伝子治療の標的疾患となる PID は，単一の原因遺伝子に先天的に欠陥を有する。すべての造血細胞・免疫細胞は造血幹細胞によって産生されることから，正常な造血幹細胞で患者造血を置換することで PID の永続的治癒が可能となる。実際，種々の PID に関して造血細胞移植が行われ，HLA 一致の血縁ドナーからの移植成績は非常に優れている[1,2]。しかしながら，非血縁ドナーからの移植成績は必ずしも楽観できるものではなく[3]，より安全でかつドナーの存在に依存しない根治療法をめざし遺伝子治療が研究開発されてきた。図❶に示すように，PID 遺伝子治療はいくつかのプロセスによって構成される。すなわち，①造血幹細胞分画の採取，②ウイルスベクターによ

---

key words

先天性免疫不全症（PID），レトロウイルスベクター，レンチウイルスベクター，アデノシンデアミナーゼ（ADA）欠損症，挿入変異，遺伝子導入，造血幹細胞，X 連鎖重症複合免疫不全症（X-SCID），ウィスコットオルドリッチ症候群（WAS）

3. 先天性免疫不全症（ADA 欠損症, X-SCID, WAS）

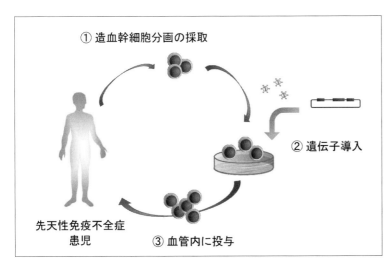

図❶ 先天性免疫不全症における遺伝子治療の概略図

造血幹細胞を標的とする遺伝子治療は主に 3 つのステップに分けることができる。それぞれにいくつかの選択肢が挙げられ，疾患ごとに最適なプロトコールが模索され試行されている。

① 造血幹細胞分画の採取：現在ほぼすべての臨床研究で造血幹細胞を含む CD34 陽性細胞分画が用いられている。骨髄細胞か，サイトカインなどの刺激で末梢に動員した細胞のどちらかがソースとして選択される（将来的には出生前診断と合わせて，さい帯血が利用される可能性もある）。

② 遺伝子導入：ゲノムに治療遺伝子発現カセットを組み込むため，ウイルスベクターが使用される。初期にはレトロウイルスベクターが使用されたが，現在，SIN-レンチウイルスベクターが主として使われるようになっている。ゲノム編集技術を用いた遺伝子改変も考慮されるが，現在は研究段階である。

③ 血管内に投与：現在は遺伝子導入後の細胞は静脈経由で患者に戻されている。体内での生着を促進するための種々の介入が考えられるが，現在は研究段階である。ブスルファンなどの投与は，骨髄中の生着スペースに「空き」を広げる処置として有効であるが（いわゆる前処置），その必要度に応じて投与の有無および用量が疾患ごとに試行されている。

る遺伝子導入，③患者血管内への投与である。このプロセスそれぞれに手技・材料・方法に選択の余地が残されており，標的とする疾患ごとに有効性を高め，リスクを軽減するための至適化がなされている（表❶）。

II．ADA 欠損症

1. 特徴

ADA は，核酸の代謝過程で生じる毒性産物，アデノシン，デオキシアデノシンを脱アミノ化し，その毒性を消去する役割を担う酵素である。ADA の欠損は細胞内外に毒性産物の蓄積を招き，特に感受性の高いリンパ球の分化/生存に障害を生じるため，T，B リンパ球および NK 細胞の欠損から，重症の複合免疫不全症に至る。ADA はリンパ球以外の組織細胞にも発現するため，その欠損は骨，肝臓，腸管，肺，神経系などへの症状を伴い，全身性の代謝病ともみなされる。

2. T 細胞を標的とする遺伝子治療

世界初の ADA 欠損症における遺伝子治療は，レトロウイルスベクターによって患児 T リンパ球に ADA 遺伝子を導入し，再度体内に戻す工程を繰り返す方法で行われた[4)5)]。筆者も参加した北海道大学での国内初の遺伝子治療臨床研究もこの方法で行われ，一定の効果を得ることに成功している[6)-8)]。現在，造血幹細胞を標的とする方法に隠れ新たな治療は行われていないものの，近年進歩したベクターのゲノム挿入位置を指標にする細胞トラッキング技術により，遺伝子陽性メモリー T 細胞の 10 年以上にわたる存続と，その前駆細胞特性が in vivo で証明され，ヒト T 細胞の生物学に新たな知見をもたらす結果を生み出している[9)]。

3. 造血幹細胞を標的とする遺伝子治療

(1) 初期の実施例

造血幹細胞を標的とした遺伝子治療は，初期にはレトロウイルスベクターを用いて行われたが期待したような治療効果は得られず，それにはいくつかの原因が推察された[10)11)]。その第一は酵素補充療法の存在である。ADA 欠損症の治療薬として開発された注射製剤（PEG-ADA）は，体外からの酵素補充により免疫能の改善を図るために用いられる[12)]。酵素補充は細胞外から働きかけることで ADA 欠損細胞の生存・増殖を助ける。この効果は遺伝子導入の有無にかかわらず発揮され

第3章　単一遺伝子の異常による遺伝性疾患と遺伝子治療

表❶　主たる先天性免疫不全症における遺伝子治療（2000年以降）の概略

疾患	ウイルスベクター（括弧内はプロモーター）	前処置	実施国	特記事項	臨床経過	文献
ADA-欠損症	レトロウイルスベクター（LTR）	なし	日本	挿入変異による白血病発症の報告なし	2例治療 酵素補充中止が可能 治療効果は部分的	20
		Bu (low)	イタリア	100%生存	18例中15例で酵素補充中止 治療効果あり	17
		Mel or Bu (low)	英国		8例中4例で酵素補充中止 治療効果あり	16
		なし or Bu (low)	米国		14例中10例で酵素補充中止 治療効果あり	15
	SIN-レンチウイルスベクター（EF1α）	Bu (low)	英国 米国	移植時には酵素補充継続，day 30で中止	5例以上が治療 臨床研究実施中	
X-連鎖重症複合免疫不全症（X-SCID, SCID-X1）	レトロウイルスベクター（LTR）	なし	フランス	世界初の成功例として報告 挿入変異による白血病発症も世界初の報告	10例中4例でT白血病 1例死亡 9例は長期生存 治療効果あり	28
			英国		10例中1例でT白血病 全例生存 治療効果あり	29
			米国	年長児の治療例	3例生存 白血病の報告未	46
	SIN-レトロウイルスベクター（EF1α）	なし	フランス 英国 米国	SIN-レトロウイルスベクターでの初の臨床例	9例中8例が生存 7例で治療効果 白血病の報告未	34
ウィスコットオルドリッチ症候群（Wiskott Aldrich Syndrome：WAS）	レトロウイルスベクター（LTR）	Bu (med)	ドイツ	挿入変異によりT白血病と骨髄球系白血病の両者を発症	10例中7例で白血病 9例で治療効果	40
	SIN-レンチウイルスベクター（WASp 1.6）	Bu (med) + Flu	英国 米国 フランス イタリア	治療遺伝子の生理的発現を模倣するプロモーターを使用	10例以上が治療 臨床研究実施中 白血病の報告未	43

ADA：adenosine deaminase，LTR：long-terminal repeat，Bu (low)：低用量ブスルファン，〜4 mg/kg，Bu (med)：中等用量ブスルファン，〜8-10 mg/kg，Mel：メルファラン，SIN：self-inactivating，EF1α：elongation factor-1α，WASp 1.6：WASp遺伝子プロモーター（1.6 kb version），Flu：フルダラビン

るため，本来期待される遺伝子導入細胞の選択的増殖優位性（selective advantage）[用解1]を損なうと考えられている[13]。このため，酵素補充を継続し行われた初期のADA遺伝子治療では遺伝子陽性Tリンパ球の構築に至らなかった可能性が大きい[10) 11)]。いま1つの要因は，骨髄前処置が関係している。安全性を重視した初期の治療では，細胞移植前に放射線照射や化学療法による前処置は行われなかった[10) 11)]。これにより，移植造血幹細胞の骨髄への生着スペースが限られたことが，治療効果の発現に至らなかった原因の1つと考えられている。

(2) 欧米における次世代治療例

イタリアのAiutiらは，初期の治療例の経験を生かし，新たなプロトコルでレトロウイルスベクターを用いた次世代遺伝子治療を行った。すなわち，酵素補充を併用せず，さらに前処置として低用量のブスルファンを投与することで，画期的

な治療効果を得ることに成功している[14]。この方法は欧米の異なる施設でも試行され，現在までに40例以上の治療例が報告されている[15)-17]。注目すべきはその安全性であり，同様の方法で治療されたX-SCID患者で高率にベクター挿入に起因する白血病が観察されたこと（後述）と対照的である。ベクターのゲノム挿入箇所の詳細な解析では，がん化リスクの高い部位への挿入は認められており，それだけでは白血病化の十分条件とはならないことが示されている[18]。しかしながら近年，安全性においてより優れるとの評価から遺伝子治療にレンチウイルスベクターの使用を優先する傾向が強いことから，ADA遺伝子治療においても新規レンチウイルスベクター[19]を用いた臨床研究が開始されており，その経過が注目される。

(3) 本邦における治療例

北海道大学では，低用量ブスルファンによる前処置の使用が一般化される以前，2003年から2004年にかけて2例のADA欠損症患児に対する遺伝子治療臨床研究を行った[20]。用いたプロトコールは，①酵素補充療法は中止する，②ブスルファンによる前処置は行わないというものであり，現在までこの組み合わせでの唯一の試行例となっている。治療効果は限定的ではあるものの，末梢血にADA陽性T，Bリンパ球，NK細胞の出現を観察し，代謝毒性産物レベルの低下も明らかであった。ベクター挿入部位の解析により多分化能を有する造血前駆細胞クローンの長期にわたる生着を証明することができており，前処置を用いない方法での可能性と限界とを示す結果となっている[20]。

4. 課題

ADA欠損症においては，HLA一致の血縁ドナーをもたない患者の治療オプションとして遺伝子治療は第一選択となる可能性を有しているが，すべての患児が受けられる治療法として一般化するにはまだ時間を要する。欧州において海外大手製薬企業の参入を得て行われたphase I/IIの臨床研究の終了も伝えられる中，遺伝子改変自家細胞が「治療薬」として多くの患者に届けられるシステムをどのように構築すべきか，今後の動向が注目される。

III. X-SCID

1. 特徴

X連鎖重症複合免疫不全症（X-linked severe combined immune deficiency : X-SCID）は，サイトカインレセプター共通ガンマ鎖（common γ chain : γc）遺伝子に先天的な欠陥を生じることで発症する。免疫細胞の分化・生存・増殖に重要な複数のインターロイキン（IL-2, IL-4, IL-7, IL-9, IL-15, IL-21）のレセプターに共通して用いられるγcの欠損は，Tリンパ球，NK細胞の欠損を生じ，患児の多くは適切な治療なしでは乳児期に死亡する[21)22]。SCIDの中では最多かつ重症であり，HLA一致血縁ドナーからの造血細胞移植の優れた成績は知られる中[1]，根治療法のオプションとして遺伝子治療の研究が早くから進められてきた[23)-25]。

2. X-SCID遺伝子治療の第1期施行例

2000年，フランスのグループはX-SCID患児2例にレトロウイルスベクターを用いて造血幹細胞を標的とした遺伝子治療を行い，γcを発現するTリンパ球，NK細胞の末梢血への出現と免疫能の改善を報告した[26]。この治療は，ADA欠損症では現在必須とされる前処置をせずに行われたが，その効果は継続して観察されており[27]，これにはX-SCID患児体内では正常化したT前駆細胞の selective advantage が特に強く発揮されることが大きく影響していると考えられている。その後も同治療がフランスおよびイギリスのグループによって継続され，2006年までに計20例の患者が治療を受け，うち17例でT細胞免疫能の構築を得ている[28)29]。

3. 白血病発症の副反応

X-SCID遺伝子治療においては，20例のうち5例がT細胞の白血病を発症した[30)-32]。詳細な検討により，ゲノムに挿入されたウイルスベクターが近傍のがん原遺伝子を活性化する現象（挿入変異）[用解2]により当該クローンの異常増殖を引き起こし，白血病化の原因となったことが明らかにされた[33]。副反応の発現は一時，驚きと落胆をもっ

て迎えられたが，5例中4例が化学療法に反応し生存中であり，予後が良好であったことから，むしろ挿入変異に対する理解を深め，より安全な遺伝子治療の開発へとつながる端緒となった事象として捉えられている．

4. X-SCID 遺伝子治療の第2期施行例

第1期の結果より，X-SCID 遺伝子治療の有効性は示されたが，安全性への懸念から第2期臨床研究では，挿入変異を起こしにくいベクターとして，SIN (self-inactivating) 用解3 構造のレトロウイルスベクターを用いた治療が行われた[34]．前処置は行わず9例が治療を受け，うち8例が生存，7例でT細胞免疫の再構築を実現しており，第1期と遜色ない有効性が得られたと報告されている[34]．最長38.7ヵ月の観察期間中，挿入変異による白血病の発症はみられていないが，安全性の評価にはさらに長期の観察が必要である．

Ⅳ．WAS

1．特徴

ウィスコットオルドリッチ症候群（WAS）は，WAS protein（WASp）をコードするX染色体上の *WAS* 遺伝子に欠陥を有することで発症する．WASp の発現は血液細胞に限局しており，アクチン骨格の調節に関与している[35]．免疫不全症の他，血小板減少（血小板サイズの低下を伴い microthrombocytopenia と呼ばれる），湿疹を伴うことが特徴的である．免疫異常は主としてT細胞機能不全によるが，その他の免疫細胞における異常も報告されている[36]．そのほか自己免疫疾患の併発，重症例では悪性腫瘍の発症リスクも高く，根治をめざして同種移植が行われるが[37]，移植に伴う副反応を回避すべく遺伝子治療の開発研究もまた早くから進められてきた[38]．

2．初期の実施例

ドイツのグループは WAS 患者10例に対し，レトロウイルスベクターを用いた遺伝子治療を行った．この研究では中等用量のブスルファンが前処置として使用されている．初期には2例の患者において，WASp 発現造血細胞の出現，T細胞免疫異常の是正，血小板数の増加，湿疹の改善などがみられたとして成功例が報告された[39]．後に，治療効果のみられた9例のうち7例に挿入変異に起因する白血病が発症したことが報告され[40]，第1世代レトロウイルスベクターによる遺伝子導入法は WAS 遺伝子治療には明らかに不向きであることが示される形となっている．

3．レンチウイルスベクターによる次世代遺伝子治療

WAS 遺伝子治療は上記とは別のアプローチでもまた，その準備が進められてきた．すなわち，SIN 構造のレンチウイルスベクターを用い，挿入変異のリスクを軽減し，さらに *WAS* 遺伝子の上流に位置する内在性配列を利用した人工プロモーターにより WASp の発現をより生理的に制御する工夫を取り入れる方向性である[41)42)]．この改良型レンチウイルスベクターを用いた WAS 遺伝子治療では，3例についての治療経過がイタリアのグループより報告された[43]．中等用量のブスルファンに加え，フルダラビン，抗CD20抗体（リツキシマブ）を前処置に用いており，遺伝子導入細胞の生着・生存・増殖を優位にしようとの工夫がなされている．結果，WASp 発現細胞の生存が多系統にわたって認められ，免疫異常の是正，血小板数の増加も観察されている[43]．ベクター挿入部位の解析ではクローン性増殖を認めず，現在まで白血病発症の報告は聞かれていない．

Ⅴ．PID における遺伝子治療：今後の方向性

1．その他の標的疾患

PID 遺伝子治療の標的疾患としては，本稿で挙げた疾患に本誌第3章-2の慢性肉芽腫症（CGD）を加えた4疾患で臨床応用が先行しているが，他のいくつかの疾患でも前臨床研究が進められている[44]．誌面の都合上，詳述は避けるが，代表4疾患の例で明らかなように，疾患ごとに至適なプロトコールが異なると考えられ，病態の深い理解と慎重な実験的検証に基づくアプローチが必要とされる．

2．遺伝子治療の改良

造血幹細胞を自在に制御する技術の開発は，治

療の有効性の向上へと直結する。例として造血幹細胞としての活性を増強する，あるいはその数を増幅するような体外操作法の確立は有用である。今後，移植後の細胞の挙動を含め，造血幹細胞をよりよく理解するための努力が[45]，遺伝子治療におけるブレイクスルーを生み出すために必要とされる。最新のWAS遺伝子治療で行われたように，内在性遺伝子の発現様式を模倣するプロモーターの使用が理想的な疾患も多いと考えられ，ウイルスベクターに搭載するプロモーターの開発・選択も有効性・安全性向上のために重要である。

3. ゲノム編集技術の応用

近年のゲノム編集技術の進歩（本誌第2章-1参照）は，現法の遺伝子付加型の遺伝子治療[用解4]に代わり理想的な遺伝子改変法を実現する可能性を有している。すなわち，患者特異的な遺伝子変異を修復することで，ベクターの組み込みによる挿入変異のリスクをなくすとともに，内在性プロモーターによる生理的な遺伝子発現を回復し，多くの疾患で健常な造血・免疫系の再構築を可能にする。しかしながら，造血幹細胞における正確で効率よい遺伝子修復が可能であるか，また当該部位以外のゲノムに傷をつけることで起こりうる弊害を避けられるか，などの懸念が残り，技術上のさらなる革新と慎重な検証が求められる。

おわりに

米国国立衛生研究所でADA欠損症患児に対してT細胞を標的とした遺伝子治療が施行されたのが1990年，それから実に25年が経過し遺伝子治療全体が新たな展開を迎えている。PID遺伝子治療は，開始当初より造血幹細胞を標的とすることが理想として描かれていたが，遺伝子導入効率の低さが障壁とされていた。その後の種々の技術革新は数々の困難を乗り越え，一部の疾患において今日では同種移植をしのぐ治療成績を残すまでに遺伝子治療を進化させている。しかしながら，さらに多くのPID患者に生涯続く治癒をより安全に実現する理想の遺伝子治療の完成には，いまだ多くの課題が残されている。今後，研究者，医師，企業の方々の多くの参入を得て，それが一日も早く実現することを期待したい。

用語解説

1. **遺伝子導入細胞の選択的増殖優位性（selective advantage）**：ある細胞系譜において，遺伝子変異をもつ細胞（変異細胞）と遺伝子導入された細胞（遺伝子導入細胞）とが生体内で共存するとき，遺伝子導入細胞が変異細胞に対して生存・増殖のうえで優位性を有することをselective advantageと呼んでいる。遺伝病の遺伝子治療では特に治療効果に大きく影響する要因として重要である。遺伝子導入細胞にselective advantageが強く発揮されるPIDはX-SCIDであり（T細胞，NK細胞），反対にそれが期待できないPIDが慢性肉芽腫症（CGD）である（好中球，マクロファージ）。後者では治療効果の発現のために，遺伝子導入後の造血幹細胞クローンを多数生着させるための前処置が行われており，一方，前者では前処置を行わない治療が行われている。

2. **ウイルスベクターによる挿入変異**：初期の遺伝子治療に用いられたレトロウイルスベクターやレンチウイルスベクターにはlong terminal repeat（LTR）と呼ばれる配列が存在している。ウイルスベクターはランダム（semi-random）に細胞ゲノムに組み込まれるが，LTRに含まれるプロモーター/エンハンサー配列は，しばしばゲノム挿入部位の近傍のがん遺伝子を活性化し，細胞に異常増殖を引き起こすことが明らかとなった。この事象を特にウイルスベクターによる挿入変異と呼ぶ。X-SCIDにおいて多く観察されたTリンパ性白血病クローンにおける*LMO2*遺伝子の活性化はWASにおけるT白血病でも共通して観察されており，T細胞系譜での挿入変異による*LMO2*活性化は白血病化の1つのdriving forceとして認識されている。

3. **SINベクター**：self-inactivatingを略してSINと表記する。上記2の挿入変異はベクター中にLTR配列が残存することで高率に引き起こされることが明らかとなったことから，ゲノム挿入時にはLTR中のプロモーター/エンハンサー配列が残らないよう改変を加えたベクターが現在の遺伝子治療には優先して使用されるようになった。これらのベクターをSINベクターと呼ぶ。具体的な改変やその原理については本特集の他稿にその説明を譲ることとする。

4. **遺伝子付加と遺伝子修復**：遺伝病における遺伝子治療において，現在行われているのは「遺伝子付加」型の遺伝子改変である。すなわち，変異遺伝子には触れず，ゲノムの他の位置に治療遺伝子を発現カセットの形で組み込む手法である。このため，治療遺伝子の発現はカセットに備わるプロモーター活性にしたがって制御されることとなり，しばしば非生理的な発現様式をとる。一方で，ゲノム編集技術が進み，患者の遺伝子変異（例えば点突然変異）を健常人と同じ配列へと戻すことが可能になってきた。これを特に「遺伝子修復」と呼び，実現すれば遺伝子本来の生理的発現が回復し，理想的な遺伝子治療が可能になると期待されている。

参考文献

1) Pai SY, et al : N Engl J Med 371, 434-446, 2014.
2) Cavazzana M, et al : Curr Opin Allergy Clin Immunol 14, 516-520, 2014.
3) Haddad E, et al : J Allergy Clin Immunol 131, 994-1000, 2013.
4) Blaese RM, et al : Science 270, 475-480, 1995.
5) Bordignon C, et al : Science 270, 470-475, 1995.
6) Kawamura N, et al : J Immunol 163, 2256-2261, 1999.
7) Kawamura N, et al : Immunol Lett 64, 49-53, 1998.
8) Onodera M, et al : Blood 91, 30-36, 1998.
9) Biasco L, et al : Sci Transl Med 7, 273ra213, 2015.
10) Kohn DB, et al : Nat Med 1, 1017-1023, 1995.
11) Hoogerbrugge PM, et al : Gene Ther 3, 179-183, 1996.
12) Hershfield MS : Hum Mutat 5, 107-112, 1995.
13) Ariga T, et al : Blood 97, 2896-2899, 2001.
14) Aiuti A, et al : Science 296, 2410-2413, 2002.
15) Candotti F, et al : Blood 120, 3635-3646, 2012.
16) Gaspar HB, et al : Sci Transl Med 3, 97ra80, 2011.
17) Aiuti A, et al : N Engl J Med 360, 447-458, 2009.
18) Aiuti A, et al : J Clin Invest 117, 2233-2240, 2007.
19) Carbonaro DA, et al : Mol Ther 22, 607-622, 2014.
20) Otsu M, et al : J Clin Immunol 35, 384-398, 2015.
21) Puck JM, et al : Hum Mol Genet 2, 1099-1104, 1993.
22) Buckley RH : Annu Rev Immunol 22, 625-655, 2004.
23) Soudais C, et al : Blood 95, 3071-3077, 2000.
24) Otsu M, et al : Mol Ther 1, 145-153, 2000.
25) Otsu M, et al : Blood 97, 1618-1624, 2001.
26) Cavazzana-Calvo M, et al : Science 288, 669-672, 2000.
27) Hacein-Bey-Abina S, et al : N Engl J Med 346, 1185-1193, 2002.
28) Hacein-Bey-Abina S, et al : N Engl J Med 363, 355-364, 2010.
29) Gaspar HB, et al : Sci Transl Med 3, 97ra79, 2011.
30) Hacein-Bey-Abina S, et al : J Clin Invest 118, 3132-3142, 2008.
31) Howe SJ, et al : J Clin Invest 118, 3143-3150, 2008.
32) Wang GP, et al : Blood 115, 4356-4366, 2010.
33) Hacein-Bey-Abina S, et al : Science 302, 415-419, 2003.
34) Hacein-Bey-Abina S, et al : N Engl J Med 371, 1407-1417, 2014.
35) Ochs HD, et al : Curr Opin Hematol 12, 284-291, 2005.
36) Notarangelo LD, et al : Curr Opin Hematol 15, 30-36, 2008.
37) Moratto D, et al : Blood 118, 1675-1684, 2011.
38) Worth AJ, et al : Expert Rev Clin Immunol 11, 1015-1032, 2015.
39) Boztug K, et al : N Engl J Med 363, 1918-1927, 2010.
40) Braun CJ, et al : Sci Transl Med 6, 227ra233, 2014.
41) Dupre L, et al : Mol Ther 10, 903-915, 2004.
42) Galy A, et al : Expert Opin Biol Ther 8, 181-190, 2008.
43) Aiuti A, et al : Science 341, 1233151, 2013.
44) Williams DA, et al : Stem Cells Transl Med 3, 636-642, 2014.
45) Lai CY, et al : Stem Cells 32, 1929-1942, 2014.
46) Chinen J, et al : Blood 110, 67-73, 2007.

大津　真

1989 年	北海道大学医学部医学科卒業 同医学部付属病院小児科医師
1990 年	道内関連病院にて小児科医師として研修
1993 年	癌研究会化学療法センター分子生物治療研究部研究員
1994 年	北海道大学医学部癌研究所遺伝子制御部門研究員
1997 年	同医学部付属病院小児科医師
1998 年	米国国立衛生研究所研究員
2002 年	北海道大学大学院医学研究科遺伝子治療講座客員研究員
2003 年	筑波大学大学院人間総合科学研究科講師
2006 年	東京大学医科学研究所ヒト疾患モデル研究センター助教
2010 年	同幹細胞治療研究センター助教
2011 年	同特任准教授
2013 年	同准教授

第3章　単一遺伝子の異常による遺伝性疾患と遺伝子治療

4. 遺伝性網膜疾患

池田康博

　眼科領域の疾患のうち，網膜色素変性を代表とする遺伝性網膜疾患は，現時点で有効な治療法は確立されていない。近年，これらの疾患を対象とした遺伝子治療の臨床応用が数多く報告されている。欧米ではレーバー先天盲とコロイデレミアに対して既に臨床研究が実施され，一定の安全性と治療効果が明らかとなった。国内では九州大学病院で，網膜色素変性に対する視細胞保護遺伝子治療の臨床研究が2013年3月より実施され，低用量群5名への投与が完了した。さらに，薬事承認を目的とした医師主導治験の準備が進められている。眼科領域でも遺伝子治療が標準治療の1つとして認められる日が近づいている。

はじめに

　目は直径約24 mmのとても小さな臓器だが，われわれは外界情報の約80%をこの小さな臓器を通して取得している。目が見えなくなること，すなわち「失明」はQOLを著しく低下させ，患者の社会活動は大幅に制限されることになる。目に入った光は網膜にある視細胞で受容され，電気信号に変換されるが，この網膜の中心には視力や色覚にとって重要な役割をもつ黄斑と呼ばれる部分がある（図❶）。眼科の疾患の中で「白内障」や「緑内障」などは，手術療法の進歩や点眼薬などの充実により先進国では十分に治療可能な疾患となった。一方，遺伝性網膜疾患のほとんどは現時点で有効な治療法が確立されていない難病で，早期の治療法開発が望まれているが，その新しい治療法として期待されているのが遺伝子治療である。

　2001年には米国で，加齢黄斑変性（age-related macular degeneration：AMD）に対する遺伝子治療の臨床プロトコルが公表され[1]，眼科領域における遺伝子治療の臨床応用の幕が開けた。これまでに，網膜芽細胞腫[2]，AMD[3]，レーバー先天

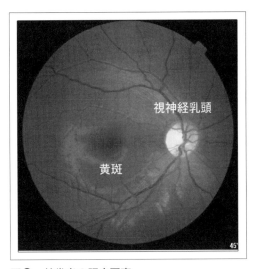

図❶　健常者の眼底写真
網膜の中心に黄斑がある。

---

key words
　レーバー先天盲，コロイデレミア，アデノ随伴ウイルス（AAV）ベクター，網膜色素変性，色素上皮由来因子（PEDF），サル免疫不全ウイルス（SIV）ベクター，視細胞保護遺伝子治療

盲（Leber's congenital amaurosis：LCA）[4)-6)]，コロイデレミア[7)]という網膜疾患に対する遺伝子治療臨床研究が報告されているが，本稿では遺伝性網膜疾患への臨床応用の結果と現状について紹介する．

I. 単一遺伝子の異常による網膜疾患：コロイデレミアに対する遺伝子治療

コロイデレミアは，*Rab escort protein-1*（*REP-1*）をコードするコロイデレミア遺伝子の異常（functionally null mutation）によるプレニル化不全により生じるX染色体劣性遺伝の疾患で，有病率は約50,000人に1人とされている．幼少期より発症して，網脈絡膜萎縮は緩徐に進行する[8)]．網膜色素変性（reitinitis pigmentosa：RP）と同様，幼少期より夜盲を自覚することが多く，進行性の視野障害・視力障害を呈するが，視力は比較的後期まで健常に保たれることが多い．現時点で有効な治療法はない．

2012年10月より，英国オックスフォード大学のグループが6名の男性コロイデレミア患者を対象に*REP-1*遺伝子を搭載したアデノ随伴ウイルス（adeno-associated virus：AAV）ベクターを黄斑部網膜に投与するPhase 1/2多施設臨床研究を開始した[7)]．この臨床研究では，対象患者は35〜63歳であり，治療効果を判定するために様々な病期の患者が含まれていた．投与前の視力が既に低下している進行した病期の2名で治療後に視力が改善したと報告されており，一方で視力低下のない病期の被験者では視力低下などの明らかな副作用がなかったことが示されている．後述するLCAで生じた黄斑部へのウイルスベクター投与による視機能への悪影響はなく，安全に黄斑部網膜への遺伝子導入が可能であることが示された．

II. その他の遺伝性網膜疾患

1. レーバー先天盲（LCA）に対する遺伝子治療

LCAは，1869年Leberによって報告されたRPの類縁疾患で，生後早期（多くは生後6ヵ月以内）より高度に視力が障害される[9)]．コロイデレミアのように単一遺伝子の異常により生じる疾患ではなく，これまでに15種類以上の原因遺伝子が同定されており，ほとんどが常染色体劣性遺伝の形式をとる．80,000出生に1〜2人の頻度で認められ，先天盲の約20％を占めるとされている．この疾患に対する臨床的に明確な効果を有する治療法は確立されておらず，予後は不良である．

RPE65（*LCA2*）は視細胞の外側にある網膜色素上皮細胞（retinal pigment epithelium：RPE）に発現し，11-cis-retinalの産生に関わるが，*RPE65*遺伝子に変異があると11-cis-retinalが産生されず，視細胞（杆体）が光に反応できなくなり，最終的に視細胞は死に至ってしまう．Aclandらは，このLCA2に対する遺伝子治療法として，AAVベクターを用いたRPEへの正常*RPE65*遺伝子導入という方法を試み，イヌのLCA2モデルにおいて著明な治療効果が得られることを報告した[10)]．2007年2月より英国のグループによって，また2007年9月より米国ペンシルバニア大学のグループによって，ヒトLCA2患者に対する遺伝子治療臨床研究が開始された[4)-6)]．

英国での臨床研究では，17〜23歳のLCA2患者3名に対して，AAVベクターが網膜下投与された．その結果，1名（症例3）では，投与部位に一致した感度の改善を認め，さらに暗所下での行動の著しい改善を認めたと報告されている[4)]．最終的には12名に対して遺伝子治療が実施され，投与後3年間までの経過観察において，6名の患者において網膜感度の改善が観察されたと報告されている[11)]．また米国の臨床研究でも同様に，19〜26歳の3名の患者を対象に遺伝子治療が行われ，治療を受けた3名とも対光反応および視野に改善を認め，うち2名では視力の改善も認めたと報告されている[5)]．一方，米国フロリダ大学とペンシルバニア大学の共同研究グループからの報告では，光に対する感度が上昇した症例があることが示されたが，黄斑部網膜の菲薄化が生じたことも示されており，遺伝子導入の際に生じた網膜剥離による影響の可能性が考えられている[6)]．

このように，LCA2に対する遺伝子治療は安全性と治療効果が複数の施設で確認され，症例も着実に積み重ねられている．より若年の症例を適応

とすることにより，さらに高い治療効果が期待される。一方で，遺伝子導入の際に生じる黄斑部の網膜剥離による視機能への負の影響という問題点が明らかとなった。

2. 網膜色素変性に対する遺伝子治療

(1) 網膜色素変性（RP）

RPは進行性の夜盲，求心性の視野狭窄，視力低下を主徴とする遺伝性の網膜変性疾患で，「視細胞と網膜色素上皮細胞の機能を原発性・びまん性に障害する遺伝性かつ進行性の疾患群」と定義される。眼底所見は特徴的で，網膜色素上皮の粗造化，網膜血管の狭細化，骨小体様色素沈着などが認めらる（図❷）。Dryjaらにより，視細胞に特異的に発現しているロドプシン遺伝子が常染色体優性RPの原因遺伝子であることが報告されて以来[12]，これまでに50種類以上の原因遺伝子が報告されている。

一般には若年期に発症して緩徐に進行し，中年ないし老年で高度な視力障害に至る疾患の総称で，最終的には失明に至る可能性がある。約5,000人に1人の頻度で発症し，わが国の患者数は約30,000人と推定されている。臨床的に明確な効果を有する治療法は前述のように確立されておらず，予後は不良である。わが国における先天盲の第1位で，中途失明原因でも上位を占めている。九州大学病院では約600人の患者を定期的に経過観察している。

RPに対する遺伝子治療戦略には，大きく分けて2つの方法がある。1つは，前述のLCAやコロイデレミアに対する遺伝子治療と同様に遺伝子異常を有する細胞に正常遺伝子を補充する（異常遺伝子はそのまま残る）方法であるが，RPは遺伝子異常が多岐にわたるため，特定の遺伝子を対象とした場合に対象患者が限られてしまうことが考えられる。もう1つは，視細胞保護遺伝子治療である。RPは網膜に発現する様々な分子の遺伝子異常によって最終的には視細胞が死に至るが，その共通するメカニズムは視細胞のアポトーシスとされている。神経栄養因子と称されるタンパクは神経細胞に対し保護作用を有するので，神経栄養因子を眼内に過剰発現させることにより視細胞の喪失を防ぎ，患者の視機能低下を未然に防ごうとする方法である（図❸）。

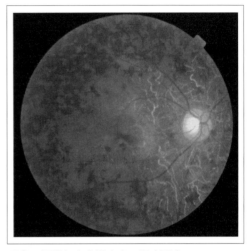

図❷　網膜色素変性患者の眼底写真

色素沈着を伴う変性が網膜全体に認められる。

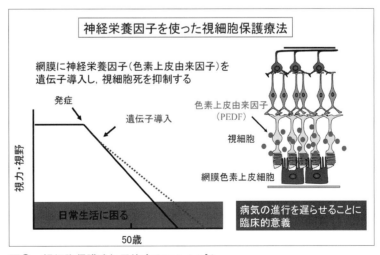

図❸　視細胞保護遺伝子治療のコンセプト

網膜にPEDF遺伝子を導入し，分泌されるPEDFタンパクで視細胞死を防ぐ。

(2) RPに対する視細胞保護遺伝子治療の臨床研究

筆者らは神経栄養因子として血管新生抑制効果も併せもつ色素上皮由来因子（pigment epithelium-derived factor：PEDF）に注目した。この *PEDF* 遺伝子を搭載した国産ウイルスベクター〔サル免疫不全ウイルス（SIV）ベクター〕をRP患者の網膜下に投与し，患者の眼内をPEDFタンパクで満たそうと考えている。これまでに複数のRPモデル動物においてその治療効果を確認し（図❹）[13)-15)]，さらに大型動物であるカニクイザルを用いた急性毒性試験ならびに長期安全性試験により，SIVベクターの網膜下投与の安全性を確認している[16)17)]。

これらの効能試験ならびに安全性試験の結果に基づき，臨床研究実施計画を立案した。学内倫理委員会での承認後，2010年10月に厚生労働省へ実施計画を申請し，2012年8月に厚生労働大臣より了承された。本臨床研究の主な目的は，SIVベクターの眼内投与の安全性を確認すること（Phase 1相当）で，2013年3月26日に第1症例への投与を実施した。これまでに低用量群5名の被験者に臨床研究薬を投与した。2014年6月に

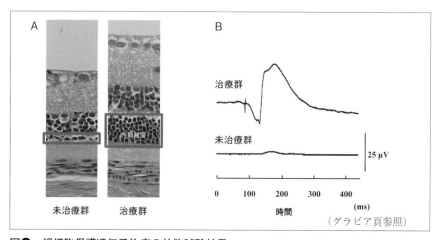

図❹　視細胞保護遺伝子治療の効能試験結果

生後3週齢の網膜変性モデル動物（RCSラット）の網膜下に治療用ベクターを投与し，7週齢で評価した。
A．網膜の断面。治療群では外顆粒層（視細胞）が保たれている。
B．網膜電図（網膜機能の評価）。未治療群では光に対する反応が消失しているが，治療群では反応が認められている。

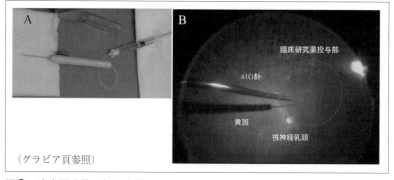

図❺　臨床研究薬の投与方法

A．ドルク社製41G網膜下注射針と臨床研究薬。
B．第3症例の術中写真。右眼に対して臨床研究薬を投与した。

高用量群へのステージアップの承認を受け，本年度は高用量群への投与をスタートする予定となっている。

実際の投与方法は，経毛様体扁平部硝子体切除術で後部硝子体剥離を作製したのちに，41G網膜下注射針（ドルク社）を用いて臨床研究薬を網膜下に投与する（図❺）。臨床研究の進捗状況は，九州大学眼科のホームページにて随時報告する予定となっている。

おわりに

LCAやコロイデレミアに対する遺伝子治療臨床研究において，安全性と治療効果が複数の施設で確認されたことで，遺伝子治療が眼科領域において新しい治療法として認識されるようになりつつある。また，九州大学病院では上述のRPに対する臨床研究に引き続き，医師主導治験（Phase 1/2a）を開始するための準備を始めた。視細胞保護遺伝子治療薬の薬事承認を目標に，治験でしっかりと安全性と治療効果を確認したいと考えている。さらに，神経細胞保護遺伝子治療という観点から，網膜神経節細胞が障害される緑内障に対する網膜神経節細胞保護遺伝子治療も実現したい。使用する治療用ベクターや投与方法はRPの場合と全く同様のため，スムーズに移行できるのではないかと考えている。

参考文献

1) Rasmussen H, et al : Hum Gene Ther 12, 2029-2032, 2001.
2) Chévez-Barrios P, et al : J Clin Oncol 23, 7927-7935, 2005.
3) Campochiaro PA, et al : Hum Gene Ther 17, 167-176, 2006.
4) Bainbridge JW, et al : N Engl J Med 358, 2231-2239, 2008.
5) Maguire AM, et al : N Engl J Med 358, 2240-2248, 2008.
6) Hauswirth WW, et al : Hum Gene Ther 19, 979-990, 2008.
7) MacLaren RE, et al : Lancet 383, 1129-1137, 2014.
8) Seabra MC, et al : Science 259, 377-381, 1993.
9) Leber T : Graefes Arch Klin Ophthalmol 15, 1-25, 1869.
10) Acland GM, et al : Nat Genet 28, 92-95, 2001.
11) Bainbridge JW, et al : N Engl J Med 372, 1887-1897, 2015.
12) Dryja TP, et al : Nature 343, 364-366, 1990.
13) Miyazaki M, et al : Gene Ther 10, 1503-1511, 2003.
14) Murakami Y, et al : Am J Pathol 173, 1326-1338, 2008.
15) Miyazaki M, et al : J Gene Med 10, 1273-1281, 2008.
16) Ikeda Y, et al : Hum Gene Ther 20, 573-576, 2009.
17) Ikeda Y, et al : Hum Gene Ther 20, 943-954, 2009.

参考ホームページ

・九州大学眼科
  http://www.eye.med.kyushu-u.ac.jp

池田康博
1995年　九州大学医学部卒業
　　　　同医学部眼科入局
2003年　同大学院医学系研究科博士課程修了
2004年　九州大学病院眼科助手（現 助教）
2015年　同講師

第3章 単一遺伝子の異常による遺伝性疾患と遺伝子治療

5．表皮水疱症に対する遺伝子治療の現状と展望

玉井克人

遺伝性水疱性皮膚難病である表皮水疱症の根治的治療には，皮膚で欠損ないし機能破綻している分子の恒常的再構築が必要であり，そのためには表皮／真皮の幹細胞を標的とした治療法を開発する必要がある。現在，表皮水疱症患者皮膚への機能的細胞補充を目的とした骨髄移植・間葉系細胞移植が進められているが，安全性・有効性・効果の持続性で十分とは言えず，根治的治療を実現するためには幹細胞を標的とした遺伝子治療法の開発が必要であることは明白である。本稿では，現在開発が進められている表皮水疱症の細胞治療・遺伝子治療について，その方法論を概説するとともに，将来の幹細胞遺伝子治療の可能性について展望する。

はじめに

表皮水疱症(epidermolysis bullosa：EB)は，表皮・真皮間の接着構造遺伝子異常により生直後から生涯にわたり表皮剝離を繰り返し全身熱傷様症状が持続する極めて重篤な遺伝性水疱性皮膚疾患である[1]（図❶）。厚生省稀少難治性皮膚疾患調査研究班の国調査では，全国推定患者数は 500 ～ 640 人，性比は男女ほぼ同数で，病型別では単純型 32％，接合部型 7％，栄養障害型が 54％，その他 7％ である。現在表皮水疱症に対する有効な治療法はなく，細胞治療や遺伝子治療などの新規治療法開発が国内外で精力的に進められている。本稿では，まず表皮水疱症の病態について概説し，次いで現在開発が進められている表皮水疱症の細胞治療および遺伝子治療の現状をまとめ，最後に表皮水疱症に対する幹細胞遺伝子治療の将来について展望する。

I．表皮水疱症の病態

表皮水疱症は，水疱形成レベルに従って表皮内水疱を形成する単純型（EB simplex：EBS），表皮・基底膜間水疱を生じる接合部型（junctional EB：JEB），真皮内水疱を生じる栄養障害型（dystrophic EB：DEB）の 3 病型に分類される[1]（図❷）。

EBS は表皮基底細胞の細胞骨格であるケラチ

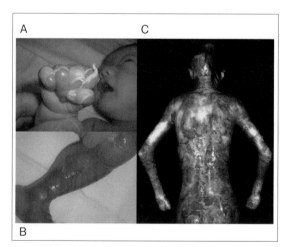

図❶　表皮水疱症の臨床像
A,B．出生直後の皮膚症状
C．栄養障害型表皮水疱症成人男性の皮膚症状

key words

表皮水疱症，骨髄間葉系幹細胞移植，培養表皮シート移植法，幹細胞遺伝子治療

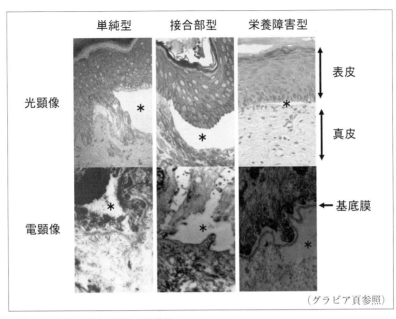

図❷ 表皮水疱症各病型の組織像
上図：光学顕微鏡像，下図：電子顕微鏡像。＊水疱部位
光顕像：いずれの病型も表皮・真皮間に水疱を見る。
電顕像：単純型は表皮内，接合部型は基底膜と表皮間，栄養障害型は基底膜と真皮間に水疱形成を認める。

ン中間径線維の構成成分ケラチン 5（keratin 5：K5）またはケラチン 14（keratin 14：K14）の遺伝子異常，ケラチン中間径線維を表皮基底細胞膜・基底膜間接着構造ヘミデスモゾーム（hemidesmosome）に連結するプレクチン（plectin）または BP230（230kDa bullous pemphigoid antigen）の遺伝子異常，JEB はヘミデスモゾーム構成膜貫通タンパクである α6β4 インテグリン（α6β4 integrin），ⅩⅦ型コラーゲン（BP180：180kDa bullous pemphigoid antigen），基底膜構成タンパクラミニン 332（laminin332）の遺伝子異常，DEB は基底膜・真皮間接着装置である係留線維の構成成分Ⅶ型コラーゲン（type Ⅶ collagen）の遺伝子異常が同定されている（図❸）。これら表皮・基底膜・真皮間におけるいずれかの接着構造遺伝子異常による機能破綻部位に一致して，軽微な外力により容易に水疱形成が生じる。

Ⅱ．表皮水疱症に対する遺伝子治療の現状

表皮水疱症に対する最初の遺伝子治療は，2006年にイタリアの研究グループによりⅩⅦ型コラーゲン遺伝子変異をもつ接合部型表皮水疱症患者 1 例に対して実施された[2]。ⅩⅦ型コラーゲン完全欠損型変異をもつ患者ではⅩⅦ型コラーゲンに対する免疫寛容が破綻している可能性があるため，対象としてⅩⅦ型コラーゲン遺伝子のアミノ酸置換型変異をもつ患者が選定された。具体的には，患者皮膚から表皮幹細胞を培養した後，レトロウイルスベクターを用いてⅩⅦ型コラーゲン遺伝子を導入し，遺伝子導入表皮細胞を用いて培養表皮シートを作製して大腿部の難治性潰瘍部皮膚に移植した。移植部皮膚はその後水疱形成を生じず，また移植半年後および 1 年後に生検した皮膚の基底膜領域にⅩⅦ型コラーゲンの発現が確認された。同グループからその後の追跡調査がなされ，遺伝子導入表皮幹細胞移植部位で皮膚の状態が良

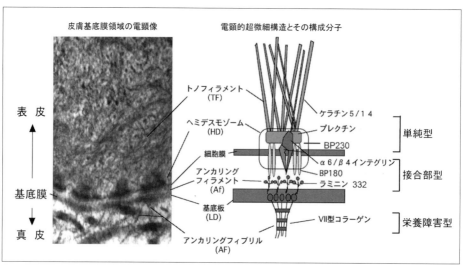

図❸　皮膚基底膜領域の接着構造およびその異常による表皮水疱症の病型

好に保たれていることが示されている[3]。

接合部型表皮水疱症に対するレトロウイルスを用いた遺伝子治療の成功を受けて，次々と表皮水疱症に対する遺伝子治療が実施されると期待された。しかし，レトロウイルスを用いた重症複合免疫不全症（severe compound immune deficiency）患者を対象とした遺伝子治療で白血病が発症して以来[4]，レトロウイルスによる遺伝子治療の危険性が議論され，以後，表皮水疱症に対する遺伝子治療の実施は途絶えていた。その後のレトロウイルスによる白血病発症原因究明研究の進展を受けて[5]，現在米国スタンフォード大学チームはⅦ型コラーゲン遺伝子のアミノ酸置換型変異をもつ栄養障害型表皮水疱症患者に対し，イタリアグループと同様に患者由来培養表皮幹細胞に対してレトロウイルスを用いてⅦ型コラーゲン遺伝子を導入した後，培養表皮シートを作製して難治性皮膚潰瘍面に移植する ex vivo 遺伝子治療を再開している。現時点で成果の詳細は明らかにされていないが，学会ではその有効性が示されつつある。その一方で，重症型表皮水疱症では生直後から続く広範囲表皮剥離の結果，表皮幹細胞が著明に減少している可能性がある。すなわち，重症型表皮水疱症の遺伝子治療法開発のためには表皮幹細胞以外の標的細胞探索が必要である。

1．表皮水疱症遺伝子治療の標的としての骨髄細胞

表皮水疱症患者の表皮幹細胞を標的とした遺伝子治療開発が進行しつつある一方で，遺伝子治療の標的細胞として骨髄細胞の可能性が示されつつある。

われわれはⅦ型コラーゲン欠損マウスの胎仔循環に緑色蛍光タンパク GFP（green fluorescent protein）遺伝子トランスジェニックマウス由来骨髄細胞移植実験により，移植骨髄細胞が表皮水疱症皮膚で線維芽細胞へと分化して皮膚基底膜部にⅦ型コラーゲンを供給し，皮膚病態を改善して生存率を著明に向上させることを明らかにした[6]。さらに，致死量放射線照射後の成体マウスに GFP 骨髄細胞を移植した後，その背部にⅦ型コラーゲン欠損マウス皮膚を移植し，骨髄由来表皮細胞の出現とⅦ型コラーゲン供給を確認した[7]。また北海道大学皮膚科グループは，独自作製したⅩⅦ型コラーゲン欠損マウスへの GFP 骨髄細胞移植実験により，われわれと同様，骨髄由来表皮再生と皮膚基底膜部へのⅩⅦ型コラーゲン供給を確認し，骨髄移植による接合部型表皮水疱症治療の可能性を示した[8]。

一方，米国ミネソタ大学血液内科グループは，われわれと同様にⅦ型コラーゲン欠損マウスに

対する GFP 骨髄細胞移植実験で骨髄由来表皮細胞の存在を報告し[9]、さらに世界で初めて栄養障害型表皮水疱症に対する骨髄移植を 6 例に実施した[10]。そのうち 1 例は、移植直前に合併症（拡張型心筋症）で死亡したが、他の 6 例はいずれも皮膚症状の有意な改善を認め、皮膚基底膜部のⅦ型コラーゲンの発現増強を確認している。しかし、HLA 遺伝子ミスマッチドナー移植した 1 例は移植骨髄細胞拒絶により移植 183 日目に敗血症で死亡している。

これらの研究成果は、骨髄細胞が末梢循環を介して表皮水疱症患者皮膚に線維芽細胞や角化細胞を供給しうる可能性とともに、骨髄幹細胞が表皮水疱症遺伝子治療の標的となる可能性を示唆している。骨髄幹細胞として造血幹細胞と間葉系幹細胞の存在が知られており、これらの骨髄幹細胞のいずれかあるいは両者が表皮水疱症遺伝子治療の標的として応用される可能性がある。

2. 表皮水疱症遺伝子治療標的細胞としての骨髄間葉系幹細胞の可能性

われわれは、GFP 骨髄移植マウスに対するⅦ型コラーゲンノックアウトマウス皮膚移植実験系を利用して、植皮片に遊走して線維芽細胞や表皮細胞を供給する骨髄内細胞起源を探索し、骨髄内 PDGFRα（platelet-derived growth factor receptor α）陽性間葉系幹細胞が剥離表皮内壊死組織の放出する high mobility group box 1（HMGB1）に反応して骨髄から血中に動員され、さらに移植皮膚片に集積して線維芽細胞や表皮細胞へと分化し、Ⅶ型コラーゲン供給源となっていることを明らかにした[7)11]（図❹）。これらの研究成果を背景として、現在われわれは栄養障害型表皮水疱症患者の難治性皮膚潰瘍に対して健常家族骨髄血由来培養間葉系幹細胞移植臨床研究を実施中である。具体的には、性の異なる健常成人家族より骨髄血 20mL を採取し、約 1 ヵ月かけて骨髄間葉系幹細胞（CD105 陽性 CD34 陰性付着細胞）を培養した後、難治性皮膚潰瘍周囲に 2cm 間隔で 1 ヵ所あたり 50 万個の培養間葉系幹細胞を移植し、継時的に潰瘍面の変化を観察している。

一方、南米チリの研究グループは、Ⅶ型コラーゲン完全欠損の重症劣性栄養障害型表皮水疱症 2 症例に対する他家培養骨髄間葉系幹細胞移植臨床研究成果を報告している[12]。移植 1 週後の生検で間葉系幹細胞移植部皮膚基底膜にⅦ型コラーゲンの発現を確認し、その後に潰瘍上皮化促進効果が得られること、その効果は約半年間持続すること（半年後には水疱形成が再燃している）を明らかにしている。

最近英国の研究グループは、他家培養骨髄間葉

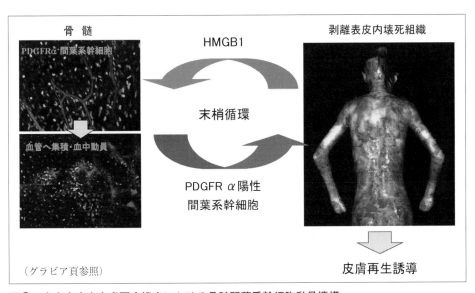

図❹　表皮水疱症皮膚再生機序における骨髄間葉系幹細胞動員機構

系幹細胞を栄養障害型表皮水疱症患児に静脈内投与し，表皮水疱症皮膚潰瘍に与える影響を検討した．その結果，炎症反応の抑制，掻痒の軽減，潰瘍上皮化促進などの効果が観察されている[13]．

これら骨髄間葉系幹細胞を利用した表皮水疱症治療に関する基礎的・臨床的研究は，表皮水疱症の遺伝子治療標的細胞としての骨髄由来間葉系幹細胞の可能性を示している．

Ⅲ．表皮水疱症に対する幹細胞遺伝子治療の展望

上述したように，これまで実施された表皮水疱症に対する遺伝子治療は培養表皮細胞へのレトロウイルスを用いた遺伝子導入と培養表皮シート作製を技術要素とする ex vivo 遺伝子治療である．この方法のメリットは，過去の基礎研究により確立された要素技術の組み合わせであること，治療効果の長期持続が確認済みであること，治療部位が限定的であり安全性確認が容易であること，万一異常が生じた際に治療が比較的容易であることなどが挙げられる．一方デメリットとして，レトロウイルスの安全性が完全には確立されていないこと，培養表皮シート移植法では治療範囲が限定されること，完全欠損型遺伝子変異をもつ患者では欠損遺伝子産物に対する免疫寛容が破綻していると予想されるため，遺伝子導入後の培養表皮シート移植片が拒絶される可能性があること，などが議論され，より安全かつ効果的な治療の実現にはこれら課題の解決策が必要である．

レトロウイルスの安全性懸念に対して，染色体への組み込み部位がより限定的なレンチウイルスの優位性が議論されている[14)15]．培養表皮細胞への遺伝子導入効率が同等であれば，レンチウイルスの利用が検討されてしかるべきと考えるが，遺伝子挿入部位に依存した問題点が完全に解決されるわけではない．

一方，zinc finger motif，TALEN，CRISPER/Cas9といった相同組み換えの高効率化を利用した遺伝子改変技術は，異常遺伝子を正常復帰させる究極の遺伝子治療技術である[16)-20]．しかし，標的遺伝子配列以外の領域に生じる非特異的組み換え（off-target）の問題が未解決であり，臨床応用はより特異性を高めるための技術開発が必要である．将来的にはウイルスによる遺伝子導入法とともに遺伝子治療の中心的技術となると予想され，表皮水疱症の遺伝子治療にも利用されることが大いに期待される．

導入遺伝子産物に対する免疫寛容誘導は，完全欠損型遺伝子変異をもつ重症型表皮水疱症の遺伝子治療実現にとり極めて重要な課題である．現状では免疫抑制剤の併用が考えられるが，全身広範囲皮膚に難治性潰瘍が生じる重症型表皮水疱症の患者に対する免疫抑制剤の併用は，敗血症など重篤な感染症併発の原因となるリスクが高い．われわれは，Ⅶ型コラーゲン欠損マウス胎仔循環への骨髄細胞移植によりⅦ型コラーゲンに対する免疫寛容誘導が可能であること，出生後のマウス皮膚でⅦ型コラーゲンを発現しているのは骨髄由来線維芽細胞であること，骨髄由来線維芽細胞の骨髄内起源はPDGFRα陽性間葉系細胞であることを明らかにした[6)7)11]．また，骨髄移植によるドナー細胞への免疫寛容誘導は古くから知られており，重症型表皮水疱症患者骨髄への遺伝子導入幹細胞移植は免疫寛容破綻の問題を解決するかもしれない．さらに上述したように，骨髄間葉系幹細胞は末梢循環を介して表皮水疱症患者皮膚に骨髄由来線維芽細胞や骨髄由来表皮細胞を提供する可能性があり[6)-11]，骨髄内に存在する間葉系幹細胞を標的とした遺伝子治療は免疫寛容誘導と持続的治療効果維持を同時に担保できる可能性が期待される．しかし，培養表皮幹細胞を標的とした遺伝子治療と比較した場合，骨髄間葉系幹／前駆細胞を標的とした遺伝子治療は骨髄内生着後の安全性に関する評価が困難であり，マウスやサルを用いた安全性評価のための基礎研究の進展が必要であることは言うまでもない．

近年のiPS細胞研究の進展は，表皮水疱症遺伝子治療研究分野にも大きな進歩をもたらしている．米国および欧州のグループは，それぞれ接合型および栄養障害型表皮水疱症患者皮膚からiPS細胞を作製し，遺伝子治療技術を用いて遺伝子機能を回復させた後に表皮細胞へと分化させ，さら

に培養表皮シートを作製し，免疫不全マウスに移植して治療効果を確認している[21)-24)]。iPS細胞そのものの安全性については，未分化細胞の残存，iPS細胞作製時のゲノム変異の解決が必要であることが知られている。将来的にこれらの問題点が解決されるならば，iPS細胞由来表皮幹細胞やiPS細胞由来間葉系幹細胞を標的とした遺伝子治療は，表皮水疱症に対する究極の幹細胞遺伝子治療になるかもしれない。

おわりに

表皮水疱症に対する細胞治療および遺伝子治療の開発現状と将来の幹細胞遺伝子治療の可能性について述べた。10年前までは全く治療法のなかった表皮水疱症に対して，21世紀の医療は全く新しい治療法を提供しつつある。しかし，これらの新規治療法が表皮水疱症治療のスタンダードになるためには，安全性・有効性いずれの面においても確固たる基礎研究のさらなる進展が必要であることは言うまでもない。表皮水疱症治療実現をめざす若手研究者による今後の研究に期待したい。

参考文献

1) Tamai K, Kaneda Y, et al : Trends Mol Med 15, 285-292, 2009.
2) Mavilio F, Pellegrini G, et al : Nat Med 12, 1397-1402, 2006.
3) De Rosa L, Carulli S, et al : Stem Cell Reports 2, 1-8, 2014.
4) Hacein-Bey-Abina S, von Kalle C, et al : N Engl J Med 348, 255-256, 2003.
5) Hacein-Bey-Abina S, Pay SY, et al : N Engl J Med 371, 1407-1417, 2014.
6) Chino T, Tamai K, et al : Am J Pathol 173, 803-814, 2008.
7) Tamai K, Yamazaki T, et al : Proc Natl Acad Sci USA 108, 6609-6614, 2011.
8) Fujita Y, Abe R, et al : Proc Natl Acad Sci USA 107, 14345-14350, 2010.
9) Tolar J, Ishida-Yamamoto A, et al : Blood 113, 1167-1174, 2009.
10) Wagner JE, Ishida-Yamamoto A, et al : N Engl J Med 363, 629-639, 2010.
11) Iinuma S, Aikawa E : J Immunol 194, 1996-2003, 2015.
12) Conget P, Rodrguez F, et al : Cytotherapy 12, 429-431, 2010.
13) Petrof G, Lwin SM : J Invest Dermatol 135, 2319-2321, 2015.
14) Aiuti A, Biasco L, et al : Science 341, 1233151, 2013.
15) Biffi A, Montini E, et al : Science 341, 1233158, 2013.
16) Urnov FD, Miller JC, et al : Nature 435, 646-651, 2005.
17) Christian M, Cermark T, et al : Genetics 186, 757-761, 2010.
18) Miller JC, Tan S, et al : Nat Biotechnol 29, 143-148, 2011.
19) Cong L, Ran FA, et al : Science 339, 819-823, 2013.
20) Mali P, Yang L, et al : Science 339, 823-826, 2013.
21) Itoh M, Kiuru M, et al : Proc Natle Acad Sci USA 108, 8797-8802, 2011
22) Itoh M, Umegaki-Arao N, et al : PLos One 8, e77673, 2013.
23) Tolar J, McGrath JA, et al : J Invest Dermatol 134, 1246-1254, 2014.
24) Umegaki-Arao N, Pasmooij AM, et al : Sci Transl Med 26, 264ra164, 2014.

玉井克人

1986年	弘前大学医学部医学科卒業
1990年	同大学院医学研究科博士課程修了
1991年	米国ジェファーソン医科大学皮膚科留学
1996年	弘前大学医学部附属病院皮膚科講師
1999年	同医学部皮膚科学講座助教授
2003年	大阪大学大学院医学系研究科遺伝子治療学助（准）教授
2010年	同再生誘導医学寄附講座教授

第3章　単一遺伝子の異常による遺伝性疾患と遺伝子治療

6．デュシェンヌ型筋ジストロフィー

岡田尚巳・武田伸一

　筋ジストロフィーは，筋線維の壊死と再生を主体とする進行性の遺伝性筋疾患であり，様々な筋形質膜関連タンパク質の遺伝子変異が知られている。ジストロフィン遺伝子の異常により発症するDuchenne型筋ジストロフィー（DMD）は発症率が高く臨床症状が重篤であるが有効な治療法がないため，遺伝子治療の重要な対象疾患であり，全身の骨格筋や心筋に機能的タンパク質を補う遺伝子治療の開発が期待されている。安全な遺伝子送達担体としてアデノ随伴ウイルス（AAV）ベクターが着目されているが，本格的な臨床応用の展開に向け，効率的で異種成分を含まない製造法や少量のベクターで高い発現を維持する工夫が研究されている。

はじめに

　筋ジストロフィーは進行性の筋萎縮や筋力低下を示す遺伝性筋疾患の総称である。なかでもDuchenne型筋ジストロフィー（DMD）は発症率が高く臨床症状が重篤であるが有効な治療法がないため，遺伝子治療の重要な対象疾患である。DMDはX染色体短腕にある巨大なジストロフィン遺伝子の異常が原因のX連鎖性劣性遺伝を示す遺伝性筋疾患であり，男児3500人に1人の割合で発症する[1]。3～5歳頃から転びやすく階段を登りにくいといった歩行に関する症状がみられ，10歳代前半には自立歩行が困難となり車椅子生活を強いられ，関節拘縮や側弯が進行する。20歳前後になると呼吸不全や心不全がみられ生命を脅かす。ステロイドの投与によって病態進行を遅延させる効果が報告されているが[2]，効果に個人差が大きく，今後作用機構の解明が期待される。

　骨格筋の細胞膜は，ジストロフィンとジストロフィン結合タンパク質との複合体やインテグリン軸によって，基底膜と細胞内骨格網に挟まれたサンドイッチ構造が維持されている[3]。ジストロフィンは，F-actinをはじめジストログリカン，サルコグリカン，ジストロブレビン，シントロフィンなどのジストロフィン結合タンパク質と複合体を形成し，ラミニンを介して基底膜に連結し，膜が安定に保たれている（図❶）[4]。DMDでは，ジストロフィン軸のかわりにジストロフィン関連タンパク質であるユートロフィンから構成される軸が用いられるが，数が少ない。病態が進行すると筋線維の脱落が顕著で線維化や脂肪化がみられるため，細胞を補充する再生医療的な治療が期待される。われわれは，遺伝的な炎症素因が背景にあると病態が重症化することを疾患モデル動物で確認しており[5]，炎症制御能が高い間葉系幹細胞[用解1]を用いた炎症制御細胞治療を提案している[6]。ただし，病態があまり進行していない早期の段階では筋線維の壊死や変性は比較的軽度であり，ジストロフィンを補充する治療法の有効

---

key words

AAV，DMD，ジストロフィン，マイクロジストロフィン，エクソンスキップ，iP細胞，間葉系幹細胞，相同組換え，CRISPR

6. デュシェンヌ型筋ジストロフィー

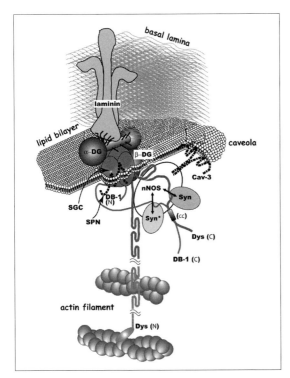

図❶　ジストロフィン軸（文献4より改変）
ジストロフィン（Dys）は，F-アクチン（actin filament），ジストログリカン（DG），サルコグリカン（SGC），ジストロブレビン（DB-1），シントロフィン（Syn），カベオリン（Cav-3），サルコスパン（Spn），神経型一酸化窒素合成酵素（nNOS）などのジストロフィン結合タンパク質と複合体を形成しジストロフィン軸を構成する。ジストロフィン軸はコスタメアに多く含まれ，細胞膜外ではラミニンを介して基底膜（basal lamina）に連結し，細胞膜の内側では細胞内骨格網に結合する。ジストロフィン軸によって，筋細胞膜（lipid bilayer）は基底膜と細胞内骨格網に挟まれたサンドイッチ構造を維持し，筋細胞が安定に保たれている。

性が期待される。ジストロフィン遺伝子は1987年に同定され30年近くが経ったが，遺伝子変異そのものを元通りに修復する治療技術はいまだ実用段階には至っていない。このため，変異の種類に依存しないタンパク質補充療法として，ジストロフィン遺伝子や，重要な部分のみを集め小型化したマイクロジストロフィン遺伝子を，安全なベクターの応用によって全身の筋肉に発現させる遺伝子治療法の開発が期待される。治療遺伝子を全身の骨格筋や心筋に送達しこれを長期間安定に発現させる担体として，アデノ随伴ウイルス（AAV: adeno-associated virus）ベクターの有効性と安全性が期待されているが，GMP規格ベクターの調達が困難であることや遺伝子産物に対する免疫応答など克服すべき課題が残されている。このため，効率の高いベクターの作製技術や免疫寛容[用解2]誘導療法など，高い臨床的効果を得るための遺伝子治療関連技術の開発が急務である。

われわれは，AAVベクターを用いたマイクロジストロフィン遺伝子補充療法の有効性について，DMDのモデル動物である*mdx*マウスで証明してきた[7]。ところが，ヒトの病態に近い筋ジストロフィー犬では，免疫機能がヒトに近いため遺伝子発現が持続せず，治療遺伝子の長期的な効果の検証が困難であった[8]。そこで，胎仔への遺伝子導入による免疫寛容誘導によって成体に長期間遺伝子を発現させ，筋ジストロフィー犬における治療遺伝子の有効性を証明することに成功した[9]。本稿では，臨床応用に向けた遺伝子治療基盤技術の開発と筋ジストロフィーモデル動物を用いた治療研究について概説する。

Ⅰ．遺伝子治療の戦略と治療遺伝子の開発

DMDをはじめとする筋ジストロフィーに対し，化合物を用いた遺伝情報の修飾や遺伝子治療の開発が進められてきた。遺伝子の異常を修復する根本的な治療法として，キメラRNA/DNAオリゴヌクレオチドを用いたDNA修復機構の活性化[10]や，CRISPR（clustered regularly interspaced short palindromic repeats）[用解3]/Cas9システムを応用した相同組換えによる治療の可能性が注目されているが[11]，生殖細胞系列やiPS細胞[用解4]の遺伝子操作が必要であり，現段階では修復効率や配列特異性が治療法としては十分ではない。ナンセンス変異により発症する症例に対しては，アミノグリコシド系抗生物質やPTC124などの化合物を用い，ナンセンス変異により出現した終止コドンを無効化するリードスルー誘導治療法の効果が期待されている[12]。作用機序としてはmRNAの安定化も関与すると考えられている。将来の臨床応用が期待されるが，DMD男児の19％以下であ

るナンセンス変異の症例しか治療の適応にならない。

　DMDにおける遺伝子変異の約2/3は欠失変異であるが，これによってフレームがずれてしまっている場合，エクソンスキップ^{用解5}治療の効果が期待できる。安定なアンチセンス人工核酸を用いて欠失周辺の標的エクソンのスプライシング機構を制御し，ずれたフレームが戻るようにエクソンをスキップさせると，読み枠に一致して前後のエクソンがつながり，短縮型ジストロフィンが発現される[13]。様々な人工核酸が開発され，適応患者が多いエクソン51を標的とするエクソンスキップ治療の臨床試験が実施された。Prosensa/BioMarin社による第Ⅲ相試験では，20塩基長の2'-O-methyl phosphorothioateが6 mg/kg/weekにて皮下投与され，FDAに承認申請中である。2'-O-methyl phosphorothioateは半減期が1ヵ月近くと非常に長い反面，陰性荷電であることから血清中の様々なタンパク質と結合し不完全抗原として免疫応答を惹起することや尿細管障害が出やすいことが懸念されている。一方，Sarepta社は中性荷電のphosphorodiamidate morpholino oligomerを用いて第Ⅲ相試験を実施した。半減期が数時間と比較的短く，30 mg/kg/weekにて静脈内投与が実施され，安全性の高い人工核酸として医薬承認に高い期待が寄せられている[14]。また，心筋への導入効率を高めたペプチド付加モルフォリノ核酸（PPMO：peptide-conjugated phosphorodiamidate morpholino oligomer）が開発され，特定の条件化でミセル化させるとマクロファージ・スカベンジャー受容体を介して筋細胞に取り込まれることから，横隔膜や心筋における治療効果が期待されている[15]。さらに，アンチセンス配列を含めたU7構造を搭載するウイルスベクターを応用したエクソンスキップ遺伝子治療が可能であり，長期間の発現と効果が期待される[16]。ただし，これらのエクソンスキップ治療では欠失変異の部位ごとに人工核酸の配列をデザインする必要があり，今の段階では適応とならない症例が大多数を占める。

　前述のように，根本的治療法としてCRISPR/Cas9などを用いて遺伝子を元通りに修復する技術が注目されているが，治療技術としてはいまだ開発中である。そこで，変異を有する骨格筋細胞に機能的なジストロフィン遺伝子を導入し，ジストロフィンを補充する遺伝子治療法の実用化が急がれる。ただし，ジストロフィンのcDNAは全長が14kbもあり，多くのベクターでは遺伝子全長の挿入が困難である。このためわれわれは，軽症であるBecker型筋ジストロフィーの症例から単離されたミニジストロフィン遺伝子を基盤とし，これをさらに短縮した各種のマイクロジストロフィンを構築した（図❷）[17]。ヒンジ領域のH2からH3を含め中間のロッドリピートを大きく削った3.7kbのM3や4.4kbのAX11では症状の改善が乏しかったが，H2を残した4.9kbのCS1では，病理症状や機能の改善効果が確認された[18][19]。また，CS1のC末端の一部を欠失させたΔCS1を開発し，短縮型MCKプロモーターを搭載したAAVベクターを用いて，筋ジストロフィー動物モデルにおける骨格筋への遺伝子導入と治療効果を証明した[20]。マイクロジストロフィンのヒンジ領域については，CS1やΔCS1のようにH2を含みH3を含まないものに加え，逆にnNOS（neuronal nitric oxide synthase）結合領域周辺のH3を含みH2を含まないものが開発されている[21]。

Ⅱ．治療遺伝子発現ベクター

　治療遺伝子を全身の骨格筋へ送達するため，各種ベクター系の応用が試みられている。非ウイルスベクターとしてプラスミドDNAを物理化学的に導入する方法は高い安全性が期待されるが，導入効率や発現期間がいまだ十分ではない。人工染色体はゲノム全長を導入可能であり，長期間の安定性や安全性の検証が期待されている。これに対し，ウイルスの感染機構を利用して遺伝子導入を行う方法は，導入効率が高く長期間の発現が期待できる。しかし，各種のウイルスベクターにはいずれも一長一短があり，臨床応用に向けてさらに改良が望まれている。レンチウイルスベクターは未分化幹細胞への遺伝子導入に有用であり細胞遺

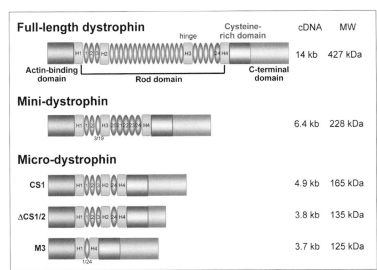

図❷ 小型化ジストロフィン
（文献17より改変）

DMDのcDNA全長（full-length dystrophin）は14kbと長いため，重要なドメインを残した短縮型ジストロフィンが開発された。軽症であるBecker型筋ジストロフィーの症例から単離されたミニジストロフィン遺伝子（mini-dystrophin）をヒントに，各種のマイクロジストロフィン（micro-dystrophin）が構築された。中間のロッドリピートやヒンジ部分を大きく削った3.7kbのM3の他，4.9kbのCS1をもとにC末端の一部を欠失させたΔCS1/2が開発され，遺伝子導入実験や治療研究に用いられている。

伝子治療の重要なツールであるが[19]，染色体への非特異的な遺伝子の組み込みに対する対策が不十分である。アデノウイルスベクターはジストロフィンcDNA全長を搭載することが可能であるが，免疫原性が高く宿主の免疫応答を惹起しやすい。近年開発された無毒化HSVベクターは搭載できる遺伝子のサイズが大きく，ジストロフィン遺伝子全長の発現に有用であり，今後の臨床展開が期待される[22]。AAVベクターは，アデノウイルスに由来するベクターと比べて免疫原性が低いことに加え，ヒトには病原性がなく安全性が高いため，神経筋組織など終末分化した細胞で遺伝子発現を行う治療用ベクターとして非常に重要である[23]。AAVはパルボウイルス科のデペンドウイルスに属する小さなウイルスであり，搭載できる発現遺伝子カセットの大きさに制限があるが，サイズが小さいことは組織内の拡散には有利である。野生型のAAVと異なり，ベクター化されたウイルスは感染細胞の染色体に組み込まれにくいが，核内にエピソームとして長期間安定に存在する。このため，骨格筋細胞や神経細胞などの終末分化した細胞に遺伝子導入すると年単位の長期発現が可能である。実際，血友病に対する遺伝子治療の臨床試験では，骨格筋において10年以上の発現が確認された[24]。既に，様々な血清型のAAVベクターを用いて，様々な疾患を対象に臨床試験が進められている[25]。8型や9型AAVでは骨格筋や心筋への遺伝子導入効率も高い[26]。この性質を用いて機能性タンパク質を心筋や全身の骨格筋で発現することにより，タンパク質補充療法が可能である。

AAVベクターの応用は遺伝性疾患をはじめ様々な疾患での活用が期待されているが，従来の大量調製方法が煩雑で非効率的なために国内調達が困難であることが実用化の大きな妨げとなっていた。そこでわれわれは，通常の研究室でも実施可能な宿主細胞の大量培養法と，AAVゲノムのない中空粒子を効率よく除去し極めて純度の高いベクターを精製する調製方法を開発した（図❸）[27]。AAVベクターの調製過程では，大量の宿主細胞を培養することと，複製させた大量のウイルスベクターを含む細胞破砕溶液や培養上清を迅速に精製する操作が重要なポイントとなる。通常の培養系では，培養スケールを大きくすると培養に適したガス環境が維持できず，遺伝子導入効率が低下するという問題があった。このため，多層構造のフラスコ内にインキュベーター内のガス環境を強制的に循環させることにより，培養液中のpHを理想的な値に保ち，高い効率で大規模の組換えウイルスを作製する方法を開発した[28]。これはアデノウイルスベクターの増幅においても効果的である。また，細胞破砕物から宿主細胞核

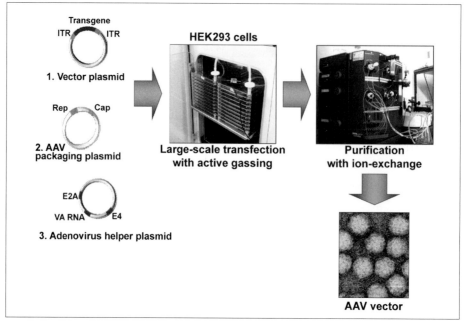

図❸ ベクターの作製（文献27より改変）

AAVベクターの作製を行うには，①ベクタープラスミド，②AAVパッケージングプラスミドおよび③アデノウイルスヘルパープラスミドの3者をHEK293細胞に導入し，細胞ないし上清を回収して精製を行う。ガス透過性フラスコの使用やインキュベーター内ガス環境を強制循環させることにより，高力価のウイルス液が得られる。培養後，細胞破砕溶液や培養上清を粗精製・濃縮し，イオン交換クロマトグラフィーにより精製すると，純度の高いベクターが得られる。

内のウイルスを精製する際，様々な夾雑物の混入が生体内における遺伝子発現に大きく影響するため，高力価のベクターを効率的に精製する方法が求められている。われわれは，新規に開発された強イオン交換膜を応用し，細胞由来の夾雑物や中空粒子を効率よく除去し，極めて純度の高いベクターを得ることに成功した[29]。同時に，1型AAVや8型AAVなど，2型AAV以外の血清型に由来するAAVベクターについては，細胞破砕試料ではなく，むしろ培養上清から調製するほうが効率的である。なお，Sf9などの昆虫由来細胞を利用しバキュロウイルスによってベクターを複製させる製造方法が開発されているが，創薬においては異種由来成分を避ける傾向にあり，ヒト由来細胞を改良した製造技術の開発が重要である。これらのベクター調製技術の応用により，今後AAVベクターを用いた非臨床的研究が加速することが期待される。

III. 遺伝子導入方法

DMDでは病型や年齢により障害されやすい筋肉は異なるものの，最終的にはすべての骨格筋や心筋に変性・壊死が及ぶことから，全身の骨格筋や心筋に広く高い効率で遺伝子を導入することが求められる。近年は人工呼吸器の発達により寿命が延びたため，より一層，心筋障害の問題が重要になってきている。

われわれは全身発現の前段階として，局所の骨格筋群において遺伝子発現を行う手法を検討した。8型AAVベクターは血管透過性や組織内拡散能が高く，骨格筋への局所投与の場合でも全身骨格筋や心筋での広範囲な発現に至ることがマウス筋疾患モデルで確認された[30]。また，カフで動静脈を圧迫して灌流域を作り，血管内圧を上昇させて毛細血管壁の透過性を亢進させ，静脈側からウイルスを逆流させるlimb-perfusion法が骨格

筋での遺伝子導入に有用であることを筋ジストロフィー犬で証明した（図❹A）[31]．さらに，ヒスタミンや血管内皮増殖因子の併用も，血管壁透過性の亢進に有効であるが，副作用に対する配慮が必要である．前述のとおり，8型あるいは9型AAVに由来するベクターは，全身の骨格筋や心筋への遺伝子導入効率が高く，実用化が期待されている．心筋での作用については，mdxマウスにマイクロジストロフィン発現9型AAVを経静脈的に全身投与し，1年半以上，心筋全体で発現が持続することと心機能が改善することを証明した[7]．

ただし，免疫機能が発達しているヒトにおいて，外来遺伝子を長期間全身に発現させるためには，ウイルスや遺伝子産物に対する免疫応答の克服は避けて通れない課題である[32]．このため，免疫抑制剤の併用や効果的な免疫寛容誘導方法の開発が求められている．この免疫応答は，イヌにおいて治療遺伝子の効果を評価する際にも大きな障壁であった．われわれは，一本鎖DNAゲノムを有するAAVがToll様受容体-MyD88の経路を活性化し，自然免疫系を刺激することを見出した[8]（図❹B）．そこで筋ジストロフィー犬において，胎仔遺伝子導入と先天性免疫寛容の誘導によって成体で長期間外来遺伝子を発現させ，マイクロジストロフィンが運動機能や心肺機能の障害を改善する効果を長期的に評価した（図❺）．この手法により，マイクロジストロフィン遺伝子の機能と長期的な治療効果をイヌで証明することに世界で初めて成功した[9]．次の研究段階として，後天的免疫寛容誘導による治療技術の開発を推進していく．

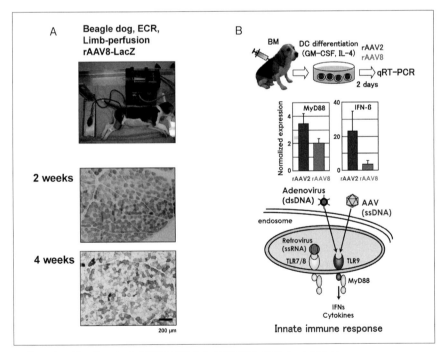

図❹ ビーグル犬における遺伝子導入と免疫応答（文献27より改変）

A. カフで動静脈を圧迫して灌流域を作り，静脈側からLacZ発現8型AAVベクターを投与した．投与後，経過とともに短期間で発現が減弱する．
ECR：extensor carpi radialis，橈側手根伸筋

B. 2型ないし8型AAVをビーグル犬の骨髄液（BM）からGM-CSFおよびIL-4によって分化誘導した樹状細胞（DC）に感染させると，ssDNAゲノムを有するAAV粒子は，dsDNAを有するアデノウイルスと同様に，Toll様受容体9（TLR9）-MyD88経路を活性化し，自然免疫系を刺激する．

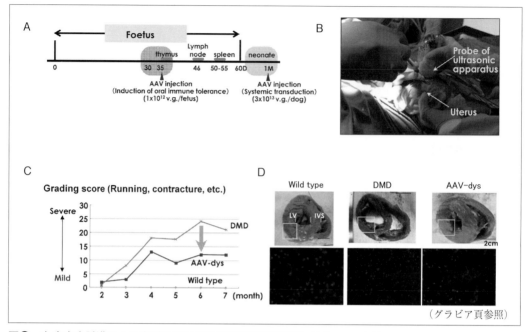

図⑤　免疫寛容誘導による中型動物での治療遺伝子機能確認（文献9より改変）
A. 胎仔遺伝子導入と全身投与のプロトコル。イヌにおいて胸腺が成熟する胎生30日頃にAAVを胎仔に投与し、生後6週齢でリンパ球を採取して免疫寛容を確認後、全身投与を行う。
B. 胎仔への遺伝子導入。エコーガイド下に羊水腔内にベクターを注入した。羊水中のウイルスを胎仔が呑み込み、血中に取り込まれ胸腺に認識されるか腸管粘膜を抗原刺激することにより免疫寛容が誘導される。
C. Grading score（重症度の指標）における改善効果。遺伝子治療を行った筋ジストロフィー犬（AAV-dys）は、同腹の対照個体（DMD）と比較し重症度スコアが低い。
D. 心筋病理所見の比較。遺伝子治療を行った筋ジストロフィー犬（AAV-dys）の短軸断面の肉眼像では壁厚に明らかな改善が認められる（上段）。免疫染色による発現検索でも、左心室壁（LV）においてジストロフィン発現の回復が確認される（下段、赤）。

Ⅳ. 臨床的効果を高めるための将来的技術

　筋ジストロフィーに対する遺伝子治療の実用化に向け、各施設で着実に研究成果があげられているが、さらに安全性や効果を高めるための基盤技術の開発が求められる。AAVベクターの実用化における技術的な障壁の1つは、GMP準拠ベクターの大量調製技術がいまだ確立されていないことである。また、ベクターを血管内に投与すると、脳・肝臓や免疫系など、骨格筋以外の組織でも長期間遺伝子発現が行われる可能性があり、骨格筋特異的に高い発現効率で遺伝子発現を行うことが可能な発現カセットの開発が望まれる。
　AAVベクターは、アデノウイルスベクターと比べて免疫原性が低いが、血友病に対する臨床試験では免疫応答対策の重要性が指摘された[33]。筋ジストロフィーの病巣は、筋線維の壊死と再生を主体とし炎症を伴っていることから、免疫応答が生じやすい[34]。実際、ヒトに近い中型動物のモデルではマウスよりも免疫応答が強く、遺伝子発現に及ぼす影響が顕著である[35]。このため、高い臨床的効果を期待するためには、後天的な免疫寛容誘導療法の併用が必須と考えられる。
　生殖細胞系列への偶発的遺伝子挿入と伝達を予防するためには、できるだけ少量のベクターで高い発現を得ることが重要である。われわれは発現を増強させる工夫としてコドン至適化ジストロフィンを構築し、筋ジストロフィー犬での効果的な発現を確認した[36]。また、同様の目的で

遺伝子発現増強剤の応用が期待される。筆者らは，AAVベクターのゲノムが細胞への感染直後に核内でヒストン修飾を受けていることを見出した[37]。この機構に着目し，AAVベクター感染時にヒストン脱アセチル化酵素阻害剤を併用することにより遺伝子発現が増強されることを証明した。筋ジストロフィーにおいてヒストン脱アセチル化酵素阻害剤を用いると，変性が予防され機能修復効果が得られることから[38]，ヒストン脱アセチル化酵素阻害剤は筋ジストロフィーに対する遺伝子治療併用薬剤として有望と考えられる。また感染後のAAVベクター粒子は，分解シグナルとしてユビキチン化修飾を受けると後期エンドソームにて選別されプロテアソーム系により加水分解されてしまう。ユビキチン化修飾はチロシン残基など水酸基がリン酸化を受けるアミノ酸に生じるため，ウイルス外殻のチロシンをフェニルアラニンなどに置換した変異体の有効性が期待されている[39]。

患者由来細胞に遺伝子修飾を行い患者に戻す ex vivo 遺伝子治療として，iPS細胞を利用した治療研究が期待されたが，自家細胞移植ではリプログラミングや分化誘導に伴い重大な遺伝子変異が生じる可能性があることや，そのリスク評価方法の確立が課題である。iPS細胞の将来的な治療応用に向け，CRISPR/Cas9システムを応用した相同組換えによる遺伝子編集治療がDMD患者由来のiPS細胞で検討されている[40]。

ベクターを全身の病的組織に効果的に送達するためには，炎症集積細胞をベクターの担体とする方法の有効性が期待される。間葉系幹細胞は動脈内投与にて炎症を伴う骨格筋組織に集積し，これを制御する性質を有する[6]。さらに，生体内で筋肉をはじめとする様々な細胞に分化する性質を有するが，生着後の寿命が短いことが問題である。そこで筆者らは，間葉系幹細胞をベクター産生細胞に改変し，全身投与後に病巣局所に集積させてベクターを産生させるシステムを考案した[41]。このベクター産生細胞を炎症性疾患に用いると，ベクターの標的化と長期的な遺伝子発現が可能となる。

おわりに

対症療法の発達に伴いDMD患者の寿命は延びているものの，遺伝子変異を修正する根本的治療法は確立していない。特定の変異に対し遺伝情報を修正する治療法として，核酸医薬を用いたエクソンスキップ治療の治験が推進されているが，様々な変異に対応可能なジストロフィン補充遺伝子治療の開発が急務である。AAVベクターによるマイクロジストロフィン補充療法は，個々の遺伝子異常そのものを修正しなくても病態進行を予防することが可能であり，治療開発の突破口として極めて重要である。今後，後天的な免疫寛容誘導療法を併用し，安全性や投与方法に関し十分な検討を行うことにより，本格的実用化に至ることが強く期待される。

用語解説

1. **間葉系幹細胞**：骨髄のほか皮下脂肪組織や歯髄など様々な組織から採取可能な非造血系体性幹細胞の1つであり，骨・軟骨・血管内皮・筋細胞などの間葉系細胞や，神経細胞にも分化誘導が可能である。増殖能や安全性について詳しく評価されており，カナダ，ニュージーランドや韓国では，ステロイド抵抗性のGVHD（graft versus host disease，移植片対宿主病）に対する細胞性医薬品として販売承認されている。
2. **免疫寛容**：抗原特異的に免疫応答が低下している状態であり，自己免疫寛容では自己の細胞や抗原に対して免疫応答が生じない。中枢性免疫寛容ではクローン選択によりT細胞クローン除去が生じ，末梢性免疫寛容では制御性T細胞が中心的な役割を果たしている。
3. **CRISPR**：clustered regularly interspaced short palindromic repeats。原核生物においてプラスミドやファージに対する獲得免疫機構として機能する短い反復配列を含む座位であり，この配列情報を応用したガイドRNAとDNA切断酵素Cas9を用いることで，標的部位のDNAを切断することができる。通常はこの機構にて染色体が切断されると非相同末端結合（non-homologous end-joining：NHEJ）に伴う遺伝子破壊が生じる。一方，変異部位を標的として切断し，これと同時に相同性修復テンプレートとして正常配列を含むDNA断片を加えると，相同性配向型修復（homology-directed repair：HDR）によって変異が正常な配列に置換される。

4. **iPS細胞**：人工多能性幹細胞：induced pluripotent stem cell。体細胞をリプログラミングした細胞で，ES細胞のように増殖能と分化多能性を有する。正常な発生過程を経ていないため，メチル化や脱メチル化様式の再構成，ミトコンドリア遺伝子発現調節や，テロメア修復が不完全である。創薬のほか細胞治療への医療応用が期待されているが，発がん性に対する対策が未確立なことに加え，クローンごとの性質も大きく異なるため，標準化，リスク評価や使用基準の策定が重要である。滲出型加齢黄斑変性に対し自家iPS細胞由来網膜色素上皮シートの臨床研究が開始されたが，遺伝子変異が複数見つかり2例目の臨床研究は中止となった。

5. **エクソンスキップ**：スプライソソームの認識配列をアンチセンス核酸によって阻害し，標的エクソンがイントロンと同様に切り出されることによって，mRNAに含まれないようにする手法である。out-of-frameとなっている状態のmRNAから，in-frameとなるように標的した特定のエクソンを取り除くことにより，ナンセンス変異介在性mRNA分解を防ぎ，短縮型の機能的タンパク質が産生される。

参考文献

1) Koenig M, Hoffman EP et al : Cell 50, 509-517, 1987.
2) Takeuchi F, Yonemoto N, et al : J Neurol 260, 3023-3029, 2013.
3) Ozawa E : Proc Jpn Acad Ser B Phys Biol Sci 86, 798-821, 2010.
4) Yoshida M, et al : Hum Mol Genet 9,1033-1040, 2000.
5) Nitahara-Kasahara Y, Hayashita-Kinoh H, et al : Hum Mol Genet 23, 3990-4000, 2014.
6) Nitahara-Kasahara Y, Hayashita-Kinoh H, et al : Mol Ther 20, 168-177, 2012.
7) Shin JH, Nitahara-Kasahara Y, et al : Gene Ther 18, 910-919, 2011.
8) Ohshima S, Shin JH, et al : Mol Ther 17, 73-80, 2009.
9) Hayashita-Kinoh H, Yugeta N, et al : Mol Ther 23, 627-637, 2015.
10) Bertoni C : Acta Myol 24, 194-201, 2005.
11) Long C, McAnally JR, et al : Science 345, 1184-1188, 2014.
12) Welch EM, Barton ER, et al : Nature 447, 87-91, 2007.
13) Lu QL, Mann CJ, et al : Nat Med 9, 1009-1014, 2003.
14) Yokota T, Lu QL, et al : Ann Neurol 65, 667-676, 2009.
15) Ezzat K, Aoki Y, et al : Nano Lett 15, 4364-4373, 2015.
16) Goyenvalle A, Vulin A, et al : Science 306, 1796-1799, 2004.
17) 岡田尚巳, 他 : BIO Clinica 26, 28-32, 2011.
18) Sakamoto M, Yuasa K, et al : Biochem Biophys Res Commun 293, 1265-1272, 2002.
19) Ikemoto M, Fukada SI, et al : Mol Ther, 2007.
20) Yoshimura M, Sakamoto M, et al : Mol Ther 10, 821-828, 2004.
21) Shin JH, Yue Y, et al : Hum Gene Ther 23, 202-209, 2012.
22) Miyagawa Y, Marino P, et al : Proc Natl Acad Sci USA 112, E1632-1641, 2015.
23) Okada T, Shimazaki K, et al : Methods Enzymol 346, 378-393, 2002.
24) Buchlis G, Podsakoff GM, et al : Blood 119, 3038-3041, 2012.
25) http://www.wiley.co.uk/genmed/clinical/
26) Inagaki K, Fuess S, et al : Mol Ther 14, 45-53, 2006.
27) Okada T, et al : Pharmaceuticals 6, 813-836, 2013.
28) Okada T, Nomoto T, et al : Hum Gene Ther 16, 1212-1218, 2005.
29) Okada T, Nonaka-Sarukawa M, et al : Hum Gene Ther 20, 1013-1021, 2009.
30) Nishiyama A, Ampong BN, et al : Hum Gene Ther 19, 719-730, 2008.
31) Ohshima S, Shin JH, et al : Mol Ther 17, 73-80, 2009.
32) Mendell JR, Campbell K, et al : N Engl J Med 363, 1429-1437, 2010.
33) Manno CS, Pierce GF, et al : Nat Med 12, 342-347, 2006.
34) Yuasa K, Sakamoto M, et al : Gene Ther 9, 1576-1588, 2002.
35) Yuasa K, Yoshimura M, et al : Gene Ther 14, 1249-1260, 2007.
36) Koo T, Okada T, et al : J Gene Med 13, 497-506, 2011.
37) Okada T, Uchibori R, et al : Mol Ther 13, 738-746, 2006.
38) Minetti GC, Colussi C, et al : Nat Med 12, 1147-1150, 2006.
39) Zhong L, Li B, et al : Proc Natl Acad Sci USA 105, 7827-7832, 2008.
40) Li HL, Fujimoto N, et al : Stem Cell Reports 4, 143-154, 2015.
41) Uchibori R, Okada T, et al : J Gene Med 11, 373-381, 2009.

岡田尚巳

1991年	金沢大学医学部医学科卒業
1995年	同大学院医学研究科博士課程修了
1996年	米国NIH客員研究員
2000年	自治医科大学医学部遺伝子治療研究部助手
2004年	同講師
2007年	国立精神・神経医療研究センター神経研究所遺伝子疾患治療研究部室長
2014年	日本医科大学生化学・分子生物学（分子遺伝学）教授

第3章 単一遺伝子の異常による遺伝性疾患と遺伝子治療

7. 血友病に対する遺伝子治療の現状と展望

水上浩明

　血友病は遺伝子治療に適した疾患と考えられており，これまで数多くの前臨床・臨床研究が行われてきたものの，ヒトでの成功は得られていなかった。最近になってアデノ随伴ウイルス（AAV）ベクターを用いることで，血友病Bの臨床研究における成功が報告された。肝臓を遺伝子導入の標的としており，効果は3年経っても持続している。この成功を契機として，血友病遺伝子治療の実用化に向けた機運が高まってきている。これまでに行われた臨床研究を振り返るとともに，今後実用化に向けて解決していくべき問題点を解説する。

はじめに

　血友病は，その特徴から遺伝子治療に適した疾患と考えられており，これまで数多くの前臨床・臨床研究が行われてきた。しかしながら臨床研究に際しては多くの困難が見出され，成功を得ることは長らく課題となっていた。最近になって血友病Bの遺伝子治療臨床研究における成功例が報告された。肝臓への遺伝子導入をめざして末梢血管に8型のアデノ随伴ウイルス（AAV）ベクターを点滴静注する方法によって，凝固因子血中濃度の上昇が認められた。効果は3年経っても持続しており，凝固因子製剤使用量は顕著に減少している。この成功を契機として，血友病遺伝子治療の実用化に向けた機運が高まってきている。本稿では，これまでに行われた臨床研究を振り返るとともに，今後実用化に向けて解決していくべき問題点を掘り下げる。

I. 血友病の基礎知識と遺伝子治療

　血友病は凝固第VIII因子および第IX因子の異常に起因しており，それぞれA, Bとなる。ともにX染色体上にあることから，伴性劣性遺伝の形式をとる。先天性の凝固異常症としては最も頻度が高く，2013年度全国調査によれば，日本国内では血友病Aが4761人，血友病Bが1008人患者登録されている。

　血友病に対する治療法の基本は，出血に際して止血目的で凝固因子製剤を投与することである。ただし，この方法では予防的な効果は期待できないことから，予防効果を得る目的で定期補充療法が行われるようになってきている。しかしながら，凝固因子濃度を予防効果が期待できるレベルに常時保つには頻回かつ大量の製剤注入を要することになり，様々な問題が発生することになる。一方で遺伝子治療においては，予防的な効果が常時期待できることが大きなメリットである。特に重症型の場合には，数％相当の凝固因子活性の増加でも病態の顕著な改善につながるものと考えられている。また，万一想定していたよりも有効性が高く，凝固因子活性が正常値を上回ることになったとしても，有害事象につながるリスクは低い。このような点から遺伝子治療は血友病に適した治療法と考えられ，これまでも様々な検討がなされて

---

key words

AAVベクター，中和抗体，インヒビター

きている。

II. 血友病遺伝子治療：これまでの臨床研究の経緯

ここでは血友病AとBについて、それぞれの概要を述べる（表❶）。個々の臨床研究の詳細に関しては、国内外でこれまで多数の総説が刊行され、解説されている[1]。

1. 血友病Aに対する遺伝子治療

血友病Aに対しては線維芽細胞にプラスミドで遺伝子導入し、十分増やしてから体内（大網）に移植する方法[2]、レトロウイルスベクターを生体内に直接投与する方法、続いて2001年にアデノウイルスベクターを直接投与する臨床研究が行われたものの、いずれも成功には至らなかった。

2. 血友病Bに対する遺伝子治療

血友病Bに対しては、最初にAAVベクター（2型）を用いた遺伝子治療が行われた。骨格筋を標的とする方法は、前臨床研究では非常に有効であったにもかかわらず、ヒトでは有意な効果を得ることができなかった。肝臓を標的とした治療法では、高用量を用いた症例において10％を超える活性が認められたものの、その症例では引き続いて肝機能障害が認められ、それと相まって効果は数週間で失われた[3]。この現象はAAVベクターに対する免疫反応によって遺伝子導入された肝細胞が攻撃されたものと理解されている。これらの臨床研究を通じて、AAVベクターを体内に直接注入する方法の安全性が確認されるとともに、免疫学的側面にも十分に配慮する必要があるとの認識が進んだ。

遺伝子導入の標的として骨格筋と肝臓が主たる候補と考えられてきたが、骨格筋組織内への直接のベクター注入では免疫の問題が起こりやすいこと、翻訳後の修飾が正しく行われない可能性があるなどの点で、現在は凝固因子の本来の産生臓器である肝臓を標的とする方法が主流となっている。一方でAAVベクター自体にも進展があり、様々な血清型[用解1]のベクターが開発され、標的組織に対する特異性の高いものが幅広く用いられるようになってきた。特に8型のベクターは肝臓に強い組織特異性を有することがマウスで証明され、その応用が期待されていた。

III. 血友病遺伝子治療臨床研究における成功例

2011年に肝臓を標的として8型のAAVベクターを用いた血友病B遺伝子治療の臨床研究における好成績が報告された[4]。第I/II相試験で当初予定していた6例に投与が行われ、全例で治療域に達する効果があり、ベクターの用量と効果との間に相関が認められている。いずれの群でも有害事象などはみられなかったようであるが、高用量群の中には投与後に肝機能障害をきたした例があり、免疫反応による影響の可能性を考えて免疫抑制を行っている。その結果、肝機能障害は軽快し、凝固第IX因子の発現状況にも特に変化はなかったようである。凝固因子製剤の使用量も治療後には激減している。2014年に観察結果が追加報告されており、3年以上にわたって効果が続いていることが示されている[5]。これまでの結果では高用量のベクターを投与することが望ましいと考えられることから、引き続きこのベクター量を用いて臨床研究が続けられている。また、この成功がきっ

表❶ これまでに行われた血友病に対する遺伝子治療臨床研究

病型	ベクター	標的組織	開始年	症例数	コメント
A	プラスミド	線維芽細胞	1998	6	一時的に効果
A	レトロウイルス	肝臓（静脈内）	1999	13	一部に一時的効果
A	アデノウイルス	肝臓（静脈内）	2001	不詳	効果なし・詳細不明
B	AAV（2型）	骨格筋	1999	8	効果不十分
B	AAV（2型）	肝臓（肝動脈）	2001	8	一部に一過性の効果
B	AAV（8型）	肝臓（静脈内）	2010	12＋	効果あり、進行中

かけとなり，この方法をさらに改良する格好で新たな臨床研究が進められている[6]。

Ⅳ．血友病Bに対する遺伝子治療の展望

臨床研究が成功に至ったことで，今後の焦点は遺伝子治療が血友病に対する本格的な治療法として確立できるかどうかに移っている。このためには検討するべき課題が数多く残っており，今後解決していく必要がある[7]。

1．ベクターの問題

(1) ヒト肝臓への遺伝子導入に最適なAAVベクターの開発

静脈内へのAAVベクター（8型）投与で治療域に達する効果が認められてはいるものの，さらに良いベクターを開発するべきであるとする要望は根強い。8型の場合，マウスに比べてサルやヒトでは比較的大量のベクターが必要であり，成功した臨床研究でも 2×10^{12} vg/kg という量が必要であった。これは，これまで他の臨床研究で使われてきたベクター量と同じであり，より少ない量で治療を可能にするベクターが求められている。Kayらはシャフリングの方法を用いてヒト肝臓細胞に効率よく遺伝子導入することができるベクターを開発し，配列を確認したところ3型との類似性が高かったと報告している[8]。このような探索は大規模な検討を要するものの，実用化へ向けて大きな貢献ができる可能性があり，今後も検討が続くものと期待される。

(2) 搭載遺伝子に関する検討

凝固第Ⅸ因子の活性が高い変異型（R338L）が見出されており，前臨床で有効性と安全性が確かめられている[9]。この変異型を治療用のベクターに使用することで比活性を高め，より良い治療効果を得ることが検討されている。既に一部の臨床研究に取り入れられており，今後の結果が注目される。

(3) 2本鎖のベクターの効果

2本鎖のAAVベクターは1本鎖のベクターに比べて発現が速くて強いとされてきた。したがってベクター長に余裕のある血友病Bの場合には，より良い効果を得るために重要なポイントと考えられてきた。一方で，2本鎖のベクターの定量に際して大きな誤差が見出されたこともあって，両者の厳密な比較はなされていないようである。血友病Bの臨床研究では1本鎖，2本鎖の両者のベクターが使用されていることから，何らかの結論が出る可能性がある。

2．免疫の問題

(1) ベクターに対する免疫

1) AAVベクターのキャプシドに対する中和抗体の影響

AAVの野生型ウイルスは自然界に広く分布しているとされ，感染の結果，中和抗体が生じているものと考えられている（AAVは非病原性と考えられている）。肝臓を標的として遺伝子治療を行うには8型のAAVベクターを静脈内へ投与することが効果的であり，侵襲も少なく血友病遺伝子治療の方法として優れている。一方，注入時にベクターが血液と接することとなり，中和抗体陽性の場合には効果が抑制される懸念がある。実際にわれわれの検討では，中和抗体陽性のサルでは効果が認められなかった（図❶）。このため，これまでの臨床研究においても中和抗体陽性例は対象から外れることになっている。

2) AAVのキャプシドに対する中和抗体の疫学

中和抗体に対する関心の高まりにつれて，世界各国での中和抗体の状況に関する報告が増えてきた。測定法の細部が異なるなど単純な比較は難しい面もあるが，全般的な傾向としては，2型に対

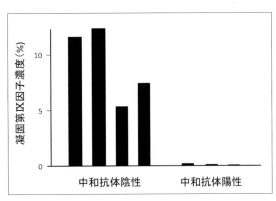

図❶　AAVベクター注入後のサルにおける凝固第Ⅸ因子の発現状況（文献15より改変）

中和抗体陰性のサルでは全例で治療域に至る効果が得られたが，中和抗体陽性の個体では効果は認められなかった。

する中和抗体陽性率が最も高い，8型については20〜40％程度の陽性率であるということができる[10)-12)]。われわれが実施した日本人における検討結果も他の国々のものと大きく異なるものではなく，8型に対する陽性率は30％台であった。特筆することとして，年齢により陽性率が大きく異なり，1970年以前に生まれた者では陽性率が非常に高く，80％程度あること，若年層では陽性率は年を追って低下しており，1991年以降に生まれた者では10％程度となっていること，などが明らかになった[13)]（**図❷**）。他のウイルスに対する中和抗体の検討結果とも合わせてみると，衛生状態の向上の結果から野生型AAVとの接触機会が減少しているものと推察される。このことは今後AAVベクターを利用していくうえでは有利な知見と考えられる。なお，健常者と血友病者との間には全体でも年齢別でも陽性率に差はなかった。

3）中和抗体陽性個体に対する治療法の開発

この場合の対処法に関しても様々なアプローチが提唱されている（**表❷**）。いずれも一長一短であり，実用に向けて決め手になるものは定まっていない。血漿交換は実行可能であるものの，抗体価を下げる程度が弱い[14)]。われわれは生理食塩水を門脈内に急速注入してから引き続きベクター溶液を注入する方法を開発し，試したサル全例で中和抗体の影響を回避することに成功した[15)]。一度の治療で生涯にわたって有効であれば問題はないが，そうでなければ2度目の遺伝子治療を行う必要が出てくるかもしれず，その際には最初のベクター投与によって生じた，ベクターに対する免疫反応の問題に直面することとなる。

（2）導入遺伝子産物に対する免疫

1）インヒビターの問題

この問題は遺伝子治療に限ったものではないが，血友病者の体内において正常な凝固因子を高発現することは免疫系を刺激する可能性があるため留意が必要である。

3．空ベクターによる影響

空ベクター（empty capsid）の混入があると本来のベクターと感染経路を競合することとなり，遺伝子導入効率に悪影響があることが懸念される。したがって，できるだけ取り除くべきと考えるのが一般的である。一方で空ベクターには中和抗体を吸着させる作用があることから，中和抗体の悪影響を取り除くために空ベクターを積極的に加えるとする考えもある。動物実験では空ベクターの投与量を増やすことで中和抗体陽性の個体でも遺伝子導入の効果が増えることが示されており，この成果に基づき臨床研究用にも空ベクターをあえて加える取り組みがなされている（ただし遺伝子導入効果を阻害しないよう，キャプシドには変異が加えられている）[16)]。空ベクターを加えることは免疫学的な負荷を高めることにつながることが懸念され，できるだけ取り除くべきであるとする考え方もあり[17)]，このほうが理解しやすい。

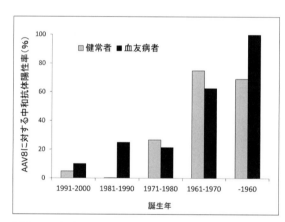

図❷　日本人におけるAAV（8型）に対する中和抗体陽性率（文献13より改変）

生まれた年代により陽性率に大きな違いがみられる。
（健常者85例，血友病者59例）

表❷　中和抗体陽性個体に対する方策

用いる方法	効果
異なる血清型のベクター	組織特異性が異なる
中和抗体の影響を受けないキャプシド	開発途上，再投与時は影響あり
キャプシドの化学修飾	開発中，効果不十分
免疫抑制	効果不十分
血漿交換	効果不十分
生食によるフラッシング	投与時の侵襲大

4. 肝臓を標的とした遺伝子治療の有効期間

ヒト肝臓細胞を標的として遺伝子治療を行うことから，ヒト肝臓細胞の寿命や分裂の状況が長期的な効果に影響する。AAV ベクターによる遺伝子導入法では様々な系で長期的な発現が認められているものの，導入遺伝子は宿主細胞の染色体には組み込まれておらず，いわゆるエピソームとして存在している。したがって，遺伝子が導入された細胞が分裂した場合，導入遺伝子は複製されないため遺伝子導入の効果は減弱することになる。ヒトの肝細胞の寿命については正確にはわかっていないものと思われるが，今回の臨床研究における 3 年間の経過では，明らかな減弱は認められていない。われわれの行ったサルにおける検討では，ベクター注入後 7 年経っても発現レベルには変化を認めておらず，かなり長期にわたって効果がみられる可能性もある（未発表データ）。

5. その他

(1) ベクター供給体制の問題

血友病では神経疾患や網膜疾患などに比べてベクターの使用量が格段に多いため，臨床用ベクターの準備に関しても大量調製に関する対策が必要であり，実用化のためには避けて通れない道である。これまで国内では臨床用のベクターを調製することは難しく，国外に依頼せざるを得なかったが，様々な問題があった。現在ではタカラバイオ社が拠点を整備しており，国内での調達が可能となっている。

(2) 施設間の標準化

臨床応用を進めていくに際しては，ベクターの定量法をはじめとして様々な標準化が必要である。AAV ベクターに関しても，このような取り組みが国際的に行われている。世界中の 16 施設が共同して同じ標準サンプルを測定し，その結果を比較したところ，比較的単純な Q-PCR による定量や ELISA などでもある程度のばらつきがみられた[18)19)]。極端に外れた値を除外したうえで平均値をとり，サンプルの参考値として説明書にも記載されている（標準サンプルは ATCC を通じて入手可能となっている）。

V. 血友病 A に対する遺伝子治療に向けての検討課題

血友病遺伝子治療を本格的に実施していくためには，より対象者数の多い血友病 A に対する治療法の開発が必須である。凝固第Ⅷ因子遺伝子に関しては，必要な部分のみを集めれば AAV ベクターで使用可能な長さであり，標的組織も同じ肝臓であることから，これまでの経験が様々に役立つ。血友病 B と共通するものの他に以下のような課題がある。

1. 血友病 A に対する最適なベクターの構造

第Ⅷ因子の遺伝子はエクソン部分のみでも全長約 7kb あり，そのまま AAV ベクターに搭載することはできない。このため最終的に発現系から外れることになる B ドメインをあらかじめ外した格好（BDD）にすることが普及している。この場合，プロモーターなど他に必要な配列を短いものにすることで，ベクターの長さを AAV の中にパッケージ可能な範囲内（おおよそ 5kb）にとどめることが可能となる。ベクター長の合計が 5kb を超えるとベクターの産生効率が大きく下がるとされていることから，ベクターの長さに気を配りつつ発現カセットの効率を高める必要があり，最適な構造をめざした取り組みがなされている。

2. 局所的な効果をめざした取り組み

血小板内に凝固因子を封入し，出血の際に局所的な効果を期待する方法が考案されている。具体的には巨核球系特異的プロモーターを用いたレンチウイルスベクターにより造血幹細胞に遺伝子導入を行い，長期にわたって血小板に凝固因子を発現させるもので，原理上有望であるのみならず前臨床でも効果が認められている[20)21)]。また，関節内出血が血友病者の QOL に大きく影響することから，その対策として凝固因子遺伝子を導入した間葉性幹細胞を膝などの大きな関節に注入し，関節内出血の際に凝固因子を供給する治療法に関しても開発が進められている[22)]。

おわりに

これまで血友病遺伝子治療はアカデミアで静か

に臨床研究が試されていた。近年は血友病Bにおける成功を契機として，ベンチャー企業が多数参入し，さらに大手製薬会社が積極的な姿勢を見せるなど，実用化をめざした活発な競争が行われるようになった。まずは血友病Bに対する治療法を洗練させていくとともに，より症例数の多い血友病Aに対する遺伝子治療の実現が期待される。ゆくゆくは肝臓を標的臓器として治療できる他の疾患への応用も進むものと思われる。

用語解説

1. **血清型**：本来はウイルス学などにおける概念で，ウイルスに対する抗体の違いに基づく分類の方法である。AAVの場合には，6型までは自然に分離されたものを指していたが，その後は特定の組織特異性をもたせたものを指すようになってきている。8型における肝臓への組織特異性が有名であり，現在は目的とする組織に合わせて特定の血清型のベクターを用いるようになってきている。

参考文献

1) High KA : Am Soc Hematol Edu Program 2012, 375-381, 2012.
2) Roth DA, Tawa NE, et al : N Engl J Med 344, 1735-1742, 2001.
3) Manno CS, Pierce GF, et al : Nat Med 12, 342-347, 2006.
4) Nathwani AC, Tuddenham EG, et al : N Engl J Med 365, 2357-2365, 2011.
5) Nathwani AC, Reiss UM, et al : N Engl J Med 371, 1994-2004, 2014.
6) Ohmori T, Mizukami H, et al : J Thromb Haemost 13 Suppl 1, S133-142, 2015.
7) Mizukami H, Mimuro J, et al : Gene Therapy and Cell Therapy Through the Liver (Terai S, Suda T, Eds), Springer, 2015.
8) Lisowski L, Dane AP, et al : Nature 506, 382-386, 2014.
9) Crudele JM, Finn JD, et al : Blood 125, 1553-1561, 2015.
10) Calcedo R, Vandenberghe LH, et al : J Infect Dis 199, 381-390, 2009.
11) Li C, Narkbunnam N, et al : Gene Ther 19, 288-294, 2012.
12) Liu Q, Huang W, et al : J Med Virol 85, 1550-1556, 2013.
13) Mimuro J, Mizukami H, et al : J Med Virol 86, 1990-1997, 2014.
14) Monteilhet V, Saheb S, et al : Mol Ther 19, 2084-2091, 2011.
15) Mimuro J, Mizukami H, et al : Mol Tther 21, 318-323, 2013.
16) Mingozzi F, Anguela XM, et a : Sci Transl Med 5, 194ra92, 2013.
17) Gao K, Li M, et al : Mol Ther Methods Clin Dev 1, 20139, 2014.
18) Lock M, McGorray S, et al : Hum Gene Ther 21, 1273-1285, 2010.
19) Ayuso E, Blouin V, et al : Hum Gene Ther 25, 977-987, 2014.
20) Ohmori T, Mimuro J, et al : FASEB J 20, 1522-1524, 2006.
21) Du LM, Nurden P, et al : Nat Commun 4, 2773, 2013.
22) Kashiwakura Y, Ohmori T, et al : J Thromb Haemost 10, 1802-1813, 2012.

参考ホームページ

- World Federation of Hemophilia
  https://www.wfh.org/en/page.aspx?pid=492
- International Society on Thrombosis and Haemostasis
  http://www.isth.org/
- Spark Therapeutics
  http://www.sparktx.com/
- Spark TherapeuticsとPfizerとの提携（プレスリリース）
  http://www.sparktx.com/sites/default/files/fields/press-release/spark-pfizer_partnership_release_final_12.5.14v2_0.pdf
- Baxalta（バクスターの分社）
  http://www.baxalta.com/index.page
- タカラバイオ
  http://www.takara-bio.co.jp/
- ATCC
  http://www.atcc.org

水上浩明
1986年　防衛医科大学校卒業
　　　　防衛省勤務
1993年　米国 NIH / NHLBI / Hematology Branch 留学（～1995年）
1998年　自治医科大学分子病態治療研究センター遺伝子治療研究部助手
2004年　同講師
2011年　同准教授
2014年　同教授

第3章 単一遺伝子の異常による遺伝性疾患と遺伝子治療

8. HGF遺伝子を用いたリンパ浮腫に対するリンパ管新生療法

齊藤幸裕

　原発性リンパ浮腫は四肢に多く発生する進行性の難治性疾患である。死に至ることはほとんどないが，患者のQOLは著しく障害されている。これに対し多くの治療法が開発されてきたが，いまだ根治的な方法はない。そこで，著者らは新規の治療法として肝細胞増殖因子による遺伝子治療を開発した。さらに，これを臨床応用するために原発性リンパ浮腫研究班を組織し，診断治療指針を上梓した。現在治験が進行中である。本稿ではリンパ浮腫について概説し，研究の進展を報告する。

はじめに

　リンパ学の歴史は古く，紀元前5世紀にヒポクラテスがリンパについて初めて記述している。しかし，リンパ循環の多様性や再現性のある評価法をもたないことから，その発展は極めて遅れていた。2000年代になって血管新生研究の副産物的に，リンパ管に関する分子生物学的な報告が急増している。

　リンパ循環に起因する代表的な疾患としてリンパ浮腫があるが，本邦の多くの患者はがん術後に発症する続発性リンパ浮腫患者である。この患者群は近年のがん患者の急速な増加に伴い，術後合併症として注目されるようになってきた。一方で先天的なリンパ管の形成不全によって発症する原発性リンパ浮腫は本邦におよそ3600名程度いると推測される希少性難治性疾患である。これらリンパ循環の異常は生命予後に大きな影響を与えないものの，高度な四肢の浮腫による行動制限や醜形によって患者のQOLは極めて障害される。現在の治療法は対処療法が主体で，異常なリンパ循環を正常な状態にする根治的な治療法は確立されていない。全く新しい根治可能な治療法の開発が永く望まれている。

　最近，筆者らは肝細胞増殖因子[用解1]（hepatocyte growth factor：HGF）によるリンパ浮腫に対する遺伝子治療法を開発し[1]，現在企業による治験が進行中である。以下にリンパ浮腫の病態と遺伝子治療法の開発について概説する。

I. リンパ浮腫の原因と病態

1. リンパ浮腫の遺伝的・後天的原因

　原発性リンパ浮腫の原因となる遺伝子として特定されているものは，*VEGFR-3*（ミルロイ病），*FoxC2*（重複睫毛症候群），*Sox18*（hypotrichosis-lymphedema-telangiectasis症候群）の3つである。これらに加え，次に列挙する遺伝的異常にリンパ浮腫が合併することが報告されており[2]，単一遺伝子もしくは遺伝子群が関与していると考えられる。Aagenaes症候群（chromosome 15），ヌー

---

key words
原発性リンパ浮腫，リンパ管新生療法，肝細胞増殖因子（HGF），c-Met，遺伝子治療

ナン症候群（chromosome 12），トリソミー（13, 18, 21, 22），クラインフェルター症候群（XXY），ターナー症候群（XO），染色体構造異常（addition 11p，deletions 11q, 13q）である。なお Klippel-Trenaunay 症候群は遺伝疾患ではないとされる。

続発性リンパ浮腫は先進国ではがん治療，特に乳がん・婦人科がんの治療後遺症として発症することが多い。世界的には東南アジアおよびアフリカを中心としたフィラリア感染症によって発症し，1500万人を超えている[3]。

2. リンパ浮腫の病態（図❶）

基本的に四肢での水分の出入りはスターリングの仮説に従うと考えられている。毛細管から組織への外向きの正味の力として圧に換算して0.3mmHg 程度，量にすると 2mL/min 程度の水分が組織に余剰に蓄積する。これがリンパ（液）となり，リンパ循環によって排泄されることになるが，リンパ管が障害され，この余剰なリンパを排出できなくなるとリンパ浮腫を発症する。

リンパのうっ滞によりリンパ管に多くのストレスがかかると，最終的に平滑筋の機能障害から異常増殖・遊走が起こり，リンパ管壁は肥厚し不可逆的な病理組織的変化を起こす[4]。この後のリンパ浮腫の増悪は四肢の皮下組織の変性が主な原因である。具体的には組織の線維化と代謝障害であると考えられる。この際に重要なメカニズムは慢性炎症と推測されるが，炎症性細胞が線維化のメディエーター（CTGF，TGF-β，PDGF など）を産生し線維芽細胞を遊走・増殖させることが報告されている[5]-[8]。また脂肪細胞が NFκB や TNF-α を介し単球・マクロファージを遊走させるとされ，脂肪蓄積がリンパ浮腫病態を悪化させる一因であることが推測される[9]。

Ⅱ．リンパ管新生作用をもつ分子の発見

1990年代から分子生物学が新たな局面を迎え，循環器領域では血管新生に関する報告が相次いだ。それらの発見の副産物としてリンパ管に関する報告も1990年代後半から2000年代前半にかけて散見されるようになってきた。これらの進歩を可能にしたのは LYVE-1, podoplanin, Prox1 といったリンパ管特異マーカーの発見であろう。これらによりリンパ管内皮細胞を容易に観察することが可能となった。その後，血管新生に対応する事象として，リンパ管新生が VEGF-C/VEGFR-3 により誘導可能であることが報告され[10]-[13]，FGF-2[14] や angiopoietin-2[15] などがこれに続いた。われわれも HGF によってリンパ管新生が誘導されることを報告した[1]。

Ⅲ．肝細胞増殖因子による遺伝子治療

1. これまでの治療法

包帯などによる圧迫やリンパドレナージ法（いわゆるマッサージ）を中心とした複合的理学療法

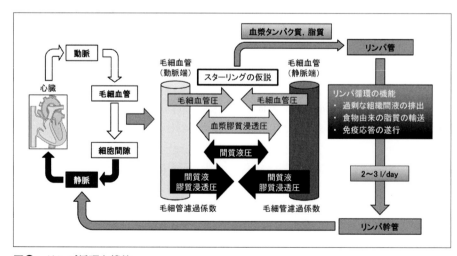

図❶　リンパ循環と機能

と呼ばれる物理学的な治療体系が1970年代以降に確立した。この方法は現在でもリンパ浮腫に対して行われる第一選択となっている。また外科手術も100年以上の試行錯誤の歴史があるが，根治させるには至っていない。薬物療法にいたっては有効性を見出したものは皆無である。

2. 肝細胞増殖因子の様々な作用

HGFはもともと肝組織の再構成を調節する増殖因子と考えられたが，今日では心臓，血管，脳，肺などの様々な種類の細胞に対しても増殖活性や形態形成活性を有することが知られている[16)-19)]。この増殖活性に加えて，抗アポトーシス作用，血管新生作用，抗線維化作用など多くの治療用分子としての効果が報告されている[20)-24)]。

原発性リンパ浮腫の原因遺伝子は前述のとおり多くの可能性が存在し，これまでとは全く違った独立したアプローチ，特に関与が濃厚なVEGF-C/VEGFR-3シグナルとは異なった分子が必要ではないかと考えた。原発性リンパ浮腫患者でc-Metの変異を認める報告も存在するが，その頻度は極めて低く[25)]，HGF/c-Metシグナルを利用したリンパ管新生療法は多くの患者で効果が見込めるのではないかと着想した。さらにリンパ管新生作用以外にも，変性した皮下組織に対しても効果が見込めると考えた。

3. 細胞レベルでのリンパ管新生作用（図❷）

この研究を開始した当時はリンパ管内皮細胞が販売されていなかったため，まず細胞培養系を確立する必要があった。そこでビーグル犬の胸管を摘出し，内皮細胞を採取し，これをMACSで抗LYVE-1抗体を用いて精製し，イヌリンパ管内皮細胞（LEC）培養系を確立した。免疫染色によって内皮細胞マーカーであるPECAM-1，vWFに加え，すべての細胞でリンパ管内皮細胞特異マーカーであるLYVE-1，podoplanin，VEGFR-3，Prox1が発現していることを確認した。さらにHGF受容体c-Metが発現していることが確認され，LECがHGFに反応しうることが示唆された。実際，LECにhuman recombinant HGF（hrHGF）を添加すると10～50 ng/mLをピークとして濃度

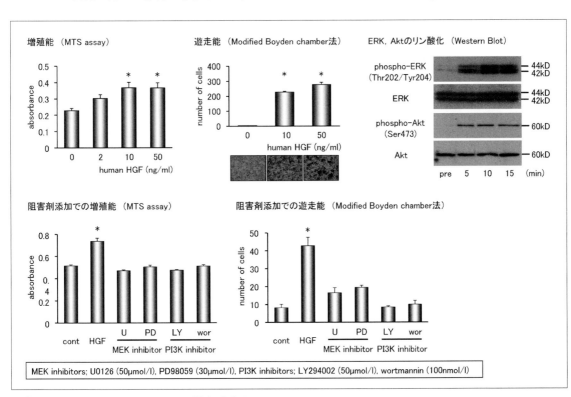

図❷　細胞レベルでのHGFのリンパ管新生作用

依存性に細胞増殖能と遊走能が増加することを確認した。

HGFの作用はc-Metからのシグナル伝達からERKおよびAktがリン酸化されることで惹起される。LECをhrHGFで刺激しウエスタンブロットで評価したところ，ERKおよびAktが刺激後10分をピークにリン酸化されることが明らかとなった。さらに，このシグナルをMEKインヒビター〔U0126（50 μmol/L），PD98059（30 μmol/L）〕やPI3Kインヒビター〔LY294002（50 μmol/L），wortmannin（100 nmol/L）〕で阻害すると，LECの増殖能と遊走能は有意に抑制された。LECにおいてもHGFによってERKとAktのリン酸化が惹起され，リンパ管新生作用が起こることが確認された。

これらの実験は後に販売されたヒトリンパ管内皮細胞（HMVEC-dLyAd，Lonza社）でも行い，再現性を確認している。

4. 動物モデルでのリンパ浮腫治療効果（図❸）

リンパ浮腫動物モデルとして，ラットの尾根部を一周切開しリンパ管を切除したモデル（尾モデル）と，右腋窩リンパ節を郭清した上肢でのリンパ浮腫モデル（上肢モデル）の2つのモデルを使用した。これらのモデルにヒトHGF遺伝子（pVaxベクターに挿入）200 μg/0.1mL/マウスをモデル作製の翌日に筋肉内に直接注入した。術後4日目に遺伝子導入した筋組織を回収しmRNAレベルで遺伝子発現を確認したところ，ヒトHGFの発現を確認した。さらに内因性のラットHGFの発現も有意に上昇することが明らかとなった。

尾モデルと上肢モデルに術後1，7，14日目の計3回HGF遺伝子を筋注し35日間観察した。HGF遺伝子を導入した群のみで術後14日目から有意に浮腫の改善を認めた。術後35日目の組織を回収し免疫染色で解析したところ，HGF群でのみLYVE-1とProx1陽性脈管の増加を認めた。さらに上肢モデルにおいて蛍光リンパ管造影[用解2]を施行したところ，HGF群で郭清部位の微細なリンパ管ネットワークの増生と，正常では存在しない逆行性に対側の腋窩リンパ節へ流入する既存の集合リンパ管のリモデリングを観察した。リンパ浮腫モデルにおいてHGF遺伝子治療がリンパ

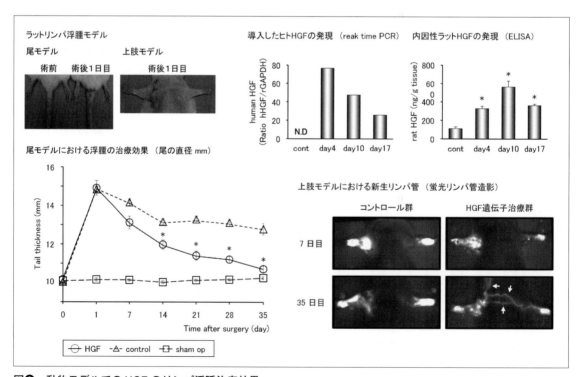

図❸　動物モデルでのHGFのリンパ浮腫治療効果

管新生と既存リンパ管のリモデリングを誘導することで浮腫を改善することが明らかとなった。

Ⅳ．臨床応用へ向けての取り組み

そもそも HGF 遺伝子治療は，重症虚血肢を有する閉塞性動脈硬化症，バージャー病の血管新生治療薬として既に治験が行われており，臨床応用へのハードルは比較的低い。

しかし，原発性リンパ浮腫では十分な疫学的背景が不明であった。このような状況では研究計画を立案することも難しい。そこで平成 21～23（2009～2011）年度および平成 26～27（2014～2014）年度厚生労働科学研究でリンパ浮腫研究班を組織し，全国疫学調査，患者QOL調査を実施し，診断治療指針を上梓するに至った[26)27)]。

このような経緯で官学との連携から疾患に対する研究基盤を固め，産学の連携によって原発性リンパ浮腫に対する企業主導での治験を実施するに至っている。

おわりに

原発性リンパ浮腫はリンパ管発生の過程で重要な役割を果たす3つの遺伝子異常により発症することが明らかとなっているが，未解決な部分も多く，その真の原因・病態はいまだ不明である。このような中でリンパ管形成過程から全く独立である HGF 遺伝子を利用した治療法の開発は広範囲な治療効果が見込め，これまでの原因対結果に基づいた遺伝子治療とは異なった発想に基づいている。

原発性リンパ浮腫は難治性疾患であり，今後も真の根治療法を開発できるよう研究を進めていきたい。

謝辞

最後に，本研究に様々なご指導をいただきました大阪大学医学系研究科 遺伝子治療学教室 金田安史先生，同臨床遺伝子治療学教室 森下竜一先生，同健康発達医学教室 中神啓徳先生に深謝申し上げます。

用語解説

1. **肝細胞増殖因子**：hepatocyte growth factor（HGF）。α鎖とβ鎖からなるジスルフィド結合ヘテロ二量体でクリングルファミリーに属する。受容体 c-Met を介し多彩な生物作用をもつ。

2. **蛍光リンパ管造影**：インドシアニングリーンがα1リポプロテインと結合することによって発する近赤外光を CCD カメラにより観察する造影方法。励起光 760nm，赤外蛍光 830nm。

参考文献

1) Saito Y, Nakagami H, et al : Circulation 114, 1177-1184, 2006.
2) Witte MH, Bernas MJ : Rutherford's vascular surgery 7TH ed, Saunders Elsevier, 177-201, 2010.
3) A 2013 report from the World Health Organization http://www.who.int/mediacentre/factsheets/fs102/en/
4) 緒方 英：リンパ浮腫の全て，40-43，永井書店，2011.
5) Chambers RC : Eur Respir J Suppl 44, 33s-35s, 2003.
6) Kinnula VL, Fattman CL, et al : Am J Respir Crit Care Med 172, 417-422, 2005.
7) Thannical VJ, Horowitz JC : Proc Am Thorac Soc 3, 357-363, 2006.
8) Keane MP, Strieter RM, et al : Crit Rev Immunol 25, 429-463, 2005.
9) Suganami T, Ogawa Y : J Leukoc Biol 88, 33-39, 2010.
10) Jussila L, Alitalo K : Physiol Rev 82, 673-700, 2002.
11) Karkkainen MJ, Haiko P, et al : Nat Immunol 5, 74-80, 2004.
12) Makinen T, Jussila L, et al : Nat Med 7, 199-205, 2001.
13) Yoon YS, Murayama T, et al : J Clin Invest 111, 717-725, 2003.
14) Chang LK, Garcia-Cardena G, et al : Proc Natl Acad Sci USA 101, 11658-11663, 2004.
15) Morisada T, Oike Y, et al : Blood 105, 4649-4656, 2005.
16) Taniyama Y, Morishita R, et al : Hypertension 40, 47-53, 2002.
17) Aoki M, Morishita R, et al : J Atheroscler Thromb 7, 71-76, 2000.
18) Koike H, Ishida A, et al : Gene Ther 13, 1639-1644, 2006.
19) Watanabe M, Ebina M, et al : Mol Ther 12, 58-67, 2005.
20) Nakagami H, Morishita R, et al : Diabetes 51, 2604-2611, 2002.
21) Taniyama Y, Morishita R, et al : Gene Ther 8, 181-189, 2001.
22) Taniyama Y, Morishita R, et al : Circulation 104, 2344-2350, 2001.
23) Taniyama Y, Morishita R, et al : Circulation 102, 246-252, 2000.
24) Azuma J, Taniyama Y, et al : Gene Ther 13, 1206-1213, 2006.

25) Finegold DN, Schacht V, et al : Lymphat Res Biol 6, 65-68, 2008.
26) 厚生労働省難治性疾患克服研究事業原発性リンパ浮腫研究班（班長：笹嶋唯博），2009年4月-2012年3月．
27) 厚生労働科学研究委託業務難治性疾患克服研究事業および日本医療研究開発機構難治性疾患実用化研究事業原発性リンパ浮腫研究班（班長：齊藤幸裕）．

齊藤幸裕
1996年　旭川医科大学医学部卒業
　　　　同第一外科（現外科学講座血管外科）
2004年　大阪大学大学院医学系研究科遺伝子治療学特別研究生
2007年　日本学術振興会特別研究員
2012年　旭川医科大学外科学講座血管外科助教
2014年　同講師

第4章

がんと遺伝子治療

第4章 がんと遺伝子治療

1. 臨床の現場に近づいた前立腺がん遺伝子治療の現状と今後の展開

那須保友

　前立腺がんに対する遺伝子治療については国内外で長年，基礎研究ならびに臨床研究が実施され一定の成果が得られてきている。前立腺という臓器が固形がんに対する遺伝子治療の研究開発における理想的ターゲットであることも，治療開発のための研究の実施を後押しする要因となっている。近年，わが国において大学（アカデミア）の研究成果を臨床応用に加速させる動きが活発であり，前立腺がん遺伝子治療もその例外ではない。本稿では，前立腺がんを対象とした遺伝子治療について既にヒトに投与され一定の成果を得つつあるREIC（reduced expression in immortalized cell）遺伝子治療，ならびにヘルペスウイルス療法について概説する。

はじめに

　遺伝子治療がヒトを対象に実施されてから約20年経過しているが，当初寄せられた過剰な期待に対する反動や倫理的な問題などを経験し，逆風ともいえる時期を経過しながらも，本領域はサイエンスとして着実に発展してきた。本特集のタイトルのごとく，着実にその成果が表れ出したというのが最近の状況である。前立腺がんについても国内外では長年，基礎研究ならびに臨床研究が実施され一定の成果が得られてきている。本稿においては，前立腺がんを対象とした遺伝子治療について既にヒトに投与され一定の成果を得つつあるものについて概説し，今後の展開についても併せて述べたい。

I. 前立腺がん遺伝子治療を取り巻く背景について

1. 去勢抵抗性前立腺がん（CRPC）の治療

　前立腺がんの腫瘍マーカーであるPSA[用解1]を用いた検診が先進国では積極的に行われ，手術療法や放射線治療などの局所療法の対象となる早期前立腺がんは増加し，前立腺がんによる死亡率は低下しつつあるものの，一定の割合において転移巣を有する進行がんも発見されており，男性ホルモンを外科的もしくは薬物的に去勢領域までに低下させるいわゆる内分泌療法[用解2]が選択される。臨床的に問題となるのは，これらの内分泌療法に抵抗を示す去勢抵抗性前立腺がん（CRPC：castration resistant prostate cancer）の治療に苦慮することである。近年，国外においてCRPCに対する様々な機序の新規治療法の臨床試験が成功

---

key words

前立腺がん，PSA，内分泌療法，ネオアジュバント，去勢抵抗性前立腺がん（CRPC），*REIC*，アデノウイルスベクター，ヘルペスウイルス

し，本邦においても 2014 年度には複数の新薬が上梓されている。本邦では上梓されていないが，2010 年 4 月に米国 FDA により認可されたがん抗原 PAP (prostatic acid phosphatase) とサイトカイン GM-CSF の融合タンパク質を用いた樹状細胞ワクチン療法 Provenge (sipuleucel-T) も，初の前立腺がんに対する免疫療法として実用化された。しかし，既にそれらの新規薬剤に対する耐性の獲得が国外では臨床上の問題になりつつある。こういった背景の中，抗がん免疫を活性化する戦略のもと種々の薬剤の治験が活発に行われているが，各種ウイルスベクターを用いた新規のがん遺伝子治療の開発もその 1 つである。表❶に示すように，前立腺という臓器が固形がんに対する遺伝子治療の研究開発における理想的ターゲットであることも，前立腺がんにおける治療開発のための研究の実施を後押しする要因となっている[1]。

2. 前立腺がんネオアジュバント治療（図❶）

　従来，がんに対する遺伝子治療は治療抵抗性のがんが対象となることが一般的であったが，未治療の前立腺がんを対象に前立腺全摘除術前に前立腺がん病巣に直接投与し摘出する手法（ネオアジュバント遺伝子治療）が国内外で採用されてきた。本手法は種々の利点を有している。安全性の評価のみならず，治療遺伝子注入から前立腺摘出までの PSA の推移をみることで近接効果を評価することが可能である。摘出標本を用いた免疫病理学的な効果の評価が可能，さらに術後に免疫学的な反応，PSA をモニターすることで再発抑制効果を検証することも可能である。すなわち新たな薬剤の開発における有効性実証（POC：proof of concept）の確立における有力な手段であると言える[2]。

表❶　前立腺の優位性 - 新規治療薬の開発研究における対象臓器として -

- 高齢者においては必須の機能的臓器ではない
- 経直腸的・経会陰的に容易に到達可能である（超音波ガイド）
- 特異的プロモーターを利用することで治療遺伝子の選択的発現が可能である
  →　PSA, PSMA, Osteocalcin など
- 治療効果を鋭敏に反映する腫瘍マーカー（PSA）がある

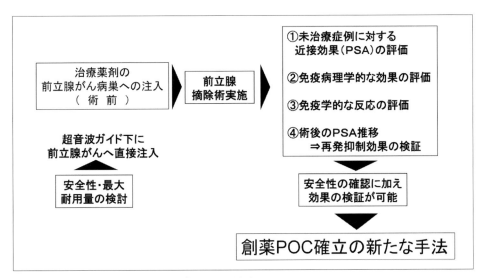

図❶　前立腺がんに対するネオアジュバント治療

Ⅱ. 臨床に移行している遺伝子治療について

前立腺がんに対する世界初の遺伝子治療（治療遺伝子の局所投与）は 1996 年に米国のベイラー医科大学において，*HSVtk* 遺伝子をコードしたアデノウイルスベクターを用いる自殺遺伝子治療として実施された。その後，世界各国において，主に遺伝子治療用ベクターを前立腺がん病巣に局所投与する方法（*in vivo* 遺伝子導入）で遺伝子治療の臨床研究・治験が実施されるようになった。前立腺がんに対するこれらの遺伝子治療の作用機序に基づく分類としては，文献1の表3にまとめられており，その内容を一部改変して本稿において表❷として引用した[1]。

1. *REIC* 遺伝子治療

REIC（reduced expression in immortalized cell）遺伝子は，前立腺がん，腎細胞がん，肺がん，脳腫瘍などの広範な悪性腫瘍の細胞株で発現が抑制される一方，正常細胞では強く発現していることから，固形がん治療への臨床応用が期待されている遺伝子である。その主な作用機序は，がん細胞において *REIC* 遺伝子を強発現させると REIC タンパク質発現により小胞体ストレスが生じて，がん細胞選択的にアポトーシスが誘導されるというものである。また分泌された REIC タンパク質には，樹状様細胞の分化誘導や細胞傷害性Tリンパ球（CTL）の活性化などの抗がんサイトカイン様作用が認められることが報告されている。この臨床研究において期待される効果・作用機序は，前立腺がんの病巣に Ad-REIC 製剤を局所投与することで，局所でのがん細胞の細胞死が誘導され，分泌された REIC タンパク質による樹状細胞・CTL 細胞の活性化に伴う全身的な抗がん免疫活性化が起こることであり，*REIC* 遺伝子治療の「自己がんワクチン化療法」としての確立をめざしている[3)-6)]。

岡山大学病院泌尿器科で，Ad-REIC（*REIC* 遺伝子をコードした遺伝子組換えアデノウイルスベクター）製剤を用いた難治性前立腺がんに対する遺伝子治療臨床研究が行われた。その内容については，われわれは既にいくつかの文献などで紹介をしており，以下のように引用・改変して紹介する[3)-6)]。

研究課題名は，『前立腺癌に対する Reduced Expression in Immortalized Cells（REIC）遺伝子発現アデノウイルスベクターを用いた遺伝子治療臨床研究』である。研究の目的は，Ad-REIC 製

表❷　前立腺がんに対する遺伝子治療の作用機序に基づく分類 (文献1より改変)

① がん細胞死の誘導
　1) 修復（脱がん化）遺伝子治療：がん関連遺伝子の修復によるアポトーシス誘導
　　　・*p53*, *p16*, *PTEN* など
　2) 自殺遺伝子治療：プロドラッグ活性化遺伝子によるアポトーシス誘導
　　　・単純性ヘルペスウイルス チミジンキナーゼ（HSV-tk）/ ガンシクロビル（GCV）
　　　・シトシンデアミネース / フルオロウラシル（CD/5-FC）
　　　・HSV-tk/GCV + CD/5-FC（二重自殺遺伝子治療）
　3) 腫瘍融解ウイルス治療：がん選択的プロモーターなどによるウイルスの選択的増殖
　　　・腫瘍融解性アデノウイルス，単純性ヘルペスウイルス など
　　　・治療遺伝子を組み込んだ（武装化した）制限増殖ウイルス

② 抗がん免疫の活性化
　免疫遺伝子治療：サイトカイン遺伝子による抗がん免疫の活性化
　　　・granulocyte-monocyte colony stimulating factor（GM-CSF）
　　　・interleukin（IL）2, IL12

③ がん細胞死の誘導と抗がん免疫の同時活性化
　1) *REIC/Dkk-3* 遺伝子治療：自己がんワクチン化療法
　2) 武装化ウイルス治療：サイトカイン遺伝子を組み込んだ制限増殖ウイルス療法

剤を前立腺がんの局所病巣に直接注入する治療法の安全性と臨床効果を観察することであり，探索的臨床研究（Phase I・IIa）として実施されている。主要評価項目は「安全性の確認（最大耐用量の推定）」であり，副次評価項目は「治療効果を観察（評価可能症例において）することにより，治療効果判定の総合的な解析」をすることと，「当該遺伝子治療における有効性をきたす可能性のある免疫学的反応を解析し治療効果の病理学的評価」を実施することである。投与量の設定については 1.0×10^{10} vp（viral particle）を開始用量とし，①去勢抵抗性前立腺がん（CRPC）および②再発リスクの高い限局性前立腺がん（ネオアジュバント治療）を治療対象群とした。当該用量群3名全員の治療終了後28日以降に安全・効果評価・適応判定部会において安全性が確認されたのち，次用量群（1.0×10^{11} vp，1.0×10^{12} vp，3.0×10^{12} vp）と順に進んだ。

(1) 去勢抵抗性前立腺がん（CRPC）を対象とした臨床研究

内分泌・化学療法抵抗性前立腺がんを含む難治性前立腺がんの一部の症例に対してAd-REIC製剤を用いた当該治療法が有効であることを報告した[7)8)]。CRPC治療群の1症例では，Ad-REIC製剤を投与した局所のリンパ節転移病巣のみならず遠隔部の複数の転移病巣にも腫瘍縮小効果が認められ，全身での抗がん免疫活性化に基づくと考えられる治療効果・再発予防効果が得られたものと考察がなされている[6)7)]。

(2) ネオアジュバント治療としての遺伝子治療臨床研究

再発リスクの高い限局性前立腺がんにおいてネオアジュバント療法としてAd-REIC製剤を投与したグループの解析では，症例数が少ないながらも最高用量群（3.0×10^{12} vp を2回投与した群）において他の群と比べ，がん再発を抑制する効果が認められた[8)]。特に，Ad-REIC製剤を注入後に根治的前立腺全摘術で得られた前立腺組織のがん病巣において，製剤投与後42日が経過したにもかかわらず多くの樹状細胞および細胞傷害性Tリンパ球が病巣に浸潤・蓄積している所見が得られたことから，基礎研究のレベルで見出されたAd-REIC製剤の局所投与による自己がんワクチン化の治療効果が，臨床研究においても同様に認められたものと判断された[6)8)]。

2. ヘルペスウイルス療法

一方，東京大学医学部附属病院泌尿器科では，内分泌療法に再燃した前立腺がん患者を対象として，前立腺がん病巣に遺伝子組換えヘルペスウイルスを局所投与するウイルス療法の臨床研究が実施されている[9)]。この治療法は，がん細胞だけで増殖するようにウイルス遺伝子を組み換えた人工的なヘルペスウイルスを用いてがん細胞を破壊・治療するもので，脳腫瘍に対する臨床研究が先行している。作用機序の詳細については本誌第4章-3を参照いただきたい。脳腫瘍においては既に臨床的効果が得られており，前立腺がんでの臨床研究の成果を期待したい。

おわりに

近年わが国では，大学（アカデミア）の研究成果を迅速に臨床応用さらには実用化（上梓）につなげようとするオールジャパンでの動きが加速化しており，本稿で概説した前立腺がん遺伝子治療に関しても，わが国独自の研究から開発されたものであり今後の発展が期待される。

用語解説

1. **PSA**：PSA（prostate specific antigen，前立腺特異抗原）は前立腺がんの腫瘍マーカーとして確立されており，前立腺がんの診断，病気の広がり，再発の有無，治療効果の判定などに応用されている。検診も盛んに行われており，検診による死亡率の低下に関しては議論があったが，欧州の大規模試験により死亡率の低下が確認された。
2. **内分泌療法**：前立腺がんに対する内科的療法の1つである。前立腺がんは男性ホルモンを除去することによりその増殖を抑制することができるため，男性ホルモンの主な産生場所である精巣を除去（去勢）することで治療効果が得られる。去勢には外科的去勢と薬物的去勢があるが，最近は主に後者が行われる。男性ホルモンの作用をブロックする治療（抗アンドロゲン療法）も内分泌療法に含まれる。

参考文献

1) 公文裕巳：日臨 69, 544-549, 2011.
2) 那須保友：Current View on Urology 11, 2-4, 2014.
3) 渡部昌実, 賀来春紀, 他：日臨 69, 559-563, 2011.
4) 那須保友, 渡部昌実：泌尿器外科 28, 1187-1190, 2015.
5) Watanabe M, Nasu Y, et al：Oncol Lett 7, 595-601, 2014.
6) 渡部昌実, 定平卓也, 他：日臨, in press.
7) Kumon H, Sasaki K, et al：Clin Med Insights Oncol 9, 31-38, 2015.
8) Kumon H, Sasaki K, et al：Clin Transl Sci, in press.
9) 福原　浩, 本間之夫：日臨 69, 564-567, 2011.

那須保友

1981 年	岡山大学医学部卒業
1986 年	同大学院医学研究科博士課程外科学専攻修了
1991 年	同医学部附属病院泌尿器科講師
1996 年	米国ベイラー医科大学泌尿器科客員研究員（～1998 年）
2004 年	岡山大学大学院医歯薬学総合研究科泌尿器病態学准教授
2010 年	岡山大学病院新医療研究開発センター教授
2013 年	岡山大学病院副病院長
2015 年	岡山大学大学院医歯薬学総合研究科泌尿器病態学教授

第4章 がんと遺伝子治療

2．ナノパーティクルを用いた脳腫瘍治療

大岡史治・夏目敦至・若林俊彦

　脳腫瘍治療の発展のためには，効果的な新規治療医薬の開発と，血液脳関門を越えて薬剤を脳腫瘍に効率よく届けるドラッグデリバリーシステムの開発が不可欠である．近年，大規模研究によりグリオブラストーマの分子生物学的特徴が明らかになりつつある．近い将来，多くの抗体医薬や小分子医薬，核酸医薬がグリオブラストーマの新規治療薬として登場してくることが予想される．これらの次世代型治療薬の登場に備え，ドラッグデリバリーシステムの開発も急がれている．本稿では，リポソームなどのナノパーティクルの進歩と，ナノパーティクルを効率よく脳腫瘍に届けるドラッグデリバリー技術の発達について解説する．

はじめに

　原発性脳腫瘍の中で最も予後が悪い神経膠腫（グリオーマ）はいまだ根治不能な疾患である．グリオーマの中で最も悪性度が高い神経膠芽腫（グリオブラストーマ）[用解1]に対しては手術を行い，術後テモゾロミドを中心とした化学療法，放射線治療を組み合わせた集学的治療が行われるものの，生存期間中央値は約15ヵ月と極めて予後不良である[1]．この状況を打開すべく，米国では国家プロジェクトであるTCGA（The Cancer Genome Atlas）で，すべてのがん腫の中から膠芽腫が最も早く着手され，大規模な研究が展開されてきた．これらの大規模なゲノム・エピゲノム解析から，一部の腫瘍群ではisocitrate dehydrogenase 1（*IDH1*）遺伝子，*H3F3A*遺伝子のように，腫瘍形成に重要な役割を果たしているkey factorが同定されつつある[2)-4)]．近年IDH1変異体に対する阻害剤が動物実験レベルで有用性を示し[5]，*H3F3A*変異症例ではヒストン脱メチル化酵素であるJMJD3（jumonji domain containing 3）に対する阻害剤が有用である可能性が示唆され[6]，今後の臨床応用が期待されている．新規治療標的・新規治療医薬に対する研究が急速に進む一方で，ドラッグデリバリーが困難であるという脳組織特有の問題点を早急に克服しなければならない．脳組織は血液脳関門（BBB：blood-brain-barrier）と呼ばれる特異的な構造を有しており，脳腫瘍細胞への薬剤移行を妨げている．近い将来に訪れると考えられるグリオブラストーマに対する次世代型治療薬時代に備えるために，ドラッグデリバリー技術の早急な進歩は必要不可欠である．本稿では，リポソームなどのナノパーティクル[用解2]を用いた脳腫瘍へのドラッグデリバリー技術の発達について紹介する．

I．血液-脳組織間のゲートキーパーである血液脳関門

　脳組織は進化の過程において，ホメオスターシスを維持するために，外部からの分子の侵入を防ぐ血液脳関門構造をもつようになった．血液脳関門はいくつかの細胞間分子移動制御機構から構

---

key words

グリオブラストーマ，ナノパーティクル，MGMT

成されている。血管内から血管内皮を通過して脳実質内に分子が移動する経路は細胞間隙経路 (paracellular pathway) と経細胞路 (transcellular pathway) の2つの経路に大別される。中枢神経系組織では単層の血管内皮細胞がタイトジャンクションと呼ばれる密接な細胞間接着構造をもち、さらにアストロサイトや血管周皮細胞も加わることで細胞間隙経路を制御している。細胞間隙経路の受動拡散による分子の移動は、小分子（分子量500以下）に制限される。一方、経細胞路には受動拡散による溶解拡散と各種輸送担体を用いた能動拡散が存在する。溶解拡散は物質が細胞膜の脂質層に分配溶解し、拡散していく形式であるため、脂溶性の物質が移動に有利と考えられている。分子が血液脳関門を越えて脳実質に届くためには、そのサイズ（分子量）や性質が制限される。さらに血液脳関門の血管内皮細胞はP糖タンパク質 (P-glycoprotein) と呼ばれるタンパク質を細胞膜上に発現している（図❶）。P糖タンパク質はATP依存性に脳内に届いた物質を、再び血管内に戻す機能を介して薬剤耐性機構に関与しており、ABCB1 (ATP-binding cassette sub-family B member 1) や MDR1 (multiple drug resistance 1) とも呼ばれている[7]。血液脳関門は脳内への物質の侵入を制限するのみでなく、積極的に排出する機能も備えており、脳へのドラッグデリバリーを向上させるために克服するべき構造である[8]。これまでにマンニトールなどの高浸透圧液や、マイクロバブルと集束超音波を用いてタイトジャンクションを開放する方法も報告されている。一方で、ナノパーティクルと呼ばれる超微粒子を用いた血液脳関門を通過するマテリアルの開発も進んでいる。

Ⅱ．ナノパーティクルの特徴

ナノパーティクルは約10～1000nmほどのマテリアルで、可逆性の構造をもつものと不可逆性の構造をもつものの、大きく2つの輸送体に大別される。可逆性をもつナノパーティクルは非共有結合の分子間相互作用により形成された複合体で

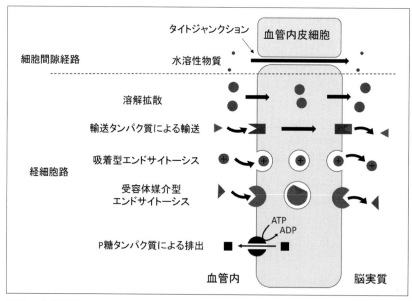

図❶ 血液脳関門における細胞間隙経路と経細胞路

血液脳関門を通過するためには細胞間隙経路と経細胞路が挙げられる。細胞間隙経路はタイトジャンクションにより小分子に限られる。経細胞路には脂溶性分子の溶解拡散、グルコーストランスポーターなどの輸送タンパク質による拡散、吸着型エンドサイトーシス、インスリン様成長因子レセプターなどの受容体媒介型エンドサイトーシスなどが挙げられる。

あり，リポソームやミセルが最もよく知られている。これらは可逆性をもち，その形成と離開は周囲環境の温度やpHなどに影響される。利点としては組織の変化による急激な環境変化により，内在する薬剤をリリースすることができる点や容易に合成できる点が挙げられる。一方，不可逆構造をもつナノパーティクルは共有結合や金属結合により形成された物質であり，ナノカプセルやナノスフィアーなどがある。これらのパーティクルは強固で安定している反面，合成が困難である。リポソームは古くから研究されており，近年抗がん剤を封入したリポソーム製剤などが実用化されており，当教室ではリポソームに着目して研究を進めている。

Ⅲ．脳腫瘍に対する遺伝子治療薬と核酸医薬

上述のリポソームなどのナノパーティクル内の封入薬として遺伝子治療薬や核酸医薬が注目されている。遺伝子治療薬はウイルスベクターなどを用いて標的細胞内で目的遺伝子をタンパク質レベルまで発現させることで治療をめざすものである。一方，核酸医薬とは遺伝子発現を介さずに直接作用するオリゴ核酸（DNA，RNA）を用いたものである。核酸医薬には small interference RNA（siRNA），デコイ核酸，アンチセンス核酸，アプタマーなどが含まれる（図❷）[9]。核酸医薬は生体内でメッセンジャーRNAやマイクロRNA，タンパク質など様々な分子を標的にすることができ化学合成も可能であることから，抗体医薬・低分子医薬につぐ新規医薬品分野として注目されている。本教室では2000年4月に国内で初めて脳腫瘍の遺伝子治療を行った経験があり，その経験を基盤として次世代型の新しい核酸治療の研究を進めている。

Ⅳ．脳腫瘍治療におけるDrug Delivery System（DDS）の開発

脳腫瘍に，より効率的・選択的に治療薬とリポソームの複合体を届けるためのdrug delivery

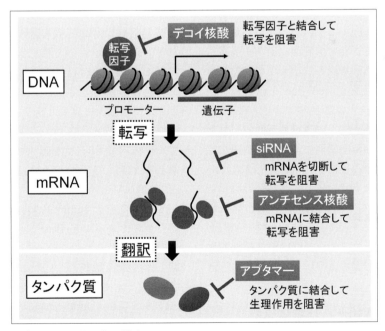

図❷　核酸医薬の作用機序
核酸医薬には転写因子と結合することで転写を阻害するデコイ核酸，メッセンジャーRNA（mRNA）に作用して阻害するアンチセンス核酸，siRNA，翻訳後のタンパク質を阻害するアプタマーなどが挙げられる。

system（DDS）についても近年様々な研究が進んでいる。リポソームの表面に抗体を付着させ，抗原抗体反応を用いて選択性を向上させる手段や，アプタマーと呼ばれる特定の分子に特異的に結合する核酸やペプチドを表面に付着させることで，標的細胞に選択的・効率的に到達させる手段が開発されている。一方で経静脈投与を用いた全身投与ではなく，脳腫瘍に直接薬剤を浸潤させる方法も検討されている。ニトロソウレア系アルキル化剤であるカルムスチンを，生体内分解性のポリマー基剤に含有させた脳内留置徐放性製剤ギリアデル®が2013年4月に本邦でも保険適応された。脳腫瘍摘出術後にギリアデルを留置することで，手術直後より残存腫瘍細胞に効率的に高濃度の治療薬を曝露することができ効果的と考えられている[10]。脳腫瘍細胞に直接浸潤させる方法では血液脳関門による影響を受けずに，効率的に脳腫瘍細胞に治療薬を曝露することができる可能性がある。同様に，カテーテルを頭蓋外から脳腫瘍内に挿入し，直接薬剤を投与するための有用な方法としてconvection-enhanced delivery（CED）と呼ばれる方法も考案されている。CEDは脳腫瘍に直接カテーテルを挿入し，カテーテルから薬剤を持続陽圧下に注入することで広範囲に薬剤を分布させることができる方法である。注入中の圧勾配を維持することで脳間質にbulk flowを誘導し，注入物質の拡散を強化することができる。CEDを用いることで比較的大きな分子でも脳間質に拡散することができ，血液脳関門による拡散制限を克服するために有用な手段と考えられ期待されている[11)12]。さらに本教室では定位的脳神経外科手術支援装置のロボティクスから開発された"NeuroMate"が導入され，さらにその精度と適応範囲が広がり，サブミリ単位で的確な脳内部位に目的物を導入することができるようになり，今後の治療結果が期待される。

Ⅴ．MGMTを標的とした核酸治療

悪性脳腫瘍に対する標準治療薬のテモゾロミドへの治療反応性を示す因子としてO^6-methylguanine-DNA methyltransferase（MGMT）が注目されている[13]。MGMTはDNA修復酵素であり，DNA中のグアニンのO^6からアルキル基を除去するといわれており，それによってテモゾロミドなどのアルキル化剤から細胞を保護していると考えられている。アルキル化剤はDNA中のグアニンをアルキル化し，O^6-methylguanine（O^6-meG）を形成する。O^6-meGはDNA複製の際，チミンとミスマッチを形成し，細胞はミスマッチ修復機構を介してチミンを除去する。しかしO^6-meGが存在するかぎり，再びチミンとミスマッチを形成し，このサイクルを繰り返していくうちに細胞死に至る。しかし細胞にMGMTが存在するとO^6-meGのメチル基を脱転移し，上記のサイクルから回避させ細胞死を抑制する。本教室ではMGMTの遺伝子発現を抑えることがテモゾロミドの治療効果を向上させると考え，細胞実験・動物実験にてMGMTに対するsiRNAを用いた研究を進め，核酸医療への応用をめざしている。本教室の加藤らはMGMTのメッセンジャーRNAに対するsiRNAを包埋し，流体力学を応用したDDSで悪性脳腫瘍内に投与すると，アルキル化抗がん剤の効果を相乗的に増強し，また脳腫瘍幹細胞に対しても有効であることを報告した[14]。siRNAを用いた核酸医療を臨床応用する際に問題となるのは，siRNAは不安定で生体内で容易に分解される点と，siRNAはリポフェクションで細胞内に導入可能であるが，多くの脂質は血清下で不活化される点であった。したがって，生体内でsiRNAを導入することは困難であると考えられていた。そこで，われわれは生体内でsiRNAを効率よく導入できるリポソームとして，2009年のNature Review Drug Discoveryに紹介されているLipoTrust®を用いてsiRNAを生体内で導入する手法を確立した。このLipoTrust®は生体内でも効率よくsiRNAを導入することができ，しかもGMPに準拠した製造が可能である。siRNAを用いた核酸治療臨床応用は本邦でも例がなく，実現すれば国内初となり実現を急いでいる。本教室の辻内らが動物実験にて大きな有害事象なく安全にMGMT-siRNA/LipoTrust複合体を脳内に投与できることを報告した（図❸）[15]。今

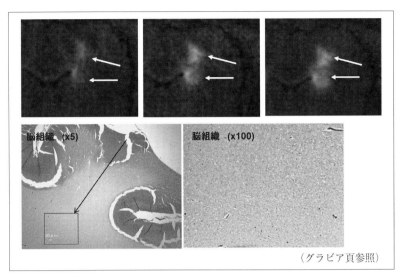

図❸　動物実験によるCEDを用いたsiRNA投与（文献15より）

ブタ脳にCEDを用いてガドリニウムを含有したMGMT-siRNA/LipoTrust複合体を投与し，経時的に撮影したMRIにて薬剤が適切に拡散していることが示されている（上段）。脳内投与部位の脳組織切片では明らかな実質損傷を認めず，安全に投与できることが示された（下段）。

後臨床応用していくために，有効性などについて更なる検討が待たれる。

おわりに

グリオブラストーマに対して，次世代型治療薬の開発が進むと同時に，DDSについても様々な研究が進んでおり，早急な実用化が期待される。リポソームやDDS技術を駆使して，前述の流体力学を用いた脳内組織への薬物送達方法であるCEDを実用化するためには，高精度の定位技術を必要とし薬剤分布をリアルタイムにモニターすることが必要となる。本手法で当院脳神経外科手術室"Brain Theater"にある既存のopen MRIシステムやニューロナビゲーションシステムと統合させ，MGMTを標的とした核酸治療に斬新なロボット技術を有機的に統合させた先端医療を，今までの培われた技術の上に構築して開発し数年以内の実用化医療をめざしている。

用語解説

1. **グリオブラストーマ**：原発性脳腫瘍である神経膠腫（グリオーマ）の中で最も悪性度の高い腫瘍である。近年の大規模なゲノム・エピゲノム解析から分子生物学的背景が大きく異なるサブタイプに大別されることが明らかになった。最も特徴的なゲノム異常である*IDH1*遺伝子変異，*H3F3A*変異は，ともにエピゲノム異常を誘導することで腫瘍形成に寄与することが明らかになっており，それぞれ特異的な阻害剤の開発が進んでいる。今後，他の腫瘍群でも特異的な治療薬が出現してくる可能性があり，より治療の細分化が進むと考えられる。

2. **ナノパーティクル**：ナノメートルオーダーの超微粒子で，薬剤を封入することで医療応用において注目されている。リポソームは脂質で構成されたナノパーティクルであり，古くから研究が進んでいる。近年，薬剤の安定化と副作用の軽減を目的とした抗がん剤を封入したリポソーム製剤が実用化されている。より効率的・選択的にリポソームを標的細胞に届けるためにポリエチレングリコールや標的細胞に対するリガンドを重層させたABCDナノパーティクルが登場し，実用化が期待されている。

参考文献

1) Stupp R, et al : N Engl J Med 352, 987-996, 2005.
2) Sturm D, et al : Cancer Cell 22, 425-437, 2012.

3) Schwartzentruber J, et al : Nature 482, 226-231, 2012.
4) Parsons DW, et al : Science 321, 1807-1812, 2008.
5) Rohle D, et al : Science 340, 626-630, 2013.
6) Hashizume R, et al : Nat Med 20, 1394-1396, 2014.
7) Ramos-Cabrer P, Campos F : Int J Nanomedicine 8, 951-960, 2013.
8) Vlieghe P, Khrestchatisky M : Med Res Rev 33, 457-516, 2013.
9) Burnett JC, Rossi JJ : Chem Biol 19, 60-71, 2012.
10) Westphal M, et al : Neuro-oncology 5, 79-88, 2003.
11) Mehta AI, et al : Curr Drug Discov Tech 9, 305-310, 2012.
12) Bidros DS, et al : Future Oncol 6, 117-125, 2010.
13) Hegi ME, et al : N Engl J Med 352, 997-1003, 2005.
14) Kato T, et al : Gene Ther 17, 1363-1371, 2010.
15) Tsujiuchi T, et al : Am J Ttransl Res 6, 169-178, 2014.

大岡史治
2004 年　名古屋大学医学部医学科卒業
2012 年　愛知県がんセンター研究所リサーチレジデント
2013 年　名古屋大学大学院医学系研究科博士課程修了，学位取得
2014 年　日本学術振興会特別研究員（PD）
2015 年　名古屋大学大学院医学系研究科・脳神経外科・病院助教

第4章 がんと遺伝子治療

3．悪性グリオーマに対するウイルス療法

伊藤博崇・藤堂具紀

　悪性グリオーマは悪性腫瘍の中でも予後が悪く，手術，放射線治療，化学療法による集学的治療の進歩にもかかわらずいまだ根治に至っていない。新規治療法の確立が望まれる中，本邦で第三世代がん治療用遺伝子組換え単純ヘルペスウイルスⅠ型（G47Δ）を用いた膠芽腫に対するウイルス療法の第Ⅱ相の医師主導治験が始まった。機能付加型のG47Δなど，様々な次世代ウイルスの研究開発も進んでおり，近い将来，ウイルス療法は悪性グリオーマをはじめとするがんの新しい治療選択肢となるだろう。

はじめに

　グリオーマ（神経膠腫）は神経膠細胞（グリア細胞）用解1を発生母地とする腫瘍で，原発性脳腫瘍の約28％を占める疾患である。病理学的悪性度に応じて4段階に分類され，グレード3とグレード4（膠芽腫）は悪性度が高く，悪性神経膠腫と呼ばれている。グリオーマは脳実質内に浸潤性に発育するため，外科的治療による根治は難しく，現在の標準治療は可及的広範囲な外科的切除に続いて放射線治療と化学療法を併用する。ここ数十年は様々な治療が試みられてきたが根治に至る有効な治療はいまだになく，2005年に，新規アルキル化剤であるテモゾロミドを放射線治療と併用すると生存期間が延長することを，化学療法薬としては初めてランダム化臨床試験で実証した。しかし，その効果は放射線単独群の生存期間中央値12.1ヵ月を14.6ヵ月に延長したに過ぎず，既存の治療法とは全く異なる新しいアプローチが必要であることは明白である[1]。がん治療用遺伝子組換え単純ヘルペスウイルスⅠ型（HSV-1）は正常組織に対する安全性を確保しつつ腫瘍細胞特異的に殺細胞効果を示し，その臨床応用に高い期待が寄せられている。本稿では，第三世代がん治療用HSV-1であるG47Δを中心に，悪性グリオーマに対するウイルス療法について概説する。

Ⅰ．ウイルス療法とは

　ウイルス療法は，腫瘍細胞にウイルスを感染させ，ウイルス複製に伴うウイルスの直接的な殺細胞効果により腫瘍の治癒を図る治療法である。がん治療用ウイルスは感染した腫瘍細胞で複製し，その過程で宿主となった腫瘍細胞を破壊する。複製したウイルスは周囲の腫瘍細胞に感染してさらに複製するというサイクルを繰り返して抗腫瘍効果を発揮する。ウイルス療法の試みは古くは1950年代からなされており，当時は野生型や自然弱毒型のウイルスを投与したが，ウイルスの病原性を十分に抑えることができず実用化に至らなかった[2]。1990年代に入って遺伝子工学やウイルス学の進歩に伴い，ウイルスゲノムに遺伝子操作を加えて，ウイルス複製に腫瘍細胞特異性をも

---

key words

ウイルス療法，G47Δ，単純ヘルペスウイルスⅠ型（HSV-1），がん，脳腫瘍，グリオーマ，抗腫瘍免疫，医師主導治験，トランスレーショナルリサーチ

たせたがん治療用の遺伝子組換えウイルスが開発されるようになった。欧米では既に数多くのウイルスが臨床試験に用いられており，本邦においてもがん治療用遺伝子組換えウイルスの臨床開発が進められている。

II. 遺伝子組換え HSV-1 の開発の経緯（第二世代まで）

HSV-1 はエンベロープを有する二重鎖 DNA ウイルスであり，がん治療に有利な以下の特徴をもつ。

① ウイルスの生活環とゲノム配列が解明されている

② ヒトのあらゆる種類の細胞に感染可能である

③ 比較的低い感染多重度（multiplicity of infection：MOI，細胞数に対する感染性ウイルス数の比）ですべての腫瘍細胞の死滅が可能である

④ 病原性に必要なウイルス遺伝子が解明されており，遺伝子改変が可能である

⑤ ウイルス複製を抑制する抗ウイルス薬が存在する

⑥ ウイルスゲノムが大きい（約152kb）ために，大きな遺伝子や複数の遺伝子を組み込むことができる

⑦ ウイルス遺伝子がヒトのゲノムに組み込まれない

⑧ HSV-1 に感受性を示すマウスやサルが存在するために動物での安全性や有効性の前臨床的評価を行える

最初に報告されたがん治療用遺伝子組換え HSV-1（dlsptk）は，ウイルスのチミジンキナーゼ（tk）遺伝子を欠失させ，分裂が盛んで tk 活性が高い細胞でのみ tk が補われて複製が可能となったウイルスである。この報告により，遺伝子組換えによって腫瘍細胞特異的に複製するウイルスの作製が可能であることが示されたが，tk 遺伝子を不活化しているために抗ウイルス薬による制御が不可能であるという安全面での問題点があった。その後開発された γ34.5 遺伝子を欠失させたウイルスは，正常細胞ではウイルス複製のために γ34.5 遺伝子産物が拮抗する必要のある double-stranded RNA activated protein kinase（PKR）のリン酸化が，腫瘍細胞では元々一様に抑制されているために，腫瘍細胞では複製可能である[3]。これら遺伝子を1つだけ操作した第一世代のがん治療用遺伝子組換え HSV-1 は動物実験において腫瘍細胞に対する高い殺細胞効果および減弱した病原性を示したものの，病原性減弱が不十分であることや，変異が1ヵ所のみであるために相同組換えによって野生型 HSV-1 へ戻る可能性があるなど，臨床応用するにあたって安全面での懸念が残った。

これに対して，臨床応用を目的に，LacZ 遺伝子挿入による ICP6 遺伝子（ribonucleotide reductase の大サブユニット）不活化と γ34.5 遺伝子欠失の二重変異を有する第二世代 HSV-1（G207）が開発された[4]。動物実験での有効性と安全性の検証が徹底的に行われ，病原性がさらに減弱され，2ヵ所の変異によって相同組換えでの野生型 HSV-1 への復元のおそれが減ったこと，tk 遺伝子を温存することで抗ウイルス薬での制御を可能にしたことにより，ウイルス複製の腫瘍選択性および安全性ともに第一世代と比較して改善したことが確認された[5]。動物実験における安全性評価の後[6]，第 I 相臨床試験が米国で再発悪性グリオーマの患者21例を対象に行われた[7]。定位的脳手術により G207 を腫瘍内に投与し，$1×10^6$ プラーク形成単位（plaque forming units：pfu）から開始し，$3×10^9$ pfu まで3例ずつ段階的に用量を増加して安全性の確認を行った。G207 に起因する重篤な有害事象は認めず，脳腫瘍内投与の安全性が確認された。さらに再発膠芽腫の患者6名を対象とした第 Ib 相試験も行われ，$1.5×10^8$ pfu の G207 を定位的に腫瘍内に留置したカテーテル経由で投与した後，2〜5日後に開頭手術で投与部を含めた腫瘍切除と，摘出腔壁への $1×10^9$ pfu の G207 注入を行った。G207 投与との関連が明らかな重篤有害事象はみられず，G207 の複数回投与の安全性は示されたものの，MRI 評価では腫瘍完全消退（complete response：CR）や50％以上の腫瘍消退（partial response：

PR）はみられず，再増大までの中央値は3ヵ月，ウイルス投与からの中央生存期間は6.6ヵ月と抗腫瘍効果の面での改良の余地を残した[8]。

Ⅲ. 第三世代がん治療用HSV-1（G47Δ）の開発

G207の安全性を保ちつつウイルス複製能と殺細胞効果を改善し，また特異的抗腫瘍免疫の惹起を増強すべく，G207のゲノムからさらに*a47*遺伝子を欠失させたG47Δが開発された（図❶）[9]。*a47*遺伝子がコードするタンパク質は，宿主細胞の抗原提示関連トランスポーター（transporter associated with antigen presentation：TAP）を阻害して宿主細胞表面のMHC（major histocompatibility complex）ClassⅠの発現を抑制することで，宿主の免疫サーベイランスから逃れる作用を有する。したがって，*a47*遺伝子欠失HSV-1では宿主細胞のMHC ClassⅠ発現の維持により，免疫細胞に対する刺激が強くなると期待される。またG47Δは*a47*遺伝子と重なる*US11*プロモーターも欠失するために，後期発現遺伝子*US11*が超早期遺伝子*a47*のプロモーターの制御下におかれて発現時期が早まり，*γ34.5*欠失HSV-1において減弱していたウイルス複製能を腫瘍細胞に限って復元する作用を有する。実際G47Δは，マウス脳腫瘍モデルにおいて，G207に比べ抗腫瘍効果と安全性ともに格段の改善がみられた[9]。

first-in-man臨床試験は，本邦において，再発膠芽腫患者を対象とし，第Ⅰ～Ⅱa相の試験デザインで2009年11月より5年間実施された。G47Δは定位的脳手術により腫瘍内に直接注入され，各被験者への投与は2週間以内に2回実施された。G47Δに起因する大きな有害事象はみられず，効果を示唆する所見が複数例で観察された。この結果を踏まえ，2014年12月より，初期放射線治療終了後の残存膠芽腫を対象に，第Ⅱ相試験が医師主導治験[用解2]として開始された。2013年からはまた，ホルモン療法後に再発した前立腺がんや進行性の嗅神経芽細胞腫を対象とした臨床研究も行われている（表❶）。

Ⅳ. ウイルス療法の最新の研究成果および課題

次世代のウイルス療法の実用化に向けた様々な開発・研究が進められている。

1. 機能付加型がん治療用HSV-1

がん治療用HSV-1のゲノムに治療遺伝子を直

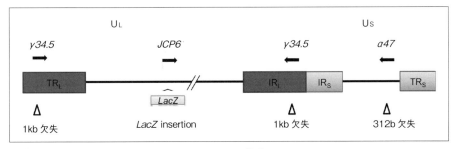

図❶ がん治療用遺伝子組換えHSV-1 G47Δの構造

HSV-1ゲノムは152kbの二重鎖DNA1本から成り，2つの固有配列領域（unique sequence：U_LとU_S）とその両端に位置する繰り返し配列（terminal repeat：TR, inverted repeat：IR）を有する。
① 2つある*γ34.5*領域の欠失により，病原性の消失と腫瘍選択的ウイルス複製が得られる。
② *ICP6*遺伝子の不活化により，増殖が盛んでRR活性が上昇している細胞において選択的にウイルス複製が起こる。
③ *a47*遺伝子の欠失により，ウイルスに感染した細胞のMHC ClassⅠによる抗原提示の低下が防止される。また*a47*遺伝子と重なる*US11*プロモーターも同時に欠失することにより，*γ34.5*欠失ウイルスの減弱したウイルス複製能ががん細胞に限って回復する。
④ 開発された遺伝子組換え作製システム（T-BACシステム）を用いると，G47Δの*ICP6*領域へ任意の外来遺伝子を挿入することにより，機能付加型がん治療用HSV-1が作製可能である。

表❶　現在行われている膠芽腫に対するG47Δを用いた臨床試験の概要

対象疾患	初期治療後に残存または再発した膠芽腫
試験デザイン	第Ⅱ相。医師主導治験。対照のないオープンラベル試験*
投与方法	定位脳手術による腫瘍内投与。最大6回までの繰り返し投与。1回目と2回目は5～14日の間隔，3回目以降は4週間の間隔をおいて投与
被験者数	30名（予定）
主目的	有効性の評価
実施施設	単施設（東京大学医科学研究所附属病院）

＊膠芽腫が既存の治療法では治癒困難であること，G47Δが定位脳手術により投与されることから，投与群と非投与群への振り分けを行わず，被験者全員にG47Δを投与する試験法となっている。

接組み込むと，増幅型の遺伝子発現ベクターとしても機能させることが可能である。細菌人工染色体（bacterial artificial chromosome：BAC）^{用解3}とDNA組換え酵素を用いて，G47Δのゲノムに任意の治療遺伝子を簡便かつ的確に組み込むことができるシステムが開発され，様々な治療関連遺伝子を発現する機能付加型がん治療用HSV-1が作製されている[10]。機能付加型HSV-1は，感染・複製を繰り返すたびに治療遺伝子が発現されるため，非増殖型ベクターに比べ持続的かつ高い発現量を得ることができること，感染部位に限局した高濃度での治療関連遺伝子産物の発現が可能であることなどの特長をもつ。

2. 腫瘍・組織特異的プロモーターの活用

腫瘍あるいは組織特異的なプロモーターでウイルス遺伝子を制御することで，腫瘍細胞に限定してウイルス複製能をアップレギュレートする方法も試みられている。例えば，肝細胞がんで高発現するアルブミンのプロモーターで必須遺伝子であるICP4を制御するHSV-1や，平滑筋肉腫細胞で高発現するcalponinのプロモーターを用いたHSV-1が作製されている[11,12]。またE2F反応性細胞周期依存性プロモーターB-mybで非必須遺伝子である$\gamma 34.5$遺伝子を制御し，第二世代の安全性を担保しつつ，腫瘍細胞でのみ$\gamma 34.5$遺伝子が発現されて第一世代と同様の強い殺細胞効果を得る方法も試みられている[13]。しかし，高いウイルス複製能を得るためにはプロモーターの強さや発現時期が制御するウイルス遺伝子と合致する必要があることや，プロモーターの特異性が厳密でない場合に腫瘍細胞特異性の喪失につながることなど，実用化に向けての改善が必要である。悪性グリオーマを標的としたものとしては，nestinやMusashi1のエンハンサー/プロモーターを用いたものの報告がある[14,15]。

3. 放射線・化学療法との併用

ウイルス療法は放射線・化学療法との併用により治療効果の増強を示す可能性がある。放射線や化学療法によってDNAに傷害を受けた腫瘍細胞ではgrowth arrest DNA damage 34（GADD34）遺伝子が誘導されるが，これがG207やG47Δなど$\gamma 34.5$遺伝子を欠失したHSV-1の抗腫瘍効果増強と関係する[16,17]。また，低線量の放射線照射はDNA損傷修復のため細胞内にRR活性を上昇させるが，RR活性がG207複製と相関したとする報告もある[18]。また，G207をシスプラチンと併用すると頭頸部扁平上皮がんに対する治療効果が増強されることがマウスで示されている[19]。

4. 抗腫瘍免疫の誘導

がん治療用HSV-1を用いたウイルス療法においては，ウイルス複製に伴う腫瘍細胞の破壊によって特異的抗腫瘍免疫を惹起する[20]。このことは腫瘍抗原分子の同定を必要とせずに腫瘍ワクチンとしての効果を得られる点，原発巣への治療が遠隔病巣にも治療効果を及ぼす可能性がある点，腫瘍免疫による長期間の腫瘍抑制効果や再発・転移防止が期待できる点など，臨床的な意義は大きい[21]。近年ではウイルス複製に伴う腫瘍細胞に対する直接的な殺細胞効果より，むしろこの抗腫瘍免疫を治療効果の主と考えて，様々な研究が進められている[22-24]。

5. 分子イメージング

腫瘍内でのウイルス複製の状態を in vivo で非侵襲的に画像化できることは臨床において有用である。トランスフェリン受容体を発現するウイルスに感染した細胞は transferrin cross-linked iron oxide (Tf-CLIO) の投与によって MRI で可視化できる報告[25]や，HSV-1 の tk 遺伝子で特異的に代謝される 2-[^{14}C]-fluoro-5-iodo-1-beta-D-arabinofuranosyl-uracil (FIAU) を使用することで，PET で定量的に HSV-1 の存在部位を評価することができるとする報告がある[26]。また，lysine-rich protein CEST レポーター遺伝子を G47Δ に組み込むことでウイルス複製をリアルタイムに CEST-MRI で可視化する報告もある[27]。

おわりに

がん治療用 HSV-1 は単独での強力な殺腫瘍効果に加え，化学療法や放射線治療など既存の治療法と組み合わせることができること，抗腫瘍免疫賦活作用が期待できること，治療遺伝子を組み込むことで抗腫瘍効果に多彩な修飾が可能であることなど，実用面で優れた特徴を有しており，悪性グリオーマ治療において近い将来重要な選択肢の1つとなることが期待される。2014年12月に G47Δ の膠芽腫に対する医師主導型治験が開始したことで，本邦初の国産のがん治療用ウイルス薬の実用化に向けて大きく前進すると期待される。

用語解説

1. **神経膠細胞（グリア細胞）**：神経系を構成する細胞のうち，神経細胞ではない細胞の総称。ヒトの脳では神経細胞の50倍の数の神経膠細胞が存在し，神経栄養因子の合成・分泌など神経細胞周辺の恒常性を維持する働きをもつ。ミクログリア，アストロサイト，オリゴデンドロサイト，上衣細胞などの種類がある。

2. **医師主導治験**：臨床試験のうち，「医薬品，医療機器等の品質，有効性及び安全性の確保等に関する法律」に基づいて，新薬の承認あるいは既存薬の新規適用申請のために行われるものを治験と呼び，従来は製薬企業のみが申請して実施することが許されていたが，2003年7月の薬事法（当時）の改正により，医師が自ら申請して治験を行うことが可能となった。治験は元来，製薬企業による開発を想定した制度であるため，医師主導治験とはいえ多大な資金と労力を必要とする。医薬品の場合，一般に，第Ⅰ相（安全性の確認および用法・用量の決定），第Ⅱ相（少数の患者を対象として有効性の検討），第Ⅲ相（多数の患者を対象とした有効性の検証）を経た後，製造販売承認申請がなされ，医薬品医療機器総合機構の審査を経て，厚生労働省の承認を得る。

3. **BAC (bacterial artificial chromosome)**：F因子（大きな DNA フラグメントを大腸菌内に単一コピーの形で安定して保持させることが可能）プラスミドのレプリコン（複製単位）に基づくクローニングベクターのこと。BAC クローンは大腸菌内に安定して保持可能であると同時に大腸菌ゲノムの改変系がそのまま利用可能である。HSV-1 ゲノムのように 100～200kb の大きな DNA をまるごとクローン化できる。

参考文献

1) Stupp R, Mason WP, et al : N Engl J Med 352, 987-996, 2005.
2) 藤堂具紀：実験医学 20, 868-875, 2002.
3) Farassati F, Yang AD, et al : Nat Cell Biol 3, 745-750, 2001.
4) Mineta T, Rabkin SD, et al : Nat Med 1, 938-943, 1995.
5) Todo T, Erbright MI, et al : Innovative Cancer Therapy Approaches, 45-75, Academic Press, 2001.
6) Todo T, Feigenbaum F, et al : Mol Thel 2, 588-595, 2000.
7) Markert JM, Medlock MD, et al : Gene Ther 7, 867-874, 2000.
8) Markert JM, Liechty PG, et al : Mol Ther 17, 199-207, 2009.
9) Todo T, Martuza RL, et al : Proc Natl Acad Sci USA 98, 6396-6401, 2001.
10) Fukuhara H, Ino Y, et al : Cancer Res 65, 10633-10668, 2005.
11) Miyatake S, Lyer A, et al : J Virol 71, 5124-5132, 1997.
12) Yamamura H, Hashio M, et al : Cancer Res 61, 3967-3969, 2001.
13) Chung RY, Saeki Y, et al : J Virol 73, 7556-7564, 1999.
14) Kambara H, Okano H, et al : Cancer Res 65, 2832-2839, 2005.
15) Kanai R, Tomita H, et al : Gene Ther 13, 106-116, 2006.
16) Bennett J, Adusumilli P, et al : FASEB J 18, 1001-1003, 2004.
17) Kim SH, Wong RJ, et al : Eur J Cancer 41, 313-322, 2005.
18) Stanziale SF, Petrowsky H, et al : Surgery 132, 353-359, 2002.
19) Chahlavi A, Todo T, et al : Neoplasia 1, 162-169, 1999.
20) Todo T, Rabkin SD, et al : Hum Gene Ther 10, 2741-2755, 1999.
21) 稲生 靖, 藤堂具紀：脳神経外科速報 15, 354-360,

2005.
22) Schirrmacher V, Foumier P : Front Oncol 4, 337, 2014.
23) Guo ZS, Liu Z, et al : Front Oncol 4, 74, 2014.
24) Thorne SH : Front Oncol 4, 155, 2014.
25) Ichikawa T, Högemann D, et al : Neoplasia 4, 523-530, 2002.
26) Dempsey MF, Wyper D, et al : Nucl Med Commun 27, 611-617, 2006.
27) Farrar CT, Buhrman JS, et al : Radiology 275, 746-754, 2015.

参考ホームページ

・ウイルス療法（東京大学医科学研究所附属病院脳腫瘍外科）
http://www.ims.u-tokyo.ac.jp/glioma/treatment/virus.html

・膠芽腫患者を対象とした増殖型遺伝子組換え単純ヘルペスウイルスⅠ型の第Ⅱ相臨床試験
http://www.ims.u-tokyo.ac.jp/glioma/research/form3/

伊藤博崇

2006 年	横浜市立大学医学部医学科卒業 NTT 東日本関東病院脳神経外科
2010 年	網走脳神経外科・リハビリテーション病院脳神経外科
2011 年	東京都立神経病院脳神経外科
2012 年	NTT 東日本関東病院脳神経外科
2013 年	東京大学医科学研究所附属病院脳腫瘍外科

第4章　がんと遺伝子治療

4．食道がんに対する放射線併用アデノウイルス療法の臨床開発

藤原俊義・田澤　大・香川俊輔・白川靖博

　本邦で年間10,000人以上が罹患する食道がんは，高齢者では外科治療や標準的な化学療法が困難な症例が多く，低侵襲な治療開発が望まれている。ウイルスは本来ヒトの細胞に感染，増殖し，その細胞を様々な機序により破壊する。この増殖能に遺伝子工学的に選択性を付加することで，ウイルスをがん細胞のみを傷害する治療用医薬品として用いることが可能となる。また，ウイルスタンパク質は，感染した標的がん細胞で様々なシグナル伝達経路を修飾する。本稿では，放射線感受性を増強する腫瘍融解アデノウイルス製剤 Telomelysin を用いた食道がん治療の臨床開発について概説する。

はじめに

　本邦では毎年10,000人以上が食道がんに罹患する。その頻度は50歳代以降，加齢とともに急激に増加し，ピークは60歳代で，70歳以上が30％以上と高齢者が多いのが特徴である。食道がんの場合，胸部，腹部，頸部の3領域の操作を伴う外科治療は侵襲度が高く，進行症例や併存疾患を有する高齢者では適応とならない場合も多い。また，切除不能症例では 5-FU とシスプラチンを用いた化学療法が標準的に行われるが，手術を上回る成績は得られず，血液毒性，消化器毒性，心肺毒性などの発現も多い。術前化学療法に続く外科治療などの集学的治療で一定の治療成績の向上はみられるが，高齢の併存疾患を有する患者には，安全性と有効性を兼ね備えた新たな治療戦略の確立が望まれている。

　ウイルスはその生活環として，本来ヒトの細胞に感染，増殖し，その細胞を様々な機序により破壊する。遺伝子工学技術によりこの増殖機能に選択性を付加することにより，ウイルスをがん細胞のみを殺傷する治療用医薬品として用いることが可能となる[1]。岡山大学で開発され，米国にて第Ⅰ相臨床試験を終了したアデノウイルス5型を基本骨格とする腫瘍融解ウイルス製剤 Telomelysin は，様々な分子機構で標的がん細胞の放射線感受性を増強することが明らかになっている。現在，食道がんを対象に放射線併用 Telomelysin 治療の臨床研究が進んでいる。

Ⅰ．Telomelysin の前臨床研究

1．テロメラーゼ活性と hTERT 遺伝子

　染色体 DNA 末端の短い塩基配列（TTAGGG）の繰り返しで構成されるテロメアは，細胞増殖に伴い次第に短縮し細胞に老化を引き起こす。このテロメアの短縮は発がんの抑制機構であり，前が

key words
食道がん，アデノウイルス，テロメラーゼ，hTERT，FDA，第Ⅰ相臨床試験，肝臓がん，放射線，がん幹細胞

ん状態にある細胞が老化に陥り死滅することでがん化が阻止されている。逆に，無制限の増殖能を有するがん細胞はテロメアを維持する分子機構を獲得しており，代表的なものがテロメラーゼ[用解1]の活性化である。テロメラーゼは，染色体の3'末端に TTAGGG 配列を伸長しテロメア長を保つ作用をもつリボ核酸タンパク酵素である。テロメラーゼ活性は，その構成成分である hTERT（human telomerase reverse transcriptase）遺伝子発現レベルと相関し，また hTERT 遺伝子導入によりテロメラーゼ活性を誘導することができることから，hTERT 分子がテロメラーゼ活性を制御していると考えられる[2]。

テロメラーゼは，極めて多くのがん細胞でその活性の上昇が明らかになっており[3)4)]，早期のがんから進行がんへとその活性は徐々に上昇していく。テロメラーゼ活性の上昇には，hTERT mRNA のスプライシングや hTERT タンパク質の翻訳後修飾などが関与しているが，hTERT 遺伝子発現の増強が最も重要な分子機構と考えられている。したがって，がん細胞では hTERT 遺伝子の発現制御を行っている hTERT プロモーター[用解2]のスイッチがオンになると考えられる。

2. Telomelysin（OBP-301）の構造と抗腫瘍活性

広範ながんを対象とした遺伝子改変抗がんウイルス製剤を開発するために，著者らはアデノウイルス[用解3]の増殖に必要な E1A[用解4] 遺伝子と E1B 遺伝子を IRES 配列で結合した発現カセットを hTERT プロモーターにより選択的に発現するテロメラーゼ特異的腫瘍融解ウイルス Telomelysin（開発コード：OBP-301）を作製した[5]（図❶）。多くの制限増殖型アデノウイルスが E1A 遺伝子のみを選択的プロモーターで制御しているのに比べて，Telomelysin では E1A および E1B をいずれも hTERT プロモーターの制御下に置くことで，よりがん細胞での特異性が確保できている。

前臨床研究として，肺がん，大腸がん，胃がん，

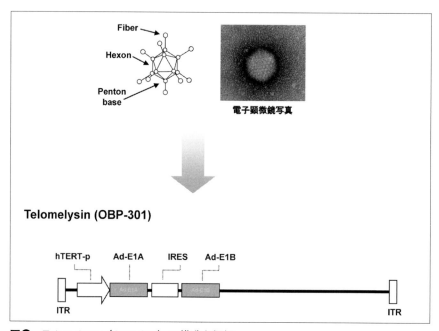

図❶ Telomelysin（OBP-301）の構造と概観

Telomelysin（OBP-301）は，野生型のアデノウイルスと同様，直径 65〜80 nm の正二十面体であり，各頂点からファイバーが突出している。構造上は，ウイルスの増殖に必要な E1 領域が除去されている第一世代のアデノウイルスベクターを基本骨格としている。hTERT プロモーターと IRES 配列で結合した E1A, E1B 遺伝子よりなる増殖カセットが，相同組換えによりアデノウイルス 5 型由来のベクターの欠損した E1 部分に組み込んである。

食道がん，頭頸部がん，乳がん，肝がん，膵がん，前立腺がん，子宮頸がん，卵巣がんなどのヒト由来各種がん細胞および肉腫細胞で，Telomelysinの顕著な抗腫瘍効果が認められた[5)-7)]。また，ヌードマウス背部皮下に移植したヒト腫瘍にTelomelysinを腫瘍内局所投与したところ，有意な増殖抑制が観察された。

II. 海外における Telomelysin の臨床応用

2014年3月に岡山大学発ベンチャーとして設立されたオンコリスバイオファーマは，製薬企業で医薬品開発の経験をもつ研究者・技術者を中心とする研究開発型バイオベンチャーであり，岡山大学で開発された遺伝子改変アデノウイルス製剤の臨床開発を推進している。

1. Telomelysin の IND 申請

米国での臨床試験の場合，すべての医薬品は米国食品医薬品局（Food and Drug Administration：FDA）の承認を受けなければならない。その申請は Investigational New Drug（IND）申請と呼ばれており，血液製剤やワクチン，モノクローナル抗体医薬品，遺伝子治療薬などの生物製剤に関しては生物学的製剤評価研究センター（Center for Biologics Evaluation and Research：CBER）がその審査を担当している。Telomelysin に関しては，2015年11月に担当 FDA 審査官と治験計画届出前相談（Pre-IND meeting）を行い，製造法・品質管理，臨床試験プロトコール，薬物動態・毒性・安全性試験について，その方向性が妥当なものであることを確認した。2006年3月には，すべての前臨床研究資料とともに IND 申請パッケージを FDA に提出し，一度の「clinical hold」の後，8月に「allowed to proceed」となり，患者登録の開始が可能となった。

2. 米国における Telomelysin 単独投与の第I相臨床試験

各種進行固形がんを対象とした臨床プロトコール「A phase I dose-escalation study of intratumoral injection with telomerase-specific replication-competent oncolytic adenovirus, Telomelysin (OBP-301) for various solid tumors」は，2006年10月から米国ダラスにて開始された。ウイルス量は 10^{10} virus particle（vp）から 10^{12} vp まで3コホートで段階的に増量し，16例の固形腫瘍患者に単回腫瘍内投与され，体内動態は定量的 DNA-PCR 法を用いて測定された。

すべての患者で安全に投与可能であり，Grade 1/2 の副作用は投与部位の疼痛・硬結などの局所反応と全身的な発熱・悪寒のみであった。末梢血中には16例中13例で投与後24時間以内にウイルス DNA が一過性に検出された。さらに，4例では7日後あるいは14日後に血中・喀痰中にウイルスが検出され，投与された腫瘍内でのTelomelysin の増殖が示唆された。1例で投与部位の部分的寛解（partial response：PR）が得られ，7例では腫瘍サイズの縮小を伴う投与後56日間の不変（stable disease：SD）が認められた[8)]。さらにコホート4として，6例に Telomelysin を週1回，5週間にわたり腫瘍内投与する反復投与が試みられ，その安全性が確認された。

3. 肝臓がんに対する第I/II相臨床試験

台湾，韓国において，既存治療に抵抗性の肝細胞がんを対象に，Telomelysin を単回腫瘍内投与する用量逐次増量の第I/II相臨床試験が進行中である。現在，中用量の患者登録が行われており，今後，最高用量へと進む予定である。

III. Telomelysin による放射線増感作用

1. DNA 修復阻害による放射線感受性増強効果

放射線照射によって生じた DNA 二重鎖切断部位には，Mre11-Rad50-Nbs1（MRN）複合体が集まり，さらに Ataxia-telangiectasia mutated（ATM）が結合してリン酸化を受けることで活性化される。活性化した ATM は下流のタンパク質をリン酸化してシグナルを伝達し，細胞周期停止などの応答機構を介して DNA 修復を行う[9)]。この DNA 修復を抑制することで放射線感受性を増強することが可能である。著者らは Telomelysin が ATM のリン酸化を阻害して放射線治療との相乗効果を示すことを明らかにした[10)]。

Telomelysin が感染したがん細胞で発現する

E1B-55kD タンパク質は，MRN 複合体と結合してその分解を促進し，放射線照射による ATM のリン酸化を抑制する．放射線によって DNA 傷害が起こっても，Telomelysin によりその下流のシグナル伝達が断たれることで細胞周期チェックポイントが機能せず，DNA 修復は阻害されて細胞死につながるわけである（図❷）．DNA 二重鎖切断の指標として γH2AX タンパク質の発現が知られているが[11]，放射線照射後に一過性に上昇した γH2AX レベルは DNA 修復が進むにつれて減弱する．しかし，Telomelysin が感染したがん細胞では γH2AX の発現は維持され，DNA 傷害の修復が抑制されていることが示唆された．この E1B-55kDa タンパク質による放射線増感作用は Telomelysin に特徴的な機能であり，E1B-55kDa を欠損している腫瘍融解ウイルス Onyx-015 では MRN 複合体の分解促進や ATM のリン酸化阻害は極めて弱いものであった．

2. 放射線抵抗性がん幹細胞に対する Telomelysin の効果

固形がんの放射線治療や化学療法に対する治療抵抗性や再発の原因として，がん幹細胞モデルが提唱されている[12]．がん幹細胞は静止期にとどまることが明らかとなっており，増殖期に有効な DNA 傷害性の放射線や抗がん剤に抵抗性を示す．著者らは，ヒト胃がん培養細胞に放射線照射を繰り返すことで CD133 陽性分画を分離し，その不均衡分裂能やスフェア形成能，造腫瘍性などのがん幹細胞様形質を確認した．

この CD133 陽性胃がん細胞に，細胞周期可視化プローブ FUCCI を導入してスフェア培養を行ったところ，ほとんどの細胞は分裂が停止して G0/G1 期（静止期）にとどまっていた．一般的にウイルスは，感染した宿主細胞の細胞周期を回転させてウイルスの複製を行うことが知られている．実際に，Telomelysin を加えることで，スフェアの表層部から細胞周期が S/G2/M 期に移行し，効率的に CD133 陽性胃がん細胞を殺傷することで，最終的にがん幹細胞スフェアが消失した[13]．Telomelysin は静止期にあるがん幹細胞にも放射線感受性を誘導すると思われる（図❸）．

細胞周期関連タンパク質の解析から，Telomelysin の E1A が E2F1，cMyc，pAkt などの G1 期から S 期への移行を促すタンパク質の発現

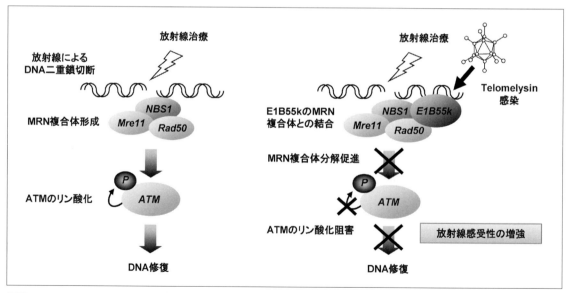

図❷ Telomelysin による DNA 傷害修復阻害機構
Telomelysin が産生する E1B-55kDa タンパク質は，MRN 複合体と結合してその分解を促進し，放射線照射による ATM のリン酸化を抑制することで DNA 修復を阻害して放射線感受性を増強する．

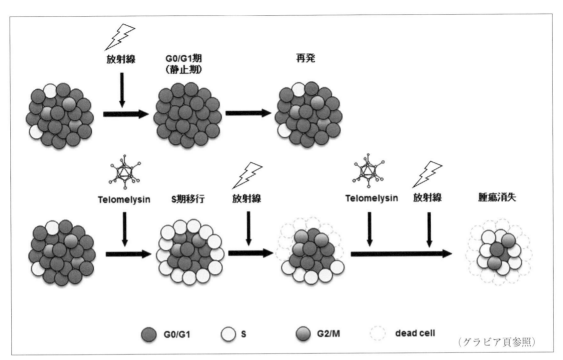

図❸ がん幹細胞における Telomelysin による放射線増感作用

Telomelysin は G0/G1 期（静止期）にあるがん幹細胞の細胞周期を回転させることで，増殖期にある細胞に有効な放射線への感受性を増強させる．

を増加させ，p53，p21，p27 などの G1 期を維持する分子の発現を減少させることで，G1 期から S 期へ細胞周期を回すことが確認されている．

Ⅳ．本邦における Telomelysin の臨床応用

1. Telomelysin と放射線併用の前臨床研究

ヒト食道がん細胞に対して，Telomelysin と放射線は前述の分子機構に基づいて *in vitro* で相乗的に作用し，*in vivo* においてもヌードマウスに移植した背部腫瘍への Telomelysin の腫瘍内投与と局所放射線照射で相乗効果が認められた．また，ヌードマウスのヒト食道がん同所性モデルにおいて，Telomelysin の腫瘍内投与と放射線治療の併用は，非侵襲的体外イメージングシステム（IVIS）による経時的評価で極めて強力な抗腫瘍活性を示した[10)14)]．さらに，同所性ヒト直腸がん，頭頸部がんモデルでは，腫瘍局所に投与されたウイルスは所属リンパ節領域に拡散して微小リンパ節転移で増殖することが明らかになっており[7)15)-17)]，Telomelysin と放射線治療の治療域は臨床的にもオーバーラップすると考えられる．

2. 食道がんに対する放射線併用 Telomelysin 治療の医師主導臨床研究

遺伝子治療臨床研究プロトコール「頭頸部・胸部悪性腫瘍に対する腫瘍選択的融解ウイルス Telomelysin を用いた放射線併用ウイルス療法の臨床研究」は，岡山大学病院の遺伝子治療臨床研究審査委員会での審議の後，厚生労働省科学技術部会に提出され，2012 年 8 月 23 日，厚生労働大臣よりその実施が承認された．米国の第Ⅰ相臨床試験で使用された good manufacturing practice（GMP）規格の Telomelysin の臨床ロットを輸入し，2013 年 11 月 29 日より第 1 例目の治療を開始している．

この用量逐次増量の医師主導臨床研究は，標準的な外科治療や化学療法が受けられない併存疾患を有する食道がん患者などを対象に，Telomelysin

第4章 がんと遺伝子治療

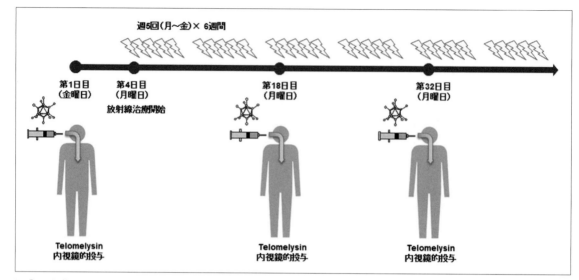

図❹　食道がんに対する放射線併用 Telomelysin 治療の臨床研究
第1日目，第18日目，第32日目に Telomelysin の内視鏡的腫瘍内投与を行い，第4日目から 2Gy/日，週5回，6週間の計 60Gy の放射線治療を行う．

の内視鏡的投与と放射線治療を併用し，その安全性と臨床的な有効性を評価する．第1日目，第18日目，第32日目に Telomelysin の腫瘍内投与を行い，第4日目から 2 Gy/日，週5回，6週間の放射線治療を行う（図❹）．

低用量治療群（レベル1：10^{10} vp）として，53〜92歳の食道がん患者7例が登録され，増悪（progression disease：PD）のため脱落となった1例を除き6例が治療を完遂している．有害事象としては，発熱，食道炎，放射線肺臓炎，白血球減少などが40％以上でみられ，リンパ球減少は全例に認められたが無症候性であった．治療完遂した6例の治療効果は CR 4例，PR 1例，SD 1例であった．今後，安全・効果評価・適応判定部会の審議を経て，中用量治療群（レベル2：10^{11} vp）へと進めていく予定である．

おわりに

テロメラーゼは極めて多くのがん細胞で活性の上昇が認められており，がん治療の標的分子としては極めて魅力的である．Telomelysin によるがん治療は，従来の抗がん剤とは全く異なる作用機序に基づく治療戦略であり，その耐性機構を克服することができるという利点がある．放射線との相乗効果の分子機構を理論的根拠として，また所属リンパ節への拡散など生体内分布の情報などからも，Telomelysin では放射線治療との併用による臨床的な抗腫瘍効果の増強が期待できる．今後さらに臨床研究，医師主導治験，および企業治験などが進むことで，テロメラーゼ活性を標的とした新しいウイルス製剤 Telomelysin の有効性が確認され，様々な難治がん治療に広く使用されるようになることを切望する．

用語解説

1. **テロメラーゼ**：細胞の染色体の端にはテロメアという部分があり，細胞が老化すると短くなる．テロメラーゼはテロメアを長く伸ばす酵素である．がん細胞はいつまでたっても死なないが，この細胞の不死化の鍵を握るのがテロメラーゼとされる．ヒトの酵素テロメラーゼは複合体であり，hTERT，hTER，hTEP1 という3つのサブユニットからなる．なかでも，hTERT の発現とテロメラーゼ活性は相関することが明らかになっており，多くのがん細胞ではテロメラーゼ活性が認められることから，がん細胞では hTERT

のプロモーターが働くと考えられる。
2. **プロモーター**：遺伝子の上流に存在する特別な塩基配列。その部分に転写を促す因子が結合すると遺伝子の発現が認められる。テロメラーゼ活性のある細胞では，hTERT プロモーターのスイッチがオンになり，下流の遺伝子（Telomelysin ではアデノウイルスの増殖に必要な E1 遺伝子）が発現すると考えられる。
3. **アデノウイルス**：ヒトアデノウイルス 5 型は，幼児期に気道感染により，いわゆる「かぜ」症状を起こす DNA ウイルスの1つである。最近では遺伝子治療のためのベクターとして用いられることが多く，安全性や遺伝子構造に関する様々なデータが蓄積されてきている。
4. ***E1* 遺伝子**：*E1* 遺伝子とは，ウイルスの有する DNA 複製に関する初期遺伝子（early：E）と後期遺伝子（late：L）のうちの初期遺伝子の1つをいい，*E1* 遺伝子はウイルス・ゲノムの転写の制御に関わるタンパク質をコードしている。*E1A* 遺伝子によりコードされる E1A タンパク質は，感染可能なウイルス産生に必要な遺伝子群の転写を活性化する。*E1B* 遺伝子でコードされる E1B タンパク質は，後期遺伝子（L 遺伝子）の mRNA が感染した宿主細胞の細胞質へ蓄積するのを助け，宿主細胞のタンパク質合成を阻害することで，ウイルスの複製を促進する。

参考文献

1) Russell SJ, Peng KW, et al：Nat Biotechnol 30, 658-670, 2012.
2) Nakayama J, Tahara H, et al：Nat Genet 18, 65-68, 1998.
3) Kim NW, Piatyszek MA, et al：Science 266, 2011-2015, 1994.
4) Shay JW, Bacchetti SA：Eur J Cancer 33, 787-791, 1997.
5) Kawashima T, Kagawa S, et al：Clin Cancer Res 10, 285-292, 2004.
6) Hashimoto Y, Watanabe Y, et al：Cancer Sci 99, 385-390, 2008.
7) Kurihara Y, Watanabe Y, et al：Clin Cancer Res 15, 2335-2343, 2009.
8) Nemunaitis J, Tong AW, et al：Mol Ther 18, 429-434, 2010.
9) Carson CT, Schwartz RA, et al：EMBO J 22, 6610-6620, 2003.
10) Kuroda S, Fujiwara T, et al：Cancer Res 70, 9339-9348, 2010.
11) Kinner A, Wu W, et al：Nucleic Acids Res 36, 5678-5694, 2008.
12) Reya T, Morrison SJ, et al：Nature 414, 105-111, 2001.
13) Yano S, Tazawa H, et al：Clin Cancer Res 19, 6495-6505, 2013.
14) Kuroda S, Kubota T, et al：PLoS One 9, e114562, 2014.
15) Kishimoto H, Kojima T, et al：Nat Med 12, 1213-1219, 2006.
16) Kojima T, Watanabe Y, et al：Ann Surg 251, 1079-1086, 2010.
17) Kikuchi S, Kishimoto H, et al：Mol Ther 23, 501-509, 2015.

参考ホームページ

・岡山大学大学院医歯薬学総合研究科消化器外科学
　http://www.ges-okayama-u.com/

・オンコリスバイオファーマ（株）
　http://www.oncolys.com/

藤原俊義

1985 年	岡山大学医学部医学科卒業
1990 年	同大学院医学研究科第一外科学講座修了，医学博士取得
1991 年	米国テキサス大学 MD アンダーソン癌センター留学
1994 年	岡山大学医学部附属病院第一外科
2003 年	岡山大学病院遺伝子・細胞治療センター准教授
2010 年	岡山大学大学院医歯薬学総合研究科消化器外科学教授

第4章　がんと遺伝子治療

5．TCR改変T細胞による食道がん治療

池田裕明・珠玖　洋

　遺伝子治療の手法をがんの克服に利用しようという試みの中で，免疫学的ながんの排除，すなわち，がん免疫療法を遺伝子操作により成功させようというアプローチが大きな一角を占める。がん免疫療法は，その潜在能力に対する大きな期待にもかかわらず長らくがん患者に役立つ治療を提供できてこなかったが，近年いくつかのがん免疫療法が臨床試験において顕著な効果を示し，すでに承認薬として医療現場で使用されるものも登場しはじめている。本稿で紹介するTCR遺伝子改変T細胞や本誌第4章-8で紹介されるCAR-T細胞療法などの腫瘍特異的T細胞輸注療法は，まさにそのように有効性が大きく期待されるがん免疫療法の1つである。本稿では，われわれが取り組んでいる食道がんをはじめとした悪性腫瘍を標的としたTCR遺伝子を導入したT細胞の輸注療法の開発について紹介する。

はじめに

　「がんの免疫監視機構」のコンセプト[1]がBurnet, Thomasらによって1950年代後半に提示されて以来，がんを認識し排除する免疫系細胞のポテンシャルに大きな関心が寄せられ，その治療への応用に期待がかけられてきた。しかし，その期待の具現化には半世紀以上を要したことになる。2013年にScience誌が「Breakthrough of the year」にがん免疫療法を選出した。その主な根拠は免疫チェックポイント阻害療法とキメラ抗原受容体（chimeric antigen receptor：CAR）-T細胞療法の成功である。

　T細胞レセプター（T cell receptor：TCR）[用解1]刺激の修飾を司る分子のうちCTLA-4やPD-1といったT細胞の反応を抑制する刺激を伝える分子を特異的な抗体で抑える治療法が免疫チェックポイント阻害療法[用解2]である[2]。免疫チェックポイント阻害療法は，がん患者の中ですでに存在しているが有効に働くことができない腫瘍反応性T細胞を活性化し，腫瘍排除可能な環境を造り出す。この治療法は悪性黒色腫をはじめ，肺がん，卵巣がん，腎細胞がんなど多くの腫瘍系にも有効性を示すことが明らかとなりつつある。一方，B細胞の表面抗原であるCD19分子を認識する抗体を利用したキメラ抗原受容体遺伝子を導入したT細胞を用いるCD19-CAR-T細胞療法は急性リンパ性白血病などのB細胞性悪性腫瘍に顕著な臨床効果を示しつつある[3]。

　CAR-T細胞療法と並んでT細胞に遺伝子操作により腫瘍反応性を与えるいま1つの方法に，がん抗原[用解3]特異的TCR遺伝子を末梢血より得られたリンパ球に遺伝子導入し輸注するアプローチがある。これがTCR改変T細胞療法（TCR-T細胞療法）である。本治療法の臨床試験では悪性黒色腫や滑膜細胞肉腫などの固形がんの患者に顕

---

key words

がん免疫療法，T細胞輸注療法，TCR-T細胞療法，CAR-T細胞療法，MAGE-A4，NY-ESO-1，有害事象，neo-antigen，非自己細胞利用，Off-the-shelf製剤

著な有効性を示すことが示されており，われわれは食道がんをはじめとした固形がんを対象に本治療法の臨床開発を実施している．

I. TCR-T細胞療法

がん抗原特異的キラーT細胞クローンから得られたがん抗原特異的TCR遺伝子を患者末梢血より得られたリンパ球に遺伝子導入し輸注するアプローチが検討されている（図❶）[4]．アメリカ国立がん研究所（NCI）のRosenbergらのグループは，レトロウイルスベクターによりがん抗原MART-1に特異的なTCRを遺伝子導入したリンパ球を用いた悪性黒色腫患者に対する臨床試験の結果を2006年に報告した．この試験では17例中2例において輸注細胞の生体内長期維持と腫瘍縮小効果が報告され[5]，より高親和性のMART-1特異的TCRやgp100特異的TCRを用いることにより有効率が上がる（19〜30%）ことが後に報告された[6]．NY-ESO-1を標的とした高親和性TCRを用いた臨床試験においては，投与された悪性黒色腫患者の45%と滑膜細胞肉腫患者の60%に臨床的効果が示され[7]，完全退縮（complete response：CR）の長期維持が観察されている[8]．造血器腫瘍に対するCD19-CAR-T細胞療法でもCRの長期維持が観察されており，このような有効性の長期維持，場合によっては疾患の治癒が見込める点はT細胞輸注療法を含むがん免疫療法の特徴の1つとして期待されている．これまでに報告された主なTCR-T細胞療法を表❶に示す．

II. MAGE-A4特異的TCR遺伝子導入T細胞の輸注による難治性食道がん患者に対する第I相臨床試験

われわれは，がん精巣抗原MAGE-A4をHLA-A*24:02拘束性に認識するT細胞レセプター遺伝子を導入した患者リンパ球の輸注療法の第I相臨床試験を難治性食道がん患者を対象に実施した[9]．遺伝子改変細胞を$2×10^8$（コホート1），$1×10^9$（コホート2），$5×10^9$（コホート3）/bodyで輸注する用量増加試験を行い，輸注後にTCRが認識するMAGE-A4抗原ペプチドをモンタナイドとともに皮下投与した（図❷）．試験に

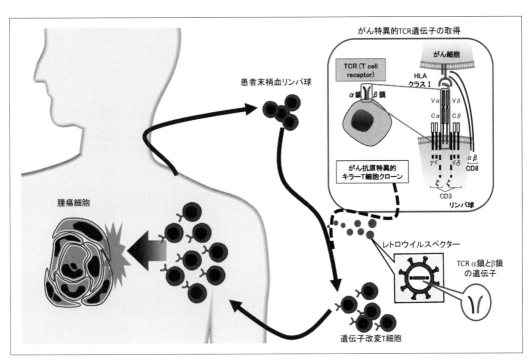

図❶ TCR-T細胞療法のスキーム（文献4より改変）

表❶ TCR-T 細胞療法 臨床試験

Antigen/TCR	Cell # (x10^9)	Disease/ 輸 Pts #	Pre-treatment	Adverse events	Response	Reference
MART-1	1.0 - 86	(n=17) Melanoma/ 17pts	Cyclophosphamide (60mg/kg x2d) + fludarabine (25mg/m^2 x5d)	No related toxicities	PR 2/17 MR 1/17	Morgan et al : Science 2006
MART-1 (high-affinity) gp100 (mouse-derived)	1.5 - 107 1.8 - 110	(n=36) Melanoma/ 20pts (MART-1) melanoma/ 16pts (gp100)	同上	G2 skin, eye G3 ear	PR 6/20 CR 1/16 PR 2/16	Johnson et al : Blood 2009
p53 (mouse-derived)	0.5 - 27.7	(n=9) Breast ca/ 4pts melanoma/ 2pts esophageal ca/ pt others/ 2pts	同上	Not mentioned	PR 1/9	Davis et al : Clin Cancer Res 2010
CEA (mouse-derived)	0.2 - 0.4	(n=3) Colorectal ca/3 pts	同上	G3 diarrhea (inflammatory colitis)	PR 1/3 decrease of CEA 3/3	Parkhurst et al : Mol Ther 2011
NY-ESO-1 (high-affinity)	1.6 - 130	(n=17) Melanoma/ 11 pts synovial cell ca/ 6 pts	同上	No related toxicities	CR 2/11 PR 3/11 PR 4/6	Robbins et al : J Clin Oncol 2011
MAGE-A3 (mouse-derived)	29 - 79	(n=9) Melanoma/ 7 pts synovial cell ca/ 1 pt esophageal ca/ 1 pt	同上	3 mental disturbance (2 died of necrotizing leuko-encelopathy)	Regression 5/9	Morgan et al : J Immunother 2013
MAGE-A3 (high-affinity)	5.3 & 2.4	(n=2) Melanoma/ 1 pt myeloma/ 1 pt	Cyclophosphamide (60mg/kg x2d) or melphalan, autoSCT	2 cardiogenic shock, died (off-target effect)	NE	Linette et al : Blood 2013
MART-1 (high-affinity)	0.6 - 4.41	(n=14) Melanoma/ 14 pts	Cyclophosphamide (60mg/kg x2d) + fludarabine (25mg/m^2 x5d)	2 respiratory distress (in pts with fresh cell transfer)	Regression 9/13	Chodon et al : Clin Cancer Res 2014

登録された 10 名において有害事象はペプチド投与部の皮疹以外認められず，増殖性ウイルスの検出，投与細胞のクローナリティーは共に陰性であり，試験は安全に実施された．輸注細胞は患者末梢血中に用量依存的に検出され，なかには 300 日を超えて長期に検出され続ける症例もみられた．臨床効果としてはコホート 2 の 2 名およびコホート 3 の 1 名において 3 年以上の長期生存がみられている．このうち 2 名では評価病変がないものの tumor free が継続している．RECIST に基づく腫瘍縮小例はみられなかったが，上記の長期生存例を含めて 6 ヵ月以上の生存が 6 例であった．腫瘍特異的 T 細胞療法では輸注前に患者をシクロホスファミドやフルダラビンなどの化学療法剤や放射線照射などによってリンパ球減少性前処置する

ことにより，輸注された T 細胞の体内増殖と生存性を高めるとともに，がん患者内の免疫抑制機構を阻害して輸注療法の効果が増強することが知られているが，本試験では輸注細胞の安全性を純粋に評価するために前処置は行われなかった．

本試験により，TCR 遺伝子改変 T 細胞の輸注後体内生存には，検出可能な程度のレベルの生存という限りでは必ずしもリンパ球減少性前処置は必要でないことが明らかになった．しかし，われわれは明らかな腫瘍縮小例を観察しなかったことから，前処置により高いレベルの輸注細胞維持や抗腫瘍効果の増強が達成される可能性は否定できない．

われわれは導入した腫瘍特異的 TCR の効率良い発現をめざし，T 細胞の内在性 TCR の発現を抑制する siRNA を搭載したベクター（siTCR ベ

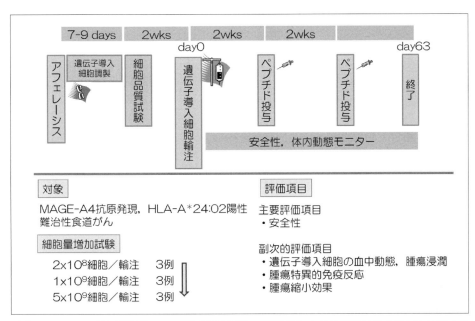

図❷ MAGE-A4抗原特異的TCR遺伝子導入リンパ球輸注による治療抵抗性食道がんに対する遺伝子治療臨床研究

クター）を独自に開発した（**図❸**）。本ベクターを導入したヒトリンパ球は，内在性TCRの発現が抑制され，CD3分子の競合の低下などにより導入する腫瘍特異的TCRの発現を向上させ，抗腫瘍効果の向上を示した画期的なベクターである[10)11)]。現在，本ベクターを用いて，シクロホスファミド，フルダラビンで前処置したMAGE-A4陽性腫瘍をもつ固形がん（食道がんを含む）を対象とした第Ⅰ相医師主導治験を開始した。本ベクターの使用によりMAGE-A4特異的TCRの発現を向上させるとともに，前処置により輸注されたT細胞の体内増殖と生存性を高め，輸注療法の効果を向上させることをめざした治療法である。前処置を行っていない臨床試験の場合と，輸注細胞の血中動態および抗腫瘍効果を比較していく予定である。

Ⅲ．NY-ESO-1特異的高親和性TCR遺伝子導入T細胞の輸注による難治性固形がん患者に対する第Ⅰ相臨床試験

われわれはがん精巣抗原NY-ESO-1をHLA-A*02:01拘束性に認識するTCR遺伝子を入手した。本遺伝子はCDR2β領域の2つのアミノ酸に変異を加え（G50A+A51E変異），MHC/NY-ESO-1ペプチドへの親和性を顕著に向上させた改変型高親和性TCRである[12)]。上述のMART-1特異的TCR-T細胞療法の例や**表❶**に示すごとく，高親和性TCRを用いることにより顕著な臨床効果が期待されているが，同時に抗原を弱く発現する正常組織への反応性や，抗原と一部構造が異なる正常組織由来ペプチドへの交差反応性による深刻な副作用が報告されてきた。われわれはこの高親和性NY-ESO-1特異的TCRを用いたfirst-in-human臨床試験を開始するにあたり，TCRの交差反応性に関する検討を行ってきた。TCRが認識するペプチドであるNY-ESO-1$_{157-165}$（SLLMWITQC）の各アミノ酸をアラニンに置換し，本TCR遺伝子を導入したT細胞との反応性を検討することにより（アラニンスキャン），本TCRが認識するために必須の4つのアミノ酸を同定した。この情報をもとに，交差反応性の可能性が高いと考えられる正常組織由来のペプチドをデータベースから検索し，合成ペプチドとの本TCRの反応性を検討した。その結果，1つのペプチドを除いて反応性は確認されなかった。反応性を示した1つのペプチドに関しては，すでに海

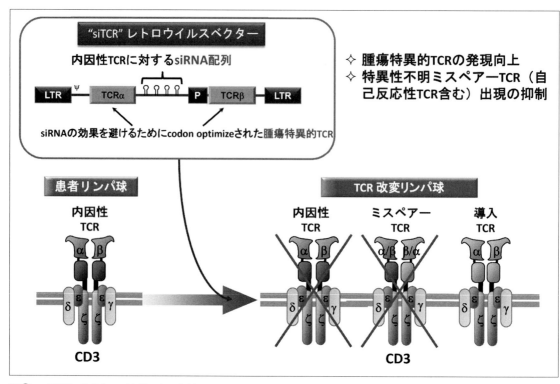

図❸ siTCR ベクター（文献 4 より改変）
内因性 TCR に対する siRNA を搭載し，導入した腫瘍特異的 TCR の発現上昇と特異性が不明のミスペアー TCR 出現抑制を実現する．

外において臨床試験に用いられている NY-ESO-1 特異的 TCR においても同様の反応性がみられ，この海外の臨床試験では有害事象が報告されていなかった[7]．以上より，本 TCR 遺伝子を導入した T 細胞を臨床試験に用いることが可能と判断し，食道がんを含む固形がんに対する医師主導治験を開始した．これまでに登録された数名の患者では細胞輸注による有害事象は観察されていないが，今後も慎重に試験を継続していく予定である．本試験では siTCR ベクターを用いるとともにシクロホスファミド，フルダラビンによる前処置を行うプロトコールを採用している．

IV．TCR-T 細胞療法の今後の課題

第 1 に，TCR-T 細胞療法での大きな課題の 1 つは副作用の排除 / 克服である．T 細胞輸注療法においては，T 細胞の抗原反応性に起因すると考えられる副作用が観察されてきた[13)14)]．悪性黒色腫に対する腫瘍浸潤リンパ球（tumor infiltrating lymphocytes：TIL）の輸注療法の実施患者でしばしば観察される皮膚の白斑はその代表である．特に人為的改変を加えた高親和性 TCR や動物由来 TCR を用いた遺伝子改変 T 細胞療法ではその出現頻度と重症度が上昇する．表❶に示すごとく，マウス由来高親和性 TCR を用いた CEA（carcinoembrionic antigen）特異的 TCR 遺伝子導入 T 細胞の輸注では，一過性の重篤な大腸炎が認められた．抗 MAGE-A3 高親和性 TCR を用いた TCR 遺伝子導入 T 細胞の輸注療法では MAGE-A3 と同じエピトープを含む MAGE-A12 発現組織への交差反応性によると考えられる重篤な中枢神経系の副作用や心筋の titin 由来ペプチドへの交差反応性と考えられる死亡例が報告された．

がん精巣抗原，分化関連抗原，がん過剰発現抗原といった，いわゆる自己抗原を標的とした

TCRを用いる限り，体内に自然に存在するTCRはT細胞分化過程の生理的なネガティブセレクションの結果，その多くは低親和性から中親和性のTCRに限られ，高い親和性を示すものは大変まれである。これら自然なTCRを用いたTCR-T細胞療法によってどこまでがんを追い込めるかは現時点で不明である。一方，人為的に高親和性に改変した受容体や動物由来の受容体は高い抗腫瘍性を期待できる反面，ヒト生体内の生理的なネガティブセレクションを受けておらず，正常組織への交差反応性に十分な留意が必要である。T細胞輸注療法のリスクを低減する方策として，①標的抗原の適切な選択，②使用する受容体の交差反応性をエピトープペプチドのアラニンスキャンなどにより可能な限り予測・検討すること，③注意深い輸注方法と患者モニタリング，④副作用発現時の治療法の確立，⑤自殺遺伝子の導入などによる輸注細胞のコントロール技術開発，などが提案されている。

第2に，固形がんに対するT細胞療法の際に真に有効な抗原のさらなる探索が課題である。CD19-CARは顕著な有効性を示したが，固形がんに利用できるCARの標的はいまだ明らかでない。TCR-T細胞療法の場合，これまでの報告ではNY-ESO-1をはじめとしたがん精巣抗原が標的として有望視されているが，がん種によりその発現率の限界や発現細胞のheterogeneityの問題があり，より多くのがん患者に有効性を示す新規抗原の検索が必須である。

TCR-T細胞療法の開発に先立ち，NCIを中心にTILを用いたT細胞輸注療法の臨床試験が実施されてきた[13]。これらTIL療法では悪性黒色腫や一部上皮性悪性腫瘍の患者において顕著な効果が観察されてきた。近年，これらの有効性の多くの部分に，TIL中に含まれるがんに特異的な変異（neo-antigen）を認識するT細胞が貢献しているのではないかと議論されている[13]。Tranらは，TIL中に含まれる個別がん変異抗原認識CD4陽性T細胞の輸注により胆管がんの患者の肺転移，肝転移の縮小を観察したと報告した[15]。近年，悪性黒色腫，肺がん，大腸がんに対する免疫チェックポイント阻害療法の際に有効性に貢献しているのは患者個別のがん変異に特異的なneo-antigenを認識するT細胞であることを示唆する報告が相次いでいる[16]。最近に至るまで，患者ごとに異なる変異を標的とした治療法は汎用性がなく現実的な開発対象にならないと考えられてきた。しかし，近年の次世代シーケンサー技術の発達に支えられ，がん患者の個別のがんに特異的な遺伝子変異が短時間に効率的に検出可能となりつつある。また，MHCに結合するエピトープペプチドの予測法と組み合わせることにより，免疫系に認識されうるneo-antigenの同定が試みられている。これらの技術的開発とともに，個別変異に基づくneo-antigenを標的としたT細胞輸注療法の開発も検討されている。

第3に，非自己リンパ球を用いたT細胞療法の開発が挙げられる。もし非自己のリンパ球がT細胞の養子免疫療法に利用可能であれば，必要とされる時に即時に均質な細胞製剤を提供できるOff-the-shelf製剤としてのT細胞が用意可能となる。近年急速に進むゲノム編集の技術を利用して，輸注細胞が宿主を攻撃する移植片対宿主病（graft versus host disease：GvHD）や輸注T細胞の宿主からの拒絶を制御し，非自己細胞を用いたT細胞養子免疫療法を可能にする試みが報告されている。われわれはT細胞の内在性TCRの発現を抑制するsiRNAを搭載したベクター（siTCRベクター）を独自に開発し（図❸）[10][11]，本ベクターを利用して腫瘍特異的TCRを導入したヒトT細胞は腫瘍特異性を獲得するとともに，非自己反応性を示さなくなることを報告している[17]。

おわりに

遺伝子改変T細胞輸注療法のもつ有効性のポテンシャルにもはや疑いはなく，場合によってはがん患者の治癒につながる治療さえ期待されはじめている。一方，その顕著な臨床効果は副作用の出現可能性と表裏一体であることも明らかになりつつあり，今後はより有効でかつ安全性の高い治療戦略の構築が必須になる。さらなる今後の課題として，neo-antigenを含めた新たな標的抗原の

探索，機能性遺伝子の導入を含む高い機能性と生存性を備えたT細胞作製技術の開発，そして非自己細胞の利用を含むOff-the-shelf製剤の開発などが期待されている。

用語解説

1. **T細胞レセプター（T cell receptor）**：T細胞が抗原を認識する際に用いる受容体分子。α鎖とβ鎖のヘテロ二量体として存在。α鎖とβ鎖はそれぞれT細胞の分化の段階で複数の遺伝子が組換えを起こして形成され，その組合せにより極めて高度な多様性が保証される。T細胞の分化の過程で，MHCへの反応性を示さないTCRや強い自己反応性を有するTCRをもつT細胞の大多数は体内から除去される（ポジティブセレクション，ネガティブセレクション）。

2. **免疫チェックポイント阻害療法（immune-checkpoint inhibitor therapy）**：T細胞には抗原受容体からの刺激（第1シグナル）を強めたり弱めたりしてT細胞応答を調節する副刺激（第2シグナル）を伝達する受容体分子がある。これを免疫チェックポイント分子と呼ぶ。免疫チェックポイント分子は本来，T細胞の免疫応答を調節して，異常・過剰・慢性的な免疫応答を避けることにより，生体の恒常性を維持する働きがあるが，がん患者ではこれら免疫チェックポイント分子からの負のシグナルが腫瘍反応性T細胞の抗腫瘍免疫応答を阻害している例が多く報告されてきた。近年，これらの免疫チェックポイント分子やそのリガンドに対する阻害剤（多くはそれらの分子に対する抗体）を用いる治療が開発されている。免疫系を負に調節する免疫チェックポイント分子（あるいはそのリガンド分子）であるCTLA-4やPD1/PD-L1に対する抗体をがん患者に投与すると，腫瘍の顕著な退縮や成長抑制を導く症例が多くのがん種で報告され，承認薬剤として日米欧にて使用されはじめており，新規で有効な治療法として大きく注目されている。

3. **がん抗原（tumor antigen）**：リンパ球ががん細胞を認識する際の標的となる分子。リンパ球は標的分子由来の比較的短いペプチドが細胞表面のMHC分子に結合した複合体をT細胞レセプターを用いて認識する。がん抗原には，がん・精巣抗原，分化抗原，過剰発現抗原，ウイルス抗原，変異遺伝子産物抗原などの分類が可能であるが，がん・精巣抗原，分化抗原，過剰発現抗原などは必ずしも完全にがん特異的ではないことも少なくない。

参考文献

1) Dunn GP, et al：Nat Immunol 3, 991-998, 2002.
2) Sharma P, Allison JP：Science 348, 56-61, 2015.
3) Maus MV, Grupp SA, et al：Blood 123, 2625-2635, 2014.
4) Ikeda H, Shiku H：Cancer Immunol Immunother 64, 903-909, 2015.
5) Morgan RA, Dudley ME, et al：Science 314, 126-129, 2006.
6) Johnson LA, Morgan RA, et al：Blood 114, 535-546, 2009.
7) Robbins PF, Morgan RA, et al：J Clin Oncol 29, 917-924, 2011.
8) Robbins PF, Kassim SH, et al：Clin Cancer Res 21, 1019-1027, 2015.
9) Kageyama S, Ikeda H, et al：Clin Cancer Res 21, 2268-2277, 2015.
10) Okamoto S, Mineno J, et al：Cancer Res 69, 9003-9011, 2009.
11) Okamoto S, Amaishi Y, et al：Mol Ther Nucleic Acids 1, e63, 2012.
12) Schmid DA, Irving MB, et al：J Immunol 184, 4936-4946, 2010.
13) Resenberg SA, Restifo NP, et al：Science 348, 62-68, 2015.
14) Kunert A, Straetemans T, et al：Front Immunol 4, 363, 2013.
15) Tran E1, Turcotte S, et al：Science 344, 641-645, 2014.
16) Gubin MM, Artyomov MN, et al：J Clin Invest 125, 3413-3421, 2015.
17) Ikeda H, Ueno H, et al：American Society of Hematology 56th Annual Meeting, San Francisco, 2014.

参考ホームページ

・三重大学大学院医学系研究科遺伝子・免疫細胞治療学
http://www.shikuken.jp

池田裕明

1990年	長崎大学医学部卒業
1996年	同大学院医学研究科博士課程修了
1999年	米国ワシントン大学医学部留学（～2004年）
2004年	北海道大学遺伝子病制御研究所免疫制御分野助教授
2006年	三重大学大学院医学系研究科がんワクチン治療学講座准教授
2009年	同大学院医学系研究科遺伝子・免疫細胞治療学准教授
2015年	同教授
2016年	長崎大学大学院医歯薬学総合研究科腫瘍医学分野教授

第4章 がんと遺伝子治療

6. Oncolytic Adenovirus による消化器がん治療

佐藤みずほ・山本正人

アデノウイルスベクター（Adv）は母体となるウイルスに由来するいくつかの特徴を有している。しかしながら，消化器がん特有の問題点もあり，われわれはこれらの長所を生かしながら，臨床応用に向けた障害を乗り越えることで臨床応用可能 oncolytic adenovirus（腫瘍溶解型アデノウイルス）の作製をめざしてきた。本稿では，様々なアプローチによる感染性の向上と毒性の低減，また bystander effect による治療効果の増強や近年開発されてきた新たなベクター開発の方向性についても述べたい。

はじめに

数多くの oncolytic virus [用解1] が開発されてきた中で，アデノウイルスベクター（Adv）は母体となるウイルスに由来するいくつかの特徴を有している。その中で最も大切な点は，in vivo での遺伝子導入効率の高さであり，長いアデノウイルス研究の結果，ウイルスの増殖過程が他の多くのウイルスに比べてよくわかっていることや，ウイルスの改変が比較的容易であることと相まって，アデノウイルスはがんの遺伝子治療・ウイルス療法開発のためのプラットフォームとして重要な位置を占めている。われわれはこれらの長所を生かして，消化器がんに対する oncolytic adenovirus の開発を行ってきた。

消化器がんに対する遺伝子治療の興味深い点は，臓器や病態によって様々な投与経路がとりうることである。進行がんの場合，その多くは全身投与が必要になるが，局在した腫瘍については臓器に応じた対応が可能で，特に管腔臓器の場合は内視鏡による局所投与や観察が比較的容易である。この特質を生かすことでより有利な条件で治療を行うことは，臨床応用を考えるうえで大変重要である。他方，非管腔臓器については，膵がんに対する超音波内視鏡下投与のように，より有利な投与経路をとるための検討が必須である。

消化器がんへのアデノウイルス／アデノウイルスベクターの応用における問題点として，下記の2点が挙げられる。①消化器がんのほとんどは腺がんで，一般的に本来の Ad レセプターである coxsackie-adenovirus receptor（CAR）[用解2] の発現レベルが非常に低く，当然の結果として，CAR と結合することで感染する野生型の Ad ベクター（Ad5-WT）の感染効率は低くなる。②解剖学的に，胃から結腸までの臓器からの血流は門脈を通じて肝臓に流入するため，肝臓での毒性がしばしば臨床応用の妨げとなる。

われわれは，これらの障害を乗り越えることで臨床応用可能な oncolytic adenovirus（腫瘍溶解型アデノウイルス）の作製をめざしてきた。本稿では，消化器がんに対するアデノウイルスベクターを用いた遺伝子治療，特に oncolytic adenovirus

---

key words

oncolytic virus, coxsackie-adenovirus receptor (CAR), innate immunity（自然的免疫系）, capsid, プロモーター, gap junction, GM-CSF, diversity（多様性）, キメラ化

の開発の歴史,概念,具体例,将来像について記したい。

Ⅰ．アデノウイルスの臨床応用の歴史

アデノウイルスが患者の咽頭から分離されたのは1953年で,歴史的に最も早く分離されたウイルスの1つであり[1],このウイルスを増やす際に細胞株を効率よく殺すため,早くからその抗腫瘍効果に期待されていた。1956年,Huebnerらは,細胞株で増やしたアデノウイルスを直接子宮頸がんの患者に腫瘍内投与し,一時的な腫瘍縮小を確認した一方で,重篤な副作用は全くみられなかったと報告している[2]。興味深いことに,アデノウイルスによるウイルス療法が,外来遺伝子導入による遺伝子治療よりかなり先に臨床で試されていたことになる。

初期の外来遺伝子導入によるがんの遺伝子治療の代表例は,Rossらのグループによって行われたp53のアデノウイルスを使った投与である。90年代の著しい遺伝子導入技術の向上は,より高性能かつ安全なアデノウイルスベクターと臨床応用に向けた生産技術を確立した。90年代後半以降,それらの技術・理論が,今度はアデノウイルスを用いたがんのウイルス療法すなわちoncolytic adenovirusに適応され,目的に合わせてデザインされたアデノウイルスが作られるようになった。

Ⅱ．消化器腺がんに合わせたアデノウイルスの改変

すべてのがんの治療法の開発は,最終的には以下の2つの視点に行き着く。①抗腫瘍効果の向上,②正常組織における副作用の低減。これらを実現するうえで,序章で述べたように,消化器がん治療へのアデノウイルスの応用にはいくつかの共通のハードルがある。われわれは,これらを乗り越えることが臨床的に使用可能な治療法の開発につながると考えて,ベクター開発を進めてきた[3]。

1．抗腫瘍効果の向上

がんの遺伝子治療の効果を決める最大の因子は,in vivo遺伝子導入効率である。これは,がんだけではなくin vivo遺伝子治療全般に共通の命題である。この点において,アデノウイルスは高いin vivo遺伝子導入効率をもち,そのために広く用いられてきているが,がん治療ではほぼ100％の遺伝子導入効率が要求され,アデノウイルスベクターをもってしても,それを満たすことは容易ではない。理論上は投与量を増やせば遺伝子導入効率を上げることはできるが,逆に副作用が増す可能性〔特にinnate immunity（自然的免疫系）[用解3]〕を考えると,臨床上このような手法はとれない。したがって,少ない投与量でいかに多くの腫瘍細胞に遺伝子導入できるか,また周囲の感染しなかったがん細胞にまでいかに治療効果を拡大していくかが,重要な検討課題となる。

消化器がんへの遺伝子導入効率を考えるうえで常に立ちはだかる問題が,消化器腺がんの大部分でアデノウイルスの細胞への最初の結合を担うCARの発現が非常に低く,その結果として遺伝子導入効率が一般的に低いということである。対照的に,主たる副作用発現部位である肝臓ではCARの発現が高い。したがってベクターの工夫によって,腫瘍への感染効率を少なくとも非がん細胞並みにまで高めることは臨床応用上で有用である[4]。この目的に沿って開発されたのがRGD-4CやAd5/3 fiberなどのCAR非依存性の感染を実現するcapsid[用解4]改変型アデノウイルスである。RGD-4Cはフィブロネクチンのインテグリン結合部位由来のペプチドであり,広範囲のインテグリンに結合する。また,元々のCAR結合部位を含むfiber-knob region改変型であるAd5/3は,アデノウイルスsubtype CからBへの変更により,消化器腺がんを含めたCD46やdesmoglienなどの細胞表面分子を発現する広範囲の細胞への感染を可能とする。これらの改変は,ベクターの増殖能やウイルス粒子の組み上がりに悪影響を与えないので,oncolytic adenovirusへの応用では大変有用である[5]。ただし,これらのモチーフをもったウイルスは,非がん細胞にもよく結合/感染するので,投与直後にウイルスの多くが治療対象でない正常細胞に吸着されて腫瘍への到達量が下がることと,正常細胞への毒性を抑えるために,下記に述べるウイルス増殖をコントロールする方法な

どと組み合わせる必要があることは課題として残る。

2. 正常組織での副作用の低減

正常細胞への毒性を制御する方法としては、大きく分けて感染後の抗腫瘍効果の発現（もしくはウイルス増殖）をコントロールする方法と、正常細胞への感染を低減する方法があるが、前者のほうが頻繁に用いられてきた（後者については後の章で述べる）。標的細胞特異的なプロモーター[用解5]を用いる方法は最も広く行われてきたが、プラスミドの状態では高い特異性を示すプロモーターがAdに組み込まれると挙動を変えることがしばしばあり、注意が必要である。消化器がんでは、肝がんでAFPプロモーター、多くの消化器腺がんでCOX-2プロモーターが使われ、より最近ではhTERT、その他の腫瘍細胞特異的プロモーターも使われている。プロモーターによってoncolytic adenovirusの増殖をコントロールする場合は、アデノウイルス増殖に必須のウイルス遺伝子の発現をプロモーターでコントロールする手法がとられる。また、oncolytic adenovirusの場合には、プロモーターによるコントロールの他に、ウイルス増殖に必須のE1遺伝子に変異を入れることで、その部分の働きを補う機能をもつ腫瘍細胞でのみ増殖するようにデザインされたウイルスも広く用いられてきている。その例としては、元来p53遺伝子変異のある細胞で特異的に増殖するようにデザインされたONYX-015（E1b 55K変異体）やpRb遺伝子変異のある細胞で特異的に増殖するΔ24ウイルス（E1aの24bp欠損変異）がある[4]。

3. これらの手法の組み合わせ

消化器がんの病態を考えると、これらの方法を単独で用いただけでは消化器がんでの遺伝子治療・ウイルス療法を実現させるプロファイルを出すことはなかなか困難であるが、これらをうまく組み合わせることにより、それぞれのアプローチの欠点を補い合って、より効果的で現実的なベクター開発が可能となる。RGD-4CやAd5/3改変型アデノウイルスは、いち早くΔ24変異やCOX-2プロモーターによる増殖のコントロールと組み合わせる形でoncolytic adenovirusに導入された。消化器領域では、infectivity-enhanced COX-2 promoter controlled OAdは、膵がんや食道腺がんをはじめ多くの消化器腺がんで強い抗腫瘍効果を*in vivo*で示している[3]。現在われわれは、RGD-4C改変をもつCOX-2プロモーターでコントロールされたベクター[6]を超音波内視鏡下で膵がんに投与する臨床試験の実施に向けて準備中である。

III. 治療効果の増強

1. Bystander Effect

bystander effectは、HSV-TKなどのいわゆる自殺遺伝子による遺伝子治療研究において、遺伝子導入された細胞の周囲の細胞まで殺細胞効果を及ぼすことを指すが、現在では元来のgap junction[用解6]を介した効果の他に、cytosine deaminase + 5FCのように、active effectorが細胞外に拡散するものも含むことが多いし、広い意味では感染細胞から産生されたウイルスが周囲の未感染細胞に広がってゆくoncolytic virusも同様の範疇に属する。これらの手法は、100％の感染効率がなかなか得にくい消化器がんをはじめとする固形がんでは、臨床効果を高めるために大変有用な方法である。

2. 免疫学的効果

oncolytic virusは腫瘍溶解に伴い腫瘍抗原を溶出させるため、免疫学的な効果が期待されるが、多くの腫瘍内では腫瘍細胞が免疫学的環境を生存に有利になるようにコントロールしており、最大限の効果を発揮するには何らかの形での免疫系の刺激または免疫寛容状態の解除が必要である。

これまでに、最も広く免疫遺伝子治療の領域で使われてきたeffectorはGM-CSF[用解7]であり、現在アメリカで認可される初めてのoncolytic virusになると思われるTalimogene laherparepvec（T-VEC）も、GM-CSFを搭載している。その他に、IL-12やType I Interferon（IFN）も使われ、動物実験レベルでは抗腫瘍効果の増強がみられている。特にType I IFNのoncolytic virusへの応用は、アデノウイルスにおいては、他のウイルスの場合に比べて標的臓器でのウイルス増殖へのIFNの

影響が少ないため有利と考えられる[7]。最近では，CTLA-4阻害薬やPD-1阻害薬を併用して，チェックポイントの解除をめざした併用療法も学会で散見されるようになっている。

いずれにしても，腫瘍抗原の大量溶出の起こるoncolytic virus療法と免疫療法の相性は良く，今後の詳細な検討が期待される。

Ⅳ．Oncolytic adenovirus の進化

理想的な消化器がんの遺伝子治療・ウイルス療法を開発するためには，まだまだ改善すべき点があり，様々な取り組みが行われている。より強力な治療法を開発すればするほど，標的細胞への選択性が重要な問題となってくる。現在までに作製されたoncolytic adenovirusのほとんどは，増殖（replication）の段階のみで腫瘍選択性が決まっており，技術的な問題から，臓器（organ）レベルや組織（in situ）レベルでの選択性がoncolytic adenovirusに組み込まれたことはほとんどなかった。しかしながら，臓器レベルでの選択性は，正常臓器での毒性を低減するとともに，非標的臓器による除去を抑えて抗腫瘍効果の向上に貢献すると期待される[3]。われわれは，このような課題を克服しうるベクターを作製してゆくべきと考えている。特に消化器がんを対象にした場合，消化器臓器からの血流は門脈を介して肝臓に流入するため，元来肝細胞への感染性が高いアデノウイルスを使って治療法を開発しようとする場合には，重層的に腫瘍選択性をもつベクターをデザインすることは重要である。また，ウイルス学的に増殖過程がよく理解されているアデノウイルスは，そのようなデザインを実現する格好のプロトタイプだともいえる。

1．選択感染性

アデノウイルスに選択的感染性をもたせることは，アデノウイルスベクターを研究する者にとって長年の夢であった。多くのグループがこの問題に取り組んできたが，ウイルス遺伝子にコードされた形で，選択感染性をもつモチーフをウイルスカプシドに組み込むことは困難とされてきた。その実現に関しての最も大きな問題は，アデノウイルスが，表面にエンベロープももたない，がっちりと組み上がった表面構造をもつウイルスで，外来のtargeting motifを挿入すると，ほとんどの場合，ウイルスが組み上がらなくなるか，無理矢理押し込まれたtargeting motifがその機能を失うという結果となる。われわれはその問題を回避するために，新たな高効率ウイルス作製法を開発し，それを用いて10^{10}という非常に高いdiversity（多様性）[用解8]をもつランダムなリガンド配列をAB-loopにもつアデノウイルスライブラリーを作成した。そのライブラリーを標的分子を細胞表面に発現する細胞に感染させることで，ハイスループット・スクリーニングを行い，特異的感染性を示すリガンドをもったアデノウイルスの同定に成功した[8]。あまりにも技術的になるため詳細は省くが[9]，このようにして取られたリガンドを組み込んだウイルス（targeted virus）は，臨床的に意味をもちうるいくつかの特性を示す[8]。

最も興味深い特性は，targeted virusは静脈投与後の肝臓への取り込みの減少と腫瘍への集積の上昇を認め，比較的低用量の静脈投与で良好な抗腫瘍効果を認めることである。これは図❶のorgan level selectivityを示す好例であり，転移のある患者で全身投与による治療ができる可能性を示唆する。もう1つは，腫瘍内投与において，targeted virusはnon-targeted virusと比較してより高い抗腫瘍効果を示すことで，このことは図のin situ selectivityの意義を示す例である。以上のように，感染レベルで選択性があることは，臨床応用をめざすうえで大変有効であると考えられる。

2．キメラ化

PsiOxus社のEnadenotucirev（ColoAd1）は，いくつかのサブタイプのアデノウイルスをシャッフリングでキメラ化[用解9]したウイルスをスクリーニングして，より強い抗腫瘍効果のあるウイルスを取り，現在，大腸がんを含めたがんを対象にして第1相臨床試験の最中である。この手法は，非常に面白いウイルスが取れる可能性がある反面，あらかじめ攻撃標的を絞ってウイルスをデザインすることがなかなか難しい。しかしながら，今までになかったプロファイルをもったウイルスを作

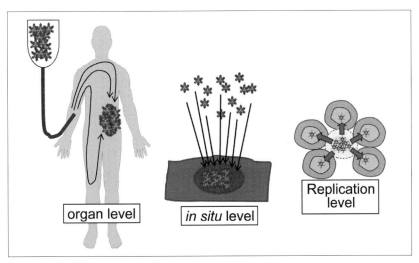

図❶ 様々なレベルの選択性

製しうるという点で非常に魅力がある。

Ⅴ. 臨床応用

現在までのところ, 消化器がんに絞った oncolytic adenovirus の開発例はそれほど多くない。初期の oncolytic adenovirus の1つである onyx-015 は, phase Ⅰ で膵がんへの直接投与が試されたが, ウイルス増殖は観察されなかった。おそらく, これは, CAR を発現しない消化器がんへのアデノウイルスの応用は, CAR 非依存性のベクターの開発を必要とするということを示唆しているのであろう[10]。このように, 臨床試験から得られた知見をベクター開発に反映させていくことが, 今後のベクター開発においては必須と考えられる。また, 上記の PsiOxus 社のキメラベクター開発からどのような科学的知見が得られ, どう活かされてゆくかは非常に興味深いところである。

まとめ

今後, 新たな特徴をもった oncolytic adenovirus がどんどん登場してくると期待されるが, それらのうち, これまでに記した消化器がん治療上の問題点を解決する可能性のあるデザインをもったものは, 臨床応用可能性という意味で非常に魅力的である。様々なベクターデザインを可能とするアデノウイルスの vector backbone としての優れた性質を生かした, 画期的かつ臨床的意義のあるベクターがますます開発されることを期待したい。

用語解説

1. **oncolytic virus**：腫瘍特異的に増殖し, 腫瘍溶解を引き起こす様々なウイルスの総称。野生株に近いものから高度なエンジニアリングに基づくものまで, 幅広い。
2. **coxsackie-adenovirus receptor（CAR）**：Type Ⅰ membrane receptor に属する膜タンパクで, B型コクサッキーウイルスとC型アデノウイルスのレセプター。
3. **innate immunity（自然的免疫系）**：非特異的免疫系のシステムで, ウイルスや細菌をはじめとする外来病原体からの生体の防御に重要な働きを示す。
4. **capsid**：ウイルスの外郭を形成するタンパク構造。その中にウイルス遺伝子は格納されている。
5. **プロモーター**：遺伝子の転写レベルをコントロールする DNA 配列で, 通常は発現遺伝子の 5' 側にある一群のエンハンサー配列と転写開始部位からなり, 臓器や疾患に特異的に遺伝子を発現する役割を担う。
6. **gap junction**：多くの動物細胞でみられる細胞間結合構造で, 隣り合う細胞の細胞質同士をつなぎ, 分子, イオン, その他を通すことで, 細胞間の様々なシグナルの共有を実現する。
7. **GM-CSF**：GM-CSF（granulocyte macrophage colony-stimulating factor：顆粒球単球コロニー刺激因子）は, 多能性造血幹細胞を骨髄系前駆細胞（CFU-GEMM）やその他のより分化したコロニー形成細胞などに分化させる。さらに, 好中球, 単球, 好酸球にまで分化させる働きをもつ。そのため, 免疫賦活に広く使われて

8. **diversity（多様性）**：ライブラリーの多様性は，そのライブラリーがどれぐらい多様な配列を含みうるかを示し，ランダムライブラリーの場合，ほぼすべての配列を含むことが望ましい。われわれのライブラリーは，7アミノ酸からなるので，$20^7=1.28 \times 10^9$ の組み合わせをもち，ライブラリーサイズが約 10^{10} あるので全体をカバーすると考える。
9. **キメラ化**：ギリシア神話に登場する伝説の生物「キマイラ」に由来する言葉で，ウイルスの場合，異なる種やサブタイプのウイルス由来の構造のつぎはぎ構造をもつウイルスのことをいう。

参考文献

1) Rowe WP, Huebner RJ, et al : Proc Soc Exp Biol Med 84, 570-573, 1953.
2) Huebner RJ, Rowe WP, et al : Cancer 9, 1211-1218, 1956.
3) Yamamoto M, Curiel DT : Mol Ther 18, 243-250, 2010.
4) Alemany R, Balague C, et al : Nat Biotechnol 18, 723-727, 2000.
5) Yamamoto M : Expert Opin Biol Ther 4, 1241-1250, 2004.
6) Yamamoto M, et al : Gastroenterology 125, 1203-1218, 2003.
7) LaRocca CJ, et al : Surgery 157, 888-898, 2015.
8) Miura Y, et al : Mol Ther 21, 139-148, 2013.
9) Miura Y, Yamamoto M : 実験医学 30, 3111-3117, 2012.
10) Hecht JR, et al : Clin Cancer Res 9, 555-561, 2003.

佐藤みずほ
2006年　東京薬科大学生命科学部分子生命科学科卒業
2008年　奈良先端科学技術大学院大学バイオサイエンス研究科修士課程修了
2011年　同博士課程修了
　　　　大阪大学微生物病研究所細胞機能分野特任研究員
2013年　ミネソタ大学医学部・外科　基礎・トランスレーショナル研究部ポスドク

第4章　がんと遺伝子治療

7．悪性中皮腫に対する遺伝子治療の現状

田川雅敏

　悪性中皮腫はいくつかの点で，遺伝子治療のよい標的疾患である。これまで，米国を中心に複数の臨床試験が主にアデノウイルスを使用して実施されてきていたが，本邦でも当該疾患に関して遺伝子治療が開始されようとしている。多くの場合，腫瘍が胸腔内にとどまる点が遺伝子治療にとって有利であるが，一方，胸腔内に広がる当該疾患に対してどのように遺伝子導入を行うかという問題も残されている。また当該疾患は特有の遺伝子異常があり，これをうまく標的化することによって，さらに抗腫瘍効果を高めることが可能となる。

はじめに

　本邦における悪性中皮腫患者数は漸増傾向にあるが，他の悪性腫瘍に比較すれば少なく，稀少がんに分類される疾患である。そのため社会的注目度は高いものの，製薬企業が参入しにくい領域でもある。現在の治療は化学療法が主体であるが，第一選択薬が無効となった症例では有効な治療手段がなく，ベストサポーティブケアへの移行となる症例が多数を占める。しかし，同疾患は末期に至るまでは胸腔外転移が比較的少ないため，局所治療であっても quality of life の維持には有用である。また胸腔は閉鎖空間であるため，ベクターが局所にとどまりやすく遺伝子導入効率が高くなる傾向にあり，遺伝子医薬としては参入しやすい疾患ともいえる。これまでどちらかと言えば行政府の対応も補償が中心であったが，最近稀少疾患に注目が集まることもあって，当該疾患は遺伝子治療の良い標的と考えられるようになってきている。そこで本稿では，悪性中皮腫の治療の現状を踏まえて，これまで実施されてきた当該疾患に対する遺伝子治療の結果，本邦における取り組み，今後の方向性について述べることにする。

Ⅰ．悪性中皮腫の現況とその治療

1．悪性中皮腫の現状

　悪性中皮腫は石綿曝露後，約40年の潜伏期を経て主に胸膜に発生する難治性腫瘍である。一部は腹膜に発生する場合があるが，その他の部位に出現することは極めて稀である。またエリオナイトなどの鉱物を吸い込むなど，非職業的な状況・環境要因によっても悪性中皮腫が発症することが知られており，トルコ中央部など特定地域に当該疾患が多発していることも疫学的に知られている。日本をはじめ欧米では既に各種石綿の使用が禁止されているが，経済新興国をはじめとするアジア・アフリカの諸国では使用規制がなく，中国では既に悪性中皮腫の患者が報告されており，今後深刻な社会問題となる可能性は否定できない。本邦では過去の石綿輸入の影響があり，徐々に当該患者が増加してきているが，2012年度での年間死亡者数が1400余名に過ぎない。今後の予測に関しては難しい点もあるが，漸増傾向がしばらく継続するものの，急激な増加はないと想定され

---

key words

悪性中皮腫，p53分子，pRb分子，*REIC*遺伝子，*NK4*遺伝子，石綿，*HSV-TK*，*IFN*

2. 治療の現状

悪性中皮腫の治療成績は極めて不良である[1)2)]。早期であれば，胸膜肺摘出術が適応となるが，再発は解剖学的見地から必至であることが多く，高齢者にとって片肺摘出後の quality of life は極めて悪いと言わざるを得ない。放射線療法は広範な照射野を必要とすることから，姑息的な目的に限られる。したがって化学療法が選択肢となることが多いが，第一選択薬であるシスプラチンとペメトレキセドの併用でも平均生存期間は12ヵ月余りであり[3)]，第二選択薬は知られていない。この状況は過去10年以上にわたっても変化はなく，術前放射線化学療法に手術を併用する治療も試みられているが，実際に適応となる患者は少ないのが実情である。

中皮細胞にメソセリン（mesothelin）分子が発現していることから，抗メソセリン抗体そのものを使用した臨床試験[4)]，また当該抗体にトキシンを結合させたものも臨床試験[5)] が実施されているが，その臨床効果については報告されていない。さらに，最近の分子標的薬も数多くの臨床試験で検討されてきているが，現時点で有効性が示されたものはない。免疫チェックポイントに作用する抗体も複数使用されているが，臨床試験での有効性はいまだ確認されていない。したがって悪性中皮腫に関しては，従来の医薬品の枠組みにとらわれることなく，新規治療薬もある意味で許容される状況といえる。

II. 遺伝子治療の臨床試験

1. これまで実施された試験

臨床試験に至った遺伝子治療は米国で実施された4種の第1相試験と，豪州での1種類のパイロット試験がある（表❶）[6)-11)]。米国での試験は herpes simplex virus-thymidine kinase（HSV-TK）遺伝子と，インターフェロン（IFN）-β（一部は IFN-α）を発現する5型アデノウイルス（Ad）を直接胸腔内に投与するもので，このほかに HSV-TK 遺伝子を導入した同種細胞を投与した試験も実施されている。豪州の試験はIL-2産生ワクシニアの投与であり，これらをすべて合わせると73症例が報告されている。これ以外にフィンランドの研究チームによる増殖性アデノウイルスによる数例[12)]，p53遺伝子を発現するアデノウイルスが投与された中国の悪性中皮腫症例が知られている[13)]。最近は腫瘍溶解性麻疹ウイルスによる症例も学会などで報告されている。しかし，実

表❶ 過去に実施された臨床試験

臨床試験	ベクター（用量）	導入遺伝子	患者数	投与経路（参考文献）
パイロット	ワクシニア	IL-2	6	腫瘍内投与（6）
第1相	アデノウイルス感染同種腫瘍細胞（$1×10^8$-$1×10^{10}$ cells）	HSV-TK	6	胸腔内投与（7）（単回投与）
第1相	アデノウイルス（$5×10^{10}$-$5×10^{12}$ vp）（$1.5×10^{13}$-$5×10^{13}$ vp）	HSV-TK	13 21	胸腔内投与（8）（単回投与）（単回投与）
第1相	アデノウイルス（$9×10^{11}$-$3×10^{12}$ vp）	IFN-β	8	胸腔内投与（9）（単回投与）
第1相	アデノウイルス（$3×10^{11}$-$3×10^{12}$ vp）	IFN-β	10	胸腔内投与（10）（7日間隔で2回）
パイロット	アデノウイルス（$3×10^{11}$-$1×10^{12}$ vp）	IFN-α2b	9	胸腔内投与（11）（3日間隔で2回）

際に詳細な情報が得られるのは米国ペンシルベニア大学の臨床試験のみである。

2. 有害事象

米国の臨床試験では，特記すべき有害事象は観察されなかった。軽度の発熱は広く認められるものの，IFN-α遺伝子導入の少数症例でインフルエンザ様症状とリンパ球減少（グレード4）がみられた以外，おおむね忍容性が確保されていた。また，Ad-HSV-TKの場合の最大耐性量は5×10^{13} virus particles（vp）であり，Ad-IFN-βの場合はほぼ1×10^{12} vpと報告されている[8)9)]。

3. 臨床効果

実施された試験はすべて第1相試験であるので，臨床効果については参考程度しかないが，予想を上回る生存期間を示した少数の症例が報告されている。Ad-IFN-βの場合は免疫応答が活性化されるため，遺伝子導入効率以上の効果を示すことも想定されるが，Ad-HSV-TK投与の場合でも，遺伝子導入後80日を経て抗腫瘍効果がみられた症例が報告されている[8)]。遺伝子導入は腫瘍の表面にとどまるため，当該臨床効果は免疫応答によるものと判断される。Ad-HSV-TK投与前と投与後のペア血清と，ヒト悪性中皮腫の細胞株ライセートを用いたウエスタンブロット法による解析では，投与後の血清で投与前とは異なる分子量のシグナルが検出されており，しかも同一ライセートであっても患者血清によってそのシグナルの分子量が異なっていた[8)]。このことは，当該Ad投与によって免疫系が新たな抗原を認識したことを意味しており，しかもこの分子は自己腫瘍と細胞株に共通する腫瘍抗原である可能性が示唆されている。抗体産生と細胞傷害性T細胞が認識する抗原ペプチドは異なるが，ともにクラスII分子と結合することから，腫瘍細胞を認識する抗体が産生されたことは，当該抗原分子を認識する細胞傷害性T細胞も誘導された可能性が考えられる。

4. 抗体値の上昇

Adを胸腔内に投与した症例でも，静脈内投与とほぼ同じようなカイネテックスで抗Ad抗体が産生されていた。そのため，2度目の胸腔内投与による遺伝子導入効率は著しく低下していた[10)]。

そこで，抗体産生が起こる以前に間隔をあけずに2度目の投与を行うと，導入効率は改善していた[11)]。しかし，この結果は複数回の胸腔内投与は難しいことを意味し，腫瘍内投与など別途の投与方法を考慮すべきことを意味している。

III．本邦で計画されている遺伝子治療

1. Ad-REICとAd-NK4

本邦で臨床研究開始までに至っているのは，岡山大学のREIC遺伝子，千葉大学のNK4遺伝子で，ともにタイプ5型の非増殖性アデノウイルスによるものである。REIC遺伝子は前立腺がんを対象に既に臨床試験が実施されており，その安全性と臨床効果が既に明らかになっている[14)]。REIC分子は腫瘍における発現が低下しているが，Ad-REIC投与によって細胞死の誘導が起こり，また免疫応答が活性化され，転移巣の消失すら生じた症例が報告されている[15)]。一方，NK4分子はhepatocyte growth factor（HGF）とその受容体であるc-Met分子との結合を競合的に阻害するもので，c-Met阻害剤とその機序において変わらない[16)]。REIC分子もNK4分子も分泌タンパクであるため，当該作用が遺伝子導入組織外にも及ぶことが想定されている。両者の臨床研究とも，本邦では悪性中皮腫を対象疾患とした最初の遺伝子治療であり，日本の遺伝子治療の進展を世界に示すことができるように期待したい。

2. 胸腔内投与の安全性試験

Adの胸腔内投与に関して，米国で臨床試験が実施されたとはいえ，各臓器のウイルス生体内分布に関する報告はほとんどない。最近，これに関してマウスを用いた報告がなされたが，アデノウイルスの感染性をマウスでは正確に検討できないため，あくまでも参考データであると言える。この報告によれば，胸腔内投与されたタイプ5型ウイルスは，肺組織に多く移行し，同時に血中を通じて全身に分布するが，肝臓においては長期にわたってウイルス検出されていた[17)]。静脈内投与と単純に比較することはできないが，胸腔内投与では一過性の各臓器でのウイルスDNAの検出は遅延しており，肝機能異常が遷延化する傾向にあ

るといえる。米国の臨床試験によれば，血中・胸水中からアデノウイルスが検出されているが，ごく少数例で軽度の肝機能障害が観察されたに過ぎない[10]。

Ⅳ．今後の展開

1．基礎的研究として

悪性中皮腫に特有な遺伝子治療は存在しないが，当該疾患の遺伝子変異を標的とした治療は考慮されてもよいかと思われる。悪性中皮腫は3つの特徴的な遺伝子欠損が知られているが，その中でも最も頻度が高いのは染色体9番目にあるINK4A/ARF遺伝子領域の欠損である。この欠損は臨床検体の70～80%の頻度で観察されるが，この領域にマップされる *p14* および *p16* 遺伝子が存在しており，結果的に p53 分子が機能的に失活し，さらに pRb 分子が恒常的にリン酸化を受けることになる（図❶）。このため，細胞周期が常に活性化し，DNA 損傷に対して抵抗性を示すことになると考えられる。また必ずしも INK4A/ARF 領域欠損と相関しているわけではないが，悪性中皮腫の *p53* 遺伝子型は野生型が大部分を占める。したがって，p53 経路の再活性化を誘導することができれば，多くの悪性中皮腫で p21 分子の発現を介した pRb の脱リン酸化も可能となるはずである。実際に Ad-p53 を悪性中皮腫に感染させると，p53 分子がリン酸化され細胞死が誘導され，悪性中皮腫の第一選択薬と相乗的に細胞傷害活性が生じていた[18]。興味深いことに，Ad-p14 では p53 経路が完全に活性化されず，また Ad-p16 の殺細胞効果は Ad-p14 より優れていた[19)20]。また p53 分子はユビキチン化によって分解されるが，この経路の関わる MDM2 分子と p53 分子の結合を阻害すると，*p53* 遺伝子型が野

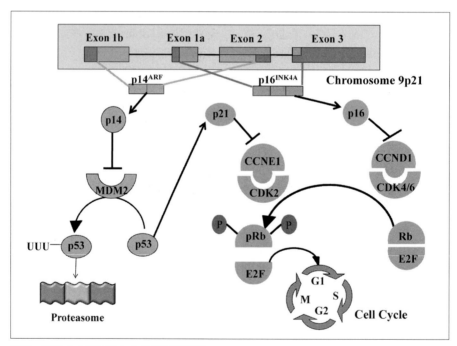

図❶ 悪性中皮腫にみられる遺伝子変異

臨床検体の70～80%の頻度で，染色体9番目の INK4a/ARF 領域が欠損し，*p14* および *p16* 遺伝子が消失している。その結果，p53 のユビキチン化を担う MDM2 の機能が亢進し，プロテアソームによる p53 分子の分解が促進される。一方，p16 機能の消失は CDK4/6 機能を亢進させ，pRb 分子のリン酸化によって E2F 分子が放出され，細胞周期が持続的に進行する。当該細胞で p53 経路が活性化されると，誘導される p21 分子によって CDK2 機能が抑制され，pRb 分子のリン酸化が阻害される。

生型の細胞ではp53発現量は増加し細胞死が誘導されていた[21]。上記のことは悪性中皮腫の多くの症例でp53経路の活性化が有効であることを示している。

増殖性ウイルスも悪性中皮腫に応用することが可能で、これは他の悪性疾患と同じである。胸腔内に投与しても、その増殖性は変わらないと考えられるが、抗体値の上昇は胸腔内であっても血中と大差ないと考えられるため、増殖能は比較的早期に消失すると想定される。

2. 併用療法の可能性

最近PD-1/PD-L1系を阻害する抗体、抗CTLA-4抗体の有用性が示されて以降、各種悪性腫瘍で臨床効果が検討されているが、これは遺伝子治療の領域でも同じである。様々な遺伝子治療と免疫チェックポイントに作用する抗体の併用に関する報告があるが、実際に両者が相乗効果を示しているかどうかについては別途検討する必要があろう。腫瘍が生体で増殖する際には免疫応答を避けることはできないため、程度の差こそあれ免疫抑制系が作用しているはずであり、その意味では上記抗体が一定の抗腫瘍効果を有することはむしろ当然である。免疫系に直接作用しない遺伝子治療であっても、生体内の腫瘍の増殖があれば上記抗体との併用によって抗腫瘍効果が増加することも十分にありえることである。また遺伝子治療の場合、他の薬剤との併用は積極的に考慮されてよい。例えば、作用機序については明確ではないが、VEGF/VEGFR系の阻害剤は増殖性ウイルスの殺細胞効果を増強するという報告がある。また、細胞外マトリクスが感染性ウイルスの広がりを阻害することから、当該基質の分解酵素との併用は有用との報告もある。したがって、複合的な視点に立って非抗がん剤との併用も検討することが望まれる。

悪性中皮腫に特有な問題点を挙げるとすれば、胸腔内投与の場合におけるウイルス動態の解析ではないかと思われる。これは腹腔内投与と同じように、体腔内おける感染性は腫瘍内投与や静脈内投与とは異なることが考えられる。また胸腔内投与では、胸水内の各種物質によってウイルスの腫瘍感染性は高くならない可能性もあり、胸腔鏡下における腫瘍内投与との併用、あるいは技術的に困難さを伴うが栄養動脈からの投与など、悪性中皮腫に特化した手法の開発も当該疾患の治療に貢献すると想像される。

おわりに

胸腔内に投与されたウイルスは、呼吸運動によって他の投与経路に比較して、胸腔内に均一に拡散し、腫瘍に感染することが期待される。しかし、必ずしも胸水が貯留する症例ばかりではないため、投与経路の選択については難しい場合もありえる。当該疾患の遺伝子異常を突いて、化学療法との併用をめざすことができれば、悪性中皮腫の遺伝子治療にとってもかなりの進展となるが、アデノウイルスのE1分子はp53分子の誘導も可能であるので、増殖性アデノウイルスの活用も十分に検討すべき事項である。

参考文献

1) Robinson BW, Musk AW, et al : Lancet 366, 397-408, 2005.
2) Porpodis K, Zarogoulidis P, et al : J Thorac Dis 5, S397-S406, 2013.
3) Vogelzang NJ, Rusthoven JJ, et al : J Clin Oncol 21, 2636-2644, 2003.
4) Hassan R, Cohen SJ, et al : Clin Cancer Res 16, 6132-6138, 2010.
5) Kreitman RJ, Hassan R, et al : Clin Cancer Res 15, 5274-5279, 2009.
6) Mukherjee S, Haenel T, et al : Cancer Gene Ther 7, 663-670, 2000.
7) Harrison LH Jr, Schwarzenberger PO, et al : Ann Thorac Surg 70, 407-411, 2000.
8) Sterman DH, Recio A, et al : Clin Cancer Res 11, 7444-7453, 2005.
9) Sterman DH, Recio A, et al : Clin Cancer Res 13, 4456-4466, 2007.
10) Sterman DH, Recio A, et al : Mol Ther 18, 852-860, 2010.
11) Sterman DH, Haas A, et al : Am J Respir Crit Care Med 184, 1395-1399, 2011.
12) Cerullo V, Pesonen S, et al : Cancer Res 70, 4297-4309, 2010.

13) Liu DH, Liu WC, et al : Chin J Cancer Prev Treat 13, 1108-1109, 2006.
14) Watanabe M, Nasu Y, et al : Oncol Lett 7, 595-601, 2014.
15) Kumon H, Sasaki K, et al : Clin Med Insights Oncol 9, 31-38, 2015.
16) Matsumoto K, Nakamura T : Front Biosci 13, 1943-1951, 2008.
17) Tada Y, Hiroshima K, et al : SpringerPlus 5, 195, 2016.
18) Li Q, Kawamura K, et al : Cancer Gene Ther 19, 218-228, 2012.
19) Yang CT, You L, et al : J Natl Cancer Inst 92, 636-641, 2000.
20) Yang CT, You L, et al : Anticancer Res 23, 33-38, 2003.
21) Pishas KI, Al-Ejeh F, et al : Clin Cancer Res 17, 494-504, 2011.

参考ホームページ

・千葉大学大学院医学研究院呼吸器内科
http://www.m.chiba-u.ac.jp/class/respir/clinical_trial/mesothelioma/index.html

田川雅敏

1979 年	千葉大学医学部卒業
1984 年	同大学院医学研究科修了 千葉大学医学部免疫研究部助手
1985 年	スタンフォード大学医学部遺伝学教室研究員
1987 年	千葉大学医学部高次機能制御研究センター助手
1991 年	同医学部生化学第一講座講師
1997 年	千葉県がんセンターがん治療開発グループ部長
2005 年	千葉大学大学院医学薬学府分子腫瘍生物学客員教授

第4章 がんと遺伝子治療

8．白血病/リンパ腫に対するCAR-T遺伝子治療

小澤敬也

急性リンパ性白血病（ALL），慢性リンパ性白血病（CLL），悪性リンパ腫などのB細胞性腫瘍に対する先端治療法として，キメラ抗原受容体（CAR：chimeric antigen receptor）を用いた養子免疫遺伝子療法が脚光を浴びている。すなわち，T細胞の腫瘍ターゲティング効率と抗腫瘍活性を高めるため，CD19抗原を認識するCARを発現させた患者T細胞を体外増幅して輸注するというがん遺伝子治療である。米国を中心にCD19-CAR-T遺伝子治療の臨床試験が活発化しており，特にALLの場合に優れた治療成績が報告されている。

はじめに

これまで全世界で実施されてきている遺伝子治療のプロトコールの中では，がんに対する遺伝子治療の臨床試験が過半数を占めている。しかし，ほとんどの場合，がんの遺伝子治療は必ずしも明瞭な成果を上げてきていないのが実情である。その中で，急性リンパ性白血病（ALL：acute lymphoblastic leukemia），慢性リンパ性白血病（CLL：chronic lymphocytic leukemia），悪性リンパ腫などのB細胞性腫瘍に対する新規治療法として，CD19抗原を認識するキメラ抗原受容体（CAR：chimeric antigen receptor）を発現させた患者T細胞を体外増幅して輸注する養子免疫遺伝子療法（CAR-T遺伝子治療）が最近大きな脚光を浴びている。遺伝子操作T細胞療法（engineered T cell therapy）の1つで，T細胞の腫瘍ターゲティング効率と抗腫瘍活性を高めるために開発された新しい遺伝子治療法である。T細胞に抗体分子を組み合わせたユニークなアイデアであり，T-body法とも呼ばれている。

本稿では，B細胞性腫瘍を対象としたCAR-T遺伝子治療について概説する。

I．CAR-T遺伝子治療のコンセプト

がん患者自身のT細胞を体外培養により大量に増やし，患者に戻すという養子免疫療法〔リンフォカイン活性化キラー細胞（LAK：lymphokine activated killer cells）療法〕が以前積極的に試みられたが，十分な治療効果が得られなかった。その後，腫瘍に浸潤しているT細胞（TIL：tumor-infiltrating lymphocytes）は，腫瘍に集積する性質があり，抗腫瘍活性が強いと考えられた。実際にTILを取り出し，増幅して投与するTIL療法がメラノーマ患者において試みられたところ，LAK療法よりは有効性が高いと報告されている。しかし，煩雑なTIL療法は一般化するには至っていない。

そこで，遺伝子操作によりT細胞の腫瘍ターゲティング効率を高めるストラテジーの臨床開発が進んでいる。ターゲティングの方法としては，CARを患者T細胞に発現させる方法が考案され

---

key words

遺伝子治療，養子免疫遺伝子療法，遺伝子操作T細胞療法，CD19，キメラ抗原受容体，CAR，CAR-T遺伝子治療，TCR遺伝子治療，白血病/悪性リンパ腫，サイトカイン放出症候群

た。B細胞性腫瘍の場合は，標的となる腫瘍細胞の表面抗原の1つであるCD19抗原（B細胞の分化抗原）に対する抗体のFab部分を単鎖抗体の形で利用し，それとCD3ゼータ鎖のキメラ分子（キメラ抗原受容体＝CAR）をT細胞に発現させる方法である（図❶）[1)2)]。この第1世代のCARを用いた場合は，in vitro で抗腫瘍活性が認められたものの，in vivo 実験では効果が不十分であった。そこで次の段階として，CD28やCD137（4-1BB）などの副刺激シグナル発生ユニットをさらに組み合わせた第2世代のCARが開発された。その結果，in vivo でも抗腫瘍効果がみられるようになり，現在の臨床試験ではこの第2世代のCARが一般に用いられている（図❷）。

造血器腫瘍に対しては様々な抗体医薬が開発されてきているが，CAR-T細胞を投与する方法は抗腫瘍活性がより強力である。また，頻回投与を必要とする抗体医薬と異なり，CAR-T遺伝子治療の場合は1回の治療で長期的な効果を得られる可能性がある。さらに，頻回のがん化学療法で免疫能が低下した患者（抗体医薬の効果は減弱すると考えられる）でも，T細胞を増幅させたうえで輸注する本法は有効と思われる。その他，再発難治例では造血幹細胞移植がしばしば行われるが，高齢者や臓器障害をもつ患者には負担が大きい。その点，自己T細胞の輸注をベースとした本治療法のほうが，腫瘍量をあらかじめ抑えておけば，より安全に実施できる治療法と思われる。

Ⅱ．CAR-T遺伝子治療とTCR遺伝子治療の比較

腫瘍ターゲティング効率を高めるための遺伝子操作T細胞療法のもう1つのストラテジーとして，腫瘍細胞を認識するT細胞受容体（TCR：T cell receptor）を患者T細胞に発現させて体外増幅して輸注するという方法がある。この場合は，腫瘍特異性の高いTCRの遺伝子をクローニングし，そのTCRのα鎖およびβ鎖をT細胞に発現させる。このようなTCR遺伝子治療では，HLA拘束性のために特定のHLAを有する患者に対象が限定されること，がん細胞ではHLAの発現が消失している場合があること，対象となる腫瘍関連抗原のペプチドプロセシングがうまくいかない場合があること，また遺伝子導入により発現させた外来性TCRと内在性TCRとのミスペアリングの問題（自己免疫反応が惹起されることが懸念される）を未然に防ぐために内在性TCRの発現を抑えることが望ましく，複雑な技術が必要とな

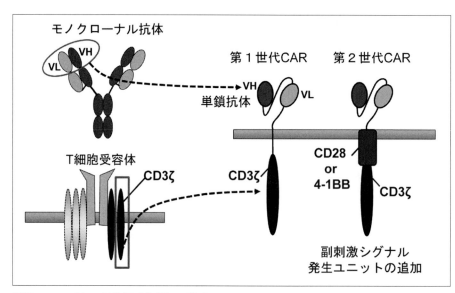

図❶　CAR（キメラ抗原受容体）の構造
副刺激シグナル発生ユニットを1つ含んだものが第2世代CARと呼ばれている。

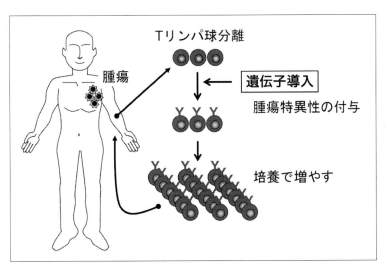

図❷ CAR（キメラ抗原受容体）を発現させたTリンパ球による養子免疫遺伝子療法

ることなど，課題点が多い（図❸）。

一方，CAR-T遺伝子治療（あるいはCAR遺伝子治療とも呼ばれる）の場合は，上述のような問題点はないものの，ターゲットが細胞表面抗原に限定され，適当な標的分子を見出すことは容易ではない。なお，TCR遺伝子治療の場合は，細胞内の腫瘍関連抗原（ペプチドに処理され，細胞表面に提示される）を標的とすることができる。

CAR-T遺伝子治療のその他の特徴としては，TCRに比べて，CARは標的抗原に対する親和性が高く，その発現レベルが極めて低い細胞も破壊していくものと想定されている。このことは，予想外の副作用の発生につながる可能性があることを示しており，臨床試験では十分に注意する必要がある。また，CAR-T遺伝子治療の場合は，標的抗原がタンパク質である必要はなく，糖鎖構造なども標的となりうることも特徴として挙げることができる。

III．B細胞性腫瘍に対するCAR-T遺伝子治療の臨床試験

CD19抗原を認識するCAR-T細胞を用いた養子免疫遺伝子療法の臨床試験は，主に米国で実施されており，対象疾患としてはCLLが最初に取り上げられ，最近ではALLに対する臨床試験が中心となってきている。

Memorial Sloan-Kettering Cancer Center（MSKCC）で実施された難治性CLLを対象とした臨床試験[3]では，制御性T細胞（Treg）の働きをあらかじめ抑えておくことを目的にシクロホスファミドの前投与が行われた結果，有望な結果が得られた。またペンシルバニア大学のグループは，少数例であるがCLLに対する治療効果を報告し脚光を浴びた[4)5]。興味深いことに，輸注したCAR-T細胞の体内での増幅（1000倍以上）と長期間にわたる持続的検出（6ヵ月以上）が観察されている。これはターゲットのCLL細胞によりCAR-T細胞が体内で刺激を受け続けていたことを示している。その後，ペンシルバニア大学のグループは，CLL 14例中4例でCRが得られたと報告している[6]。

なお両者の手法には若干の相違があり，MSKCCでは副刺激シグナル発生ユニットとしてCD28を用い，遺伝子導入法としてはレトロウイルスベクター法を採用している[7]。一方，ペンシルバニア大学ではCD137（4-1BB）[8]とレンチウイルスベクター法が用いられている。4-1BBを用いたほうが，CAR-T細胞の体内持続期間は長いと考えられている。遺伝子導入用ベクターとしては，レンチウイルスベクターのほうが優れた方法

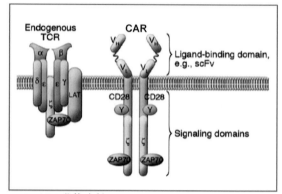

図❸ 遺伝子操作T細胞療法のためのストラテジー
特定のHLA分子上に提示された腫瘍抗原ペプチドを認識するTCRをTリンパ球に発現させる方法（A）と，腫瘍細胞の表面抗原を認識するCARをTリンパ球に発現させる方法（B）があり，後者についてはその特徴を示す（箇条書き部分）。

であるが，このベクターの大量製造は簡単ではない。また，T細胞への遺伝子導入ではレトロウイルスベクターによる白血病発生の報告はなく，造血幹細胞が標的の場合と違って，挿入変異に基づくがん化の問題はほとんどないと考えられている。対象疾患の性質からも，若干のリスクは容認されるものと思われる。

ALLを対象としたCD19-CAR-T遺伝子治療の臨床試験についても，両方のグループが治療成績を報告している。MSKCCでは，まず難治性の成人ALL 5例を対象とし，全例で有効性を確認している[9]。彼らは，成人ALLの場合は，治癒をめざすには同種造血幹細胞移植が必要であると考えており，CAR-T遺伝子治療は寛解状態で移植に持ち込むためのブリッジ役と位置づけている。その後，さらに症例数を増やし，16例の難治性ALLにおいてCD19-CAR-T遺伝子治療を実施し，88％の症例でCRが得られたことを報告している[10]。

ペンシルバニア大学では，難治性の小児ALL 2例で，CD19-CAR遺伝子治療の効果を確認している[11]。そのうちの1例は再発しており，その段階で白血病細胞のCD19抗原陰性化という興味深い観察をしている。同グループはその後，30症例（小児25例，成人5例）の難治性ALLでのCD19-CAR遺伝子治療の成績を報告しているが，27例（90％）でCRが得られている[12]。

いずれのグループでも，ALLのほうがCLLに比べて高い奏効率が得られており，当初の予想とは異なっている。CAR-T遺伝子治療は免疫療法であることから，進行がゆっくりであるCLLのほうが効果が出やすく，白血病細胞の増殖力が強いALLを抑え込むのは難しいのではないかと考えられていた。予想外の結果が出た理由は明らかではない。

B細胞性非ホジキンリンパ腫を対象としたCD19-CAR-T遺伝子治療の臨床試験も行われている。米国では，国立癌研究所（NCI）[13]やべ

イラー医科大学，MSKCCで，B細胞性非ホジキンリンパ腫を対象とした臨床試験が実施されている。NCIでは約半数の患者でCRが得られており，有効性はALLとCLLの中間になるものと思われる。わが国では，自治医科大学で臨床研究が実施されている。

IV．CAR-T遺伝子治療の毒性と対策

CAR-T遺伝子治療の初期の有害事象としては，サイトカイン放出症候群（CRS：cytokine-release syndrome）が問題となる。これはT細胞の活性化に伴い放出されるサイトカインが引き起こすものであり，発熱・低血圧などが出現する。ただし，ある程度のCRSが出現しないと，治療効果も期待しがたい。重症のCRSが出現した場合は，ヒト化抗IL-6受容体抗体のトシリズマブ（商品名：アクテムラ）の投与が有効である[10]。CRSの発生は，もう1つの有害事象である腫瘍崩壊症候群と同様に，腫瘍量と相関すると考えられている。これらの初期の毒性を未然に防ぐ対策としては，腫瘍量をあらかじめ減らしておく必要がある。また，CAR-T細胞を分割投与することも推奨されている[14]。

CD19抗原を標的としたCAR-T遺伝子治療の場合の後期毒性としては，正常B細胞も破壊されてしまうため，血清免疫グロブリンが低下してくる。そこで，必要に応じて免疫グロブリンの補充療法が行われる。なお，CD19-CAR-T細胞により造血幹細胞が破壊されてしまうことはないため，いずれは正常B細胞が回復してくるものと考えられる。

V．CAR-T遺伝子治療の今後の展開

CAR-T遺伝子治療の今後の課題としては，副刺激シグナル発生ユニットなどのCARの構築に関するさらなる検討が必要である。また，抗腫瘍性サイトカイン遺伝子などの治療遺伝子をCAR遺伝子と組み合わせる方法についても前臨床研究が行われている。このような遺伝子操作Tリンパ球の働きを強化した場合には，安全性確保のために自殺遺伝子を搭載することも検討されている[15]。

CD19-CAR-T遺伝子治療を受けたALL患者の長期生存に関しては，さらなる症例の蓄積が必要である。すなわち，治癒をめざした治療法として位置づけることができるのか，あるいは移植につなぐブリッジ役となるのかは，今後の課題である。

その他，同種T細胞を用いたCAR-T遺伝子治療の開発も進んでいる。この場合，GVHD（graft-versus-host disease）を抑えるために，内在性TCRの発現を遺伝子操作で抑える工夫が試みられている。すなわちGVHDを抑え，CARによりGVL（graft-versus-leukemia）効果を誘導するという治療戦略である。この方法では，投与するT細胞のHLAを患者と一致させる必要がなくなるため，CD19-CAR発現ユニバーサルT細胞としてあらかじめ作製しておき，複数の再発難治性患者の治療に用いることを想定した魅力的な治療戦略である[16]。

対象疾患については，CD19抗原以外の治療標的に関する検討が今後の大きな課題である。CD19抗原は非造血系正常組織における発現がないため，B細胞以外の正常組織の障害がなく，安全性が高い。現在，急性骨髄性白血病や多発性骨髄腫などに対するCAR-T遺伝子治療の開発が進められている。固形がんに対するCAR-T遺伝子治療については，明瞭な効果がまだ得られていない。何らかのプラスαの工夫が必要になるものと思われる。

その他，免疫チェックポイント阻害薬やTreg阻害薬などをCAR-T遺伝子治療と組み合わせていく治療法も期待されている。

おわりに

従来のがん遺伝子治療の効果がそれほど明瞭でなかったのに対し，B細胞性腫瘍，特に再発難治性ALLにおいて，CD19-CAR-T遺伝子治療が予想以上に優れた治療効果を発揮しているため，このような治療法が脚光を浴びている。既存の治療法では限界のあった難治性がんに対して，ブレイクスルーとなる遺伝子操作T細胞療法として開発が進むことを期待したい。

参考文献

1) Park JH, Brentjens RJ : Discov Med 9, 277-288, 2010.
2) Sadelain M, Brentjens R, et al : Cancer Discov 3, 388-398, 2013.
3) Brentjens RJ, Riviére I, et al : Blood 118, 4817-4828, 2011.
4) Kalos M, Levine BL, et al : Sci Transl Med 3, 95ra73, 2011.
5) Porter DL, Levine BL, et al : N Engl J Med 365, 725-733, 2011.
6) Porter DL, Hwang WT, et al : Sci Transl Med 7, 303ra139, 2015.
7) Brentjens RJ, Santos E, et al : Clin Cancer Res 13, 5426-5435, 2007.
8) Milone MC, Fish JD, et al : Mol Ther 17, 1453-1464, 2009.
9) Brentjens RJ, Davila ML, et al : Sci Transl Med 5, 177ra38, 2013.
10) Davila ML, Riviere I, et al : Sci Transl Med 6, 224ra25, 2014.
11) Grupp SA, Kalos M, et al : N Engl J Med 368, 1509-1518, 2013.
12) Maude SL, Frey N, et al : N Engl J Med 371, 1507-1517, 2014.
13) Kochenderfer JN, Dudley ME, et al : J Clin Oncol 33, 540-549, 2015.
14) Ertl HC, Zaia J, et al : Cancer Res 71, 3175-3181, 2011.
15) Hoyos V, Savoldo B, et al : Leukemia 24, 1160-1170, 2010.
16) Torikai H, Reik A, et al : Blood 119, 5697-5705, 2012.

小澤敬也

1977 年	東京大学医学部医学科卒業
1979 年	同医学部第 3 内科入局
1985 年	米国 NIH（Clinical Hematology Branch, NHLBI）留学（Fogarty Fellow）
1987 年	東京大学医科学研究所講師
1990 年	同助教授
1994 年	自治医科大学血液医学研究部門分子生物学講座教授
1998 年	同血液学講座主任教授 同分子病態治療研究センター遺伝子治療研究部教授（兼任）
2000 年	同内科学講座血液学部門主任教授（血液学講座より改称）
2008 年	同分子病態治療研究センター センター長(併任)
2011 年	同免疫遺伝子細胞治療学（タカラバイオ）講座教授（兼任）
2014 年	東京大学医科学研究所附属病院長 同遺伝子・細胞治療センター（CGCT：Center for Gene & Cell Therapy）センター長 同先端医療研究センター・遺伝子治療開発分野教授 自治医科大学客員教授，免疫遺伝子細胞治療学（タカラバイオ）講座（責任者）

第4章 がんと遺伝子治療

9. Lung cancer gene therapy using armed-type oncolytic adenovirus

A-Rum Yoon, Jinwoo Hong, Chae-Ok Yun

Despite lung cancer being a leading cause of cancer death worldwide, there is severe lack of efficacious therapy that target lung cancer. Armed oncolytic adenoviruses (Ads) which can selectively replicate and express therapeutic genes targeting carcinogenic pathways in lung cancer cells have demonstrated promising results. Many of the therapeutic genes expressed by oncolytic adenovirus can drastically attenuate oncogenic activities such as proliferation, angiogenesis, negative regulation of host immune system, or remodeling of extracellular matrix, resulting in highly efficacious to target lung cancer. Furthermore, armed oncolytic Ad has distinctive and unique anticancer activity that can be used in combination with conventional therapies for synergistic enhancement in treatment of lung cancer. In this chapter, we will review the efficacy of various armed oncolytic viruses targeting lung cancer and their applications in clinical and laboratorial settings.

Introduction

Lung cancer is one of the most commonly diagnosed and malignant type of cancer. It was estimated that 408,808 people in United States were living with lung and bronchus cancer in 2012 (http://www.cancer.gov/about-cancer/what-is-cancer/statistics) (**Fig. ❶**). The prognosis of lung cancer remains dismal as conventional surgical and medical treatments are ineffective in eradication of lung cancers and five-year survival rates are dismally low at 15% with an 8-9 month predicted median survival for front-line stage IIIB/IV patient [1]. Further, prevalence of lung cancer in Asia exceeds those of other continents as more than 60% of all lung cancer cases are found. Even though many people in the world are inflicted by lung cancer, there is severe lack of efficacious therapy that target lung cancers, and thus there is a substantial need for research into mechanisms of lung cancers and developing novel and efficacious therapeutics. Drugs such as cisplatin and cyclophosphamide (CP) are commonly used chemotherapeutic agents in treatment of lung cancers, but these agents have significant limitations due to their adverse side effects and limited selectivity toward cancer cells [2,3]. In contrast, molecular targeted drugs specifically block key carcinogenic pathways and exhibit increased selectivity toward

---

key words

lung cancer, oncolytic adenovirus, apoptosis, angiogenesis, immunotherapy, combination therapy

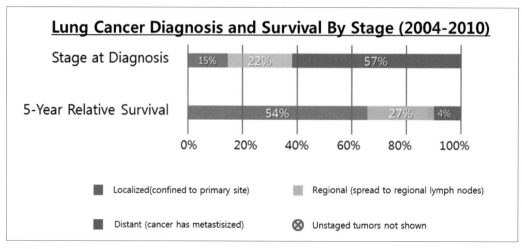

Fig. ❶ Lung cancer diagnosis and survival rate by stage (National Institutes of Health. National Cancer Institute. SEER Cancer Statistics Review, 1975-2011.)

cancer cells and controlled cytotoxicity [4)5)].

To date, a number of oncogenes that give rise to lung cancer development have been identified and targeted therapy in lung cancer is becoming a reality [6)]. Mutation of epidermal growth factor receptor (EGFR), Kirsten rat sarcoma viral oncogene homolog (K-RAS), tyrosine kinase receptor for hepatocyte growth factor (MET), phosphatidylinositol-4,5-bisphosphate 3-kinase catalytic subunit alpha (PIK3CA), and echinoderm microtubule-associated protein-like 4 gene fused with anaplastic lymphoma kinase (EML4-ALK) have been identified as oncogenes that contributes to lung cancer development [7)]. Patients with an EGFR mutation respond to agents such as EGFR inhibitors and anti-EGFR monoclonal antibodies which target EGFR gene [8)]. Novel targeted therapies that interfere with insulin-like growth factor 1 receptor or EML4-ALK which creates oncogenic fusion protein have been promising for lung cancer patients [9)10)]. Vascular endothelial growth factor (VEGF) has also been identified as potential target for treatment of lung cancer as VEGF inhibitor such as bevacizumab has demonstrated some therapeutic efficacy against lung cancer [11)]. However, both conventional and targeted chemotherapeutics have limited efficacy in treatment of lung cancer due to varying magnitude and variance of heterogeneity and diversity of oncogenes involved in each individual case of lung cancers. This heterogenic population of lung cancer cells present in each clinical case hinders the development of efficient therapeutic regimen against lung cancer.

Oncolytic Ad is widely regarded as a novel and promising alternative to traditional cancer therapy as it exhibits tumor-selective replication, high rate of viral production, and subsequently potent cytopathic effect [12)13)]. In addition, "armed" oncolytic Ad expressing a therapeutic transgene have been investigated extensively to maximize the potency of oncolytic Ad. A clear advantage of this approach is cancer-selective amplification of therapeutic gene by conditionally replicative Ad and secondary infection to neighboring cancer cells following lysis of cells [14)]. In general, 10,000 to 100,000 viral progenies are generated in a single cell following viral infection [15)] which can effectively amplify expression of therapeutic gene by significant factor in cancer-selective manner (Fig. ❷). Of note, this high level of therapeutic gene expression being restricted to cancer cells reduces potential side effect induced by therapeutic gene expression in normal cells.

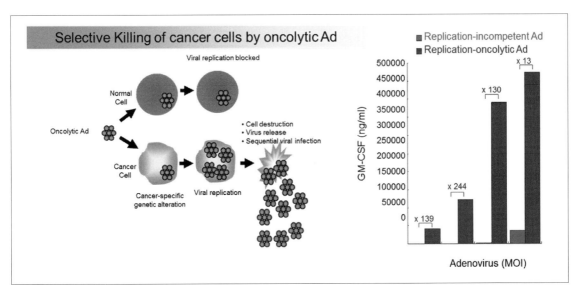

Fig. ❷ Enhanced specific killing of cancer cell and increased expression level of transgene expression by "armed" oncolytic adenovirus (Choi et al : Gene Ther 13,1010, 2006.)

Oncolytic Ad has a unique ability to destroy tumors through a distinctive mechanism where virus destroys cancer cells by cell lysis, a function that anti-cancer drugs cannot mimic. Therefore, Oncolytic Ad does not promote drug-resistance toward chemotherapeutics targeting similar mechanism, allowing it to be used in combination with chemotherapeutics to induce enhanced therapeutic effect. Moreover, conventional lung cancer therapeutics in combination with oncolytic Ad can get over the limitations associated with single regimen such as low therapeutic efficacy and chemotherapeutics-induced multidrug-resistance.

In this chapter, we will focus predominantly on various armed oncolytic Ad targeting carcinogenic pathways, and describe the therapeutic efficacy of armed oncolytic Ad alone or combination of Ad with chemotherapeutic for the treatment of lung cancer (Table ❶).

I. Proliferation Inhibitor / Apoptosis Inducer

All types of cancers including lung cancers can be characterized by aberrant and unregulated growth of cells. These aberrant cells are often insensitive to anti-growth signals and induction of apoptosis. These attributes in combination with self-sufficiently provided growth signals lead to uncontrollable proliferation of these cells. As these factors are common attribute shared by all malignant tumors, inhibitors of cell proliferation and inducer of apoptosis have been extensively studied to improve the cytolytic capabilities of oncolytic Ad [16)-18)].

1. Proliferation Inhibitor, EGFR tyrosine kinase inhibitor

Epidermal growth factor receptor (EGFR) is one of potential targets for the treatment of lung cancers as EGFR tyrosine kinase inhibitor (EGFR-TKI) have been found to be active against lung cancer exhibiting certain mutations in the EGFR gene [19)]. Due to high prevalence of aberrant EGFR-expression in lung cancer, EGFR inhibitors have been developed extensively, and two chemotherapeutics such as cetuximab and gefitinib are currently available for lung cancer patients [20)].

Bioinformatic prediction suggests that the human EGFR mRNA contains three microRNA-7 (miR-7) target sites. miR-7 has shown to down-regulates

Table ❶ Overview of Armed Oncolytic Adenovirus for Lung cancer

General Effect	Adenovirus	Cancer specificity	Therapeutic gene	Ref
Proliferation Inhibitor	OBP-301	hTERT promoter	E2F1, miR-7	22
Apoptosis Inducer	Ad-mΔ19/p53VPΔ30	mTERT promoter	p53VPΔ30	27
	Ad/TRAIL-E1	hTERT and CMV-E hybrid promoter	TRAIL	35
Angiogenesis Inhibitor	RdB/FP3	Rb binding site of E1A double mutation	FP3	40
	Ad-ΔB7-U6shIL8	Rb binding site of E1A double mutation	shIL8	48
ECM Formation Inhibitor	Ad-ΔE1B-RLX	E1B-19kD and E1B-55kD double deletion	RLX	53
Antitumor Immune Response Inducer	YKL-GB	E1B-55kD deletion	GM-CSF, B7-1	59
	Ad-ΔB7/IL-12/4-1BBL	Rb binding site of E1A double mutation	IL-12, 4-1BBL	62
	CGTG-102	Rb binding site of E1A mutation	GM-CSF	75
	Ad5-D24-GMCSF Ad5/3-D24-GMCSF Ad5-RGD-D24-GMCSF Ad5/3-hTERT-E1A-CD40L	Rb binding site of E1A mutation hTERT promoter	GM-CSF CD40L	59

EGFR mRNA and protein expression in cancer cell lines, such as lung and glioblastoma, via two of these three sites [21]. miR-7 has attenuated the activity of protein kinase B and extracellular signal regulated kinase 1/2, and integral effectors of EGFR signaling, ultimately leading to cell cycle arrest and cell death of various cancer cells. OBP-301, oncolytic Ad co-expressing miR-7 and miR-7 stimulatory factor E2F1 protein, has shown potent inhibition of EGFR-expression in lung cancer cells [22]. Further, OBP-301 induced autophagy of cancer cells by downregulation of oncogenic p63 and inhibited the proliferation of cancer cells by inhibition of EGFR. Expression of E2F1 also synergistically enhanced miR-7 upregulation which further augmented cancer-selective cytotoxicity of OBP-301 (**Fig. ❸**).

2. Apoptosis Inducer, p53

Among many candidates of therapeutic transgenes, the tumor-suppressor p53 gene has been extensively explored as a potent therapeutic target for the induction of cell cycle arrest, senescence, and apoptosis [23]. Recently, p53-expressing armed oncolytic Ad has been developed to induce stronger antitumor effect than control oncolytic Ad or p53-expressing replication-incompetent Ad [24)-27]. p53 function is essential for responsiveness to cancer therapy. However, p53 activity can be attenuated by binding with proto-oncoprotein mouse double minute 2 homolog (Mdm2) [28)29] and E1B 55kD protein of Ad [30)31]. Further, p53 activity is negatively regulated by p53 C-terminal domain [32)33]. Thus, novel strategy is required to overcome downregulation of p53 activity in tumors. Koo et al. generated a p53 variant (p53VPΔ30) by deleting the N-terminal and C-terminal regions of wild-type p53 and replacing the deleted N-terminal region with transcriptional activation domain of herpes simplex virus VP16 protein [27]. This modification of p53VPΔ30 conferred resistance against Mdm2, Ad E1B 55kD, and C-terminal negative regulation. The oncolytic Ad vector expressing p53VPΔ30 (Ad-mΔ19/p53VPΔ30) enhanced therapeutic efficacy of oncolytic Ad compared to both control oncolytic Ad and oncolytic Ad expressing wild-type p53 due

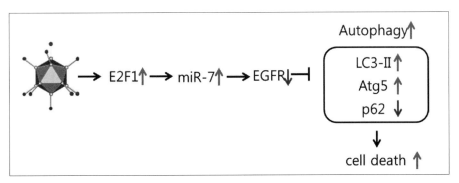

Fig. ❸ Inhibition of EGFR signaling by oncolytic adenovirus co-expressing E2F1 and miR-7 (Tazawa et al : Int J Cancer 131, 2939-2950, 2012.)

to increased induction of apoptosis regardless of endogenous p53 and Mdm2 status in various cancer cells including lung cancer cells. Taken together, this study demonstrate the utility of p53VPΔ30, which is resistant to downregulation of p53-mediated apoptosis by Mdm2, Ad E1B 55kD, and c-terminal negative regulation, as a therapeutic gene in oncolytic virotherapy targeting malignant lung cancer.

3. Apoptosis Inducer, Tumor necrosis factor (TNF)-related apoptosis-inducing ligand (TRAIL)

Tumor necrosis factor (TNF)-related apoptosis-inducing ligand (TRAIL), a member of the TNF superfamily, has also been explored to combine the advantages of TRAIL-mediated apoptosis induction and oncolytic Ad -mediated cancer cell lysis [34]. The expression of TERT is closely associated with the activity of telomerase, which is highly active in immortalized cell lines and about 90% of malignant tumor cells but is relatively quiescent in most normal cells [35) 36)]. Oncolytic Ad expressing both viral E1A gene and TRAIL under the control of human telomerase reverse transcriptase (hTERT) and minimal cytomegalovirus (CMV-E) hybrid promoter (Ad/TRAIL-E1), induced markedly enhanced apoptosis and viral replication than a TRAIL-expressing replication-defective Ad or an oncolytic Ad expressing green fluorescent protein (GFP) in lung and other cancer cell lines [37]. The expression of E1A and TRAIL which are individually driven by separate pair of hTERT and CMV-E hybrid promoter resulted in highly cancer-selective replication of oncolytic Ad as well as cancer-specific expression of TRAIL. Furthermore, Ad/TRAIL-E1 elicited greater antitumor activity and prolonged tumor-free survival in comparison to cognate oncolytic Ad (Ad/GFP-E1) in H1299 human lung cancer xenograft model. This strategy restricted viral replication and TRAIL-expression to cancer cells and prevented potential side-effects to normal tissues. In summary, Ad/TRAIL-E1 showed selective replication in various types of cancers regardless of their tissue origin and induction of significant TRAIL-mediated apoptosis under the control of hTERT-CMV-E hybrid promoter, suggesting Ad/TRAIL-E1 as a promising therapeutic candidate for treatment of anti-apoptotic lung cancers.

II. Angiogenesis Inhibitor

Another key therapeutic strategy is inhibition of factors that induce tumor vasculature formation. A number of growth factors have been identified to regulate angiogenesis in tumor microenvironment and of these factors vascular endothelial growth factor (VEGF) is a predominant growth and angiogenic factor in lung cancer [38]. Inhibiting or disabling VEGF receptors suppressed tumor growth and metastasis in clinical setting due to suppression of cell migration and angiogenesis.

1. Vascular Endothelial Growth Factor (VEGF) Inhibitor, VEGF decoy receptor

Bevacizumab, a recombinant humanized monoclonal antibody that blocks angiogenesis by inhibition of VEGF-A, has demonstrated significant improvement in progression-free survival in patients with adenocarcinoma. However, it has significant treatment-limiting adverse side effects such as coronary artery and peripheral artery disease that can lead to hypertension and heightened risk of bleeding. In contrast, armed oncolytic Ad inhibiting VEGF can lower these adverse side effects as the expression of antiangiogenic gene is restricted in cancer cells by the cancer-specific regulation of oncolytic Ad.

Yu et al. have generated various recombinant soluble VEGF decoy receptors by randomly fusing various extracellular domains of the VEGF receptors 1 and 2 to the Fc portion of human immunoglobulin G1 [39]. Amongst these variants, FP3 has been identified as most effective and promising candidate to disrupt VEGF signaling pathway due to its high affinity to VEGF. FP3 effectively inhibited VEGF-induced endothelial cell proliferation, and its antiangiogenic effect was stronger than that of Aflibercept, other variant of VEGF decoy receptor being tested in phase III clinical trial, or bevacizumab. Based on this promising results, Choi et al. generated FP3-expressing non-replicating Ad (dE1/FP3) and oncolytic Ad (RdB/FP3) [40]. Replication-incompetent dE1/FP3 showed significant reduction of VEGF expression in a wide-range of lung cancer cell lines such as A549, H322, H460, and H1229 in comparison to cognate control Ad (dE1). Furthermore, dE1/FP3 markedly inhibited vessel sprouting and micro-vessel growth in *ex vivo* rat aortic ring explant model, demonstrating potent antiangiogenic efficacy of dE1/FP3. *In vivo* results in lung cancer xenograft models treated with oncolytic Ad, RdB/FP3, demonstrated more potent and prolonged antiangiogenic activity than recombinant FP3 protein. The prolonged expression of anti-angiogenic gene is crucial for successful therapy as insufficient duration of VEGF blockade can lead to resistance to antiangiogenic therapy, resulting in restoration of tumor growth and nullification of further therapy [41,42]. RdB/FP3's potent and prolonged antiangiogenic activity compared to recombinant FP3 protein may be attributed to secondary infection of adjacent cancer cells by its viral progenies which lead to amplification and prolonged expression of FP3, ultimately overcoming antiangiogenic resistance of cancer cells.

2. Interleukin (IL)-8 Inhibitor, Short Hairpin IL-8 RNA

Another promising antiangiogenic target is interleukin-8 (IL-8), a member of the CXC chemokine family, which was initially identified as leukocyte chemo-attractant but it has recently been revealed that IL-8 can function as a potent proangiogenic factor [43,44]. IL-8 is produced by various tumors such as lung, prostate, gastric, ovarian, and bladder cancers [45]. Previous studies have shown positive correlations between IL-8 expression, tumor growth, and metastasis [46]. Oncolytic Ad expressing IL-8 targeting shRNA (shIL8) driven by U6 promoter (Ad-ΔB7-U6shIL8) has shown drastic decrease in angiogenesis, cancer cell migration, and invasion [47]. In addition, this study demonstrated that shIL8 expression under the control of polymerase III promoter, U6, was more effective in silence of IL-8 expression than polymerase II promoter, such as CMV, due to polymerase III promoters' advantageous attributes for synthesis of small non-coding transcripts [47,48]. Short half-life of shRNA is a limiting factor of shRNA-mediated oncolyitc in clinical setting. In this respect, Ad-ΔB7-U6shIL8 overcame short half-life of shRNA by cancer-selective amplification of shIL8 through production of viral progenies and secondary infection to neighboring cancer cells. Moreover, Ad-ΔB7-U6shIL8 elicited prolonged and enhanced anti-angiogenic and antitumor efficacy in A549 lung tumor xenograft model [47]. Of note, complexation of Ad-ΔB7-U6shIL8 with bioreducible polymer in a separate study further enhanced antitumor effect and inhibition of VEGF- and IL-8-expression, while subduing immunogenicity against Ad in lung cancer tumor xenograft model [49].

III. Extracellular Matrix (ECM) Formation Inhibitor, Relaxin

An important issue that has received little attention for enhancement of virus-based cancer oncolyitc is limited distribution of viruses within solid tumor tissues. Recent studies have shown that connective tissue and extracellular matrix (ECM) play a prominent role in inhibiting viral-vectors from spreading into wider area of solid tumors [50]. A flurry of reports has provided additional evidences that modifying tumor microenvironment *in vivo* can be therapeutically advantageous for wide distribution of oncolytic viruses in tumor tissue [51)52]. Relaxin has recently been investigated in the context of improving oncolytic viral spread and tumor penetration to enhance the therapeutic efficacy of cancer oncolyitc [53]. ECM degradation by relaxin-expressing oncolytic Ad, Ad-ΔE1B-RLX, increased viral distribution throughout the tumor mass, enhanced transduction efficiency, and induced cancer-selective apoptosis in variety of solid tumors. Further, Ad-ΔE1B-RLX elicited more potent antitumor effect and survival rate than cognate control Ad (Ad-ΔE1B) in A549 tumor xenograft model. These results are in good agreement with more recent study conducted by Ganesh *et al.*, demonstrating that relaxin-expressing oncolytic Ad substituted with chimeric Ad fiber enhanced infection efficacy and therapeutic potency of oncolytic Ad [54]. Of note, relaxin-expressing oncolytic Ad has already gone into clinical trials and recently finished phase I clinical trial against solid tumor-bearing patients with promising therapeutic outcomes. Taken together, these findings imply that the expression of ECM-degrading proteins can improve the therapeutic efficacy of oncolytic virus-mediated cancer gene therapy by increase of viral spreading in tumor tissue.

IV. Immunotherapy

The role of immune system is important in oncolytic Ad -based cancer therapy. It can be considered inhibitory in a sense that it produces antiviral immune response and restricts viral replication [55]. However, it can be considered complementary as it can induce potent antitumor immune responses even in those cells which are not directly infected by immune-modulating oncolytic Ad [56]. Most tumor cells express plethora of mutated self-antigens or unnatural level of normal antigens which often trigger immune response. Nevertheless, the tumors are present and must therefore have developed mechanisms for dampening or escaping immunity that ultimately allows tumors to self-preserve [57]. Although antitumor immune response has often been demonstrated, it is rarely translated into clinical benefit because of the strong immunosuppressive mechanisms exhibited by tumors. Oncolytic viruses possess an intrinsic ability to induce tumor-specific immune responses that can overcome tumor-mediated tolerance mechanism [58], and this attribute can be greatly enhanced when using a oncolytic Ad viruses expressing immune-stimulatory factors.

Recent studies with oncolytic viruses armed with immune promoting genes have revealed that these strategies can circumvent immune resistance of tumors by expressing immune-promoting therapeutic genes. Several cytokines, such as Interleukin (IL) -12, IL-18, IL-23, and granulocyte-macrophage colony-stimulating factor (GM-CSF), or co-stimulatory factors, such as B7-1 and 4-1BB ligand

(4-1BBL), have shown potent antitumor immune response when delivered exogenously by oncolytic Ad [59)-62)]. Choi et al. generated an oncolytic Ad that co-expresses GM-CSF and B7-1 (YKL-GB). GM-CSF is one of the most potent, specific, and long-lasting inducer of antitumor systemic immunity due to its role in stimulating the differentiation and activation of antigen-presenting cells (APC), such as dendritic cells (DCs) and macrophages [59) 63)-65)]. B7-1 is a costimulatory molecule which plays an integral role in induction of tumor specific T cell responses by assisting T cell receptor's recognition of tumor antigens [59) 66) 67)]. Since each can promote one of two main routes by which cytotoxic T cell activation occurs, a combination strategy of B7 co-stimulation and overproduction of GM-CSF is beneficial for cancer immune therapy. YKL-GB showed enhanced antitumor immune response and a higher incidence of complete tumor regression compared with cognate control oncolytic Ad (YKL-1) in immune-competent C57BL/6 mice. Localized gene transfer of GM-CSF and B7-1 also conferred long-lasting immunity against tumor re-challenge [59)]. Further, the potential benefit of combining cytokine-expressing oncolytic Ads with DCs, efficient and specialized APCs that can stimulate naive and memory T cells, was explored for the treatment of established tumors. Ad-ΔB7/IL-12/4-1BBL, an oncolytic Ad co-expressing IL-12 and 4-1BBL, exhibited significantly enhanced interferon (IFN) -γ expression and antitumor efficacy *in vivo*, suggesting that antitumor type 1 immune response was successfully activated by co-expression of these genetic inserts. Moreover, Ad-ΔB7/IL-12/4-1BBL in combination with DCs further enhanced antitumor and anti-metastatic effects by enhancing antitumoral type 1 immune response and suppression of type 2 immune response [62) 68)].

Armed oncolytic Ads can drive sustained secretion of a therapeutic level of cytokine in the treated local tumor tissue for long enough to generate potent tumor-specific immunity, resulting in a prolonged antitumor effect and attenuated systemic toxicity compared with treatment with recombinant cytokine protein. More importantly, active replication of oncolytic Ads in the tumor tissue would cause tumor cell death and the release of tumor antigens *in situ*. These released antigens should be captured by cytokine-recruited APCs, thereby activating tumor-specific T cells and ultimately leading to eradication of the tumor and generation of a persistent and systemic anti-tumor response [59)]. Although these studies were not conducted with lung cancer cells, the promising results from these studies could translate into lung cancers as various literatures revealed highly immunosuppressive nature of lung cancer microenvironment [69)-72)]. In clinical setting, oncolytic Ad expressing immune-promoting GM-CSF gene in combination with chemotherapeutics, which will be discussed in next section, has demonstrated strong antitumor immune response in patients with various types of terminal cancers including lung cancers.

V. Combination therapy

In oncolytic Ad -mediated cancer oncolyitc, host immune system remains a critical obstacle [55)]. The oncolytic Ad is highly vulnerable to host defense mechanisms such as complement proteins and antibodies that monitor blood circulation for pathogens [73)]. The generation of Ad-specific neutralizing antibody (Ab) masks viral capsid proteins and inhibits Ad infection. Thus, pre-existing or therapy-induced neutralizing Abs may reduce the level of therapeutic gene expression and the efficacy of Ad administration, ablating the systemic antitumor efficacy of Ad [74) 75)]. Further, administration of oncolytic Ad results in a pro-inflammatory state which activates cellular components of the innate immune system such as natural killer (NK) cells, neutrophils, macrophages, and DCs [76)]. These cells contribute to antiviral response by directly killing infected cells, producing antiviral cytokines, or modulating adaptive immune responses [77]. In addition, Ad vectors interact with platelets, leading to thrombocytopenia after intravenous delivery [78].

Cyclophosphamide (CP) is a nitrogen mustard alkylating agent that leads to cross-linking of nucleotides and interferes with DNA replication by forming guanine-to-guanine crosslinks [79]. CP also can deplete antiviral immune cells such as natural killer cells, macrophages, monocytes, and lymphocytes and inhibit the activities of regulatory T cells (Tregs) without compromising induction of antitumor T cell responses [73)79)80]. In addition, CP can enhance antitumor activity of oncolytic viruses by suppressing host immune-mediated viral neutralization through inhibiting accumulation of neutralizing Ab. These attributes of CP makes it an attractive candidate for combination therapy with armed oncolytic Ad expressing immunotherapeutic genes.

Cerullo et al. have conducted first clinical study with granulocyte macrophage colony-stimulating factor (GM-CSF)-expressing oncolytic Ad, CGTG-102, in combination with metronomic dosing of CP [81]. Combination therapy of CGTG-102 and CP resulted in increased cytotoxic T cell responses and induction of Th1 type immunity in patients which substantially improved survival rate and reduced disease progression of patients in comparison to patients treated with single therapeutic agent. Taken together, these results demonstrate the feasibility of combining metronomic low-dose CP with oncolytic Ad treatment for potentially synergistic immunological and clinical effects.

TMZ can improve antitumor efficacy via induction of autophagy and $CD8^+$ T cell antitumor responses [82)-84]. Pre-clinically, oncolytic Ad in combination with both CP and TMZ increased autophagy, triggered immunogenic cell death, and inhibited tumor growth. These results directly translated into clinical setting for patients with variety of cancer types including lung cancer [85]. In clinical study by Liikanen et al., therapeutic effects on combination of oncolytic Ads expressing GM-CSF or other immune modulating genes and low-dose pulse of temozolomide (TMZ) were reported [85]. After treatment with combination, tumor cells showed increased autophagy of tumor cell which is correlated with tumor-specific T cell responses, observed in 10/15 observable cases. Evidence of antitumor efficacy was seen in 67% of evaluable treatments with a trend for increased survival over matched controls treated with oncolytic Ad alone. In summary, the combination of oncolytic Ad with low-dose TMZ and metronomic CP increased tumor cell autophagy, elicited antitumor immune responses, and showed promising safety and efficacy compared with oncolytic Ad alone.

Conclusion

In this chapter, we discussed various armed oncolytic Ad targeting carcinogenic pathways, and evaluated the efficacy of armed oncolytic Ad in attenuation of these carcinogenic factors and resulting therapeutic effects against lung cancers. We also reviewed immunotherapeutic oncolytic Ads which are directly applicable for lung cancer therapy in near future. Further, we presented some examples in combination therapy of immunosuppressive chemotherapeutics with immunotherapeutic oncolytic Ad which show promising therapeutic outcome. In conclusion, armed oncolytic Ad has a notable therapeutic potential for future targeted gene therapy against lung cancers.

参考文献

1) Farmer G : Nat Rev Drug Discov 3, 547-548, 2004.
2) Motzer RJ, et al : N Engl J Med 356, 115-124, 2007.
3) Coiffier B, et al : N Engl J Med 346, 235-242, 2002.
4) Rusch V, et al : Clin Cancer Res 3, 515-522, 1997.
5) Fontanini G, et al : Clin Cancer Res 4, 241-249, 1998.
6) Janku F, Stewart DJ, et al : Nat Rev Clin Oncol 7, 401-414, 2010.
7) Beljanski V, Hiscott J : Curr Opin Virol 2, 629-635, 2012.
8) Sandler A, et al : N Engl J Med 355, 2542-2550, 2006.
9) Soda M, et al : Nature 448, 561-566, 2007.
10) Ouban A, et al : Hum Pathol 34, 803-808, 2003.
11) Di Costanzo F, et al : Drugs 68, 737-746, 2008.
12) Bischoff JR, et al : Science 274, 373-376, 1996.
13) Kirn D : Oncogene 19, 6660-6669, 2000.
14) Vile R : J Gene Med 2, 141-143, 2000.
15) Green M, Daesch GE : Virology 13, 169-176, 1961.
16) Hermiston T : J Clin Invest 105, 1169-1172, 2000.
17) Sauthoff H, et al : Hum Gene Ther 13, 1859-1871, 2002.
18) Tsao YP, et al : J Virol 73, 4983-4990, 1999.
19) Irmer D, Funk JO, et al : Oncogene 26, 5693-5701, 2007.
20) Okines A, Cunningham D, et al : Nat Rev Clin Oncol 8, 492-503, 2011.
21) Webster RJ, et al : J Biol Chem 284, 5731-5741, 2009.
22) Tazawa H, et al : Int J Cancer 131, 2939-2950, 2012.
23) Vousden KH, Prives C : Cell 137, 413-431, 2009.
24) van Beusechem VW, et al : Cancer Res 62, 6165-6171, 2002.
25) Yamasaki Y, et al : Eur J Cancer 48, 2282-2291, 2012.
26) Zhao HC, et al : World J Gastroenterol 13, 683-691, 2007.
27) Koo T, et al : Hum Gene Ther 23, 609-622, 2012.
28) Michael D, Oren M : Semin Cancer Bio 13, 49-58, 2003.
29) Freedman DA, Wu L, et al : Cell Mol Life Sci 55, 96-107, 1999.
30) Muller-Tiemann BF, Halazonetis TD, et al : Proc Natl Acad Sci USA 95, 6079-6084, 1998.
31) Selivanova G, Wiman KG : Oncogene 26, 2243-2254, 2007.
32) Shintaku MH, et al : Virology 221, 218-225, 1996.
33) Querido E, et al : J Virol 71, 3788-3798, 1997.
34) Eberle J, et al : Exp Dermatol 17, 1-11, 2008.
35) Kim NW, et al : Science 266, 2011-2015, 1994.
36) Harrington L, et al : Genes Dev 11, 3109-3115, 1997.
37) Dong F, et al : Clin Cancer Res 12, 5224-5230, 2006.
38) Herbst RS, Onn A, et al : J Clin Oncol 23, 3243-3256, 2005.
39) Yu DC, et al : Mol Ther 20, 938-947, 2012.
40) Choi I-K, et al : Int J Cancer, 2015, in print..
41) Holash J, et al : Proc Natl Acad Sci USA 99, 11393-11398, 2002.
42) Abdullah SE, Perez-Soler R : Cancer 118, 3455-3467, 2012.
43) Hu DE, Hori Y, et al : Inflammation 17, 135-143, 1993.
44) Koch AE, et al : Science 258, 1798-1801, 1992.
45) Shi Q, et al : Clin Cancer Res 5, 3711-3721, 1999.
46) Xie K : Cytokine Growth Factor Rev 12, 375-391, 2001.
47) Yoo JY, et al : Gene Ther 15, 635-651, 2008.
48) Mäkinen PI, et al : J Gene Med 8, 433-441, 2006.
49) Kim J, et al : Biomaterials 34, 4622-4631, 2013.
50) Yun CO : Curr Opin Mol Ther 10, 356-361, 2008.
51) Parato KA, et al : Nat Rev Cancer 5, 965-976, 2005.
52) Choi IK, et al : Gene Ther 17, 190-201, 2010.
53) Kim JH, et al : J Natl Cancer Inst 98, 1482-1493, 2006.
54) Ganesh S, et al : Cancer Res 67, 4399-4407, 2007.
55) Lang SI, et al : J Gene Med 8, 1141-1150, 2006.
56) Altomonte J, Ebert O : Microb Biotechnol 5, 251-259, 2012.
57) Rabinovich GA, Gabrilovich D, et al : Annu Rev Immunol 25, 267-296, 2007.
58) Prestwich RJ, et al : Lancet Oncol 9, 610-612, 2008.
59) Choi KJ, et al : Gene Ther 13, 1010-1020, 2006.
60) Choi IK, et al : Gene Ther 18, 898-909, 2011.
61) Choi IK, et al : PLoS One 8, e67512, 2013.
62) Huang JH, et al : Mol Ther 18, 264-274, 2010.
63) Huang AY, et al : Science 264, 961-965, 1994.
64) Dranoff G, et al : Proc Natl Acad Sci USA 90, 3539-3543, 1993.
65) Cerullo V, et al : Cancer Res 70, 4297-4309, 2010.
66) Lumsden JM, et al : Eur J Immunol 33, 2074-2082, 2003.
67) Fagnoni FF, et al : Immunology 85, 467-474, 1995.
68) Yan X, Johnson BD, et al : Immunology 112, 105-116, 2004.
69) Xia R, et al : Xi Bao Yu Fen Zi Mian Yi Xue Za Zhi 30, 740-743, 2014.
70) Heuvers ME, et al : Lung Cancer 81, 468-474, 2013.
71) Hegmans JP, et al : Eur Respir J 27, 1086-1095, 2006.
72) Aerts JG, et al : Transl Lung cancer Res 3, 34-45, 2014.
73) Ikeda K, et al : Nat Med 5, 881-887,1999.
74) Chen Y, et al : Hum Gene Ther 11, 1553-1567, 2000.
75) Tsai V, et al : Clin Cancer Res 10, 7199-7206, 2004.
76) Benencia F, et al : Mol Ther 12, 789-802, 2005.
77) Guidotti LG, Chisari FV : Annu Rev Immunol 19, 65-91, 2001.
78) Lyons M, et al : Mol Ther 14, 118-128, 2006.
79) Emadi A, Jones RJ, et al : Nat Rev Clin Oncol 6, 638-647, 2009.
80) Thomas MA, et al : Mol Ther 16, 1665-1673, 2008.
81) Cerullo V, et al : Mol Ther 19, 1737-1746, 2011.
82) Stupp R, et al : N Engl J Med 352, 987-996, 2005.
83) Middleton MR, et al : J Clin Oncol 18, 158-166, 2000.
84) Sanchez-Perez LA, et al : PLoS One 8, e59082, 2013.
85) Liikanen I, et al : Mol Ther 21, 1212-1223, 2013.

Chae-Ok Yun

1986	Bachelor's Degree, Biology, Sogang University, Korea
1988	Master's Degree, Molecular Biology, Sogang University, Korea
1992	Predoctoral Fellow, Institute of Gas Technology. Teaching Assistant, Illinois Institute of Technology
1996	Ph.D., Department of Engineering, Illinois Institute of Technology, USA Postdoctoral Fellow, Harvard Medical School
1998	Research Associate, Harvard Medical School
2000	Assistant Professor, College of Medicine, Yonsei University, Korea.
2004	Professor, Graduate Program for Nanomedical Science, Yonsei University, Korea
2005	Assistant Professor, College of Medicine, Yonsei University, Korea
2010	Professor, College of Medicine, Yonsei University, Korea Adjunct Professor, Department of Pharmaceuticals and Pharmaceutical Chemistry, University of Utah (-present)
2011	Professor, Department of Bioengineering, College of Engineering, Hanyang University, Korea (-present)
2012	Adjunct Professor, Graduate Program for Nanomedical Science, Yonsei University, Korea (-present) Affiliate Professor, University of Washington - Medical School (-present)
2013	Guest Professor, Sichuan University, China (-present)

トランスレーショナルリサーチを支援する　※1, 7, 8号は在庫がございません

遺伝子医学 MOOK
Gene & Medicine

9号
ますます広がる 分子イメージング技術
生物医学研究から創薬，先端医療までを支える
分子イメージング技術・DDSとの技術融合

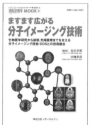

編　集：佐治英郎
　　　　（京都大学大学院薬学研究科教授）
　　　　田畑泰彦
　　　　（京都大学再生医科学研究所教授）
定　価：本体 5,333円＋税
型・頁：B5判、328頁

6号
シグナル伝達病を知る
-その分子機序解明から新たな治療戦略まで-

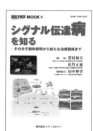

編　集：菅村和夫
　　　　（東北大学大学院医学系研究科教授）
　　　　佐竹正延
　　　　（東北大学加齢医学研究所教授）
編集協力：田中伸幸
　　　　（宮城県立がんセンター研究所部長）
定　価：本体 5,000円＋税
型・頁：B5判、328頁

5号
先端生物医学研究・医療のための遺伝子導入テクノロジー
ウイルスを用いない遺伝子導入法の材料，技術，方法論の新たな展開

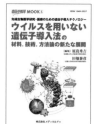

編　集：原島秀吉
　　　　（北海道大学大学院薬学研究科教授）
　　　　田畑泰彦
　　　　（京都大学再生医科学研究所教授）
定　価：本体 5,000円＋税
型・頁：B5判、268頁

4号
RNAと創薬

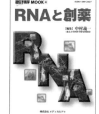

編　集：中村義一
　　　　（東京大学医科学研究所教授）
定　価：本体 5,000円＋税
型・頁：B5判、236頁

3号
糖鎖と病気

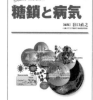

編　集：谷口直之
　　　　（大阪大学大学院医学系研究科教授）
定　価：本体 5,000円＋税
型・頁：B5判、300頁

2号
疾患プロテオミクスの最前線
-プロテオミクスで病気を治せるか-

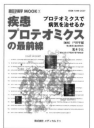

編　集：戸田年総
　　　　（東京都老人総合研究所グループリーダー）
　　　　荒木令江
　　　　（熊本大学大学院医学薬学研究部）
定　価：本体 5,714円＋税
型・頁：B5判、404頁

お求めは医学書販売店、大学生協もしくは弊社購読係まで

発行／直接のご注文は

 株式会社 メディカルドゥ

〒550-0004
大阪市西区靱本町1-6-6　大阪華東ビル5F
TEL.06-6441-2231　FAX.06-6441-3227
E-mail　home@medicaldo.co.jp
URL　http://www.medicaldo.co.jp

第5章

神経疾患と遺伝子治療

第5章 神経疾患と遺伝子治療

1．Parkinson病

村松慎一

　アデノ随伴ウイルス（adeno-associated virus：AAV）ベクターを応用してParkinson病に対する遺伝子治療を開発してきた。L-dopaをドパミンに変換する芳香族アミノ酸脱炭酸酵素（aromatic L-amino acid decarboxylase：AADC）の遺伝子を搭載したAAVベクターを被殻に注入する臨床研究では，運動機能の長期的な改善が得られている。今後は，AADCに加えL-dopaの合成に必要な2種類の酵素遺伝子も導入しドパミンを持続的に供給する遺伝子治療の治験を予定している。

はじめに

　Parkinson病は，動作緩慢，寡動，筋強剛，静止時振戦などの運動機能障害を主症状とする。神経変性疾患ではAlzheimer病に次いで患者数が多く，人口の高齢化に伴い増加傾向にある。家族の介護負担も大きいため，その対策は超高齢社会における喫緊の課題となっている。Parkinson病の主病変は中脳の黒質緻密部から被殻に投射するドパミン作動性神経細胞の変性である。神経細胞内にα-synucleinなどのタンパク質が凝集してLewy小体を形成し細胞死に至る。Parkinson病の5％程度には家族内発症が認められ，*α-synuclein*，*parkin*，*LRRK2*などの遺伝子異常が同定されている。しかし，大部分を占める弧発性のParkinson病では原因は不明であり，根本的な治療法の開発には至っていない[1]。

I．薬物治療の限界

　Parkinson病の運動症状は，被殻におけるドパミンの欠乏に伴い出現する。ドパミンの前駆物質であるL-dopaを内服すると病初期には著明な改善効果が得られる。被殻におけるドパミンの合成は，黒質からの軸索終末において行われる。チロシンがチロシン水酸化酵素（tyrosine hydroxylase：TH）によりL-dopaとなり，続いて芳香族アミノ酸脱炭酸酵素（aromatic L-amino acid decarboxylase：AADC）が働いてドパミンに変換される。THの補酵素となるテトラヒドロビオプテリン（BH_4）の合成ではguanosine triphosphate cyclohydrolase I（GCH）が律速酵素となる。進行したParkinson病では軸索突起の脱落が高度となり，これらの酵素活性は著しく低下する[2]。そのため，L-dopaの効果が持続しないwearing offや，突然効果が切れるon-off現象が出現する[3]。高用量のL-dopa投与に伴い前頭葉刺激による幻覚が出現し，過食・性欲亢進・大量購買などの衝動性行動障害もみられる。また，L-dopaの血中濃度の変動に伴い不随意運動を生じるため日常生活は大幅に制限される。このように薬物治療には限界があり，新たな治療法の開発が望まれている。

---

key words

アデノ随伴ウイルス（AAV），ドパミン，神経栄養因子，neurturin，認知症，芳香族アミノ酸脱炭酸酵素，バキュロウイルス，細胞移植，グルタミン酸脱炭酸酵素，PET

II. ドパミン合成系酵素の遺伝子治療

1. 開発の経緯

Parkinson 病では, 線条体のドパミン受容細胞である中型有棘神経細胞は変性を免れているので, これらの神経細胞にドパミン合成系酵素の遺伝子を導入しドパミンを産生する遺伝子治療が考えられた (図❶). 2 型 AAV (AAV2) ベクターを使用して, 自治医大では TH, GCH, AADC の 3 種類の酵素遺伝子を導入する方法を開発し[4)5)], California 大学 San Francisco 校 (UCSF) では AADC のみを導入する方法を開発した[6)]. いずれも米国のバイオベンチャーである Avigen 社から特許申請された. モデル動物での好結果を得てすぐにでも臨床応用可能と思われたが, GMP グレードの AAV ベクターの作製が律速段階となった.

臨床応用の第 1 段階として AADC 単独の遺伝子治療を UCSF と自治医大で連携して進めることになった. 2004 年 12 月に UCSF で低用量群の第 1 例への投与が開始されたが, 2005 年に Avigen 社の経営方針が変わり, 遺伝子治療は Genzyme 社が継続することになった. 自治医大では医師主導の臨床研究として学内の IRB の承認を得, 2006 年に厚生科学審議会・科学技術部会・遺伝子治療臨床研究作業委員会の審議を経て, 同年 10 月に科学技術部会の承認を得た.

2. AADC 遺伝子導入

上述の経緯を経て, AADC を発現する AAV ベクターを両側の被殻に投与する第 1 相臨床試験が UCSF (2004 年 12 月〜2008 年 9 月) と自治医大 (2006 年 5 月〜2009 年 3 月) で実施された. UCSF では低・高用量の各群 5 人, 自治医大では高用量 6 人を対象とした. 自治医大の 6 人では L-dopa を服用後 12 時間以上経た off 時における改善効果が得られており, unified Parkinson's disease rating scale (UPDRS) の運動スコアでは 46％ (11.6 ポイント) 改善し, AADC に結合する [^{18}F]fluoro-m-tyrosine (FMT) をトレーサーとした positron emission tomography (PET) 計測の結果, 6 ヵ月後に 56％ の取り込みの増加が認められた (図❷)[7)8)]. UCSF の 10 例でも同様の運動症状の改善効果が得られており, UPDRS 運動スコアで off 時に 36％ (14 ポイント) 改善した. FMT-PET では遺伝子導入 6 ヵ月後に低用量

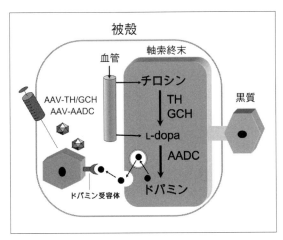

図❶ ドパミンの生合成と遺伝子治療

被殻の黒質からの軸索終末においてチロシンが L-dopa を経てドパミンに変換される. その際にチロシン水酸化酵素 (TH), guanosine triphosphate cyclohydrolase I (GCH), 芳香族アミノ酸脱炭酸酵素 (AADC) という 3 種類の酵素が働く. 進行した Parkinson 病では神経終末の脱落に伴いこれらの酵素活性が著しく低下する. 遺伝子治療では変性を免れた中型有棘神経細胞に酵素遺伝子を導入する.

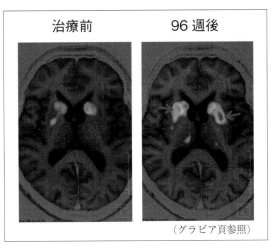

(グラビア頁参照)

図❷ AADC 遺伝子治療前後の FMT-PET 画像
(文献 8 より)

AADC のトレーサーである [^{18}F]fluoro-m-tyrosine (FMT) を使用した PET. AAV ベクターによる AADC 遺伝子導入後に両側の被殻で FMT の集積が増加し 96 週後にも持続している (矢印).

群で30%，高用量群では75%の取り込みの増加を認めている[9]。自治医大の長期観察では，認知機能が低下した1例を除き運動機能の改善効果とFMT集積の増加は5年後にも持続していた。遺伝子導入41ヵ月に心不全で亡くなった例の剖検脳で被殻の神経細胞におけるAADCの発現が確認された。

AADC遺伝子治療が運動機能の回復に有効なことは，台湾で実施されたAADC欠損症の小児に対する遺伝子治療でも明らかになっている[10]。

3. TH/GCH/AADCの遺伝子導入

レンチウイルスの一種であるequine infectious anemia virus（EIAV）ベクターにより，両側の被殻でTH, GCH, AADCの遺伝子を発現させる遺伝子治療の第1/2相臨床試験が2007年からフランスのHenri Mondor病院で開始された。低用量3人と中・高用量各6人の合計15人に投与され，1年後にUPDRS運動スコアは11ポイント改善した。11人で不随意運動が増悪することがあったが，重度ではなかった。[^{18}F]-levodopaをトレーサーとしたPETでは，治療前後で集積に変化がなかったが，ドパミン受容体のトレーサーである[^{11}C]-raclopride を使用したPETでは高用量群で6ヵ月後に10.07%の結合能の低下を認め，被殻でドパミンの産生が増加したことが推察された[11]。

EIAVベクターの臨床研究では[^{18}F]-levodopaの集積増加が認められず，遺伝子導入効率が低い可能性がある。EIAVはヒトに対する病原性は知られていないが，ウマには貧血を生じる。そのため，遺伝子導入効率が高く非病原性ウイルス由来のAAVベクターが望まれる。AAVベクターでは，3種類の遺伝子を同時に搭載できないが，TH/GCHを1つのベクターに搭載し，既に臨床応用されているAADC発現AAVベクターと組み合わせればよい。

III．その他の遺伝子治療

1. 神経栄養因子の遺伝子導入

両側の被殻へ神経栄養因子neurturinの遺伝子を載したAAVベクターを注入する遺伝子治療の第2相臨床試験が全米9施設において実施された。この試験の対照群では，頭蓋骨に部分的なburr holeを開けるがベクターは注入しない偽手術を行った。その結果，12ヵ月後には運動症状の改善度に有意差がなかった。18ヵ月後まで追跡した30人では遺伝子治療群で軽度の運動症状の改善効果が認められた[12]。経過中に亡くなった4人の患者の脳組織解析で被殻におけるnurturinの発現が確認されたが，黒質緻密部の神経細胞への移送は5%以下であった[13]。これは黒質線状体路の脱落が著しく軸索輸送も障害されているためと考えられる。そこで被殻に加えて黒質緻密部にもneurturinまたはグリア細胞株由来神経栄養因子（glial cell line-derived neurotrophic factor：GDNF）遺伝子を導入する臨床試験が実施されている。

2. GABA合成酵素の遺伝子導入

AAVベクターを応用して，抑制性神経伝達物質γ-aminobutyric acid（GABA）の合成に必要なグルタミン酸脱炭酸酵素（glutamic acid decarboxylase：GAD-65およびGAD-67）の遺伝子を視床下核に導入する臨床試験が米国のCornell大学で実施された。1年後の評価で偽手術群に比べて運動機能の改善効果が認められた[14]。[^{18}F] fluorodeoxyglucose（FDG）をトレーサーとしたPETでは一次運動野とそれに隣接した外側前運動皮質でFDGの集積が増加していた[15]。この方法は，電極を挿入して深部脳刺激を行う代わりにベクターを注入する。電極留置に伴う断線や感染のリスクがない。

IV．課題と展望

1. 非運動症状への対応

Parkinson病では運動症状以外に，認知機能低下，便秘などの症状が認められる。なかでも，認知症は罹病期間の長いParkinson病では75%以上に合併すると推測され，日常生活を妨げる大きな問題となっている。病理学的にはLewy小体が大脳皮質にも出現するびまん性Lewy小体病と，Aβが蓄積し老人斑が形成されるAlzheimer病と同様の病変がみられる[16]。後者に対しては，Aβを分解する酵素neprilysinの遺伝子を脳の広範

な領域で発現させる遺伝子治療が開発されている[17]。

2. ビジネスモデルの構築

AAV ベクターによる神経細胞への遺伝子導入では，遺伝子発現は長期間持続し生涯持続すると推察される。そのため，既存の製薬とは異なるビジネスモデルの構築が必要となる。ベクターを大量に生産する方法としてバキュロウイルスを使用する技術が開発されており，実際に欧州でリポ蛋白リパーゼ欠損症に対する治療薬として承認された AAV ベクターはこの方法で生産されている[18]。

3. 細胞移植治療との相違

iPS 細胞から誘導したドパミン産生神経細胞を線条体に移植する治療が注目されている。しかし，単に線条体にドパミンを補充する目的ならドパミン合成系の酵素遺伝子を導入する遺伝子治療のほうが簡便で効果が確実と考えられる。胎児細胞移植では，10年以上経過して移植細胞に Lewy 小体が生じることも明らかにされた[19]。ドパミンを受容する側の線状体の中型有棘神経細胞が障害されている場合には，この細胞を移植する治療を開発する必要がある。

おわりに

Parkinson 病の遺伝子治療は，AAV ベクターを応用した臨床研究で運動症状の改善効果が報告されている。日本でも遺伝子治療研究所が *TH/GCH/AADC* の 3 種類の遺伝子導入を行う方法の治験を計画しており，GMP グレードのベクターの産生も開始している。

参考文献

1) Verstraeten A, Theuns J, et al : Trends Genet 31, 140-149, 2015.
2) Nagatsu T, Sawada M : J Neural Transm Suppl 72, 113-120, 2007.
3) Aquino CC, Fox SH : Mov Disord 30, 80-89, 2015.
4) Shen Y, Muramatsu S, et al : Hum Gene Ther 11, 1509-1519, 2000.
5) Muramatsu S, Fujimoto K, et al : Hum Gene Ther 13, 345-354, 2002.
6) Bankiewicz KS, Eberling JL, et al : Exp Neurol 164, 2-14, 2000.
7) Muramatsu S, Fujimoto K, et al : Mol Ther 18, 1731-1735, 2010.
8) 村松慎一：遺伝子医学 MOOk17 事例に学ぶ。実践，臨床応用研究の進め方，181-185, メディカルドゥ, 2010.
9) Christine CW, Starr PA, et al : Neurology 73, 1662-1669, 2009.
10) Hwu WL, Muramatsu S, et al : Sci Transl Med 4, 134ra61, 2012.
11) Palfi S, Gurruchaga JM, et al : Lancet 383, 1138-1146, 2014.
12) Marks WJ Jr, Bartus RT, et al : Lancet Neurol 9, 1164-172, 2010.
13) Bartus RT, Baumann TL, et al : Neurobiol Aging 34, 35-61, 2013.
14) LeWitt PA, Rezai AR, et al : Lancet Neurol 10, 309-319, 2011.
15) Feigin A, Kaplitt MG, et al : Proc Natl Acad Sci USA 104, 19559-19564, 2007.
16) Halliday GM, Leverenz JB, et al : Mov Disord 29, 634-650, 2014.
17) Iwata N, Sekiguchi M, et al : Sci Rep 3, 1472, 2013.
18) Morrison C : Nat Biotechnol 33, 217-218, 2015.
19) Kordower JH, Brundin P : Exp Neurol 220, 224-225, 2009.

参考ホームページ

・(株)遺伝子治療研究所
　http://www.genetherapy-ri.com/

村松慎一	
1983 年	自治医科大学卒業
1991 年	同大学院修了
1995 年	米国 NIH, NHLBI, visiting associate (～1997 年)
2008 年	自治医科大学内科学講座神経内科部門特命教授（現職）
2014 年	東京大学医科学研究所遺伝子・細胞治療センター特任教授

第5章 神経疾患と遺伝子治療

2．Aβ分解酵素ネプリライシンによるアルツハイマー病の遺伝子治療

永田健一・西道隆臣

アミロイドβペプチド（Aβ）の脳内への蓄積はアルツハイマー病（AD）発症と密接に関連する。よって，何らかの方法でAβの蓄積を阻害すれば，予防的効果がもたらされる可能性がある。ペプチド分解酵素ネプリライシンはAβを分解する活性があり，加齢に伴うネプリライシン量の低下はAβの「産生」と「除去」のバランスを「産生」の側にシフトさせる。一方，ネプリライシン遺伝子を人工的に導入すると，脳内でのAβ分解が促進され，ADモデルマウスの症状が改善する。本稿では，ADについて概説した後，ネプリライシンおよびネプリライシン遺伝子を使用した遺伝子治療の基礎研究についての知見を詳述する。

はじめに

超高齢化社会であるわが国にとって高齢者の認知症は深刻な社会問題の1つである。2012年時点での厚生労働省の推計で認知症患者数は約462万人であり[1]，これは65歳以上の人口の約7分の1を占める。そして「7分の1」という数値は，今後の高齢化の進展に伴ってさらに増加すると予想されている。認知症患者はやがて自立して生活することが困難となるため，介護施設あるいは身内の助けを借りながら日常生活を送ることとなるが，その生活には無視できないコストがかかる。介護費およびインフォーマルケアコスト（身内が無償で行う介護を金額に換算した値）を含めた認知症の社会的コストは2014年の1年間で約14.5兆円に達するとの試算もあり[2]，国の財政を大きく圧迫している。認知症の原因は複数あるが，半数以上を占めているのがアルツハイマー病（AD）

である。ADは緩徐進行性の神経変性疾患であり，患者の海馬や大脳皮質では病状の進行とともにシナプスの喪失，神経細胞の脱落が生じ，記憶力，認知機能が段階的に低下する。現在までに，コリンエステラーゼ阻害薬であるドネペジル，ガランタミン，リバスチグミンの3剤にNMDA受容体の阻害剤メマンチンを加えた計4剤が治療薬として認可されているが，いずれも病状の進行を一時的に抑制する作用しかもたない。そのため，根本原因を解決する治療法の開発が望まれている。

I．原因物質アミロイドβペプチド

AD患者の脳には老人斑，神経原線維変化という特徴的な病理像が認められる。2種類の病理像のうち，発症前から出現する老人斑は，アミロイドβペプチド（Aβ）が凝集・蓄積したものである。Aβは前駆体である膜タンパク質，アミロイド前駆体タンパク質（APP）から2種類の酵素β

---

key words

認知症，アルツハイマー病，アミロイド前駆体タンパク質，アミロイドβペプチド，オリゴマー，老人斑，ネプリライシン，AAVベクター

セクレターゼ，γセクレターゼによる切断を受けて切り出される（図❶）。はじめは単量体（モノマー）として神経細胞外に放出されるが，凝集性の高さゆえにモノマー同士が集まり，重合体（オリゴマー）を形成する。Aβモノマーには複数の分子種が存在し，脳内に存在する主なAβは40個のアミノ酸から構成されるAβ40（40アミノ酸から構成される）とAβ42（42アミノ酸から構成される）の2種類である。両者には凝集性の高さに違いがあり，疎水性アミノ酸が余分に2つあるAβ42はAβ40に比べて凝集性が高い。可溶性のオリゴマーはやがて不溶性の老人斑として神経細胞外に蓄積するが，老人斑よりもオリゴマーのほうが神経細胞への毒性が高いとする「オリゴマー仮説」が提唱されている[3]。

ADは遺伝的な要因によって早期に発症する家族性と，老年期発症型で明確な遺伝的背景をもたない孤発性に分けられる。これまでに家族性ADの原因遺伝子として同定されているのは，*APP*およびγセクレターゼの構成要素であるプレセニリン1，プレセニリン2の3遺伝子のみである。これら3遺伝子にみられる特定の遺伝子変異は30代から50代という早い段階でのAD発症に寄与する。例えば，APPのβセクレターゼ切断部位の近傍に位置する変異は，βセクレターゼの切断効率を上昇させ，Aβの産生量を亢進する。また，プレセニリン遺伝子の変異の多くはγセクレターゼの切断に影響し，凝集性の高いAβ42が多く産生される。*APP*の遺伝子コピー数が1つ増えた場合でも，ADを発症することが知られている[4]。この場合，Aβ産生量は50％増加するだけであるが，長期にわたる影響が発症につながる。逆に，ADの発症率を低下させるような変異も*APP*遺伝子上にみつかり，大きな反響を呼んでいる[5]。この保護的に働く変異はAβの産生を40％ほど低下させることが培養細胞を用いた実験により示されている。家族性と異なり孤発性の発症原因は不明であるが，孤発性患者の脳ではAβの除去能が低下しているとの報告がある[6]。

以上のように，Aβの蓄積がADの発症においてキーとなることは確かである。よって，何らかの方法を用いて脳内Aβの量を適切なレベルに維持することができれば，ADの発症遅延，さらには克服を実現する可能性がある。

II．Aβ分解酵素ネプリライシン

体内のすべてのタンパク質は産生と除去のバランスが厳密に維持されている。そして，この原則はAβにおいても例外なく当てはまる。上記のAPPからAβが生じる一連のプロセスは健常者でも生じている生理的なものであり，Aβの産生自体は病的なプロセスではない。AD患者では何らかの理由で産生と除去のバランスが崩れており，結果としてAβの蓄積につながる。家族性ADの原因遺伝子の解析からAβの産生プロセスについての理解は進んでいるが，産生されたAβがどのように除去されているのか，恒常性を保つ仕組みについては不明なままであった。

Aβ除去の仕組みを解明するため，岩田・西道らはAβ42のアミノ酸を複数箇所で放射性ラベルし，ラットの海馬に導入した[7]。放射性ラベルの反応を継時的にモニターすると数分後からAβの分解を意味する微細なピークが計測され，30分後に分解反応は顕著となった。計測された反応

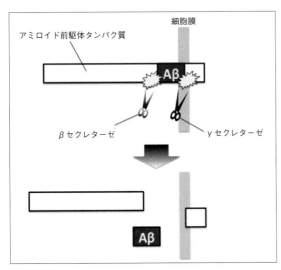

図❶　Aβの産生過程
Aβはアミロイド前駆体タンパク質がβセクレターゼ，γセクレターゼに切断されることによって，細胞外へと遊離する。

は内在性のペプチド分解酵素が作用した結果と考えられたため，様々なタンパク分解酵素の阻害剤をAβ42と併せてラット海馬に導入したところ，中性エンドペプチダーゼ阻害剤であるチオルファン，ホスホラミドン投与時にAβの分解が著しく阻害された。そして両方の阻害剤に感受性のある酵素の探索からネプリライシンが候補として挙がった。

ネプリライシンはエンケファリン，ソマトスタチンなどを基質とする膜1回貫通型ペプチド分解酵素であることが既に知られていた。また，大脳皮質や海馬の神経細胞に存在するため，これらの部位でAβの分解に寄与していることが想定された。実際にネプリライシンとAβを混ぜてチューブの中で活性チェックを行うと，Aβが切断されることがわかった。さらに，ネプリライシンを片アレルで欠損したマウスでは，Aβ量が1.5倍に，両アレルで欠損したマウスではAβ量が2倍になり，ネプリライシン量に相関してAβの分解が進むことが遺伝子組換え技術を駆使して確認された[8]。興味深いことに，ヒト死後脳の解析からはネプリライシンの発現は老化に伴って低下することが明らかとなっている[9]。さらに，孤発性患者の脳内ではネプリライシンの量が約半分に低下しているとの報告もある[10]。50%のAβ産生亢進は家族性ADの発症につながるので，ネプリライシン量の半減が孤発性ADの発症原因の1つである可能性が示唆される。

III. ウイルスベクターを用いたネプリライシン遺伝子の脳内投与

脳内でネプリライシン量を増やしてやれば，Aβの蓄積抑制の結果としてADの症状を軽減したり，発症を遅延させたりできるだろうか。ネプリライシンの分子量は100kDa近くあり，末梢から投与しても脳血液関門を通過することができず，脳内には届かない。また，Aβの恒常性を維持するためには，長期間にわたって安定的にネプリライシンを増やす必要がある。あるタンパク質を脳内に長期間産生させるためにはウイルスベクターを利用した方法が有力である。細胞内に侵入するウイルスの性質を利用し，発現させたい遺伝子を特定のプロモーターとつないで導入する。

Marrらはレトロウイルスの1種レンチウイルスベクターを用いてネプリライシンをADモデルマウスの海馬に過剰発現した。1ヵ月後に脳を取り出し免疫染色法で解析したところ，ベクターを導入した脳半球では導入していない反対側と比較してAβの蓄積量が半減していた[11]。また，ネプリライシンの強い陽性反応を示した細胞周囲では比較的小型の老人斑が観察された。一方，岩田・西道らはAAVベクターを用いてネプリライシンを発現させる実験を行った[12]。AAVベクターは炎症性の反応が生じにくく，レトロウイルスとは異なり染色体へのランダムな組み込みがない。脳定位固定装置を用いてネプリライシン欠損マウス海馬にAAVベクターを直接投与したところ，ネプリライシン特有のプロテアーゼ活性が回復した。また，ネプリライシンの陽性反応はシナプス部位に局在したが，これは内在性のネプリライシンの発現部位と一致するものであった。次に10週齢のADモデルマウスで同様の実験を行った。ウイルス投与の8週間後にELISAにより定量的な解析を行ったところ，投与側の海馬においてAβ40は50%，Aβ42は40%低下していた。脳サンプルを可溶性と不溶性の2種類の画分に分け解析を行うと，可溶性画分で顕著な減少が認められた。この結果はネプリライシンが分子量5kDa以下のペプチドを好んで切断するという報告と一致する。つまり，Aβの中でも，可溶性画分中に存在する分子量約4.5kDaのAβモノマーが主に分解されていると考えられた。しかし，海馬での良好な結果とは異なり，大脳皮質への直接投与は明らかなAβの減少をもたらさなかった。脳実質への直接投与ではウイルスの拡散範囲が限局されるためであるが，ADは大脳皮質の広範な領域で病変が観測されるため，投与方法を改善する余地があった。

IV. 遺伝子治療の実現に向けたネプリライシン導入実験

広範な脳領域で神経細胞への遺伝子導入を実現

するため，岩田・西道らは遺伝子導入法を2点で改良した．1点目は使用するAAVベクターの血清型である．脳直接投与の実験では神経細胞などに効率よく感染するAAV5型を使用していたが，それをAAV9型に変更した．先行研究により，新生仔マウスにAAV9型を静脈注射すると血液脳関門を越えて脳内の神経細胞に遺伝子を発現できることが報告されていた[13]．類似のアプローチをとれば，循環器系を介して成体期マウスの脳内神経細胞にも効率よく遺伝子を導入できると考えられた．さらに，神経細胞のみへ遺伝子を導入するため，神経細胞特異的プロモーター制御下で遺伝子を発現できるようウイルスの設計を工夫した．

まず，改良型の遺伝子導入法の効果を確かめるため，ネプリライシン欠損マウスを使って実験を行った．欠損マウスではネプリライシン陽性反応が消失するが，ネプリライシンあるいは不活性型ネプリライシン（Aβ分解に必要な酵素活性のない変異体）を遺伝子導入したところ，陽性反応が脳全体に回復した．そこで，15ヵ月齢のADモデルマウスを対象に，左心室からネプリライシン遺伝子を組み込んだAAVベクターを投与し，5ヵ月後に行動評価，組織化学的解析，生化学的解析を実行した[14]．いずれの実験においても，不活性型ネプリライシンを遺伝子導入する群をコントロールとして設置した．モリス水迷路でAAV導入による行動への影響を評価したところ，AAVを投与したモデルマウスは学習成績が段階的に向上し，野生型のマウスとほぼ同じ時間でゴールに達することができるようになった（図❷A）．一方，不活性型を導入したモデルマウスでは学習成績の向上はみられなかった．次に，これらのマウスに対しAβに結合する放射性化合物を用いたPETスキャンを行った．この方法では放出された放射線を特殊な装置を使って検出することで，生きた状態のマウスからAβの蓄積状態をみることができる．不活性型を導入した個体に比べ，活性型を導入した個体では海馬・大脳皮質の両方の部位で50％程度のAβ沈着の減少が観測された．イメージング解析の結果と一致し，脳切片上で免疫染色法によりAβを検出したところ，Aβ沈着が顕著に低下していた（図❷B）．さらに，アクリルアミドゲルで脳サンプル中のAβを分離し，特異的抗体で検出した結果，Aβオリゴマーは20％ほど低下していた．一連の解析により，岩田・西道らが開発した遺伝子導入法はネプリライシンの産生を脳の広範囲にわたって実現し，Aβの分解を促進することがわかった．ネプリライシンを導入したモデルマウスでは学習成績が改善したが，これは毒性の強いAβオリゴマーが減少した結果と考えられる．現在，当チームではネプリライシンによる遺伝子治療の初の臨床試験を実現すべく，霊長類を対象とした前臨床試験を実施中である．臨

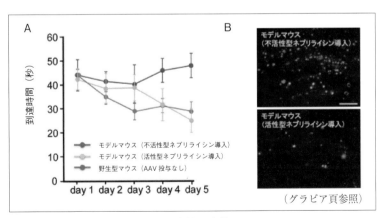

図❷　ネプリライシン導入による症状の改善（文献14より）
活性型ネプリライシンを遺伝子導入するとモデルマウスの学習成績が改善し（A），Aβの蓄積は減少する（B）．

床試験については 2018 年頃までの実施をめざしている。

おわりに

遺伝子治療には長期にわたって安定的に目的の遺伝子産物を発現させられる利点があり，AD の治療に対して有力な候補となる。本稿で解説したように，AD の発症・進行には Aβ が必須の役割を担っているため，ネプリライシンを用いた遺伝子治療は疾患の根本原因の解決につながるはずである。ただし，失われた神経細胞は元には戻らないため，神経細胞の脱落を伴う進行期の介入では治療効果が薄い可能性は考慮すべき点である。ネプリライシンによる遺伝子治療の実現には早期診断法の確立が切に望まれる。一方，本稿では取り上げなかったが，神経細胞死の抑制という観点から，神経栄養因子に着目した遺伝子治療の研究が進められている[15]。原因物質を除去するための遺伝子治療，神経細胞死の進行を抑制するための遺伝子治療と複数の方法が確立すれば，症状にあわせて幅広い層の AD の克服が実現できるだろう。

参考文献

1) http://www.tsukuba-psychiatry.com/wp-content/uploads/2013/06/H24Report_Part1.pdf
2) http://www.keio.ac.jp/ja/press_release/2015/osa3qr000000wfwb-att/20150529_02.pdf
3) Haass C, Selkoe DJ : Nat Rev Mol Cell Biol 8, 101-112, 2007.
4) Rovelet-Lecrux A, Hannequin D, et al : Nat Genet 38, 24-26, 2006.
5) Jonsson T, Atwal JK, et al : Nature 488, 96-99, 2012.
6) Mawuenyega KG, Sigurdson W, et al : Science 330, 1774, 2010.
7) Iwata N, Tsubuki S, et al : Nat Med 6, 143-150, 2000.
8) Iwata N, Tsubuki S, et al : Science 292, 1550-1552, 2001.
9) Hellström-Lindahl E, Ravid R : Neurobiol Aging 29, 210-221, 2008.
10) Wang S, Wang R, et al : J Neurochem 115, 47-57, 2010.
11) Marr RA, Rockenstein E, et al : J Neurosci 23, 1992-1996, 2003.
12) Iwata N, Mizukami H, et al : J Neurosci 24, 991-998, 2004.
13) Foust KD, Nurre E, et al : Nat Biotechnol 27, 59-65, 2009.
14) Iwata N, Sekiguchi M, et al : Sci Rep 3, 1472, 2013.
15) Nagahara AH, Mateling M, et al : J Neurosci 33, 15596-15602, 2013.

永田健一
2010 年　大阪市立大学大学院医学研究科博士課程修了
2011 年　理化学研究所脳科学総合研究センター訪問研究員
　　　　日本学術振興会特別研究員（PD）
2014 年　理化学研究所脳科学総合研究センター基礎科学特別研究員

第5章 神経疾患と遺伝子治療

3. 筋萎縮性側索硬化症 - 孤発性 ALS モデルマウスを用いた ALS の遺伝子治療法開発 -

山下雄也・郭　伸

　孤発性筋萎縮性側索硬化症（ALS）の脊髄運動ニューロンにおいて，AMDA 受容体のサブユニット GluA2 Q/R 部位の RNA 編集異常は，神経細胞死を引き起こす疾患特異的な分子異常である。GluA2 Q/R 部位の RNA 編集は，RNA 編集酵素 ADAR2 により触媒され，孤発性 ALS 運動ニューロンでは ADAR2 活性が低下している。ADAR2 活性賦活による治療法開発のため，運動ニューロンの ADAR2 遺伝子を欠く ALS モデルマウスに，アデノ随伴ウイルスを用いた ADAR2 遺伝子を投与し，ALS 症状および運動ニューロン死の進行を抑止することに成功した。

はじめに

　筋萎縮性側索硬化症（ALS）[用解1]は，運動ニューロンが進行性に変性壊死に陥る致死性の神経難病で，90％以上は孤発性に発症する（孤発性 ALS）。2015 年現在 36 種類の疾患関連遺伝子が同定されているが[1]，家族性に発症する ALS（家族性 ALS）のおよそ半数に見出されるものの孤発性 ALS の大多数には関与はない。両方とも病因メカニズムの詳細は未解明で，根本治療法は確立されていない。一部の家族性 ALS のモデルマウス〔変異ヒトスーパーオキシドジスムターゼ 1（SOD1）トランスジェニック動物〕による治療薬剤の開発が行われてきたが，大多数の孤発性 ALS と SOD1 関連 ALS との病因的違いもあり，臨床治験においてはことごとく失敗している[2]。

　ALS は病理学的に確定診断されるが，孤発性 ALS の大多数と家族性 ALS の一部では，運動ニューロンに *TARDBP* 遺伝子によりコードされる TAR DNA binding protein of 43 kDa（TDP-43）の局在異常が認められることから，運動ニューロンに TDP-43 病理（封入体形成と核からの喪失）（図❶C）が観察されることが，ALS の最も信頼できる病理マーカーと見なされるようになった[3)4)]。

　われわれはこれまで孤発性 ALS の病因解明と治療法開発を進め，孤発性 ALS では神経伝達に関わるグルタミン酸受容体の一種である AMPA 受容体[用解2]の異常が起こることを突き止め[5)6)]，コンディショナルノックアウトマウス[用解3]を用いることで，その異常から神経細胞死に至るカスケードを報告した[7)8)]。さらに，そのマウスは TDP-43 病理も示すことがわかった[9]。そのため，この細胞死カスケードを止めることを目的とし

---

key words

ALS，RNA 編集，ADAR2，AMPA 受容体，GluA2，アデノ随伴ウイルス（AAV），遺伝子治療，TDP-43，ADAR2 のコンディショナルノックアウトマウス（AR2 マウス），カルシウム，運動ニューロン

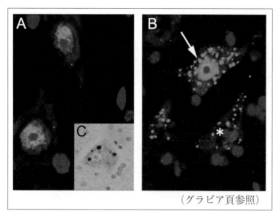

図❶ 脊髄運動ニューロンのTDP-43陽性封入体
（文献17より改変）

A．野生型マウスではTDP-43（緑）は核に局在。
B．AR2マウスでは細胞質にTDP-43陽性封入体（矢印）をもち，核からTDP-43が喪失した（星印）細胞が観察される。
C．ALS患者運動ニューロンのTDP-43病理。AR2マウス運動ニューロンのTDP-43局在異常に類似する。

て，最も知られている上流のカスケードをアデノ随伴ウイルスのセロタイプ9（AAV9）を用いて治療ターゲットタンパクの活性を補うことで神経細胞死を抑えることに成功した[10]。本稿では，孤発性ALSの病態カスケードの概説とモデルマウスを用いた遺伝子治療法の開発について紹介したい。

Ⅰ．ALSにおけるRNA編集異常とTDP-43病理

ALSは，神経伝達に関わるグルタミン酸受容体の一種であるAMPA受容体を介する興奮性神経細胞死仮説が有力であった。しかも，AMPA受容体を介する細胞死には，Ca^{2+}流入の異常が関与していることが明らかになった。AMPA受容体は，GluA1～GluA4の4つのサブユニットからなる四量体を形成し機能する。AMPA受容体のCa^{2+}透過性はGluA2サブユニットがあるかどうかで決定し，AMPA受容体に1つでもGluA2サブユニットが含まれるとCa^{2+}透過性は低くなり，全く存在しないと透過性が高くなる。ただし，このGluA2の性質は第2細胞膜領域にあるグルタミン・アルギニン（Q/R）部位

がRNA編集という転写後修飾を起こし，1塩基置換（アデノシンからイノシン）された，遺伝子（CAG：Q）とは異なるコドン（イノシンはグアノシンとして認識されるためCGG：R）としてタンパクに翻訳されることでCa^{2+}非透過性の機能を発揮する。GluA2 Q/R部位のRNA編集はRNA編集酵素であるadenosine deaminase acting on RNA 2（ADAR2）[用解4]により特異的に触媒される。正常な哺乳類の脊髄運動ニューロンではすべてのGluA2が編集型であり，AMPA受容体のCa^{2+}透過性の低いAMPA受容体を発現する。われわれは，孤発性ALS患者の脊髄運動ニューロンにおいてGluA2 Q/R部位に本来生ずべきRNA編集が起こらず，未編集型GluA2[用解5]が発現することを示し[5,6]，加えてGluA2が未編集となるのはRNA編集酵素であるADAR2の発現低下のためであることを確かめた[11]。ADAR2の発現低下が神経細胞死を引き起こすとの仮説を検証するためにADAR2のコンディショナルノックアウトマウス（AR2マウス）を作製し，ADAR2の発現低下は，異常なカルシウム透過性AMPA受容体の発現を引き起こすことにより運動ニューロン死の直接の原因であることを証明した[7]。さらに孤発性ALSの運動ニューロンで起きるTDP-43の局在異常（TDP-43病理）（図❶）がAR2マウスにより観察できることから，この分子異常が孤発性ALSに病因的意義をもつことがわかった[9,12]。上述の内容はこれまで様々な総説で取り上げてきたので，誌面の都合上そちらをご参照いただきたい[13,14]。

Ⅱ．新規ウイルスベクターの開発

アデノ随伴ウイルス（AAV）はヒトへの脳内投与・全身投与で安全に遺伝子を送達できるウイルスとして世界的にも遺伝子治療の臨床試験に用いられている。ただし，特にアダルト動物では，血液脳関門を越えて脳脊髄ニューロンに効率的に遺伝子を発現させることができるベクターの報告はなかった。今回，治療遺伝子を安全かつ効果的にALS患者の病症部位である脳幹や脊髄に届けることができるように改変したAAVベクターを用

いた．マウスの静脈内投与により約20％以上の効率で脊髄運動ニューロンに治療遺伝子ADAR2を送達させ，発現させることに成功した（図❷A）．今回使用したAAVはセロタイプ9でグリア細胞に多く感染する特徴をもつが，神経に特異的なsynapsin I（SynI）プロモーターを用いることにより，遺伝子をニューロンのみに発現させるように自治医大 村松慎一教授が開発設計したものである．実際，遺伝子は肝臓・血液などの末梢臓器では発現せず，中枢神経系でもグリア細胞には発現がみられず，ニューロンのみへの選択的発現パターンが得られている（図❷B）．ADAR2遺伝子が発現することによるニューロンやその周囲の組織の異常な反応もみられず，全身的副作用もみられなかった[10]．

Ⅲ．モデルマウスへの治療[10]

孤発性ALS患者への遺伝子治療をめざすため，RNA編集酵素ADAR2 cDNAを組み込んだAAV9-ADAR2とFlagタグを付けたAAV9-Flag-ADAR2を作製し，孤発性ALSの病態を示すAR2マウスの尾静脈に投与した．このALSのモデルマウスAR2では，ALSに特有な選択的な運動ニューロン死による進行性の運動機能障害が起こり，残存する運動ニューロンにはALSに特異的なTDP-43病理が観察されることを報告ずみである[7)-9)]．脊髄運動ニューロンへの遺伝子導入が確認され（図❷），投与から2ヵ月以降，運動機能（ローターロッド解析）の進行性低下が抑止された（図❸A）．また，運動機能低下後（ALS発症後）に投与したAR2マウスでも，それ以上の運動機能低下は観察されなかった（図❸B）．投与7ヵ月後のAR2マウスでは，ADAR2遺伝子を組み込んだAAVベクターを投与していない対照群と比較して，脊髄のADAR2発現がmRNAレベルで1.5倍に上昇し（図❸C），カルシウム透過性AMPA受容体の発現を意味する未編集型GluA2の発現割合が減り（図❸D），脊髄前根の軸索数や運動ニューロンの細胞数の減少で表される運動ニューロンの変性や脱落が抑制された（図❸E，F）．

また，ALSに特有なTDP-43の異常な局在変化が軽減され，核がTDP-43陽性の正常な運動ニューロン細胞数が増加した（図❸G-I）．これらのことから，この方法でのADAR2遺伝子の導入によりGluA2 Q/R部位のRNA編集効率を

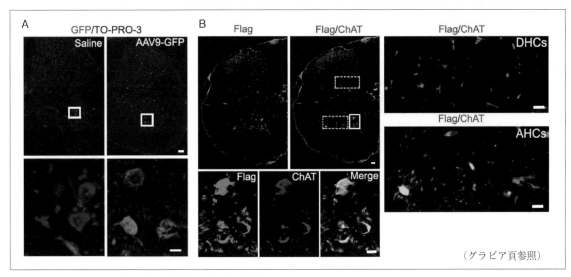

（グラビア頁参照）

図❷ マウスへAAV9投与後の脊髄での遺伝子発現（文献10より改変）

A．AAV9-GFP投与で，約20％の脊髄運動ニューロンでGFPが発現する．
B．AAV9-Flag-ADAR2投与で，Flag-ADAR2（緑）が発現し，脊髄前角領域でcholine acetyltransferase（ChAT）（運動ニューロンマーカー：赤）と共局在する．

第5章　神経疾患と遺伝子治療

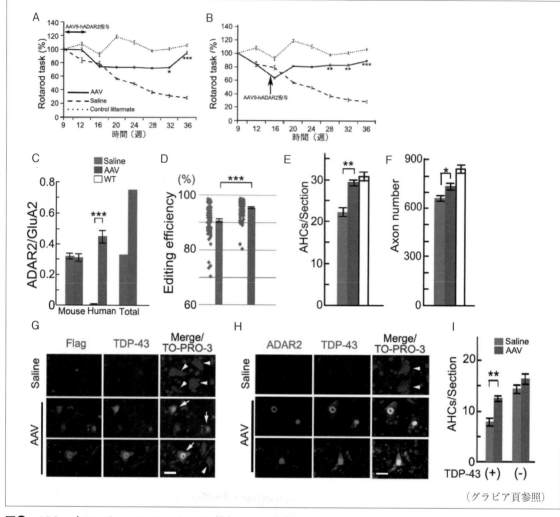

図❸　AR2マウスへのAAV9-Flag-ADAR2投与による治療効果（文献10より改変）

A. 投与2ヵ月後以降，ローターロッドスコアの低下が抑止されている．
B. 運動機能低下後（発症後）に投与しても，それ以上の運動機能低下は観察されない．
C. saline投与群と比べて約1.5倍のADAR2 mRNAを発現する．
D. GluA2 Q/R部位のRNA編集率が増加する．
E. 脊髄前角の運動ニューロンが増加する．
F. 脊髄前根の軸索数が増加する．
G. Flag（赤）が発現した運動ニューロンではTDP-43（緑）が発現する（矢印）．saline投与群の運動ニューロンでは両者とも発現しない（鏃）．青：TO-PRO-3
H. 抗ADAR2抗体を用いても同様の結果である．
I. 脊髄前角でTDP-43陽性運動ニューロン数が増加する．

有意に上昇させるレベルにADAR2活性が回復し，異常なカルシウム透過性AMPA受容体の発現が抑えられた結果，運動ニューロン死が阻止されたことがわかった．AAVベクターを投与してADAR2遺伝子を発現させたことによる運動ニューロンの形態異常やグリア細胞の異常な反応は観察されなかった．これらの解析結果は，孤発性ALS患者でも発現が低下しているADAR2を正常化することで治療効果が得られることを示唆する（図❹A）．

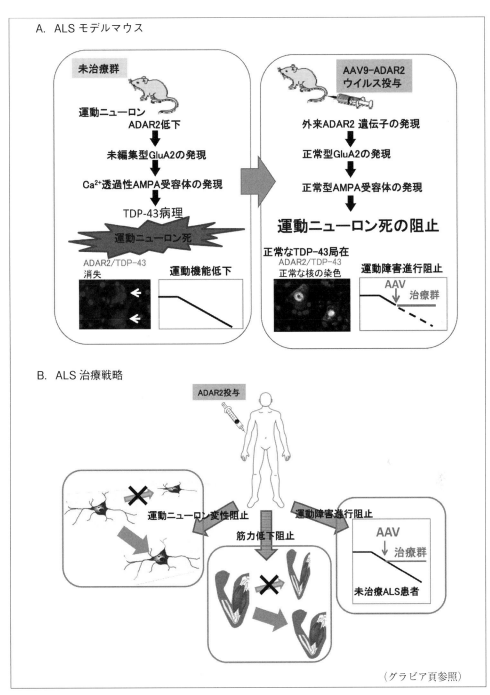

図❹ AAV9-ADAR2 ベクターを用いた ALS 治療戦略
A. 孤発性 ALS の病態モデルマウス AR2 への治療のスキーム
B. ALS の治療戦略。AAV9-ADAR2 ベクターを投与することにより，運動ニューロンの変性・脱落の原因となっている低下した ADAR2 活性を正常化することで原因を取り除き，死につながる症状の進行の阻止をめざす。

おわりに

この遺伝子治療法の開発により，これまで根本的な治療法がなかったALSに治療実現への道が拓けることを期待している（図❹B）。この治療法は，病因メカニズムの解明から導き出された分子標的治療法であるという初めての理論的治療法開発であるばかりではなく，血管内へ1回のウイルスベクター投与で，脳・脊髄の神経細胞のみに治療遺伝子を発現させる治療法はベクターの安全性，治療的侵襲度の低さからも画期的であるといえる。

このAAV9ベクターは，本誌第5章-1でパーキンソン病について総説を記載されている自治医科大学 村松慎一教授が脳神経への送達を視野に入れて改変したもので，ALSのように病因メカニズムが解明され，治療標的が定まれば，他の神経難病の遺伝子治療法に応用できる可能性が高い。現在，ALS治療法実現を中心的目標として共同研究を続けているところである[15)16)]。

われわれが見出した孤発性ALSに生じている細胞死分子カスケードの解析から，ADAR2活性低下に伴うTDP-43の局在異常はその治療効果を判定するためのよいバイオマーカーになることがわかった[10)17)]。すなわち，ADAR2の活性が上がり未編集型GluA2の発現が抑えられるレベルになればカルパインの活性化は起こらずTDP-43の局在が正常化するので，これを指標とした治療法の有効性判定が可能になる。実際TDP-43の局在異常をバイオマーカーとして薬剤の候補を探索中で，マウスへの薬剤投与により効果が確認できている。今後は，これらの開発してきたツールを生かしてALSの根本治療ができるように日々努力を重ねていきたい。

用語解説

1. **筋萎縮性側索硬化症**：amyotrophic lateral sclerosis（ALS）。運動ニューロン（大脳皮質運動野の上位運動ニューロンと脳幹脳神経核や脊髄前角の下位運動ニューロン）が変性・脱落することで起こる進行性の筋力低下や筋萎縮を特徴とする神経変性疾患である。主に中高年に発症し，有効な治療法はなく，数年のうちに呼吸筋麻痺により死に至る神経難病で，大多数は遺伝性のない孤発性ALSである。

2. **AMPA受容体**：ヒトや哺乳類の脳や脊髄で興奮性神経伝達を司る神経伝達物質であるグルタミン酸の受容体の一種で，イオンチャネルの開閉により神経の興奮を制御している。ほとんどのニューロンがAMPA受容体を発現し，その大多数はカルシウムイオンの透過性が低い。生理的にもカルシウム透過性の高いAMPA受容体が発現しているが，GluA2を含まないAMPA受容体であり，孤発性ALSでは生理的にはみられない，異常にカルシウム透過性が高い未編集GluA2を含むAMPA受容体が発現している。

3. **コンディショナルノックアウトマウス**：遺伝子の一部（活性基部分など）を2個のloxP配列で挟み，部位特異的に発現させたCre recombinaseにより組織特異的に目的遺伝子をノックアウトする（2個のloxP配列で挟まれた遺伝子部分は切り取られるため）マウス。ALSのモデルマウスはADAR2を運動ニューロン選択的にノックアウトしたマウス（AR2マウス）で，運動ニューロンでは未編集型GluA2が発現し，緩徐な運動ニューロン死による進行性運動麻痺を呈する，孤発性ALSの表現型を再現する唯一の分子病態モデルマウスである[7)]。

4. **ADAR2**（adenosine deaminase acting on RNA 2）：二重鎖RNAのアデノシンに働く脱アミノ基酵素で，GluA2 Q/R部位のアデノシンとイノシンの置換（A-I置換）を特異的に触媒する。この酵素がないと未編集型GluA2が発現し，AMPA受容体はカルシウム透過性になる。

5. **未編集型GluA2**：RNA上のイノシン（I）は翻訳時にグアノシン（G）と認識されるので，ゲノム上のグルタミン（Q）コドン（CAG）がRNA上でCIGに置換され，アルギニン（R）コドン（CGG）として翻訳されるために，タンパク質においてアミノ酸置換が起こる。GluA2のQ/R部位はイオンチャネルポアの内腔に面しており，陽性電荷のRはカルシウムイオンの流入を妨げるが，中性電荷のQは妨げないので，GluA2はRNA編集によりカルシウムを制御する特性を獲得する。AMPA受容体の大多数はGluA2を含み，そのGluA2はすべて編集型なので，GluA2を含むAMPA受容体はカルシウム非透過性である。

参考文献

1) Cirulli ET, et al : Science 347, 1436-1441, 2015.
2) Corcia P, Gordon PH : Ther Clin Risk Manag 8, 359-366, 2012.
3) Arai T, et al : Biochem Biophys Res Commun 351, 602-611, 2006.
4) Neumann M, et al : Science 314, 130-133, 2006.
5) Takuma H, et al : Ann Neurol 46, 806-815, 1999.
6) Kawahara Y, et al : Nature 427, 801, 2004.

7) Hideyama T, et al : J Neurosci 30, 11917-11925, 2010.
8) Hideyama T, Kwak S : Front Mol Neurosci 4, 33, 2011.
9) Yamashita T, et al : Nat Commun 3, 1307, 2012.
10) Yamashita T, et al : EMBO Mol Med 5, 1710-1719, 2013.
11) Hideyama T, et al : Neurobiol Dis 45, 1121-1128, 2012.
12) Aizawa H, et al : Acta Neuropathol 120, 75-84, 2010.
13) 日出山拓人, 郭 伸 : 脳 21 15, 34-40, 2012.
14) 山下雄也, 郭 伸 : 医学のあゆみ 247, 412-420, 2013.
15) Iwata N, et al : Sci Rep 3, 1472, 2013.
16) Ito H, et al : EMBO Mol Med 7, 78-101, 2015.
17) Yamashita T, Kwak S : Brain Res 1584, 28-38, 2014.

参考ホームページ

- 東京大学大学院医学系研究科疾患生命工学センター臨床医工学部門 郭研究室
  http://square.umin.ac.jp/teamkwak/index.html

山下雄也

2000 年	大阪市立大学理学部生物学科卒業
2002 年	同大学院理学研究科生物地球系情報生物学前期課程修了
2006 年	同大学院医学研究科老年医学科脳神経科学博士課程修了, 博士（医学） 東京大学医学部附属病院神経内科学リサーチフェロー
2007 年	財団法人精神・神経科学振興財団リサーチレジデント
2009 年	東京大学医学部附属病院神経内科学特任研究員
2012 年	同大学院医学系研究科臨床医工学部門特任研究員

トランスレーショナルリサーチを支援する

遺伝子医学 MOOK
Gene & Medicine

15号
最新RNAと疾患
今，注目のリボソームから
疾患・創薬応用研究までRNAマシナリーに迫る

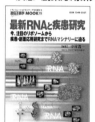

編集：中村義一
　　　（東京大学医科学研究所教授）
定　価：本体 5,143円＋税
型・頁：B5判、220頁

14号
次世代創薬テクノロジー
実践：インシリコ創薬の最前線

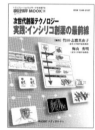

編集：竹田-志鷹真由子
　　　（北里大学薬学部准教授）
　　　梅山秀明
　　　（北里大学薬学部教授）
定　価：本体 5,143円＋税
型・頁：B5判、228頁

13号
患者までとどいている 再生誘導治療
バイオマテリアル，生体シグナル因子，細胞
を利用した患者のための再生医療の実際

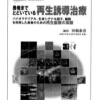

編集：田畑泰彦
　　　（京都大学再生医科学研究所教授）
定　価：本体 5,333円＋税
型・頁：B5判、316頁

12号
創薬研究者必見！
最新トランスポーター研究2009

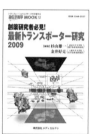

編集：杉山雄一
　　　（東京大学大学院薬学系研究科教授）
　　　金井好克
　　　（大阪大学大学院医学系研究科教授）
定　価：本体 5,333円＋税
型・頁：B5判、276頁

11号
臨床糖鎖バイオマーカーの開発
－糖鎖機能の解明とその応用

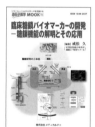

編集：成松　久
　　　（産業技術総合研究所
　　　　糖鎖医工学研究センター長）
定　価：本体 5,333円＋税
型・頁：B5判、316頁

10号
DNAチップ/マイクロアレイ臨床応用の実際
－基礎，最新技術，臨床・創薬研究応用への実際から
今後の展開・問題点まで－

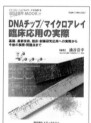

編集：油谷浩幸
　　　（東京大学先端科学技術研究センター教授）
定　価：本体 5,810円＋税
型・頁：B5判、408頁

お求めは医学書販売店、大学生協もしくは弊社購読係まで

発行／直接のご注文は

 株式会社 メディカルドゥ

〒550-0004
大阪市西区靭本町 1-6-6　大阪華東ビル 5F
TEL.06-6441-2231　FAX.06-6441-3227
E-mail　home@medicaldo.co.jp
URL　http://www.medicaldo.co.jp

第6章

循環器疾患／感染症と遺伝子治療

第6章 循環器疾患／感染症と遺伝子治療

1．心不全の遺伝子治療

谷山義明・眞田文博・村津　淳・楽木宏実・森下竜一

今日，心不全では，降圧剤や利尿剤を用いて前・後負荷の軽減を介した治療法が確立されている。しかし，近年のめまぐるしい科学の進歩にもかかわらず，世界中で今なお3800万人の心不全症例が存在し大きな問題となっている。現時点での有望な治療法として，心筋内カルシウムの制御，micro RNA，細胞治療，左室補助装置にならんで遺伝子治療が検討されている。遺伝子治療の標的としては，疲弊した心筋のカルシウム濃度を増加させるCERCA2aやcAMPを増加させるAC6，幹細胞の誘導を目的としたSDF-1のPhaseが進んでおり，血管新生を目的としたHGFの遺伝子治療もPhase Iが開始されている。

I．非心筋細胞から心筋細胞への分化誘導の試み

1993年，画期的発見として骨格筋細胞に分化に関わる転写因子 *MyoD* 遺伝子が報告された。*MyoD* を線維芽細胞などの非骨格筋細胞に導入したところ骨格筋細胞に形質転換したわけである。この後，筋肉系細胞への形質転換は可能ではないかと考えられ，心筋細胞においてもマスター遺伝子の探索が行われた。Csx/Nkx2.5, GATA-4, HAND, MEF2C, TEF-1といった心筋細胞の分化に関わる転写因子が発見され，これらのノックアウトマウスでは大血管や心室形成に異常がみられ，胎生致死となった。しかし残念ながら，これらの遺伝子を成体の心臓に単独で過剰発現させても心筋細胞へ分化することはなかった。

一方，高橋，山中らによる，いわゆる山中4因子Oct4, Sox2, Klf4, c-Mycを同時に遺伝子導入することによるiPS細胞の樹立により，リプログラミング法は一気にパラダイムシフトを迎えた。その後，Iedaらは Gata4, Mef2c, Tbx5 を同時に心線維芽細胞に遺伝子導入するダイレクトリプログラミング法によって心筋細胞を作製しており[1]，その後改良を重ねている。心臓に内在する線維芽細胞に直接 Gata4, Mef2c, Tbx5, Myocd, Mesp1, MiR-133 などを遺伝子導入する心筋再生治療法と，心筋細胞から作製したiPS由来の心筋細胞による心筋再生治療法をそれぞれ開発中である。これらは広義の遺伝子治療法とも考えられ，臨床での成果が大いに期待される。しかし，短期的に心筋細胞に分化した細胞が長期的にも生存できるのか，長期的にも心筋として機能するのか，今後の詳細な検討を待ちたい。

II．心筋細胞分裂増殖能再獲得の試み

これまで心筋細胞は出生後に分裂能を停止すると考えられてきた。しかし，心筋梗塞後の剖検心筋を用いた検討で梗塞領域の心筋細胞の0.08％は

---

key words

心不全，plasmid，アデノウイルスベクター（Ad），アデノ随伴ウイルス（AAV）ベクター，CERCA2a, AC6, SDF-1, FGF（線維芽細胞増殖因子），VEGF（内皮細胞増殖因子），HGF（肝細胞増殖因子）

分裂していると報告され，心筋細胞再増殖の可能性を示唆した．そこで，細胞周期関連因子をターゲットとして心筋細胞の細胞周期を再開させる試みがなされてきた．発がんウイルスの腫瘍抗原（SV40 large T antigen）を過剰発現させて分裂能を有する心筋細胞が作製されたが，細胞が腫瘍化するため臨床応用は不可能であった．また，サイクリンの D1，CDK2，D1/CDK4，A2 の遺伝子導入も同様に心筋細胞レベルでの DNA 合成などが観察されているが，いまだ研究段階であるといえる．

III．疲弊化した心筋細胞を再生させる試み（表❶）

1．CERCA2a [用解1]

心臓における Ca^{2+} 循環機能の低下が重症心不全の治療標的として注目されている．重症心不全では原因を問わず Ca^{2+} をハンドリングする CERCA2a（sarcoplasmic endoplasmic reticulum Ca ATPase）の発現が低下しており，拡張・収縮不全をもたらすと考えられている．そこで，AAV-1 ベクターを用いて冠動脈内より心不全症例への遺伝子治療臨床研究[2]（CUPID, Phase IIb 250 人：治療群 125 人，プラセボ 125 人）が施行され，1 年後の良好な心不全改善効果が報告されている．臨床試験続行中で最も期待されている遺伝子治療法といえる．

2．AC6

AC6（adenylyl cyclase 6）は ATP を基質として cAMP とピロリン酸へ変換する酵素で，膜貫通型アデニル酸シクラーゼの 1 つである．心筋特異的過剰発現マウスや Ad5.AC6 の心不全ブタの心臓への遺伝子導入で心機能改善効果が報告されており，心不全症例への Phase I / II [3] が始まっている（56 人：治療群 42 人，プラセボ 14 人）．

3．SDF-1

SDF-1（stromal cell-derived factor-1）は血球の新生などに重要な因子であり，SDF-1 やその受容体である CXCR4 の KO マウスでは心臓，脳，血管，骨髄に異常をきたす．SDF-1 の刺激は細胞保護作用があり，幹細胞の動員を介して血管新生などで組織を修復することが報告されている．STOP-HF の Phase II 臨床研究[4] では（93 人：治療群 62 人，プラセボ 31 人），Helix カテーテルを用いた心内膜側からの plasmid SDF-1 の心臓へのただ 1 回の遺伝子導入は安全ではあるが，4 ヵ月後の心不全の改善効果がみられなかった．今後，繰り返しの遺伝子導入が検討されている．

4．その他の標的遺伝子

S100AI の過剰発現は RYR2 や CERCA2a の活性を上げてブタ心不全モデルを改善する．また，G-protein-coupled receptor kinase 2（GRK2）は心不全で過剰に発現されており，β-adrenergic receptor などの感度を下げており，その KO マウスでは心不全が改善される．さらに β-adrenergic receptor は心不全症例では発現が下がっており，β-adrenergic receptor kinase 遺伝子治療の臨床研究が準備されている．

表❶ 現在進行中の心不全への遺伝子治療

	Trial name	Phase	Vector	Delivery	Location
CERCA2a	CUPID	I/II	AAV-1	Intracoronary	USA
		IIb	AAV-1	Intracoronary	USA, EU
	CERCA-LVAD	II	AAV-1	Intracoronary	UK
	AGENT-HF	II	AAV-1	Intracoronary	France
SDF-1	STOP-HF	I	Plasmid	Helix/心内膜側より	USA
		II	Plasmid	Helix/心内膜側より	USA
	RETRO-HF	I/II	Plasmid	Retrograde	USA
AC6	AC6 Gene Transfer for CHF	I/II	Ad5	Intracoronary	USA
HGF	HGF Plasmid to Treat IH	I	Plasmid	NOGA/心内膜側より	USA
	HGF Gene Transfer for CHF	I	Plasmid	小開胸/心外膜側より	Japan

Ⅳ．血管新生因子による試み

1. VEGF, FGF

血管新生療法は，下肢虚血疾患においてVEGF（内皮細胞増殖因子，vascular endothelial growth factor）遺伝子導入が最初に臨床に導入され，その良好な結果が世界を驚かせた。その後，FGF（線維芽細胞増殖因子，fibroblast growth factor）も含み多数のPhase Ⅰ-Ⅱ臨床研究が米国を中心に施行されて当初良好な結果が報告され，虚血性心疾患への臨床研究も開始されていた。また，安全なplasmid DNAだけでなくアデノウイルスやAAVベクターなどを使用する臨床試験も多数施行された。しかし残念なことに，Phase Ⅲでは下肢虚血疾患，虚血性心疾患ともに現在まで報告されたすべての試験で著明な改善効果は確認されていない。ただし，FGFに関しては遺伝子導入法が改良された下肢虚血疾患への臨床試験が続行中であり，可能性を残している。

2. HGF

HGF（肝細胞増殖因子，hepatocyte growth factor）による下肢虚血性疾患のPhase Ⅲで潰瘍サイズの著明な改善効果に加えて，SF36の評価によるQOLの有意な改善効果も確認された[5]。ただし，わが国で施行されたこの臨床試験ではエントリーが比較的少数であり，下肢切断予防効果が証明できなかったため製薬化できなかった。現在，グローバル第Ⅲ相臨床試験で下肢切断予防効果が検討されている（日本を除く北米，欧州，南米の世界15ヵ国で約500症例の規模で効果を検討）。一方，Phase ⅢでHGFだけが良好な作用が報告されたことがむしろ意外な結果と受け止められた。われわれは，この結果は酸化ストレスのない動物モデルと酸化ストレスが高いreal worldとの違いが引き起こしていると考えた。そこで，アンジオテンシンⅡによる酸化ストレス下で内皮前駆細胞を用

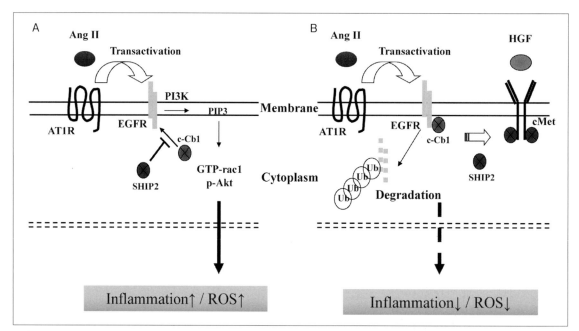

図❶ 酸化ストレス存在下でのHGFによる抗炎症・抗酸化ストレスの機序

A. 様々な刺激はEGFRのtransactivationを介して酸化ストレスを上昇させる。HGF非存在下では，アンジオテンシンⅡによる刺激を受けてSHIP2がEGFRに結合し，結果としてユビキチンE3リガーゼc-Cblの結合を阻害し，炎症・酸化ストレスが上昇する。

B. HGF存在下ではc-Metがリン酸化されて強力にc-MetとSHIP2が結合し，SHIP2はEGFRに結合できないため，c-CblはEGFRに結合しユビキン化されてプロテオソームで分化される。結果的に，HGFはEGFRを介したROSを抑制することができる。

いて検討したところ，VEGFはよりROS・老化を促進させたが，HGFは逆に抑制していることを確認した．次に，この機序を解明するために血管平滑筋細胞を用いて検討したところ，HGFはアンジオテンシンIIの下流のEGF（上皮成長因子，epidermal growth factor）受容体をユビキチンシステムによって分解しROSを抑制していた[6]．もちろん，この作用はVEGFにはない．この現象はアンジオテンシンII以外にも，EGF，TGF-b，ET-1，LPSなどでも同様に確認し報告している．酸化ストレスの高い状態で血管の老化や炎症を抑制しながら，血管新生を起こすHGFの特殊な作用がreal worldで効果を示した一因ではないかと愚考している（図❶）．

3. HGFを用いた心不全への遺伝子治療

米国で心不全症例へのNOGAカテーテルを用いたHGF遺伝子治療PhaseIが施行され，安全性とともに心機能改善傾向を確認した．一方，日本において小開胸下に虚血性心筋症の心不全症例にHGFプラスミドを用いたPhaseIがPMDA（医薬品医療機器総合機構）の承認を受け開始されるところである（表❶）．

おわりに

iPS細胞を介する，あるいは介さない再生心筋細胞の登場で広義の遺伝子治療の可能性が芽生えている．また欧米ではSERCA2aをはじめ臨床試験が着々と進行しており，PhaseIIIで効果が証明されれば画期的な新薬となる可能性がある．さらに，HGFは酸化ストレス下でも炎症・老化を抑制しつつ血管新生を誘導できるその特殊性から効果が期待される．一方，様々な臨床試験を振り返ると動物実験での良好な結果を背景にPhaseI〜IIで良好な効果を示しても，残念ながらPhaseIIIでは証明できないことが多々みられる．われわれはこのパラドックスを乗り越え，PhaseIIIで効果の証明できる治療法を模索する努力を継続しなければならない．

用語解説

1. **CERCA2a**：sarcoplasmic endoplasmic reticulum Ca ATPase．心臓のポンプ機能は，細胞内のCa^{2+}濃度を周期的にコントロールするタンパクから収縮タンパクにどの程度のCa^{2+}が結合・乖離するかによって決定する．心筋内のCa^2貯蔵は主に心筋小胞体（sarcoplasmic reticulum：SR）である．心筋収縮時には心筋小胞体Ca^2-ATPase（SERCA2a）によってSRから細胞質にCa^2が流入し，弛緩時にはSERCA2aによってSRにくみ上げられるのである．重症心不全では原因を問わずSERCA2aの発現が低下しており，拡張不全ならびに収縮不全をもたらすと考えられている．

参考文献

1) Ieda M, Fu JD, et al：Cell 142, 375-386, 2010.
2) Greenberg B, Yaroshinsky A, et al：JACC Heart Fail 2, 84-92, 2014.
3) Gao MH, Hammond HK：J Mol Cell Cardiol 50, 751-758, 2011.
4) Chung ES, Miller L, et al：Eur Heart J 36, 2228-2238, 2015.
5) Shigematsu H, Yasuda K, et al：Gene Ther 17, 1152-1161, 2010.
6) Sanada F, Taniyama Y, et al：Circ Res 105, 667-675, 2009.

谷山義明			
1993年	東北大学医学部医学科卒業	2002年	大阪大学大学院医学系研究科臨床遺伝子治療学助手
	大阪大学医学部附属病院医員（研修医）		同大学院医学系研究科加齢医学講座（兼任）
1994年	桜橋渡辺病院循環器内科医員	2007年	同大学院医学系研究科臨床遺伝子治療学准教授
2000年	米国タフツ大学医学部 St. Elizabeth's Medical Center		同大学院医学系研究科老年・腎臓内科（兼任）
2001年	米国ボストン大学医学部 Medical Center		

第6章 循環器疾患／感染症と遺伝子治療

2．末梢血管病変に対する遺伝子治療

松田大介・松本拓也・米満吉和・前原喜彦

　近年，高齢化や生活習慣の変化に伴い，動脈硬化を背景とした末梢動脈閉塞性疾患（peripheral arterial disease：PAD）患者の数は増加の一途を辿っている。PADが進行すると，QOLの低下だけでなく，生命予後にも大きな影響を与える。症状に応じ薬物療法や血行再建術が行われるが，薬物療法の効果は限定的であり，血行再建術についても全身状態や残存する血管の状態などによっては施行が困難な場合もある。それらに代わる治療法として取り組まれている遺伝子治療について概説する。

I．末梢動脈閉塞性疾患の治療

　末梢動脈閉塞性疾患（peripheral arterial disease：PAD）は動脈硬化を背景とした下肢動脈の慢性閉塞症であり，初期症状として冷感やしびれ，跛行を主訴とすることが多く，進行すると安静時痛や潰瘍・壊疽を形成し，時として下肢切断に至る。
　PADに対する治療は，主としてFontaine分類に基づき決定される。Fontaine IIの間歇性跛行（intermittent claudication：IC）はあくまで相対虚血症状であることから，これらの患者に対しては一般的に血行再建術の積極的適応はなく，糖尿病や脂質異常症，高血圧などの背景疾患のコントロール，禁煙，運動療法，そして薬物療法がまず試みられる。これらの内科的治療法に抵抗性であり，さらに患者のQOL低下の訴えが強い場合には血行再建術を考慮する。一方，安静時痛や潰瘍を呈したFontaine III，IV患者は重症虚血肢（critical limb ischemia：CLI）と呼ばれる。CLIは絶対的虚血状態を呈し，積極的な血行再建術による血行動態の改善が第一選択となる。CLIへと進行すると肢切断に至ることも多く，QOLの低下のみならず生命予後も大きく低下する。間歇性跛行を呈する患者の5年生存率は70〜80％との報告があるが，CLIに至ると約40％へ低下する[1]。そのため，重症虚血肢への進行予防は肢温存だけでなく生命予後の観点からも重要である。
　跛行患者に対する薬物療法は抗血小板薬を中心として行われるが，現在までに跛行に対する治療効果のエビデンスをもつ国内使用可能薬はシロスタゾールのみであり，その治療効果は跛行距離の約50％の改善にとどまる[2]。血行再建は血行動態を改善する最も確実な方法であるが，全身状態不良患者や病変の状態によっては血行再建不可能な場合も少なからず存在し，新たな治療法の開発が急務である。

II．治療的血管新生

　血管新生（angiogenesis）とは，一般に既存の血管から新たな血管が形成される生理的・病的過程である。虚血組織へ血管新生を誘発することで側副血行路を形成し，血流を回復させる治療概念

---

key words

末梢動脈閉塞性疾患，遺伝子治療，間歇性跛行，重症虚血肢，血管新生，臨床試験，VEGF，FGF-2，センダイウイルスベクター，HGF

を治療的血管新生（therapeutic angiogenesis）と呼び，PAD患者の臨床効果が期待されている．治療的血管新生には，これまで血管新生因子タンパク，血管新生因子遺伝子，骨髄・末梢血単核球などの細胞を用いた技術が広く評価されている．

遺伝子を用いた血管新生療法では，外的に投与した遺伝子を標的細胞へ導入し血管新生因子を発現させ血管新生を誘発することで治療効果を得る．この目的のための遺伝子導入ベクターにはアデノウイルス，筆者らが研究しているセンダイウイルスなどのウイルスベクター，liposome-plasmin複合体，カチオニックポリマーなどが使用される．また，ベクターを用いず直接プラスミドの投与を行う方法もあり，導入効率や宿主細胞遺伝子への影響など個々に特徴がある．また，導入する遺伝子についても，これまでVEGF，FGF，HGF，HIF-1α，Del-1といった血管新生関連タンパクによる治療が試みられてきており，表❶にこれまで行われてきた代表的な臨床試験を示す．

1. 血管内皮増殖因子

血管内皮増殖因子（vascular endothelial growth factor：VEGF）は虚血による低酸素刺激により分泌される血管新生因子の1つであり，血管内皮細胞の増殖・遊走・修復などを促進する．これまで数々の in vivo, in vitro の実験が行われ，動物の虚血肢モデルに対する効果が多数報告されてきた[3]．

それらの結果を元に，これまでVEGFを用いた多くの臨床研究が行われてきているが，その先駆けとなったのは，IsnerらによるVEGFプラスミドを用いた報告である．CLI患者を対象としVEGFプラスミドを経動脈的に投与することで側副血行路の増加や潰瘍の改善などが報告されている[4]．以後プラスミドやアデノウイルスベクターを用いたいくつかのPhase I試験が行われ，血行動態の改善などが示されてきた．しかし，引き続き行われたいくつかのPhase II試験の多くは有効性を見出すことができていない．

VEGFを使った血管新生療法における問題点は，共通の有害事象として浮腫が認められていることである．これらの結果は，VEGF単独投与

表❶ PADに対する遺伝子治療 （文献3より改変）

Trials (Reference)	Strategy	Primary endpoints	Outcome
Phase I			
Shyn et al	$VEGF_{165}$; plasmid	Safety	Positive
Rajagopalan et al	$VEGF_{121}$; adenovirus	Safety	Equivocal
Comerota et al	FGF-1; plasmid	Safety	Positive
Yonemitsu et al [8]	FGF-2; sendai virus	Safety and tolerability	Positive
Powell et al [10]	HGF; plasmid	Safety/TcPO2	Positive
Morishita et al [9]	HGF; plasmid	Safety/ABI, ulcer size	Positive
Gu et al	HGF; plasmid	Safety and tolerability	Positive
Rajagopalan et al [12]	HIF-1α; adenovirus	Safety and efficacy	Positive
Phase II			
Kusumoto et al	$VEGF_{165}$; plasmid	Amputation	Negative
RAVE	$VEGF_{121}$; adenovirus	Peak walking time	Negative
Makinen et al	$VEGF_{165}$; adenovirus and plasmid	Increased vascularity	Positive
TALISMAN	FGF-1; plasmid	Ulcer healing	Negative
TRAFFIC [7]	FGF2; plasmid	Peak walking time	Positive
HGF-STAT	HGF; plasmid	Safety/TBI, VAS, ulcer	Positive
WALK [13]	HIF-1α; adenovirus	Peak walking time	Negative
Grossman	Del-1; plasmid	Peak walking time	Negative
Phase III			
TAMARIS [6]	FGF-1; plasmid	Amputaion or death	Negative
TREAT-HGF [11]	HGF; plasmid	Rest pain, ulcer size	Positive

では増殖した血管内皮を裏打ちする平滑筋細胞などの構造が誘導されないために，そうした裏打ちのない未熟な血管が形成されることで，血管透過性が亢進することが原因と考えられている．その欠点を補う目的で内皮細胞と壁細胞の接着を誘導する angiopoietin-1 の併用療法も行われており，一定の効果が得られている[5]．

2. 線維芽細胞増殖因子

線維芽細胞増殖因子（fibroblast growth factor：FGF）は線維芽細胞，内皮細胞，平滑筋細胞など様々な細胞に対して増殖活性や分化誘導などを示し血管新生効果が期待できるタンパク質である．22 種類の FGF ファミリーが同定されており，なかでも血管新生療法には FGF-1 および FGF-2 が広く研究され PAD に対する臨床試験へ応用されている．

FGF-1 プラスミド DNA の筋肉内投与によるいくつかの Phase Ⅰ，Phase Ⅱの臨床試験を経て，その下肢切断回避率に対する有効性が示唆されてきた．それを受け，525 例を対象とした Phase Ⅲ試験（TAMARIS study）が行われたが，主要エンドポイントである切断回避と全死亡において有効性を示すことができず[6]，FGF-1 を用いた遺伝子治療は開発中止となった．

一方，FGF-2 を用いた臨床試験も試みられてきた．間歇性跛行患者 190 名を対象としたリコンビナント FGF-2 動注療法による Phase Ⅱ試験（TRAFFIC study）では，投与 90 日後の最大歩行時間の改善を認めたが，180 日後では有意差を認めることはできなかった[7]．

当科ではセンダイウイルスベクターを用いた FGF-2 による臨床治験を行っている．その極めて高い遺伝子導入および発現効率を踏まえ，CLI を対象とした Phase Ⅰ/Ⅱa 試験による高い忍容性を確認した．また，歩行機能の改善および安静時疼痛の改善に寄与する可能性が示唆され[8]，2014 年より Phase Ⅱb 試験を施行中であり，詳細について後述する．

3. 肝細胞増殖因子

肝細胞増殖因子（hepatocyte growth factor：HGF）も多種の細胞に対して作用する血管新生因子の 1 つである．がん遺伝子としても知られる Met 受容体に特異的に結合し，細胞増殖，遊走，生存，管腔形成などを誘導する．血管内皮細胞やリンパ管細胞のほか，肝細胞，尿細管上皮細胞など多様な細胞に発現している．

重症跛行肢および CLI を対象としたプラスミド DNA 筋肉内投与による Phase Ⅰ/Ⅱa オープンラベル試験が日本で行われ，潰瘍の縮小や安静時痛の改善，ABI の上昇などが観察された[9]．その結果を元に，米国にて CLI 患者 104 名を対象とした RCT による Phase Ⅱ試験が行われ，HGF プラスミド高用量群において TcPO2 の有意な改善を認めた[10]．続く日本国内における Phase Ⅲ多施設臨床試験においても CLI 患者に対して疼痛の改善，潰瘍サイズの縮小を認めている[11]．本剤は，昨年より国際共同 Phase Ⅲ試験が進められており，結果が待たれる．

4. その他の血管新生関連因子

その他にも HIF-1α（hypoxia inducible factor-1α）や Del-1（developmental endothelial locus-1）といった血管新生関連因子による臨床試験が行われ，各々 Phase Ⅱ試験まで行われたが，いずれも跛行距離の改善を示すことはできなかった[12)13]．

Ⅲ．当科における DVC1-0101 試験

当科において 2006 年 4 月より高度間歇性跛行患者に対して，ヒト FGF-2 遺伝子を発現する F 遺伝子欠損非伝搬型組み換えセンダイウイルスベクター（rSeV/dF-hFGF2：開発コード DVC1-0101）による遺伝子治療臨床研究を行った．これは Phase Ⅰ・Ⅱa に相当するオープンラベル，4 段階容量漸増試験であり，高い忍容性と全身への影響の少なさを確認した．また，歩行機能の改善および安静時疼痛の改善に寄与する可能性が示唆された．具体的には，現在間歇性跛行に対する効能が示されているシロスタゾールの最大歩行距離増加率がおよそ 150％であるのに対し，投与 1 年後においても約 250％の延長がみられている（図❶）[8]．

この結果を踏まえ，DVC1-0101 は特に臨床的な歩行機能改善に寄与すると考え，高度間歇性跛

行症例に対する間歇性跛行肢治療薬としての効能用量の探索試験（第Ⅱb相並行群間二重盲検試験）を計画した。プラセボの影響や，動物実験における用量反応関係を考慮し，プラセボ群を対照とし，低用量・高用量群を設定した。また，先行研究において1回投与で再現性よく歩行機能の改善を示していたため同様に1回投与としたが，本疾患の治療においては最大歩行距離が200mまで改善するかどうかにより積極的な血行再建術の判断基準となることから，投与後4〜6ヵ月時点で歩行能力の改善度を判定し，これを満たさない場合は全例投与とした（図❷）。主要評価項目として段階的負荷トレッドミル試験による最大歩行距離増加率，最大歩行距離，最大歩行時間，跛行出現距離，

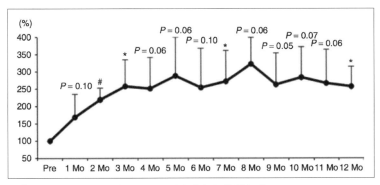

図❶　DVC1-0101 試験における最大歩行距離増加率（文献9より）

DVC1-0101 試験におけるバージャー病患者を除いた5症例の平均最大歩行距離増加率を示した（*p<0.05, #p<0.01）。

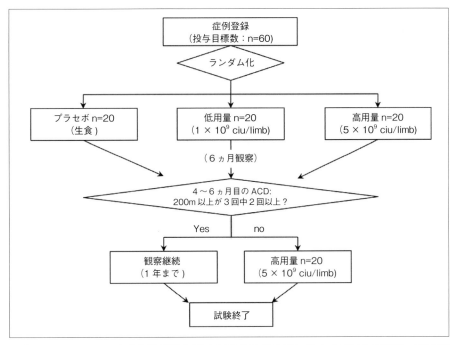

図❷　DVC1-0101 の高度間歇性跛行肢歩行機能改善効果に関する用量反応試験（臨床第Ⅱb相並行群間二重盲検試験）における実施フロー

原則1回投与だが，投与後の最大歩行距離の改善がみられなかった場合は高用量投与を行う。

跛行出現時間を設定し，副次的評価項目において ABI や TBI，QOL 評価などを採用した．2015 年現在，既に数例の登録が行われ進行中である．

おわりに

これまで行われてきた多くの臨床試験により，次第に治療的血管新生の安全性が明らかとなり，さらに一定の効果とともにその限界も明らかになってきた．しかし，これらはいまだ発展途上であり，標準治療として行われるに足るものはまだ登場していない．今後もエビデンスを集積し，遺伝子治療をはじめとした血管新生療法が PAD の標準治療として確立する日が一日でも早く来ることを期待したい．

参考文献

1) Norgren L, Hiatt WR, et al：Eur J Vasc Endovasc Surg 33, S1-S75, 2007.
2) Dawson DL, Cutler BS, et al：Am J Med 109, 523-530, 2000.
3) Tanaka M, Taketomi K, et al：Curr Gene Ther 14, 300-308, 2014.
4) Isner JM, Pieczek A, et al：Lancet 348, 370-374, 1996.
5) Smith AH, Kuliszewski MA, et al：J Am Coll Cardiol 59, 1320-1328, 2012.
6) Belch J, Hiatt WR, et al：Lancet 377, 1929-1937, 2011.
7) Lederman RJ, Mendelsohn FO, et al：Lancet 359, 2053-2058, 2002.
8) Yonemitsu Y, Matsumoto T, et al：Mol Ther 21, 707-714, 2013.
9) Morishita R, Makino H, et al：Arterioscler Thromb Vasc Biol 31, 713-720, 2011.
10) Powell RJ, Simons M, et al：Circulation 118, 58-65, 2008.
11) Shigematsu H, Yasuda K, et al：Gene Ther 17, 1152-1161, 2010.
12) Creager MA, Olin JW, et al：Circulation 124, 1765-1773, 2011.
13) Grossman PM, Mendelsohn F, et al：Am Heart J 153, 874-880, 2007.

松田大介
2010 年　九州大学医学部医学科卒業
2012 年　同医学部消化器・総合外科入局

第6章 循環器疾患／感染症と遺伝子治療

3. 結核

岡田全司

(1) 国内では新規技術のDNAワクチン開発が遅れている。DNAワクチンガイドライン策定には純国産品でのfirst in humanの臨床治験の実施が必要である。

(2) 多剤耐性結核は極めて難治性である。したがって，多剤耐性結核に治療効果を発揮するHVJ-エンベロープ/HSP65 DNA+IL-12 DNAワクチンを開発した。このワクチンはヒト結核感染に最も近いカニクイザルで生存率改善などの結核治療効果を発揮した。したがって，第Ⅰ相医師主導治験をめざし，非臨床試験を行いつつある。この進捗も述べる。一方，このワクチンはマウスやカニクイザルでBCGよりも極めて強力な結核予防ワクチン効果をも示した。予防ワクチンの臨床応用も期待できる。

はじめに

国内では新規技術であるDNAワクチン開発が遅れている。国内開発に必要なガイドライン策定には純国産品でfirst in human治験実施の必要性がある。われわれは世界に先駆けて結核治療DNAワクチンを開発した。

結核は世界の3大感染症の1つである[1)-4)]。世界の人口の1/3が結核菌に感染し，毎年900万人(2013年度)が結核を発症し，150万人が毎年結核で死亡している。この結核に対し，BCGは成人の結核予防に無効であることがWHOより報告された。1998年，米国CDCおよびACETは，BCGに代わる新世代の結核ワクチンを開発する勧告を行った。しかしながら，BCGに代わる結核ワクチンは欧米でも臨床応用には至っていない。一方，世界中では毎年約50万人の多剤耐性結核(MDR-TB)が発症する。日本では，多剤耐性結核菌[用解1]の約30%が超多剤耐性結核(XDR-TB)菌である[1)-3)]。したがって，新しい結核治療ワクチンおよび化学療法剤の開発が必須であり世界中で競争の時代となっている。化学療法剤は必ず耐性菌が出現する。一方，結核治療ワクチンは耐性菌を誘導しない。したがって，結核免疫そのものを増強させ，結核菌を殺傷し，また耐性菌を出現(誘導)させない結核治療ワクチンの開発が切望されている。われわれはBCGよりもはるかに強力な新しいDNAワクチン〔HVJ-エンベロープ/HSP65 DNA+IL-12 DNAワクチン(結核治療ワクチンおよび結核予防ワクチン)〕を開発した(図❶)[5)-11)]。したがって，この結核治療DNAワクチンのヒトの臨床治験をめざした非臨床試験についても述べる。

Ⅰ. 多剤耐性結核治療DNAワクチン

われわれは結核予防効果を示したHVJ-エンベロープ/HSP65DNA+IL-12DNAワクチン(略してHSP65ワクチン)(Ⅴ. 結核予防DNAワクチ

---

key words

DNAワクチン，多剤耐性結核，キラーT細胞，結核治療ワクチン，結核予防ワクチン，非臨床試験，HSP65，IL-12，治験，カニクイザル，HVJ

ン参照）は，MDR-TB および XDR-TB に対して治療効果を発揮することを明らかにした[5)9)]。ヒト結核菌 H37rv 由来の HSP65DNA および IL-12DNA をプラスミドに導入し，ワクチンとした（図❶A）。pcDNA3.1 をベクターとして用いた。ヒト結核菌の heat shock protein 65（HSP65）は，ヒトの結核免疫を最も強く誘導するタンパクの1つである。HSP65 DNA を用いたこのワクチンはキラーT細胞[用解2]分化誘導およびI型ヘルパーT細胞を分化させ，抗結核効果を発揮することを明らかにした。キラーT細胞はヒト結核免疫，特に結核慢性感染症に対する免疫抵抗性で最も重要な免疫担当細胞であることが世界的コンセンサスを得ている[4)]。

1. 新しい結核ワクチン HSP65 ワクチンの結核治療効果の特徴

① MDR-TB に対する治療効果。MDR-TB を投与した研究では，ワクチン投与マウスの肺・肝・脾の MDR-TB 菌数が有意に減少した。

② XDR-TB 感染マウスにおいてワクチン投与群では延命効果を発揮した。

2. カニクイザル感染モデルにおける治療ワクチン効果

ヒトの結核感染に最も近いカニクイザル感染モデル[11)]を筆者は世界で初めて用い，カニクイザルにおいてもワクチンが治療効果を発揮すること

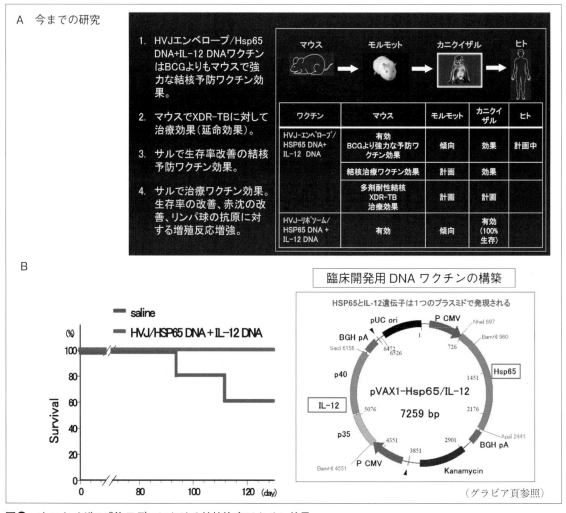

図❶　カニクイザル感染モデルにおける結核治療ワクチン効果

（1）治療ワクチン効果について

ヒト結核菌を気道投与感染させ，HSP65 ワクチンをサルの筋肉内に 9 回投与した。治療効果は，生存率，赤沈，体重，免疫応答，胸部 X 線などで評価した。生存率では，ワクチン投与群は，19 週間生食（コントロール）群に比べて改善がみられた。HSP65 ワクチン投与群では 100%生存。一方，コントロール群では 60%の生存であった[5]（**図❶ B**）。また，ワクチン投与群では赤沈の改善効果が認められた。HSP65 で刺激した PBL の増殖反応が増強された。

（2）IL-2 産生と生存について

カニクイザル感染モデルにワクチン投与後，結核死菌 H37Ra で刺激した PBL の IL-2 産生が増強した。また，コントロール群の IL-2 産生は，生存率と相関した。IL-2 の産生を高めることにより，延命効果を発揮すると考えられる[12]。

Ⅱ．非臨床試験[13]（表❶）

1．ワクチン GMP 製造

①治験薬製造用の pVAX/HSP65 DNA+ ヒト IL-12 DNA の大腸菌マスターセルバンクを作製。

②これを元に，GMP レベルの pVAX/HSP65 DNA+ ヒト IL-12 DNA を作製した。

③これをサルに用いて本ワクチンの安全性試験・毒性試験。

④pVAX/HSP65 DNA+ マウス IL-12 DNA を作製した。

⑤治験薬 GMP 製造：暫定規格設定に必要な複数ロットの治験薬製造を完了。品質管理試験：信頼性検証バリデーションを実施。高精度のデー

表❶　非臨床試験

（A）ワクチン GMP 製造：マスターセルバンクの作製
1. 治験薬 GMP 製造に必要なバンクシステムを構築。治験薬 GMP 製造用大腸菌を用いマスターセルバンクシステムを作製
2. pVAX/HSP65 DNA+ ヒト IL-12 DNA ワクチンの GMP 製造
3. ICH ガイドライン準拠の品質管理試験，信頼性検討で適格性を実証
4. これをサルに用いて非臨床試験（安全性試験・毒性試験）

（B）PMDA 薬事戦略相談　事前面談
1. 用法・用量・配合比（pDNA と HVJ）・薬効試験
    (1) 投与経路最適化試験
        ・皮内
        ・筋内
    (2) ワクチン投与回数
    (3) pDNA と HVJ-E　配合比設定試験
    (4) 用量設定試験
    (5) 薬効試験
2. サルを用いた毒性・安全性試験
    (1) 反復投与毒性試験：（GLP 予定）
        ①反復投与毒性試験：カニクイザル筋内投与
        ②薬物動態試験（TK）は DNA ワクチンヒト IL-12 タンパクの血中動態
        ③中枢神経系に関する安全性薬理試験組み込み
    (2) 安全性薬理試験：（サル心血管系，体温および呼吸器系に及ぼす影響）（GLP 予定）
    (3) 単回投与毒性試験：単回大量皮下投与し毒性試験

    サルを用いた毒性・安全性試験の前に必要な
    (4) サルの血中ヒト IL-12 濃度測定法の検討およびバリデーション（信頼性基準）
    (5) HVJ-E/HSP65 DNA+IL-12 DNA ワクチンの投与液測定法バリデーション（信頼性基準）

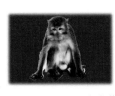

タを取得した。

2. 用法・配合比（pDNAとHVJ-E）薬効試験

①ワクチン用法検討が進展。用法検討（DNAワクチン投与回数および投与方法検討）。マウスで，このワクチンの信頼性基準適合試験のための用法・配合比予備試験を実施した。用法検討（ワクチン投与回数および投与方法検討）。マウスにワクチンを2週間に1～6回投与し，4週間後の脾細胞を結核菌由来抗原でin vitro刺激した。1～2日後の培養上清中の結核免疫に関与するサイトカイン（IFN-γ，IL-2，IL-6，TNF-αなど）をELISAで測定した（上清中のサイトカイン産生には良いFCSロットを選ぶ必要がある。また24well plateはLimbro社の24wellを使用した）。

②マウスでワクチンDNAとHVJ-E配合比検討[13]。

3. 毒性試験・安全性試験

①毒性試験・安全性試験（非臨床試験）：サルを用いた，試験デザインを計画。

②カニクイザルに本ワクチンを皮下大量投与して毒性試験を行った。摂餌量，体重，血液検査。より高い用量の被験物質投与可能な皮下投与。カニクイザルに本ワクチンを大量皮下投与し毒性試験（すでに実施：PMDA事前面談で承認済み）。高用量のワクチン投与の毒性兆候発現を評価。

③サル血中ヒトIL-12濃度測定法の検討およびバリデーション：サル薬物動態（TK）測定法確定試験（GLP基準）のために，本ワクチンをカニクイザルに投与した時に血中のヒトIL-12濃度を測定するための分析系を検討。

④本ワクチンの投与液測定法バリデーション：安全性試験で使用した被験物質の投与量確認試験。pDNAとHVJ-E混合物の濃度測定法を検討[13]。

4. PMDA事前面談

PMDA事前面談を行った。治験届に必要な安全性試験パッケージ案を策定した。投与経路の最適化検討の結果，投与経路を皮内投与から筋肉内投与に変更してサル毒性・安全性試験項目，試験デザインを策定。［Ⅰ．①反復投与毒性試験，②薬物動態（TK）測定，③中枢神経安全性薬理試験。Ⅱ．安全性薬理試験（サル心血管系，呼吸器系）］。

5. 多剤耐性結核患者の調査

Ⅲ．ヒト臨床試験（多剤耐性結核患者に対し）

①この新規結核治療ワクチンの臨床応用を目的として非臨床試験を行っている。

②研究方法：この研究は，国立病院機構と大阪大学などを中心に行っている。開発初期からPMDAと密接に相談する必要があり，すでに個別面談，事前面談を実施中である。

③国立病院機構を中心として産学官共同で研究を進め，ガイドライン策定につなげる予定である。

④対象疾患はINHおよびRFPに耐性の多剤耐性結核患者。主要評価項目は，安全性・忍容性の評価で，副次的項目としてワクチン治療2ヵ月後の抗結核作用（結核排菌減少）と免疫反応を評価する予定。

Ⅳ．Granulysin DNAワクチンや他のDNAワクチン

ヒトキラーT細胞から産生されるgranulysinは結核菌を抑制する効果がある。したがって，これをコードするDNAを用いてgranulysin DNAワクチンを作製した。

Ⅴ．結核予防DNAワクチン

1. 新しい結核ワクチン開発

(1) 新しい結核ワクチン

結核ワクチンは，①DNAワクチン，②サブユニットワクチン，③リコンビナントBCGワクチンに大別される。

(2) DNAワクチン

1) BCGワクチンより極めて強力な結核予防ワクチン（図❷）

マウスの結核感染系ではBCGをはるかに凌駕する新しい結核ワクチンは極めて少ない。われわれのワクチンはBCGよりもはるかに強力な結核予防ワクチンであることを明らかにした。このHVJ/HSP65 DNA+IL-12 DNAワクチンとBCG

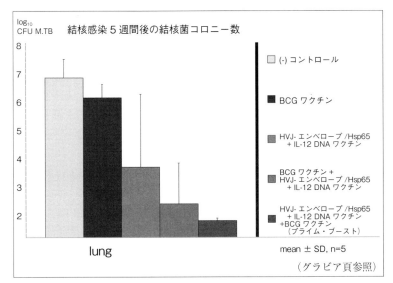

図❷ マウスの結核感染モデルを用いた HVJ-エンベロープ/Hsp65
+IL-12DNAワクチン（BCGより1万倍強力）

でマウスを免疫し結核菌を投与すると，マウス肺の結核菌数がBCGワクチン単独投与群の1万分の1以下となった（これを1万倍強力という）。肺病理像ではワクチン投与群で結核病巣の著明な改善効果が認められた[7]。さらに，結核菌に対するCD8陽性キラーT細胞の分化誘導を増強した[7]。この強力なワクチン効果とキラーT活性が相関した。またTh1細胞の分化誘導，IFN-γ産生の増強をこのワクチンが発揮することも明らかにした。

2) HVJ-エンベロープの強力なアジュバント作用

HVJ（hemagglutinating virus of Japan）を不活化した不活性化センダイウイルス粒子をHVJ-エンベロープ（E）として用いた。このHVJ-エンベロープにpVAX-HSP65 DNA+IL-12DNAを封入した（図❶B）。このHVJ-Eは，強力なアジュバント効果を発揮する（本誌第2章-9参照）。

VI. 結核ワクチンの臨床応用への展望

1. Stop TB Partnership

Stop TB Partnership（WHO）は2012年に，現在進行中でしかも臨床応用に有望な新しい結核ワクチン開発のリストを発表した。われわれのHVJ/Hsp65DNA+IL-12DNAワクチンも候補の1つとしてその中に推奨されている。またWHOは2006～2015年Global Plant to Stop TBとして新しい有効な結核ワクチン開発，2050年までに結核撲滅を目標としている。

2. 結核ワクチンの臨床応用の可能性

(1) 新しい結核ワクチンの臨床応用

カニクイザル（cynomolgus monkey，最もヒトの肺結核に近いモデル[14]）を用いBCGよりもはるかに強力な予防ワクチン効果（生存率，血沈，体重，肺の組織）を示すワクチンをわれわれは世界に先駆けて開発した[4)-6) 9) 11) 12) 15)]。このワクチンは，有力な結核予防ワクチンとして挙げられている。他に，McShaneらのMVA85Aワクチンは第Ⅱ相clinical trialでBCG接種した南アフリカの小児にこのワクチンをブーストワクチンとして投与した場合，このAg85A DNAワクチンの結核予防効果は認められなかった。このように，いまだに臨床的にヒトの結核予防に有効なワクチンは開発されていない[16]。

他に，アデノウイルスベクターを用いたDNAワクチンも研究されている。また，結核予防ワクチンとして，リコンビナントワクチン（M72, Ag85B-ESAT6やHybrid 56）が臨床治験（第Ⅰ相～Ⅱ相）の段階である。治療ワクチンとして臨床治験の段階のものはまだである。

(2) プライム-ブースト法

われわれはBCGワクチンをプライムし，新しいワクチンをブーストする方法を用い，結核予防効果を調べた。サルでこのプライム-ブースト法で100％の生存を示した[4) 6)]。このワクチンはサルのリンパ球からのIFN-γ産生とIL-2産生を増強した[15) 17)]。一方，BCG単独投与群は33％の生存率であった。このように，強力な新しい結核予防ワクチンを世界に先駆けて開発した。すな

わち，本邦では乳幼児に BCG 接種が義務づけられていることにより，プライムワクチンとして BCG を用い，成人後（中学生，成人，老人），この DNA ワクチンをブーストワクチンとして用いる結核ワクチンの臨床応用案である[2)6)]。

(3) 結核治療ワクチンの臨床応用計画

われわれのワクチン（前述）。

おわりに

2009 年 WHO の委員会においてわれわれのワクチンによる，カニクイザルを用いた結核治療効果と結核予防効果が高く評価された。このワクチンが結核の発症予防や治療に役立つ日を夢見て研究を行っている。

用語解説

1. **多剤耐性結核菌**：MDR-TB：multi-drug resistant tuberculosis。主な抗結核剤リファンピシン（RFP）およびイソニコチン酸ヒドラジド（INH）の 2 剤に抵抗性の結核菌。結核菌の 4%程度が多剤耐性結核菌。極めて難治性であり，毎年世界で 48 万人発症し，21 万人が死亡。

2. **キラーTリンパ球（キラーT細胞）**：結核免疫に最も重要な免疫担当細胞の 1 つである。細胞内寄生細菌である結核菌はマクロファージ内で増殖するが，ヒトキラーT細胞から産生される granulysin などにより殺傷されるメカニズムが示されている。

参考文献

1) 岡田全司：分子予防環境医学（分子予防環境医学研究会編），141-156，本の泉社，2010.
2) 岡田全司：感染・炎症・免疫 41, 46-51, 2011.
3) Flynn JL：Annu Rev Immunol 19, 93-129, 2001.
4) Okada M, Kita Y：Hum Vacci 6, 297-308, 2010.
5) Okada M, Kita Y, et al：Vaccine 27, 3267-3270, 2009.
6) Okada M, Kita Y, et al：Vaccine 25, 2990-2993, 2007.
7) Okada M, Kita Y, et al：Clin Dev Immunol, e549281, 2011.
8) Yoshida S, Tanaka T, et al：Vaccine 24, 1191-1204, 2006.
9) Kita Y, Okada M, et al：Hum Vacci 7, 108-114, 2011.
10) Tanaka F, Abe M, et al：Cancer Res 57, 1335-1343, 1997.
11) Kita Y, Tanaka T, et al：Vaccine 23, 2132-2135, 2005.
12) Kita Y, Hashimoto S, et al：Hum Vacci Immunother 9, 526-533, 2013.
13) 岡田全司：平成 26 年度厚生労働科学研究費補助金新興・再興感染症に対する革新的医薬品等開発推進研究事業「多剤耐性結核に対する新規治療用 DNA ワクチンの開発・実用化に関する研究」総括・分担研究報告書（研究代表者 岡田全司），1-153, 2017.
14) Walsh GP, Tan EV, et al：Nat Med 2, 430-436, 1996.
15) Okada M, Kita Y, et al：Hum Vacci Immunother 9, 515-525, 2013.
16) Tameris MD, Hatherill M, et al：Lancet 381, 1021-1028, 2013.
17) Okada M, Kita Y, et al：Hum Vacci 7, 60-67, 2011.

参考ホームページ

- GLOBAL TUBERCULOSIS REPORT 2014
  http://www.who.int/tb/publications/global_report/gtbr14_main_text.pdf?ua=1

岡田全司	
1977 年	大阪大学大学院医学研究科第三内科学博士課程修了（医学博士）
1978 年	米国 University of Washington, Fred Hutchinson Cancer Research Center, Basic Immunology Program, Research Fellow
1980 年	大阪大学医学部内科学第三講座医員
1983 年	同助手
1992 年	同学内講師
1993 年	九州大学生体防御医学研究所臨床遺伝学部門助教授
1998 年	財団法人結核予防会大阪府支部大阪病院副院長 国立療養所近畿中央病院臨床研究部部長
2005 年	国立病院機構近畿中央胸部疾患センター臨床研究センター臨床研究センター長
2006 年	大阪大学大学院（医学研究科）連携大学院招へい教授（兼務）
2014 年	国立病院機構近畿中央胸部疾患センター臨床研究センター客員研究員

第7章

遺伝子治療における
レギュラトリーサイエンス

第7章 遺伝子治療におけるレギュラトリーサイエンス

1. 遺伝子治療関連規制

久米晃啓

欧米での遺伝子治療の臨床効果実証の積み重ねや開発が活性化を受け，わが国でも遺伝子治療を取り巻く環境は大きく変わりつつある。社会の期待と開発側の意欲の高まりに応えるべく，遺伝子治療製品の品質および安全性に関する指針や遺伝子治療臨床研究に関する指針の改定，医薬品医療機器等法・再生医療等安全性確保法の施行，カルタヘナ法運用の柔軟化など，遺伝子治療を推進する体制の整備も進んでいる。本稿では，これらの指針や関連法規のうち，主に臨床試験の開始までに考慮すべきものについて概説する。

はじめに

遺伝子治療が初めてヒトに試みられてから20年以上たち，曲折を経ながらも欧米では臨床効果の実証が重ねられてきた。これまで治療法のなかった希少疾患に対する著効例も報告されるなど，確実に社会的認知の度を深めている。最近ではビッグファーマの参入も相次ぎ，開発もいっそう活発化している。一方わが国では，遺伝子治療の基礎〜前臨床研究は着実に進められてきたものの，実用化という点では欧米に比べ遅れをとっている。その理由として，アカデミアなどにおけるシーズ開発から企業への導出に至る間のギャップが大きいこと，ことに臨床試験が前者における「臨床研究」と製品として上市されることをめざして行われる「治験」の二本立てで行われ，初期段階から市場化を念頭に置いた製品開発がなされてこなかったことが挙げられる。昨今，臨床試験の信頼性向上やわが国独自の製品開発に対する社会的期待の高まりもあり，両トラックの整合性を高める法整備も進んでいる。真に遺伝子治療の実用化を進めるためには，企業のみならずアカデミアの開発者においても，関連規制に対する理解とこれに対応した開発戦略の構築が必要である。そこで，遺伝子治療製品開発の初期段階において考慮すべき，品質および（非臨床）安全性，臨床試験，およびカルタヘナ法関連の規制について整理を試みた。新法施行に伴い，in vivo 遺伝子治療と ex vivo 遺伝子治療の臨床研究がそれぞれ異なる審査過程を経ることになったが，その詳細などについては本誌第7章-2を参照されたい。

I. 臨床試験開始までに確保すべき品質・安全性

遺伝子治療は最先端技術を活用しており，用いるベクターや細胞については品質や安全性の確保に特段の配慮が必要である。そこでわが国では長らく，ヒトへの投与を開始する治験を届け出る前に，「遺伝子治療用医薬品の安全性及び品質の確保に関する指針」が定める品質・安全性の要件に適合しているか確認を受ける必要があった。この確認申請制度は2013年に廃止され，医薬品医療

---

key words

遺伝子治療製品，再生医療等製品，再生医療等安全性確保法，医薬品医療機器等法，条件及び期限付承認，カルタヘナ法，倫理指針，薬事戦略相談，ICH

機器総合機構（PMDA）における薬事戦略相談で柔軟に対応することになったが[1]，この間20年近く指針の大筋は変わっておらず，技術の発展や臨床試験成績の集積，欧米の規制動向に対応することが重要な課題であった．また，遺伝子治療用医薬品の製造方法，規格及び試験法並びに製剤設計，安定性，非臨床安全性試験，効力を裏付ける試験，体内動態等，製造施設及び設備，倫理性への配慮等について，より具体的な記載が求められていた．

そこで，厚生労働省「革新的医薬品・医療機器・再生医療製品実用化促進事業」の遺伝子治療薬に関する研究班（総括研究代表者：小野寺雅史）において「遺伝子治療用製品の品質及び安全性の確保に関する指針改正案」がまとめられた．2016年度中の発出をめざしており，目次立てを表❶に示す．この改正案は，品質および安全性についてはできるだけ臨床研究と治験を整合させ，スムーズな製品開発に役立つよう，薬事戦略相談における留意点や国際調和を盛り込んだものになっている．すなわち，日米EU医薬品規制調和国際会議（ICH）[用解1]のガイドラインや見解などを参照してセルバンクやベクターの品質を確保すること，感染性因子については局方などに準拠した試験を行うこと，非臨床安全性試験のデザインは厚生労働省通知などに基づいて設定することなどが述べられている．また，生物由来の原材料を使用する場合は「生物由来原材料基準（生原基）」[用解2]への適合性を説明することも求めている．ただし，製品の性質や対象疾患，投与法などによって治験開始時に求められる資料は異なるので，開発早期から薬事戦略相談を活用し，問題点の明確化と解決へのプロセスを積み上げていくことが推奨される．臨床研究においても，PMDAホームページの「細胞・組織加工製品の開発初期段階からの品質及び安全性に係る薬事戦略相談を効率的に行うため留意すべき事項（チェックポイント）について」や，「細胞・組織製品の初回治験計画届書の調査（30日調査）重要ポイント例」が参考になろう．

II．遺伝子治療臨床研究

前述のように，わが国においてアカデミア主導の遺伝子治療臨床試験の多くは臨床研究として行われてきた．従来は，in vivo 遺伝子治療・ex vivo 遺伝子治療とも「遺伝子治療臨床研究に関する指針」に従い審査を受けていたが，2014年の「再生医療等の安全性の確保等に関する法律（再生医療等安全性確保法：再生医療新法）」施行により，ex vivo 遺伝子治療は「第一種再生医療等」として「特定認定再生医療等委員会」にて審査を受けることになった（すなわち指針の適用外）[2)3)]．一方，in vivo 遺伝子治療は従来の指針に則り厚生労働省の「遺伝子治療臨床研究に関する委員会」にて審査を受けるが，実際には両委員会の委員は重複しており，審査基準が大きく異なるようなことはない（本誌第7章-2参照）．こちらの臨床研究指針も状況変化に対応するため改訂作業が行われ，2015年8月に発出された（表❷）[4)-6)]．改正の主なポイントは以下のとおりである．

（1）遺伝子治療の定義

旧指針では治療のみを遺伝子治療の定義としていたが，予防（DNAワクチンによる感染症予防など）も適用範囲に含むこととなった．

表❶ 遺伝子治療用製品の品質及び安全性の確保に関する指針（改正案）

第1章　総則
第2章　開発の経緯及びこれまでの臨床試験の実施状況
第3章　製造方法
　1．遺伝子発現構成体
　2．遺伝子導入方法及びベクターの特性
　　（ウイルスベクター，非ウイルスベクター）
　3．標的細胞
　　（in vivo 投与法，ex vivo 投与法）
第4章　品質管理
　1．規格及び試験方法
　2．製剤化
　3．ロット間製造管理
第5章　安定性試験
第6章　非臨床試験
　1．ヒトでの有効性を示唆するための試験
　2．生体内分布
　3．非臨床安全性試験
第7章　治験の実施が可能であると判断した理由
第8章　治験の概要
第9章　倫理性への配慮

表❷　遺伝子治療等臨床研究に関する新指針

指針本体
第1章　総則
第2章　研究者等の責務等
第3章　研究計画書
第4章　倫理審査委員会
第5章　インフォームド・コンセント等
第6章　厚生労働大臣の意見等
第7章　個人情報等
第8章　重篤な有害事象への対応
第9章　研究の信頼性確保
第10章　雑則

研究計画書作成の際の「品質及び安全性に関する評価項目」
1. 導入遺伝子及び遺伝子導入方法
    (1) 開発の経緯
    (2) 導入遺伝子
    (3) 遺伝子導入方法
    (4) 患者に投与する最終産物の組成
2. 特性解析と品質試験
    (1) ウイルスベクターや非ウイルスベクターの特性解析と品質試験
    (2) 遺伝子導入細胞の特性解析と品質試験
3. 遺伝子治療臨床研究で投与に用いられる特殊な機器や医療材料
4. 非臨床における安全性及び効力の評価
    (1) 臨床的有効性を予測するための試験
    (2) 生体内分布
    (3) 非臨床安全性評価
    (4) 非臨床の総括

(2) 対象疾患

　現行指針の対象疾患についての「重篤な遺伝性疾患やがん，後天性免疫不全症候群その他の生命を脅かす疾患又は身体の機能を著しく損なう疾患」という限定は削除され，より広い疾患領域に対応できることとなった。また，その効果が既存の方法より「優れている」ことが十分予測されるという要件は，「同等以上である」に緩和された。ただし，被験者の利益が不利益を上回ることが十分予測されることが必要で，さらに予防を目的とする場合は（被験者が健常者であることを想定して），利益が不利益を「大きく」上回ることが十分予測されなければならない。

(3) 研究に係る試料及び情報等の保管

　研究終了後，少なくとも10年間は，遺伝子治療等臨床研究に用いる最終産物（治療用ベクター等），ベクター投与前後の被験者血清等の試料や情報，倫理委員会の審査試料，臨床研究に関する記録を保管しなければならない。これは将来何らかの有害事象が発生した場合の原因究明に役立てるためである。

(4) 品質・安全性

　基本的な考えとして，治験であれ臨床研究であれ，患者の安全性確保に関しては同じレベルであるべきことから，上述の「遺伝子治療用製品の品質及び安全性の確保に関する指針改正案」の内容を取り込んだ形になっている。この部分については，指針本体（大臣告示）とは別に，研究計画書に記載すべき「品質及び安全性に関する評価項目」（通知）として発出された。

(5) その他

　「疫学研究に関する倫理指針」（2007年）と「臨床研究に関する倫理指針」（2008年）を統合し，人を対象とする医学系研究の実施にあたり，すべての関係者が遵守すべき事項について「人を対象とする医学系研究に関する倫理指針」（2014年）が発出されたことを受け[7]，文言の整備や新たな規定（インフォームド・アセント，モニタリング・監査など）を追加した。

Ⅲ．医薬品医療機器等法

　薬事法が改正され新たに制定された「医薬品，医療機器等の品質，有効性及び安全性の確保等に関する法律（医薬品医療機器等法；薬機法）」において，「医薬品」，「医療機器」に続く第3のカテゴリー「再生医療等製品」が正式に定義され，遺伝子治療に用いられるベクターや遺伝子導入された細胞製品がこれに含まれることとなった[8]。ここで注目されているのは，新しいカテゴリーが作られただけでなく，その承認審査において「条件及び期限付承認制度」が導入されたことである。遺伝子治療用製品を含む再生医療等製品には，対象が希少疾患であり，均一な製品の大量生産が困難であるなどの理由により，従来の医薬品開発スキームでは実用化に時間がかかり過ぎると予想されるものも多い。そこで，これらの理由により治験の例数確保が困難な製品については，安全性が

確認され，有効性が推定される場合は条件及び期限を付して承認し，迅速に患者のもとに届ける道が開かれた（図❶）。ただし，この制度で承認された製品については，一定の期限内に（7年を超えない），その効果を検証した資料などを添付して再度承認申請を行い，改めて承認を得る必要がある。また，再生医療など製品の承認申請にあたり，当初からこの早期承認トラックに乗ることを前提として審査が行われることはない。したがって，製品の特質や提出データを踏まえ，条件及び期限付き承認を得た場合にはどのような条件下で製品を使用するのか，改めて承認を得るためにどのような情報収集を行うかなどについて，開発者と規制当局の協議も必要になる。

Ⅳ．カルタヘナ法

遺伝子組換え生物については，かつて指針やガイドラインによって取り扱いが規制されていたが，2003年の「生物多様性に関する条約のバイオセーフティに関するカルタヘナ議定書（カルタヘナ議定書）」発効に伴い，関係6省による「遺伝子組換え生物等の使用等の規制による生物の多様性の確保に関する法律（カルタヘナ法）」によって，法律で規制されることとなった[9)10)]。

カルタヘナ法では，遺伝子治療用ベクターやその作製に用いる遺伝子組換え微生物などの使用形態を，拡散を防止しないで行う「第一種使用等」と，拡散を防止しつつ行う「第二種使用等」に分け，それぞれ実施にあたり必要な手続きを定めている（**表❸**）。大まかに言って，in vivo 遺伝子治療は環境大臣および厚生労働大臣の承認が必要な第一種使用，治験の ex vivo 遺伝子治療は厚生労働大臣の確認が必要な第二種使用，臨床研究の ex vivo 遺伝子治療は（特別なものを除き）機関承認ですむ第二種使用となる。同じベクターを用いる ex vivo 遺伝子治療でも，治験は産業利用として位置づけられ，産業二種省令により臨床研究よりハードルが高くなっている[11)]。これは，産業利用の場合，大量培養によるベクター製造や医薬品製造が想定されるため，より厳格な審査が必要と考え

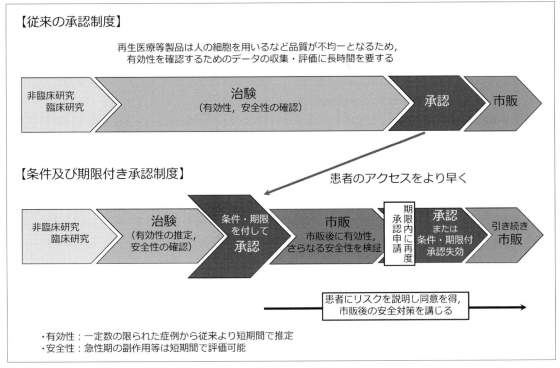

図❶ 再生医療等製品の条件及び期限付承認制度（厚生労働省資料を改変）

表❸ 第一種使用と第二種使用

	第一種使用	第二種利用		
定義	環境中への遺伝子組換え生物等の拡散を防止しないで行う使用等	環境中への遺伝子組換え生物等の拡散を防止しつつ行う使用等であって、そのことを明示する等の措置を執って行うもの		
		拡散防止措置が省令によって定められており、その措置を行うことが義務づけられているもの	省令に定められていない実験、産業利用など、主務大臣に確認の手続きを行わなくてはならないもの	
遺伝子治療における例	in vivo 遺伝子治療 ex vivo 遺伝子治療（ウイルスが残存する場合）	研究開発（臨床研究を含む）としてのベクター作製や ex vivo 遺伝子治療	製造販売および治験に係るベクター作製や ex vivo 遺伝子治療	
必要な手続き	環境大臣と主務大臣の承認	機関の承認	主務大臣の確認	

られるためである。一方、海外で製造されたベクターを用いて in vivo 遺伝子治療を行う場合、第二種使用の申請は不要である。

規制緩和を求める立場からは、欧米にはカルタヘナ法に相当するものはない、あったとしても遺伝子治療は規制されていない、などの意見も聞かれる。実際には、欧米でも国ごとに遺伝子治療ベクターの臨床使用を排出の評価と環境影響評価で規制している（プラスミドの使用に規制がかかる国すらある）。これに対しわが国では、バイオセーフティと環境影響評価をカルタヘナ法一本で規制しているのが実情であり、法律に基づく規制自体を撤廃するのは難しい。ただし、運用の見直しによって規制緩和を図ることは可能であり、既にそのような動きもみられる。例えば治験の場合、ex vivo 遺伝子治療で患者に投与する細胞に組換えウイルスが残存していないことを示す一定の要件を満たす場合は、第一種使用の申請は不要となった[12)13)]。また第一種使用規程については柔軟な記載を認め、データに基づいてウイルス排出がないことが確認されれば個室隔離の期間を変更できるようにする、などの方針も示された[14)]。このような規制緩和の方向に沿った流れは定着しており、遺伝子治療の普及を後押しするものである。

おわりに

わが国の遺伝子治療関連規制は、大きな変革の時期にある。再生医療推進の大きな動きの中に組み込まれたという面もあるが、世界的に見て遺伝子治療の効果が実証された例が積み重なり、現実的な治療オプションの1つになってきた故であろう。指針やガイダンスなどの整備だけでなく、日本医療研究開発機構の設立など予算面も含め、新規医療用製品開発を推進する様々な取り組みもなされている。遺伝子治療用製品の治験や開発に関する相談も確実に増えつつあり、わが国でも遺伝子治療用製品が承認され、患者の手に届く日が遠くないと予想される。

用語解説

1. **ICH（日米 EU 医薬品規制調和国際会議）**：International Conference on Harmonisation of Technical Requirements for Registration of Pharmaceuticals for Human Use。新薬承認審査の基準を国際的に統一し、医薬品の特性を検討するための非臨床試験・臨床試験の実施方法やルール、提出書類のフォーマットなどを標準化することを目的とする協議体。1990年、日本・米国・ヨーロッパの各医薬品規制当局と業界団体の6者により発足し、その後スイスとカナダの規制当局も加わった。品質（Q）・有効性（E）・安全性（S）・複合領域（M）といった分野の協議テーマごとにガイドラインの作成などを行っている。

2. **生物由来原料基準（生原基）**：遺伝子治療製品の多くは細胞やウイルスベクターであり、化成品のように過酷な精製・滅菌工程を加えることができない。わが国においては、生物由来製剤に混入したウイルスやプリオンなどによる重大な感染症被害の経験に鑑み、諸外国に増して厳重な管理が求められる。そこで、（未知の病原体も含めた）感染症伝搬を防止するために、少なくとも最終製品の原材料とその原材料について、使

用されるすべての生物由来成分（原材料となる細胞・組織，培地に含まれる成分，酵素，血清など）を列挙し，これら各成分が生物由来原料基準に適合しているかを確認しなければならない。成分の由来（ヒト，反芻動物，それ以外の動物）によって，それぞれドナー（ドナー動物）スクリーニング，ドナー動物の飼育管理，細胞・組織の採取方法，病原体の不活化・除去，ウイルス否定試験などの記録，さらにウシなど反芻動物由来成分については原産国や使用部位などの記録提出が求められる。特に注意を要するのはウシ胎仔血清で，ウシ海綿状脳症（BSE）の発生を経験した国を原産国とする場合，国際獣疫事務局（OIE）が清浄国と認めた日（オーストラリアなどについては2007年5月25日，日本や米国などについては2013年5月29日）以降に製造されたものでないと使用できない。

参考文献

1) 遺伝子治療用医薬品の品質及び安全性の確保について（平成25年7月1日　薬食審査発0701第4号）
2) 遺伝子治療臨床研究に関する指針（平成16年12月28日　平成16年文部科学省・厚生労働省告示第2号；平成26年11月25日一部改正）
3) 再生医療等の安全性の確保等に関する法律（平成25年　法律第85号）
4) 山口照英，内田恵理子：Pharma Medica 33, 51-59, 2015.
5) 内田恵理子：BIO INDUSTRY 32(8), 13-20, 2015.
6) 遺伝子治療臨床研究に関する指針（平成27年8月12日　平成27年厚生労働省告示第344号）
7) 人を対象とする医学系研究に関する倫理指針（平成26年12月12日　平成26年文部科学省・厚生労働省告示第3号）
8) 医薬品，医療機器等の品質，有効性及び安全性の確保等に関する法律（平成25年　法律第84号）
9) 生物多様性に関する条約のバイオセーフティに関するカルタヘナ議定書
10) 遺伝子組換え生物等の使用等の規制による生物の多様性の確保に関する法律（平成15年　法律第97号）
11) 遺伝子組換え生物等の第二種使用等のうち産業上の使用等に当たって執るべき拡散防止措置等を定める省令（平成16年　財務・厚生労働・農林水産・経済産業・環境省令第1号）
12) 遺伝子導入細胞製造に用いられた非増殖性遺伝子組換えウイルスの残存に関する考え方について（平成25年12月16日　生物由来技術部会資料）
13) 遺伝子組換え生物等の使用等の規制による生物の多様性の確保に関する法律に基づく承認の申請等の事務手続等に関する質疑応答集（Q&A）（平成27年7月16日　事務連絡）
14) 遺伝子組換え生物等の使用等の規制による生物の多様性の確保に関する法律の運用について（平成27年2月24日　再生医療等製品・生物由来技術部会資料）

参考ホームページ

厚生労働省：www.mhlw.go.jp
・薬事法等の一部を改正する法律について
www.mhlw.go.jp/stf/seisakunitsuite/bunya/0000045726.html
・再生医療について
www.mhlw.go.jp/stf/seisakunitsuite/bunya/kenkou_iryou/iryou/saisei_iryou/
・研究に関する指針について
www.mhlw.go.jp/stf/seisakunitsuite/bunya/hokabunya/kenkyujigyou/i-kenkyu/

医薬品医療機器総合機構（PMDA）：www.pmda.go.jp
・対面助言（薬事戦略相談）
www.pmda.go.jp/review-services/f2f-pre/strategies/0005.html

・再生医療等製品（加工細胞等）の治験届出制度
www.pmda.go.jp/review-services/trials/0006.html

・カルタヘナ法に係る申請
www.pmda.go.jp/review-services/drug-reviews/cartagena-act/0003.html

・ICH
www.pmda.go.jp/int-activities/int-harmony/ich/0014.html

バイオセーフティクリアリングハウス：www.bch.biodic.go.jp
・カルタヘナ議定書
www.bch.biodic.go.jp/bch_1.html

・カルタヘナ関連法令
www.bch.biodic.go.jp/hourei1.html

久米晃啓
1984年　東北大学医学部医学科卒業
1990年　同大学院医学研究科修了（小児科学）
1992年　Indiana University School of Medicine Post-doctoral Fellow
1994年　熊本大学医学部免疫識別学講座助手
1996年　自治医科大学医学部分子生物学講座講師
2001年　同医学部遺伝子治療研究部助教授
2007年　同准教授
2014年　医薬品医療機器総合機構主任専門員
2016年　自治医科大学臨床研究支援センター教授

第7章 遺伝子治療におけるレギュラトリーサイエンス

2．遺伝子治療の審査体制と海外動向

山口照英・内田恵理子

わが国の遺伝子治療の特徴として，主としてアカデミアが実施する臨床研究と薬事開発をめざす治験が実施されている。これらの2つのルートごとに指針が策定されているが，その大幅な改定が進行中である。また，再生医療等安全性確保法や薬事法の改正により遺伝子治療の臨床開発スキームが大きく変わってきた。これには遺伝子治療臨床研究の審査体制の変更や薬事承認における条件付き承認などが含まれ，開発戦略の見直しも行われようとしている。遺伝子治療開発における審査の最新動向を海外での規制動向と比較して議論する。

はじめに

わが国の遺伝子治療の臨床開発では，医薬品医療機器法（薬機法）で定められる遺伝子治療製品としての開発と臨床研究としての2つのルートが存在する（図❶）。前者は従来遺伝子治療薬の開発としてのルートであったが，薬事法の改正により医薬品のカテゴリーから外れ遺伝子治療製品として再生医療等製品に含まれる製品として整理され，細胞治療製品／再生医療製品と同じカテゴリーに入ることとされた[1]。再生医療製品等の枠組みに入ることにより従来とは異なる承認形態が可能となり，再生医療等製品に適用される条件付き承認などが適用されることになっている。このような新しい枠組みにより遺伝子治療製品の開発が進むと期待されている。また2014年11月に施行された再生医療等安全性確保法[2]により，遺伝子治療臨床研究での審査も，主に審査する組織として厚生科学審議会に再生医療等評価部会が新設され，この部会で審議されるようになった。再生医療等安全性確保法や改正薬事法により遺伝子治療の開発の枠組みが大きく変わり，その安全性を確保しつつより早い実用化をめざすことができる環境が整備されてきている。

このような新しい枠組みに基づいて審査がどのように行われるのか，その根拠となる指針などの適用についてみていきたい。また，遺伝子治療や細胞治療などの先端医療製品の臨床開発における審査制度は海外と異なっている部分が多い。海外では，特に日本のように治験と臨床研究の二本立てのルートがあるわけでなく，遺伝子治療臨床試験はすべて規制当局による審査の対象となっている点も大きな差異といえる。このような海外規制当局の遺伝子治療の規制についても考察する。

また遺伝子治療に関連する規制として，ウイルスベクターを用いた臨床試験では生物多様性影響評価であるカルタヘナ第一種使用の影響評価を行う必要がある。このカルタヘナ審査についても上記の法改正などで手続きが複雑になった感がある。この点についても解説する。

I．遺伝子治療臨床研究の申請と審査

遺伝子治療臨床研究の実施に際しては，従来は学内の臨床試験審査委員会（IRB）での審査を経

---

key words

再生医療等安全性確保法，カルタヘナ第一種使用，*ex vivo* 遺伝子治療，*in vivo* 遺伝子治療

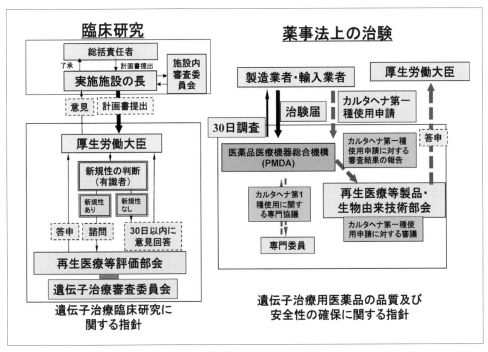

図❶　日本の遺伝子治療臨床試験の審査体制
　ウイルスベクターを用いる場合，カルタヘナ第一種使用規程の審査も必要。

て厚生労働省に臨床研究の申請を行うこととされており，その際，まず新規性の判断を遺伝子治療の専門家の意見を聞くこととなっていた。30日以内に新規性の判断を行い，新規性がない場合には臨床研究の実施が可とされ，その判断については科学技術部会に報告されていた。再生医療等安全性確保法の施行後においてもウイルスベクターなどをヒトに直接投与する遺伝子治療では専門家の意見を聞き新規性の判断をすることになる（図❶）。一方，ex vivo 遺伝子治療は再生医療等安全性確保法により細胞加工製品として法の適用を受けることになり，臨床研究を開始しようとする研究者は第1種特定認定再生医療等委員会での意見を聞くことになる。このために，新規性の判断は特定認定再生医療等委員会の意見を受けた部会での判断ないしは特定認定再生医療等委員会の専門家の意見により新規性の有無を判断することになる（図❷）。

　新規性があると判断された遺伝子治療臨床研究については，ヒトへ直接投与する in vivo 遺伝子治療では再生医療等評価部会の下部組織である遺伝子治療臨床研究審査委員会で「遺伝子治療臨床研究に関する指針」[3]に従って審査を行うことになる。本指針については改定作業が行われ，2014年末に改定案についてパブリックコメント[4]を経て，2015年に厚生労働大臣告示として発出された。改定指針では，上記の経緯から ex vivo 遺伝子治療は指針の対象外となり再生医療の枠組みに入ったが，品質・安全性については遺伝子治療の指針を参考にすることとされている。

　改定指針の告示本文では，ここ20年間に及ぶ遺伝子治療に関する科学の進展を反映させるために，対象疾患，遺伝子治療の範囲，複数施設の共同研究体制などについて整理している。まず適用疾患としては，初期には未経験の要素が多いとして重篤な疾患にのみ適用されるとしてきたが，非常に多くの経験の蓄積により挿入変異による造腫瘍性についてはレトロウイルスなどを用いた場合でも造血幹細胞などの特定の細胞を対象とした場合に限定されていることから，従来の治療と同等

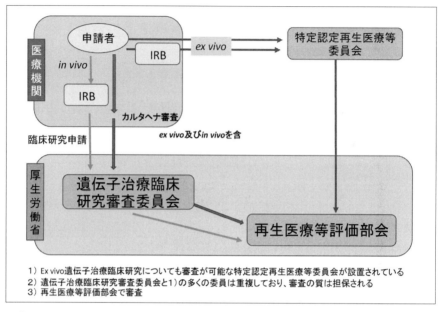

図❷　再生医療等安全性確保法施行後の遺伝子治療臨床研究の申請および審査イメージ
（第8回遺伝子治療臨床研究指針の見直し委員会）

以上の効果が期待される場合とした。また告示本文に記載はされていないが、近年急速に開発が進む腫瘍溶解性ウイルス[5]について議論を行った。特に組換えDNA技術を適用していない野生型や弱毒性腫瘍溶解性ウイルスの取り扱いについて検討し、遺伝子治療には該当しないが、実施施設からの要望に応じて評価を行うこととした。さらに、遺伝子治療臨床研究の申請では新規性の判断をまず行い、専門家の意見により新規性がない場合と判断された場合には部会にかけることなく申請を可とすることができることは従来通りとした（図❶）。この新規性の判断については、マイナーな変更を含めてどこまでを新規性ありと判断するかが非常に困難である。そこで、新規性の判断については原則論のみを記載し変更の有無などをケースバイケースで判断することとした。

一方、遺伝子治療臨床研究の申請では大臣告示となる指針本体と臨床研究の計画書、さらに品質や安全性に関してどのようなデータを提出するかを示した別表からなる。さらに、申請に際して研究者の所属機関で得られているデータを別添として添付することを求めている（表❶）。別表では品質・安全性について、従来は計画書に項目名のみであったのを改め詳細な記述をしており、申請者がヒトに投与する遺伝子治療用ベクターについて特性解析や安全性に関してどのようなデータを得ておくべきか、さらに最終製品のリリーステストとして試験の判定基準の設定をわかりやすく記述している。

II. *ex vivo* 遺伝子治療と *in vivo* 遺伝子治療の審査

再生医療等安全性確保法の施行により、ウイルスベクターやプラスミドなどの非ウイルスベクターをヒトに直接投与する場合には従来どおり遺伝子治療臨床研究との位置づけであるが、患者の造血幹細胞などを体外で遺伝子改変する *ex vivo* 遺伝子治療は細胞加工の1つとして再生医療とみなすことになった。これはiPS細胞のように遺伝子改変技術を用いていても、場合によってはベクターの残存性がほとんどない場合や長期の培養加工工程が実施される場合には、遺伝子治療よりも細胞治療としての属性が大きいこともあり、*ex vivo* 遺伝子治療を再生医療と位置づけたほうがわ

表❶　遺伝子治療臨床研究指針の改正案

指針本体（大臣告示）
- 第一章　総則
  - 第一　目的
  - 第二　用語の定義
  - 第三　適用範囲
  - 第四　遺伝子治療等臨床研究の対象の要件
  - 第五　有効性及び安全性
  - 第六　品質等の確認
  - 第七　生殖細胞等の遺伝的改変の禁止
  - 第八　適切な説明に基づくインフォームド・コンセントの確保
  - 第九　公衆衛生上の安全の確保
  - 第十　情報の公開
  - 第十一　被験者の選定
- 第二章　研究者等の責務等
- 第三章　研究計画書
- 第四章　倫理審査委員会
- 第五章　インフォームド・コンセント等
- 第六章　厚生労働大臣の意見等
- 第七章　個人情報等の保護
- 第八章　重篤な有害事象への対応
- 第九章　研究の信頼性確保
- 第十章　雑則

- 別表
- 品質及び安全性に関する評価項目（案）
- 6．導入遺伝子及び遺伝子導入方法
- （1）開発の経緯（当該導入遺伝子及び遺伝子導入方法を選択した理由やベクターに関する安全性情報など）
- 遺伝子治療臨床研究の申請に当たっては，当該ベクターを用いることにより目的とする疾患を治療することができることを，ベクターの特性，治療効果を発揮するためにベクターに導入された目的遺伝子（導入遺伝子），及び遺伝子導入方法の観点から説明するとともに，ベクターの特性から見た安全性等の情報について記載する．増殖性・選択的増殖性を示すウイルスベクターを使用する場合は，その理論的根拠と臨床使用の妥当性について説明する．同一又は類似のベクターを用いた人への臨床試験が海外で既に行われている場合には，対象疾患を含めその概要，成果及び予定している臨床研究との相違点を説明する．

遺伝子治療臨床研究指針の本体（大臣告示）については 2014 年 10 月 24 日の科学技術部会で了承．

かりやすいとの判断があったのかもしれない．ただ欧米では体外で遺伝子改変した細胞のヒトへの投与はあくまでも遺伝子治療であり，国際調和活動を行う際には議論となる可能性は残っている．その EU では ex vivo 遺伝子治療は遺伝子改変細胞として捉えており，遺伝子改変細胞を対象としたガイドライン[6]を発出しており，in vivo 遺伝子治療とは異なる側面があることを示している．

一方で今回の新法の施行により，ex vivo 遺伝子治療と in vivo 遺伝子治療は異なる審査体制をとらざるを得なくなっている．すなわち，図❷に示すようにヒトに直接投与する場合は，遺伝子治療臨床研究審査委員会で審議を行うことになる．品質や安全性を確認のうえ，計画に従い臨床研究でヒトに投与することが妥当とされた場合には再生医療等評価部会にその審査結果が報告され，部会で了解されれば厚生科学審議会に報告され，厚生労働大臣により承認され，遺伝子治療臨床研究がスタートすることになる．

ex vivo 遺伝子治療の場合には，第一種再生医療等に該当するため，再生医療等提供計画の申請に先立って特定認定再生医療等委員会での意見を求めることが必要となる．委員会では臨床研究実施に関する品質や安全性についてのデータが示されているかなど，その妥当性が審議される．臨床研究の実施者は，委員会での審議に基づく意見書を添付して厚生労働大臣に申請することになる．ただ ex vivo 遺伝子治療と in vivo 遺伝子治療との審査の整合性を図るために，基本的に遺伝子治療臨床研究の審査を行う特定認定再生医療等委員会は遺伝子治療の専門家，細胞加工に関する知見を有するもの，生命倫理の専門家，生物統計の専門

家，一般の立場の委員などから構成される。

ex vivo 遺伝子治療臨床研究の場合には遺伝子治療の専門家を含む特定認定再生医療等委員会からの意見書が添付されていることから，既に専門家の評価は受けているものとして in vivo 遺伝子治療と異なり国での遺伝子治療の専門家の審査は行わず，これらの意見を踏まえて再生医療等評価部会で審議が行われる。

Ⅲ．遺伝子治療臨床研究におけるカルタヘナ審査[7]

遺伝子治療臨床試験における第一種使用とは，環境中に遺伝子組換え生物などが拡散することを防止するための措置（拡散防止措置）を執らないで行う使用などのことである。法令に基づき，第一種使用を行おうとするものは，第一種使用規程申請書および生物多様性評価書を提出し，審査を受けなければならない。また第一種使用の審査においては，学識経験者の意見を求めなければならず，その意見を諮問した学識経験者の名簿を公表することになっている。これは第一種使用の審査の透明性を確保し，その実施について国民の理解を得る手段と考えることができる。遺伝子治療臨床研究の場合，この学識経験者として，厚生労働大臣および環境大臣は共同で，厚生科学審議会科学技術部会およびその下に置かれる「遺伝子治療臨床研究に係る遺伝子組換え生物等の使用等の規制に関する作業委員会」の委員を選定し，当該部会などの検討結果をもって，学識経験者の意見とする。

カルタヘナ法に基づく第一種使用規程に関する審査は，in vivo および ex vivo 遺伝子治療の審査と平行して行われる。カルタヘナ審査に関しては法令により国での審査を行う必要があることから，環境影響に関する専門家を含む遺伝子治療臨床研究審査委員会で審査が行われ，その審議結果について再生医療等評価部会に報告され，部会で審議される（図❷）。

Ⅳ．遺伝子治療製品の開発と審査

遺伝子治療製品の開発において治験までに明らかにしておくべき品質や安全性データについては，「遺伝子治療用医薬品の品質及び安全性の確保のための指針」（審査管理課長通知）に記載されている。本指針は，従来遺伝子治療薬の治験開始前に求められていた確認申請が廃止されたことを受けて2013年7月1日部分改定された。確認申請は遺伝子治療や細胞治療のような臨床経験の少ない先端医薬品をヒトに適用するためにその品質や安全性を確認し治験での安全性を担保するためのシステムであった。しかし確認申請の審査で時間を要することや一定の経験が蓄積してきたことを受けて，確認申請を廃止して薬事戦略相談により治験実施に必要なデータを協議することとした。遺伝子治療製品や再生医療製品の開発では薬事戦略相談が必須とはされていないが，スムーズな開発を進めるために薬事戦略相談を活用し，品質や安全性についてPMDAと協議をしておくことが強く求められている（図❸）。

遺伝子治療製品の指針には，基本的には治験までに明らかにしておくべきデータのみならず承認申請において提出すべきデータについても触れられている。指針は，全体としては1995年に発出された指針をベースにしており，欧米と異なりこれまで大幅な改定は行われてこなかった。現在，全面的な改定作業が行われており，改定作業では遺伝子治療臨床試験で求められる品質や安全性の要件は同様であるべきとの観点から，遺伝子治療製品指針と遺伝子治療臨床研究指針の整合性が図られようとしている。

改定指針の素案作成作業は革新的医薬品・医療機器・再生医療等製品実用化促進事業として，成育医療研究センター，国立医薬品食品衛生研究所，医薬品医療機器総合機構の研究交流事業の一環として行われており，素案が遺伝子治療学会や産業界にも示されている。示されている品質や安全性に関しては，既にパブリックコメント作業を行った遺伝子治療臨床研究指針と多くの点で共通した考え方が示されている。すなわち安全性や品質に

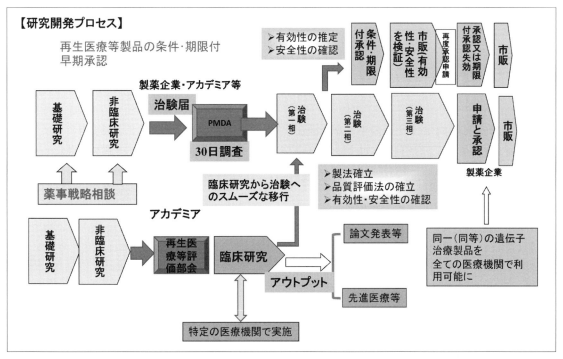

図❸ 遺伝子治療製品の開発と臨床研究の比較

関してはウイルスベクター製造における感染性因子の検査や品質特性としてのウイルス粒子あたりの生物活性の評価などが挙げられている。

また非臨床試験については，組換えDNA技術を用いて製造されたウイルスベクターを用いることになるために通常のGLP施設の利用が困難な場合もあることから，より合理的な考え方が適用できるようにしている。また遺伝子治療製品の特徴として生体内分布を明らかにすることにより，安全性評価のターゲット組織を明確にすること，さらに生体内分布が認められない臓器に関しても，遺伝子発現により産生された目的タンパク質の全身での影響をみるという観点が必要との考え方が示されている。また，心血管系および呼吸器系などの適切な安全性薬理試験評価項目を組み込んだ毒性試験が，遺伝子治療用ベクターの安全性を評価するために有用とする考え方を示している。

遺伝子治療製品の臨床開発では，治験届を医薬品医療機器総合機構（PMDA）に提出し，30日調査を受けてから治験を実施することになる。届け出は製薬企業のこともあれば医師の場合（医師主導治験）もある。臨床研究と異なるのは，治験で30日調査を経た後で，治験を行う実施施設の臨床試験審査委員会の審査を受けることになる点である。すなわち，治験届の30日調査では，臨床研究の審査と異なり，開発しようとしている遺伝子治療製品の品質や安全性・有効性の予測を評価するが，実施機関についての評価は行わない。治験では，PMDAでの30日調査で製品の品質や安全性に問題がないことが確認されていることを前提に，各IRBがその臨床試験実施の妥当性を評価することになる。

遺伝子治療製品においても治験での届けから30日調査，各IRBでの審査などは通常の医薬品と変わることはない。ただし遺伝子治療製品の開発では治験届を出す前に，まず治験開始前にカルタヘナ法に基づく第一種使用の申請が必要な点に注意が必要である。また，治験薬を国内で製造する場合にはカルタヘナ法に基づく第二種使用（産業利用）の申請も必要である。一方，海外で製造されたウイルスベクターなどを用いる場合には，

第二種使用による製造申請は不要である。この点は，組換え DNA 技術を用いて製造され，その組換え体がカルタヘナ法上の生物とみなされる場合にはすべての医薬品に該当する。すなわち，組換え大腸菌を用いて医薬品を製造する場合にも第二種使用の申請が必要である。一方，組換え CHO 細胞のように組換え体が生物とみなされない場合（生物として試験管外で生きることはない）には適用されない。

遺伝子治療製品では組換えウイルスベクターを用いる場合やプラスミドのように組換え大腸菌を用いる場合も治験薬製造の前に第二種使用の申請が必要となる。第二種使用は，封じ込め条件下で行う組換え体の培養や精製工程であり，基本的には組換え DNA 実験で求められることと大きな差異はない。ただ大量培養を行うことなどから，より厳格な封じ込めが求められる。

遺伝子治療製品での治験の前にカルタヘナ第一種使用の申請を行う必要があり，申請された第一種使用について PMDA で審査が行われる。さらに，その審査結果が薬事・食品衛生審議会の再生医療等製品・生物由来技術部会に提出され，部会でその使用の可否が審議される。カルタヘナ法に基づく第一種使用は日本独自の規制という意見もあるが，図❹に示すように海外ではウイルスベクターのみならずプラスミドを用いた遺伝子治療も環境影響評価とウイルス排出の 2 つの観点から規制が行われている。環境影響評価はヒトのみならず多様な生物に対する影響リスクを評価するもので，組換え DNA 技術を用いた医薬品のみならず化学薬品も環境影響を評価することが求められている。ウイルス排出は，体外に排出されたウイルスベクターが第 3 者に伝播することを避けるべきとの考え方に基づいており，ウイルス排出のガイドラインなどが発出されている。わが国も日米 EU 医薬品規制調和国際会議（ICH）に参加し体

図❹ カルタヘナ法に基づく第一種使用の評価と海外の Viral Shedding ＋環境影響評価

外排出に関するICH見解作成を行った．

V．欧米の遺伝子治療の規制動向

わが国はICH会議の下に設置された遺伝子治療専門家会議に参加し，ICHガイドラインやICH見解の作成に携わってきた．ICH会議の中で，欧米の規制について情報共有を行い，欧米の規制当局が遺伝子治療の審査や開発企業との議論の中で蓄積してきた先端医薬品の規制における科学的側面について議論を継続してきた意義は大きい．またICH活動の中から遺伝子治療に関する3つのICH見解の発出にわが国も寄与してきた．これらのICH見解やICH活動での成果は，薬事戦略相談や審査の中で参考にされてきたのみならず上記した遺伝子治療製品指針の改定にも取り込まれている．

米国食品医薬品局（FDA）やヨーロッパ医薬品庁（EMA）から発出された欧米で共通する遺伝子治療関連ガイドラインを表❷に挙げた．その1つは，X-SCIDなどのレトロウイルスベクターを用いた遺伝子治療での白血病発症を受けて出されたガイドラインであり，主としてレトロウイルスなどの染色体挿入変異による造腫瘍性などの遅発性の有害事象をフォローアップするためのものである．ガイドラインではすべてのベクターについて一律にフォローアップを考慮するのでなく，組込み能の有無や投与量，対象となる細胞の種類など製品の特性に加え，品質や非臨床試験の結果を踏まえてフォローアップ計画を考えるべきとされている．これらの試験結果やベクターの特性から遅発性の有害事象のリスクが極めて低い場合には，長期フォローアップを適用しなくともよいとされている．

ヒトに最初に投与（first in human：FIH）するまでに実施すべき非臨床試験についてもガイドラインやガイドライン案が発表されている．有効性を予測するための試験（POC），臨床試験開始時における投与量，投与量の増量スケジュール，臨床投与量の設定のための試験，このような試験の基礎データとなる生体内分布に関するデータを明らかにすることを求めている．また，毒性試験，染色体への組み込み能，生殖細胞への挿入試験，造腫瘍性試験について必要に応じて試験を実施することを求めている．遺伝子治療薬の生体内分布，投与量設定のための試験，毒性試験，デリバリー装置や添加剤についての試験，挿入変異や造腫瘍性の試験などは共通している．

一方，免疫応答性（免疫原性）に関してはEMAとFDAで考え方が少し異なっているようである．すなわち，FDAも免疫応答性に関連する安全性評価について言及しているが，免疫原性試験の実施までは踏み込んでいない．おそらくFDAとEMAで免疫原性のヒトへの外挿性についてのスタンスに違いがあると考えられる．また，EMAは環境への影響についてもFIHまでに評価することを求めている．

遺伝子治療製品の環境影響に関するガイドラインもFDAとEMAから発出されている．FDAもEMAもそれぞれ法的規制として連邦法やEU指令に基づいたガイドラインとなっている．FDAは適用外となる遺伝子治療ベクターとしてナチュラルオカレンスを定義し，ベクターに搭載してい

表❷ 欧米で共通する指針項目

遺伝子治療薬を投与した患者の長期フォローアップ
- FDA：Gene Therapy Clinical Trials – Observing Subjects for Delayed Adverse Events（Nov. 2006）
- EMA：Follow-up of patients administered with gene therapy medicinal products（Oct. 2009）

遺伝子治療薬のFIH（first in human）のための非臨床試験
- FDA：Preclinical Assessment of Investigational Cellular and Gene Therapy Products（Draft, 2012）
- EMA：Non-clinical studies required before first clinical use of gene therapy medicinal products（May 2008）

遺伝子治療薬の環境影響評価
- Draft Guidance for Industry：Determining the Need for and Content of Environmental Assessments for Gene Therapies, Vectored Vaccines, and Related Recombinant Viral or Microbial Products.（2014）
- Scientific Requirements for the Environmental Risk Assessment of Gene Therapy Medicinal Products

る目的遺伝子が同一の種に属する場合に該当するとしている。自然界で生存できない組換え細胞も適用外としている。この点はわが国のカルタヘナ法による遺伝子治療の適用と類似した考え方のように見えるが，FDAはプラスミドも環境影響が必要としている点では異なっている。FDAは環境影響に際してはベクターの病原性，増殖能，環境での生存性などを考慮して評価を行うことを求めている。EMAは環境影響として，遺伝子治療を実施する病院の従事者や家族，公衆衛生，他の生物のみならず植物への影響までも評価するとしている。

上記したように環境影響評価ガイドラインで求められている事項はわが国のカルタヘナ評価に通じるものがあるが，対象となるベクターの範囲は異なる面もある。しかし，欧米ではこのような環境影響の評価とウイルスベクターの患者からの排出評価を合わせてベクターの第3者への伝播の防止を図ろうとしている点を考えると，実質的にはカルタヘナと同様の規制を行っているといえるであろう（図❹）。

結論

わが国は欧米と異なり，遺伝子治療の臨床開発において旧薬事法（薬機法）に基づいた試験と遺伝子治療臨床研究指針に基づいたアカデミアによる臨床研究の2つのルートが存在する。前者が遺伝子治療製品としての製造販売を目的としているのに対して，後者はアウトプットとして論文発表などをめざすことになる。遺伝子治療を広く利用していくには薬機法による開発が必須であるが，先天性遺伝子疾患には国内で数名といった非常に稀な希少疾患を対象とする場合もあり，必ずしも薬機法による開発が容易なわけではない。むしろ臨床研究での成果から薬機法での開発へとどのようにつないでいけるかが今後の課題かもしれない。関連指針が改正されようとしているが，欧米の動向からもより開発ステージや品目に適したきめ細かいガイドラインやコンセプトペーパーの発出が開発促進につながるかもしれない。

参考文献

1) 「医薬品，医療機器等の品質，有効性及び安全性の確保等に関する法律」薬事法等の一部を改正する法律の概要（平成25年法律第84号）平成26年11月25日（公布日：平成25年11月27日）
2) 再生医療等の安全性の確保等に関する法律（平成25年11月27日法律第85号）
3) 遺伝子治療臨床研究に関する指針：文部科学省/厚生労働省（平成26年11月26日改正）（平成14年3月27日）
4) 遺伝子治療臨床研究に関する指針の一部を改正する件（案）（平成26年10月10日）
5) ICH見解「腫瘍溶解性ウイルス」平成27年6月23日
   http://wwwhourei.mhlw.go.jp/hourei/doc/tsuchi/T150624I0050.pdf
6) Guideline on quality, non-clinical and clinical aspects of medicinal products containing genetically modified cells.
   http://www.ema.europa.eu/docs/en_GB/document_library/Scientific_guideline/2012/05/WC500126836.pdf
7) 遺伝子治療臨床研究に関する「遺伝子組み換え生物等の使用等の規制による生物の多様性の確保に関する法律」
   http://www.mhlw.go.jp/general/seido/kousei/i-kenkyu/seibutu/sankou.html

---

山口照英

1975年	神戸大学理学部卒業
1977年	同大学院理学研究科修士課程修了 東京都臨床医学総合研究所研究員
1988年	国立衛生研究所主任研究官
2002年	国立医薬品食品衛生研究所遺伝子細胞医薬部長
2006年	同生物薬品部長
2010年	医薬品医療機器総合機構テクニカルエキスパート
2015年	日本薬科大学客員教授

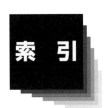

キーワードINDEX

●A
AAV 165, 248, 258
AAV Barcode-Seq 88
AAV ベクター 34, 83, 139, 173, 254
AC6 267
ADA 146
ADAR2 258
ADAR2 のコンディショナル
　ノックアウトマウス（AR2 マウス）
　..................................... 258
ADA 欠損症 42
Ad 外殻タンパク質 65
AFP プロモーター 71
ALD 80
ALS 257
AMPA 受容体 257
angiogenesis 239
apoptosis 237
AR2 マウス 258

●B
B5R 遺伝子 100
BAC 58

●C
calreticulin 110
capsid 218
CAR 33, 64, 109, 217, 229
CAR-T 遺伝子治療 229
CAR-T 細胞療法 210
CD19 229
CERCA2a 267
c-Met 181
combination therapy 242
coxsackie-adenovirus receptor（CAR）
　..................................... 217
CRISPR 165
CRISPR-Cas9 54
CRPC 186
CVA21 110
CytoTune 93

●D
DAF 109
DDS 120
diversity（多様性）................. 220
DMD 164
DNA ワクチン 275

●E
ex vivo 遺伝子治療 290

●F
factor X 64

●
FDA 205
FGF（線維芽細胞増殖因子）...... 268
FGF-2 272
FLP 69

●G
G47Δ 57, 199
G207 58
gap junction 219
GluA2 258
GM-CSF 219
GM-CSF 遺伝子治療 43

●H
HGF（肝細胞増殖因子）
　............................. 179, 268, 272
HIV-1 74
HSP65 275
HSV-1 .... 57, 197
HSV-TK 224
HSV-tk 遺伝子治療 44
hTERT 204
HVJ 275
HVJ-E ベクター 113
HVJ 法 41

●I
ICH 283
IFN 224
IFNβ 遺伝子治療 44
IL-12 .... 59, 275
immunotherapy 241
innate immunity（自然的免疫系）
　..................................... 218
in vivo 遺伝子治療 290
iPS 細胞 55, 93, 165

●L
LCR 81
let-7 100
LTR 76
lung cancer 235

●M
MAGE-A4 211
MDR1 遺伝子治療 43
MDS1-EVI1 143
MGMT 194
miRNA 110
miRNA 制御 100
MLD 80
monobody 66
mRNA 119

●N
NADPH oxidase 141
neo-antigen 215
neurturin 250
NK4 遺伝子 225
NY-ESO-1 211

●O
Off-the-shelf 製剤 215
oncolytic adenovirus 236
oncolytic virus 217

●P
p53 遺伝子治療 43
p53 分子 226
PEDF 156
PET 249
PI3K 109
PID 146
pIX タンパク質 69
plasmid 267
polyethylene glycol（PEG）...... 64
pRb 分子 226
PSA 186

●R
RCL 78
REIC 188
REIC 遺伝子 225
Rev 77
RIG-I 115
RNA 干渉 69, 125
RNA 編集 258
RRE 77

●S
SDF-1 267
shRNA 発現ベクター 69
shRNA の導入ツール 70
SIN-LTR 78
siRNA 129
SIV ベクター 41

●T
Tat 77
TCR-T 細胞療法 210
TCR 遺伝子治療 230
TDP-43 257
TK 欠失 101
Toll 様受容体（TLR）............. 120
T 細胞輸注療法 211

●V
VA RNA 69

キーワード INDEX

VA 欠失 AdV ……… 69
VEGF（内皮細胞増殖因子）
……… 268, 271
VSV-G ……… 77

● W
Wiscott-Aldrich 症候群（WAS）
……… 80, 150
WPRE ……… 78

● X
X 連鎖重症複合免疫不全症（X-SCID）
……… 33, 149

● Z
ZFNs（zinc finger nucleases）……… 54

● あ
悪性黒色腫 ……… 108
悪性中皮腫 ……… 223
悪性リンパ腫 ……… 229
アデノウイルス ……… 204
アデノウイルスベクター（Ad）
……… 53, 63, 188, 268
アデノシンデアミナーゼ（ADA）
欠損症 ……… 146
アデノ随伴ウイルス（AAV）
……… 248, 258
アデノ随伴ウイルス（AAV）ベクター
……… 52, 154, 268
アポトーシス ……… 115
アミロイドβペプチド ……… 252
アミロイド前駆体タンパク質 ……… 252
アルツハイマー病 ……… 252
アンチセンス法 ……… 125

● い
医師主導治験 ……… 199
石綿 ……… 223
異染性白質ジストロフィー（MLD）
……… 80, 134
一本鎖抗体 ……… 66
遺伝子組換え ……… 100
遺伝子修復 ……… 52
遺伝子操作 T 細胞療法 ……… 229
遺伝子治療 ……… 63, 142, 179,
229, 258, 271
遺伝子治療製品 ……… 282
遺伝子導入 ……… 146
遺伝毒性 ……… 93
医薬品医療機器等法 ……… 284
インスレーター ……… 78
インヒビター ……… 176

● う
ウィスコットオルドリッチ症候群
（WAS）……… 80, 150
ウイルス随伴 RNA（VA RNA）……… 69
ウイルスバーコード ……… 88
ウイルスベクター ……… 41
ウイルスベクター機能解析 ……… 88
ウイルス療法 ……… 57, 197
運動ニューロン ……… 257

● え
エイズの遺伝子治療 ……… 79
エイズワクチン ……… 95
エクソンスキップ ……… 166
エピジェネティクス ……… 93
エンテロウイルス ……… 106

● お
オリゴマー ……… 253

● か
改良型 HVJ-E ……… 115
核酸医薬 ……… 125
活性酸素 ……… 141
カニクイザル ……… 276
カルシウム ……… 258
カルタヘナ第一種使用 ……… 288
カルタヘナ法 ……… 285
がん ……… 197
がん遺伝子治療 ……… 35, 80
がんウイルス療法 ……… 99
がん幹細胞 ……… 206
間歇性跛行 ……… 270
幹細胞遺伝子治療 ……… 162
肝細胞増殖因子（HGF）……… 179
肝臓がん ……… 205
がん治療用ウイルス ……… 58
がん免疫療法 ……… 210
間葉系幹細胞 ……… 164

● き
キメラ化 ……… 220
キメラ抗原受容体 ……… 33, 229
キャプシドタンパク改変 ……… 86
去勢抵抗性前立腺がん（CRPC）
……… 186
キラー T 細胞 ……… 276

● く
グリオーマ ……… 197
グリオブラストーマ ……… 191
グルタミン酸脱炭酸酵素 ……… 250
クロスリンク ……… 128

● け
血液凝固第 X 因子（factor X）……… 64
結核治療ワクチン ……… 275
結核予防ワクチン ……… 275
血管新生 ……… 94, 270
血友病 ……… 33
ゲノム編集 ……… 52
ゲノム編集技術 ……… 36
原発性リンパ浮腫 ……… 179

● こ
抗 Ad 中和抗体 ……… 64
高効率 VA 欠失 AdV 作製法 ……… 69
抗腫瘍免疫 ……… 57, 114, 200
酵素分解 ……… 120
高分子ナノミセル ……… 120
コクサッキーウイルス ……… 106
骨髄間隙 ……… 143
骨髄間葉系幹細胞移植 ……… 161
コロイデレミア ……… 154

● さ
再生医療等安全性確保法 ……… 283, 288
再生医療等製品 ……… 284
サイトカイン放出症候群 ……… 233
細胞移植 ……… 251
細胞質型 RNA ベクター ……… 93
細胞特異的高度発現 AdV ……… 71
細胞特異的プロモーター ……… 71
サラセミアの遺伝子治療 ……… 81
サル免疫不全ウイルス
（SIV）ベクター ……… 156

● し
色素上皮由来因子（PEDF）……… 156
視細胞保護遺伝子治療 ……… 156
ジストロフィン ……… 164
自然的免疫系 ……… 218
重症虚血肢 ……… 270
腫瘍特異性 ……… 100
腫瘍溶解ウイルス ……… 112
腫瘍溶解性 ……… 99
腫瘍溶解性ウイルス療法 ……… 35
条件及び期限付承認 ……… 284
食道がん ……… 203
神経栄養因子 ……… 250
神経障害 ……… 122
人工核酸 ……… 126
人工制限酵素 ……… 52
心不全 ……… 266

● せ
制御性 T 細胞 ……… 114
センダイウイルス ……… 93, 113

▶▶キーワード INDEX

センダイウイルスベクター 41, 272
先天性免疫不全症（PID） 146
前立腺がん 186

●そ
造血幹細胞 134, 142, 146
造血幹細胞遺伝子治療 33, 80
増殖性レンチウイルス（RCL） 78
増殖優位性 142
相同組換え 165
相同組換え法 100
挿入変異 79, 149
組織特異性 87

●た
第Ⅰ相臨床試験 205
第1世代アデノウイルスベクター 68
多因子制御 100
多剤耐性結核 275
多様性 220
単純ヘルペスウイルスⅠ型（HSV-1） 57, 197

●ち
治験 275
中枢神経系 121
中和抗体 85, 175

●て
低炎症型 AdV 69
デリバリー 129
テロメラーゼ 203
転写因子 97

●と
統合的知識基盤 88
糖部架橋型人工核酸 126
ドパミン 248
ドラッグデリバリーシステム（DDS） 120
トランスレーショナルリサーチ 57, 197

●な
内分泌療法 186
ナノパーティクル 192

●に
認知症 250, 252

●ね
ネオアジュバント 187
ネクロトーシス 117
ネプリライシン 253

●の
脳腫瘍 197

●は
パーキンソン病 33
パーキンソン病の遺伝子治療 81
バイオナイフ 96
培養表皮シート移植法 162
バキュロウイルス 251
パッケージングプラスミド 77
白血病 143, 229

●ひ
非ウイルスベクター 41
光刺激応答性人工核酸 128
非自己細胞利用 215
非小細胞肺がん 109
非増殖型ベクター 68
非分裂細胞 119
表皮水疱症 158
非臨床試験 277

●ふ
ファブリー病 140
部位特異的組換え酵素 Cre 71
副腎白質ジストロフィー（ALD） 80, 136
ブロック共重合体 121
プロドラッグ 127
プロモーター 219

●へ
ベクタープラスミド 77
ペルオキシゾーム病 134
ヘルペスウイルス 189

●ほ
芳香族アミノ酸脱炭酸酵素 248
放射線 205

●ま
マイクロジストロフィン 165
膜融合 113
末梢動脈閉塞性疾患 270
慢性肉芽腫症 42, 141

●む
ムコ多糖症 140

●め
免疫応答 86
免疫原性 121
免疫原性細胞死 110

●も
網膜色素変性 155
網膜色素変性症の遺伝子治療 81
網膜疾患 34

●や
薬事戦略相談 283

●ゆ
有害事象 212

●よ
養子免疫遺伝子療法 229

●ら
ライソゾーム病 134

●り
臨床試験 271
リンパ管新生療法 181
倫理指針 284

●れ
レーバー先天盲 153
レトロウイルスベクター 147
レンチウイルスベクター 33, 74, 135, 149

●ろ
老人斑 252

●わ
ワクシニアウイルス 99

■ 特集関連資料記事広告

CytoTune®-iPS 2.0、CytoTune®-iPS 2.0L

株式会社 医学生物学研究所

〒460-0008　名古屋市中区栄四丁目5番3号
TEL：052-238-1904
FAX：052-238-1441
http://ruo.mbl.co.jp/
E-mail：support@mbl.co.jp

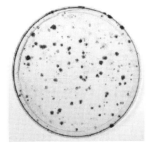
CytoTune®-iPS 2.0
(c-MYC)

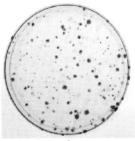
CytoTune®-iPS 2.0L
(L-MYC)

＊BJ細胞を用いて作製したiPS細胞のコロニー。誘導効率は同程度です。

[製品紹介]

CytoTune®-iPS は、センダイウイルス（SeV）ベクターを使用した iPS 細胞誘導キットです。SeV ベクターは、他社のベクターと比べて遺伝子を細胞内に送り込む効率が極めて高く、また短時間の細胞との接触で十分な遺伝子導入が可能です。また、SeV ベクターは細胞質型 RNA ベクターであり、その生活環においてホストの核に入り込む事はありません。従って遺伝毒性は理論的に存在しません。

CytoTune®-iPS 2.0 は、山中 4 因子（Oct3/4, Sox2, Klf4, c-MYC）を各 SeV 温度感受性ベクターに入れ iPS 細胞誘導のために最適化された Kit です。また、c-MYC の代わりに癌化リスクが少ないと言われる L-MYC を導入した Kit が CytoTune®-iPS 2.0L です。

トランスレーショナルリサーチを支援する

遺伝子医学 MOOK・29 号
オミックスで加速する
がんバイオマーカー研究の最新動向
リスク評価，早期診断，治療効果・予後予測を
可能にする新しいバイオマーカー

好評発売中

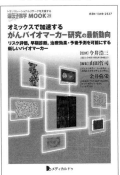

監修：今井浩三（東京大学医科学研究所・前病院長）
編集：山田哲司（国立がん研究センター研究所創薬臨床研究分野主任分野長）
　　　金井弥栄（慶應義塾大学医学部病理学教室教授／国立がん研究センター研究所分子病理分野長）

定価：5,778円（本体 5,350円+税）、B5判、284頁

- ●第1章　オミックス解析技術
- ●第2章　血液バイオマーカーの新展開
- ●第3章　がん化リスクの評価
- ●第4章　バイオマーカーによるがんの早期診断
- ●第5章　がんの予後予測
- ●第6章　治療薬のコンパニオンバイオマーカー
- ●第7章　体外診断薬としての実用化

発行／直接のご注文は　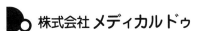 株式会社 メディカルドゥ

TEL.06-6441-2231　FAX.06-6441-3227
E-mail　home@medicaldo.co.jp
URL　http://www.medicaldo.co.jp

GenomONEシリーズ (HVJ Envelope transfection and cell fusion kits)
HVJ Envelope（HVJ-E：不活化センダイウイルス）の膜融合能を利用したバイオ研究ツール

トランスフェクション試薬
エンドサイトーシスを介さず膜融合能を利用して細胞内に直接導入

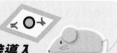

GenomONE-Neo

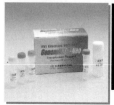 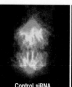 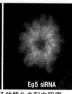

Control siRNA　　Eg5 siRNA
Eg5ノックダウンによる紡錘糸の配向阻害
（HT1080細胞）

HVJ-E トランスフェクションキット
（遺伝子・タンパク質導入用）
- in vitro および in vivo の導入実験に適用可能
- 脂質ベースの試薬とは全く異なる膜融合を介した導入原理
- リソソームによる分解を受けにくく高い導入効率を実現
- 300編以上の発表論文がその性能を実証

GenomONE-Si

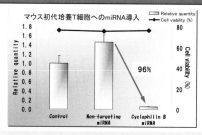

HVJ-E siRNA/miRNA導入キット
- 簡便な操作性（わずか5分で導入が完了）
- 導入困難な浮遊系免疫細胞にも適用可能
- 多検体の迅速スクリーニング（HTS）に最適
- 低細胞毒性と高い安全性

細胞融合試薬 GenomONE-CF

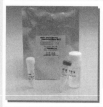 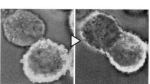

GenomONE-CF (HVJ-E Cell Fusion Kit)による細胞融合

HVJ-E 細胞融合キット
－PEG法よりも細胞毒性が低く操作が簡単－
- ハイブリドーマ（モノクローナル抗体）作製
- 発生・分化・育種研究（核移植・核置換）
- 再生医療・細胞治療研究
- 癌ワクチン・癌免疫研究

GenomONE-CAb

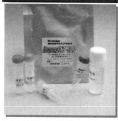 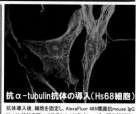

抗α-tubulin抗体の導入（Hs68細胞）
抗体導入後、細胞を固定し、AlexaFluor 488標識抗mouse IgG F(ab')₂抗体を用いて染色した（共焦点レーザー顕微鏡観察）

HVJ-E 抗体導入キット
- 生細胞への抗体導入による機能解析に最適
- GenomONE-NeoよりもHVJ-EへのIgG抗体の封入効率がアップ
- 細胞内タンパク質の機能阻害・局在解析に
- 細胞内抗原に対する抗体のスクリーニング・創薬研究に

ISK 石原産業株式会社
ライフサイエンス事業本部　医薬品開発部
〒550-0002 大阪市西区江戸堀1-3-15　E-MAIL：HVJ-E@iskweb.co.jp
フリーダイアル：0120-409-816　TEL：06-6444-7182　FAX：06-6444-7183

GenomONE Web Search!
http://www.iskweb.co.jp/hvj-e/

ペプチド研究所 Web サイト に アクセス！ https://www.peptide.co.jp

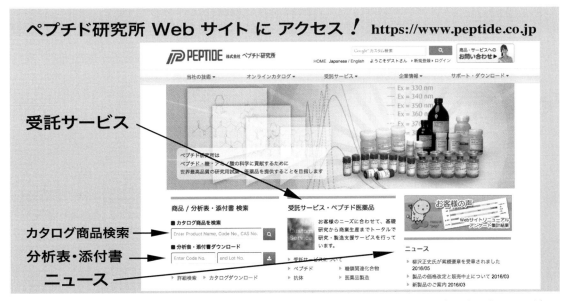

- 受託サービス
- カタログ商品検索
- 分析表・添付書
- ニュース

ペプチド研究所は、前身である財団法人蛋白質研究奨励会が1963年に9品目のペプチド合成用試薬を発売して以来、ユーザーに最高純度のペプチドを提供することに努め、今や約1000品目をカタログに掲載するまでにいたりました。

特に日本の研究者によって次々と発見されてきた **ANP**、**BNP**、**CNP** などのナトリウム利尿ペプチドファミリー、**Endothelin-1**、**-2**、**-3** などのエンドセリンファミリー、**Adrenomedullin**、**Orexin**、また、側鎖にオクタン酸を持つ **Ghrelin** などを、いち早く化学合成し、発見者やその研究グループの研究者の皆様の近くに位置しつつ、信頼できる実験結果の出せるペプチドを提供してきたと自負しています。

また、糖・および複合糖質、**Asn(GlcNAc), Ser(GalNAc), Thr(GalNAc)** 含有ペプチド、**Lipid A, Lipid IVa**、さらには、生きた細胞へのブドウ糖取り込みを見ることができる、蛍光ブドウ糖誘導体 **2-NBDG** を製品として販売しています。

今後とも倍旧のご愛顧を賜りますようお願い申し上げます。

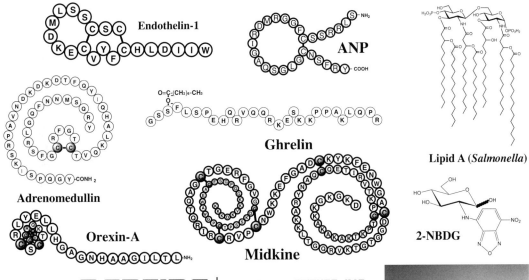

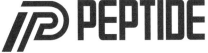

PEPTIDE INSTITUTE, INC.
株式会社 ペプチド研究所
https://www.peptide.co.jp

〒567-0085 大阪府 茨木市 彩都 あさぎ 7-2-9
電話：072-643-4411　FAX：072-643-4422
E-mail: info@peptide.co.jp

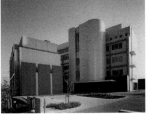

GMP棟 と 正面玄関

トランスレーショナルリサーチを支援する

遺伝子医学 MOOK
Gene & Medicine

21号
**最新ペプチド合成技術と
その創薬研究への応用**

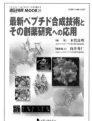

編　集：木曽良明
　　　　（長浜バイオ大学客員教授）
編集協力：向井秀仁
　　　　（長浜バイオ大学准教授）
定　価：本体 5,333円＋税
型・頁：B5判、316頁

20号
**ナノバイオ技術と
最新創薬応用研究**

編　集：橋田　充
　　　　（京都大学大学院薬学研究科教授）
　　　　佐治英郎
　　　　（京都大学大学院薬学研究科教授）
定　価：本体 5,143円＋税
型・頁：B5判、228頁

19号
**トランスポートソーム
生体膜輸送機構の全体像に迫る
基礎,臨床,創薬応用研究の最新成果**

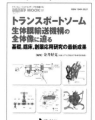

編　集：金井好克
　　　　（大阪大学大学院医学系研究科教授）
定　価：本体 5,333円＋税
型・頁：B5判、280頁

18号
**創薬研究への
分子イメージング応用**

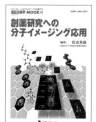

編　集：佐治英郎
　　　　（京都大学大学院薬学研究科教授）
定　価：本体 5,143円＋税
型・頁：B5判、228頁

17号
**事例に学ぶ。
実践、臨床応用研究の進め方**

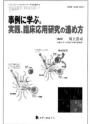

編　集：川上浩司
　　　　（京都大学大学院医学研究科教授）
定　価：本体 5,143円＋税
型・頁：B5判、212頁

16号
**メタボロミクス：その解析技術
と臨床・創薬応用研究の最前線**

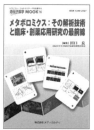

編　集：田口　良
　　　　（東京大学大学院医学系研究科特任教授）
定　価：本体 5,238円＋税
型・頁：B5判、252頁

お求めは医学書販売店、大学生協もしくは弊社購読係まで

発行／直接のご注文は

 株式会社 メディカルドゥ

〒550-0004
大阪市西区靱本町 1-6-6　大阪華東ビル 5F
TEL.06-6441-2231　FAX.06-6441-3227
E-mail　home@medicaldo.co.jp
URL　http://www.medicaldo.co.jp

遺伝子医学 MOOK 別冊

はじめての臨床応用研究
本邦初!! よくわかるアカデミアのための
臨床応用研究実施マニュアル

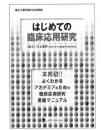

編 集：川上浩司
　　　（京都大学大学院医学研究科教授）
定 価：本体 3,143円＋税
型・頁：B5判、156頁

次世代ペプチド医薬創製

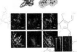

編 集：赤路健一
　　　（京都薬科大学教授）
定 価：本体 3,000円＋税
型・頁：B5判、140頁

絵で見てわかるナノDDS
マテリアルから見た治療・診断・予後・予防,
ヘルスケア技術の最先端

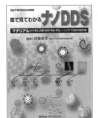

編 集：田畑泰彦
　　　（京都大学再生医科学研究所教授）
定 価：本体 5,333円＋税
型・頁：A4変型判、252頁

ここまで広がる
ドラッグ徐放技術の最前線
古くて新しいドラッグデリバリーシステム（DDS）

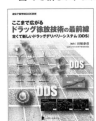

編 集：田畑泰彦
　　　（京都大学再生医科学研究所教授）
定 価：本体 5,714円＋税
型・頁：A4変型判、376頁

ペプチド・タンパク性医薬品の
新規DDS製剤の開発と応用

編 集：山本 昌（京都薬科大学教授）
定 価：本体 5,333円＋税
型・頁：B5判、288頁

薬物の消化管吸収予測研究の最前線

監 修：杉山雄一（東京大学大学院薬学系研究科教授）
編 集：山下伸二（摂南大学薬学部教授）
　　　森下真莉子（星薬科大学准教授）
定 価：本体 3,000円＋税
型・頁：B5判、140頁

創薬研究シリーズ
最新創薬インフォマティクス
活用マニュアル

編 集：奥野恭史（京都大学大学院薬学研究科教授）
定 価：本体 4,286円＋税
型・頁：A4変型判、168頁

遺伝子医学 別冊

生物医学研究・先進医療のための最先端テクノロジー
ドラッグデリバリーシステム
DDS技術の新たな展開とその活用法

編 集：田畑泰彦（京都大学再生医科学研究所教授）
定 価：本体 4,000円＋税
型・頁：B5判、308頁

お求めは医学書販売店、大学生協もしくは弊社購読係まで

発行／直接のご注文は

 株式会社 メディカルドゥ

〒550-0004
大阪市西区靱本町 1-6-6　大阪華東ビル 5F
TEL.06-6441-2231　FAX.06-6441-3227
E-mail　home@medicaldo.co.jp
URL　http://www.medicaldo.co.jp

編集者プロフィール

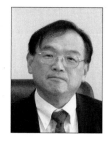

金田安史（かねだ　やすふみ）
大阪大学大学院医学系研究科遺伝子治療学教授，日本遺伝子細胞治療学会理事長

<経歴>
1980 年　大阪大学医学部卒業
1984 年　同大学院医学研究科博士課程修了（医学博士取得）
　　　　 大阪大学細胞工学センター助手
1988 年　文部省長期在外研究員（UCSF 医学部生化学部門）（～ 1990 年）
1992 年　大阪大学細胞生体工学センター助教授
1998 年　大阪大学医学部遺伝子治療学教授
1999 年　同大学院医学系研究科遺伝子治療学教授　（現在に至る）
2013 年　同大学院医学系研究科研究科長・医学部長（～ 2014 年）

<専門分野>
遺伝子治療学

遺伝子医学 MOOK 30
今，着実に実り始めた遺伝子治療
－最新研究と今後の展開

定　価：本体 5,350 円＋税
2016 年 6 月 20 日　第 1 版第 1 刷発行

編　集　金田安史
発行人　大上　均
発行所　株式会社 メディカル ドゥ

〒550-0004　大阪市西区靱本町 1-6-6 大阪華東ビル
TEL. 06-6441-2231/ FAX. 06-6441-3227
E-mail：home@medicaldo.co.jp
URL：http://www.medicaldo.co.jp
振替口座　00990-2-104175
印　刷　モリモト印刷株式会社
©MEDICAL DO CO., LTD. 2016　Printed in Japan

・本書の複製権・上映権・譲渡権・公衆送信権（送信可能化権を含む）は株式会社メディカル ドゥが保有します。
・JCOPY ＜（社）出版者著作権管理機構 委託出版物＞
　本書の無断複写は著作権法上での例外を除き禁じられています。複写される場合は，そのつど事前に，（社）出版者著作権管理機構（電話 03-3513-6969，FAX 03-3513-6979，e-mail: info@jcopy.or.jp）の許諾を得てください。

ISBN978-4-944157-60-0